临床常见病诊疗实践

主编◎吕志刚 周彩凤 于志勇 李 军

天津出版传媒集团

天津科学技术出版社

图书在版编目(CIP)数据

临床常见病诊疗实践 / 吕志刚等主编.---天津：
天津科学技术出版社，2019.6
　ISBN 978-7-5576-6449-7

　Ⅰ.①临… Ⅱ.①吕… Ⅲ.①常见病–诊疗 Ⅳ.
①R4

中国版本图书馆CIP数据核字(2019)第100768号

临床常见病诊疗实践
LINCHUANG CHANGJIANBING ZHENLIAO SHIJIAN
责任编辑：王连弟　吴　頔
责任印制：兰　毅
出版：天津出版传媒集团
　　　天津科学技术出版社
地址：天津市西康路35号
邮编：300051
电话：(022)23332369
网址：www.tjkjcbs.com.cn
发行：新华书店经销
印刷：山东道克图文快印有限公司

开本 787×1092　1/16　印张 24　字数 564 000
2019年6月第1版第1次印刷
定价：108.00元

《临床常见病诊疗实践》编委会

主　编

吕志刚　河北省保定市清苑区人民医院
周彩凤　寿光市人民医院
于志勇　寿光和信医院
李　军　威海卫人民医院

副主编

石秀娟　泰安市妇幼保健院
吴爱山　威海市立医院
李秀芳　滨州经济技术开发区杜店街道社区卫生服务中心
冯　辉　威海市立医院
苏淑杰　威海市立医院
连丽萍　威海市立医院
袁子妍　威海市立医院
王　岩　威海市立医院

编　委

郭　欣　德州市人民医院
胡宗松　日照市五莲县叩官镇中心卫生院

前　言

现代医学对疾病的诊断手段与治疗方法日趋丰富和完美,使看病比过去更方便。然而,在基层医院与乡村卫生室、卫生所,由于医疗设备不足,很多临床症状需要医生精通本专业的知识与临床经验,加以诊断与治疗。因此,作者根据多年的临床经验,总结了临床内科常见疾病的诊疗问题及对策,供同行互相交流。

全书共分为十三章,科学地介绍了内、外科学各系统疾病的病理病因以及治疗方法,如外科感染、甲状腺和甲状旁腺疾病、乳腺外科疾病、泌尿系统疾病、呼吸系统疾病,循环系统疾病,消化系统疾病等。内容论述详尽、新颖,科学性与实用性强。本书可供临床医生、基层医务人员、各类医科在校生、实习生以及社会各界医学爱好者参考阅读使用。

由于作者的水平有限及编写时间仓促,书中错误或不当之处在所难免,敬请广大读者批评和指正。在此,特向关心和支持本书出版的专家和同人致以诚挚的感谢!

编　者

目　　录

第一章　外科感染 …………………………………………………………… (1)
第一节　基本概念 ………………………………………………………… (1)
第二节　社区获得性感染 ………………………………………………… (3)
第三节　医院内获得性感染 ……………………………………………… (9)
第四节　抗生素的应用 …………………………………………………… (11)
第五节　破伤风 …………………………………………………………… (12)
第六节　梭状芽孢菌性肌炎和蜂窝织炎 ………………………………… (14)

第二章　甲状腺和甲状旁腺疾病 …………………………………………… (16)
第一节　单纯性甲状腺肿 ………………………………………………… (16)
第二节　甲状腺功能亢进 ………………………………………………… (17)
第三节　甲状腺炎症 ……………………………………………………… (19)
第四节　甲状腺肿瘤 ……………………………………………………… (20)
第五节　甲状旁腺功能亢进 ……………………………………………… (22)

第三章　乳腺外科疾病 ……………………………………………………… (24)
第一节　急性乳腺炎 ……………………………………………………… (24)
第二节　乳腺结核 ………………………………………………………… (29)
第三节　乳腺囊性增生症 ………………………………………………… (30)
第四节　乳腺良性肿瘤 …………………………………………………… (32)
第五节　乳腺癌 …………………………………………………………… (34)

第四章　泌尿、生殖系统先天畸形 ………………………………………… (54)
第一节　概述 ……………………………………………………………… (54)
第二节　肾脏畸形 ………………………………………………………… (55)
第三节　输尿管畸形 ……………………………………………………… (63)
第四节　膀胱畸形 ………………………………………………………… (65)
第五节　尿道畸形 ………………………………………………………… (67)
第六节　阴茎异常 ………………………………………………………… (72)
第七节　梨状腹综合征 …………………………………………………… (75)
第八节　隐睾 ……………………………………………………………… (77)

第五章　泌尿系损伤 ………………………………………………………… (78)
第一节　肾损伤 …………………………………………………………… (78)

第二节	输尿管损伤	(82)
第三节	膀胱损伤	(85)
第四节	尿道损伤	(88)

第六章　泌尿系统感染 (91)

第一节	泌尿系统感染总论	(91)
第二节	肾感染	(94)
第三节	膀胱炎	(106)
第四节	尿道炎	(108)
第五节	尿路软斑症	(109)
第六节	前列腺炎	(111)
第七节	附睾非特异性感染	(118)
第八节	睾丸非特异性感染	(122)
第九节	男性生殖系统软斑病	(124)

第七章　呼吸系统疾病 (126)

第一节	肺炎	(126)
第二节	肺真菌病	(144)
第三节	支气管扩张症	(151)
第四节	肺脓肿	(159)

第八章　循环系统疾病 (164)

第一节	心力衰竭	(164)
第二节	心律失常	(175)
第三节	冠状动脉粥样硬化性心脏病	(182)
第四节	心脏瓣膜病	(186)
第五节	感染性心内膜炎	(193)

第九章　消化系统疾病 (201)

第一节	胃食管反流病	(201)
第二节	胃炎	(205)
第三节	消化性溃疡	(210)
第四节	炎症性肠病	(216)
第五节	功能性胃肠病	(226)

第十章　神经系统疾病 (233)

第一节	短暂性脑缺血发作	(233)
第二节	动脉血栓性脑梗死	(237)
第三节	脑栓塞	(241)
第四节	腔隙性脑梗死	(242)

第五节　自发性脑出血 ··· (243)
　　第六节　蛛网膜下隙出血 ··· (247)
　　第七节　高血压脑病 ··· (250)
　　第八节　颅内静脉窦及脑静脉血栓形成 ··· (256)
　　第九节　急性缺血性脑卒中 ·· (259)
　　第十节　烟雾病 ··· (269)
　　第十一节　急性脑血管疾病 ·· (272)
第十一章　常用抗肿瘤药物 ··· (290)
　　第一节　抗肿瘤抗生素 ··· (290)
　　第二节　抗肿瘤植物药 ··· (303)
　　第三节　肿瘤新生血管抑制剂 ·· (315)
　　第四节　激素类抗肿瘤药物 ·· (317)
第十二章　头颈部肿瘤 ·· (328)
　　第一节　中耳外耳道癌 ··· (328)
　　第二节　鼻腔癌 ··· (329)
　　第三节　上颌窦癌 ·· (331)
　　第四节　鼻咽癌 ··· (334)
　　第五节　扁桃体癌 ·· (337)
　　第六节　唇癌 ·· (340)
　　第七节　口腔癌 ··· (342)
　　第八节　口咽癌 ··· (344)
　　第九节　下咽癌 ··· (348)
　　第十节　喉癌 ·· (350)
　　第十一节　甲状腺肿瘤 ··· (354)
参考文献 ·· (371)

第一章 外科感染

第一节 基本概念

【定义】

外科感染是指需要外科治疗的感染,包括创伤、手术、烧伤等并发的感染。感染是由病原体的入侵、滞留和繁殖而引起,外科感染的病原体主要是细菌和霉菌,并且多数是多种细菌混合感染。

【特点】

外科感染的共同特点是:①组织坏死,坏死原因是机械性损伤和细菌释放的组织分解酶。②有伤口(如创伤、切口、穿孔)或梗阻存在。③病变集中于局部,局部症状明显,感染灶内存在高压。

【分类】

1.根据细菌的致病特点分类

(1)非特异性感染:又称化脓性或一般感染。常见致病菌为葡萄球菌、链球菌和大肠杆菌。特点是:①一种菌可引起多种病;②不同菌可引起一种病;③症状相似(局部——红、肿、热、痛、功能障碍,继而进展为局限化脓,全身——发热、营养不良、休克);④防治上共性(手术引流和全身用抗生素)。

(2)特异性感染:常见的有结核、破伤风、气性坏疽、念珠菌病等。其特点是:①不同的致病菌各引起不同疾病;②病理变化各有其特点;③临床表现各异;④防治上也各具特点。

2.根据原发病分类

原发性感染(自发性感染)和继发性感染(继发于损伤后)。

3.按病程区分

①病程在3周以内的称为急性感染;②感染持续达2个月或更久的称为慢性感染;③病程介于急性与慢性感染之间的称为亚急性感染。

4.其他

病原体由体表或外环境侵入造成的为外源性感染;病原体经空腔脏器,如肠道、胆道、肺或阑尾侵入体内造成的为内源性感染。感染亦可按发生条件归类,如条件性(机会性)感染、二重感染(菌群交替症)、医院内感染(HAI)、社区获得性感染(CAI)等。最常见的医院内感染是尿路感染。

【发生机理】

外科感染形成的基本条件是细菌侵入和梗阻存在。外科感染的发生取决于病原微生物的致病能力与机体的免疫力的相互作用:①细菌的种类(毒力或侵袭力)和量;②局部组织损伤情况(伤口内的血红蛋白、坏死组织、异物、组织缺氧);③全身抗感染能力降低(休克、低血容量、乏氧、糖尿病、肥胖、饥饿、酒精性肝病、全身用皮质激素或抗肿瘤药等)。

人体对损伤和感染的反应方式是一样的。机体对感染的抵抗能力与刨伤的程度呈负相关。这就要求外科医生应用无损伤操作技术把损伤降到最低。清除创口的坏死组织也有利于吞噬细胞集中精力去清除入侵的细菌。

【诊断】

1.临床检查

非特异性感染的临床特点是:①局部——红、肿、热、痛、功能障碍,继而进展为局限化脓;②全身——发热、营养不良、休克。通过观察渗液和分泌液(伤口引流液、尿、痰等)的气味、色泽和黏稠度往往能做出初步判断。烂葡萄味(musty,grape-like odors)提示假单胞菌感染,尿素味提示变形杆菌感染,粪臭味提示厌氧菌感染(类杆菌、梭形杆菌、梭状芽孢杆菌和消化链球菌)。

2.Gram 染色

可以为病原菌的确定提供最早的依据,尤其当单一细菌感染时。

3.培养和药物敏感试验

对诊断和治疗有帮助,但是往往在结果出来前就应该开始治疗。可以将伤口深部的脓性物送一般细菌培养、厌氧菌培养和药物敏感试验。无论如何都不要将标本储存在冰箱中。对药物敏感试验的解读应该注意几个问题,药物敏感报告通常是依据平板扩散试验,这种试验对技术—环境的细小变化很敏感,但是,与最小抑菌浓度(MIC)或杀菌浓度的相关性很差。因此,对重症感染最好测定 MIC,然后给予相应的抗生素使组织浓度达到 4 倍 MIC。

4.活组织检查

皮损组织和淋巴结的活组织检查对诊断也很有帮助。不要取腹股沟淋巴结活检。标本应该送常规细菌学培养、抗酸杆菌培养和真菌培养,并送到病理科进行组织学检查。

5.其他检查

除结核外,皮肤试验的价值有限。血清学试验对真菌和病毒感染有较好的诊断价值。

【治疗】

外科感染处理的5"D"原则:①Drainage(引流);②Debridement(清创术);③Diversion(转流);④Diet(饮食,增强人体抵抗力);⑤Drugs(药物治疗)。

1.局部治疗

(1)物理疗法(局部湿热敷)或外用药可以缓解疼痛、增加血流和淋巴回流。湿热敷最好是间断进行并稍加压,这有利于感染局限和吸收,持续性湿热敷反而会引起局部水肿和卫星感染灶。

(2)制动是对机体防御机制支持。未制动的伤口的基质形成和新生血管容易受损,造成细微的出血和坏死,有利于细菌生长。

(3)手术引流:这是外科感染的基本治疗措施。①切开引流的指征是感染局限。就大多数体表脓肿来说,切开引流的指征是波动感。深部感染判断困难时,可以先做诊断性穿刺。②切口要够大,做在低位,保持切口敞开直至愈合。③小切口加拔火罐可以达到大切口相同的效果,但是,要先控制出血,也可先用纱条填塞一天后再拔火罐,主要适用于不宜做大切口的部位,如乳房、会阴等。④在超声、X线等引导下穿刺引流或加拔火罐。⑤切开引流后,体表脓肿要用纱布疏松填塞,深部脓肿要放置引流物。如果患者在引流后感染症状持续,首先要考虑引流是否通畅? 是否还有感染灶未引流?

(4)清创的时机(8小时规律):在未灭菌的环境下任何伤口都会有污染,但是,细菌需要一定的时间才能繁殖、产生毒素,然后才具备毒力侵入组织。在污染后的最初6~8小时,可以在伤口的坏死组织进行清创后一期闭合伤口,感染的风险很小。如果在损伤6~8小时后才一期闭合伤口,则伤口有可能发生感染。不过血供比较好的部位,如头皮,清创后才一期闭合的时机可以放宽。

2.全身治疗

(1)支持疗法:①严重的贫血、低蛋白血症或白细胞减少者,需适当输血或补充血液成分。②体温过高时可用物理降温或适当使用解热药。体温过低时需保暖。③纠正脱水、电解质、酸碱平衡紊乱,补充体内消耗过多的蛋白质与能量。④对糖尿病患者的血糖和酮症进行纠正。⑤并发休克或多器官功能不全综合征时,应加强监护治疗,注意热量和维生素的补充。

(2)抗生素治疗:就外科感染来说,抗生素仅仅是外科治疗的辅助手段,一般来讲,有全身症状才需要全身使用抗生素。开始是经验性用药,可根据感染的部位、可能的致病菌及本病区常驻菌与耐药的流行情况来选择。以后,根据细菌培养结果调整抗生素使用。

抗生素的应用要慎重,没有并发症的感染伤口不必全身用抗生素,仅在免疫功能差的患者或血流有细菌的患者(有高热等全身中毒症状)才主张加用抗生素。除氨基糖苷类抗生素和万古霉素外,现代的抗生素都有较广的治疗谱,且几乎无毒性。但是,它们对伤口愈合早期的炎症和免疫有干扰作用,此外,人类对抗生素可发生过敏反应。表8-1是抗生素的初始使用指南。

【预防】

①大多数外科感染来自患者自身的微生物菌群,这种感染的形成在很大程度上取决于污染的程度和肠黏膜屏障的完整性。②手术室工作人员也是外科细菌污染的最常见的来源。因此要戴口罩、穿无菌手术衣、戴手套,手术室空气要过滤。

第二节 社区获得性感染

(一)疖

疖是单个毛囊及其所属皮脂腺的急性化脓性感染。致病菌多为凝固酶阳性金黄色葡萄球菌。常与痤疮和其他皮肤病伴发。细菌开始侵入毛囊中,引起局部蜂窝织炎并形成脓肿。脓栓形成是其感染的一个特征。治疗的方法参见本章基本概念。

(二)痈

痈是多个相邻毛囊及其所属皮脂腺或汗腺的急性化脓性感染,或由多个疖融合而成。大多由一个疖在皮下组织中蔓延形成的皮肤脓肿,范围可以很大,全身反应较重,甚至发展为脓毒症。老人、营养不良和糖尿病患者易患痈。致病菌同疖。好发于皮肤较厚的部位,如项部和背部(俗称"对口疖"和"搭背")。痈的治疗原则是在全身用抗生素(青霉素、红霉素或克林霉素)的基础上切开引流。早期局部外敷鱼石脂软膏,有脓液后应尽早在静脉麻醉下行切开引流。一般用"+""++"或"+++"形切口,切口要够长,达病变边缘皮肤,剪去坏死组织后填塞止血。

(三)脓肿

急性感染后,组织或器官内病变组织坏死、液化后,形成局限性脓液积聚,并有一完整脓肿壁者,称为脓肿。在炎症初期渗出的纤维蛋白在感染灶周围形成了脓肿壁,脓肿内濒死的吞噬细胞和细菌释放出毒素使脓肿的内容物液化,从而使得脓肿内呈高渗状态,水分的吸收使得脓腔内的压力升高。由于氧和营养物很难透过脓肿壁,出现无氧酵解,结果,脓肿内呈高压、低pH和低氧状态,有利于厌氧菌生长。低pH还使得氨基糖苷类抗生素效力降低。皮肤脓肿以表皮葡萄球菌和金黄色葡萄球菌常见。腹股沟和会阴部皮肤脓肿以大肠杆菌为常见。

(四)脓疱病

由金黄色葡萄球菌或溶血性链球菌引起的一种急性接触传染性皮肤病,其特点是不断出现上皮内脓肿,这些脓肿可相互融合成大片脓疱,表面为脓痂,深面为溃疡。

(五)丹毒

丹毒是皮内淋巴管网受β-溶血性链球菌侵袭引起的急性炎症。患者常先有皮肤或黏膜的某种病损,如足癣、口腔溃疡、鼻窦炎等。其特点是多见于下肢和面部,蔓延快,很少坏死和化脓。病变区片状鲜红、中央处红色稍淡、境界清、压之褪色,病变范围扩展较快,时有水疱。抗生素首选青霉素。

(六)蜂窝织炎

急性蜂窝织炎是疏松结缔组织的急性感染。一般系A组链球菌感染,细菌从刺伤或其他皮肤破口侵入。蜂窝织炎水肿明显,脓液极少,除病变中央有缺血坏死外没有大量脓液。由于病菌释放毒性强的溶血素、透明质酸酶、链激酶等,加以受侵组织质地较疏松,故病变扩展较快。细菌可侵入区域淋巴管和淋巴结,可有明显的毒血症。由于患者机体条件、感染原因和病菌毒性的差异,临床上有以下几类:

1.一般性皮下蜂窝织炎

患者可先有皮肤损伤。开始时患处肿胀、疼痛、表皮发红,指压后可稍褪色,红肿边缘界限不清楚。病变部位近侧的淋巴结常有肿痛。进一步加重时,皮肤可起水疱,一部分变成褐色,或破溃出脓。常有恶寒、发热和全身不适,严重时可有意识改变。

2.新生儿皮下坏疽

病变多在背、臀部等经常受压处。初起时皮肤发红、质地稍变硬。继而,病变范围扩大,中心部分变暗、变软,触之有浮动感,有的可起水疱;皮肤坏死时呈灰褐色或黑色,并可破溃。患儿发热、不进乳、不安或昏睡,全身情况不良。

3.颌下急性蜂窝织炎

口腔起病者多为小儿,因迅速波及咽喉而阻碍通气(类似急性咽峡炎),甚为危急。全身表现同新生儿皮下坏疽。

4.老年人皮下坏疽

男性多见。长时间热水浸浴擦身后易发。背部或侧卧时肢体着床部分有大片皮肤红、肿、疼痛。继而,皮肤变为暗灰色,知觉迟钝,触之有波动感,穿刺可吸出脓性物。患者寒战、发热,全身乏力不适。严重者可有气急、心悸、头痛、烦躁、谵妄、昏睡等。

5.非梭状芽孢杆菌性坏疽性蜂窝组织炎

这是一种皮肤、皮下组织和筋膜的进行性坏疽性感染。致病菌大多系大肠杆菌和厌氧链球菌。临床表现为疼痛、肿胀和微红。所有产气菌感染都应该做 Gram 染色和细菌培养明确细菌种类指导治疗。治疗是及时切开引流,青霉素 125 万单位静脉推注,然后用青霉素 250 万单位静脉滴注,每 4 小时 1 次;必须支持治疗,否则很快会出现脱水、发热和衰竭等毒血症。

6.梭状芽孢菌性蜂窝织炎

这是一种主要由产气荚膜杆菌(又称魏氏杆菌)引起的皮下组织、腹膜后或其他疏松结缔组织的感染。以阑尾切除术后或大肠癌术后常见。本病是皮下组织的侵袭性感染,损伤或缺血的组织容易发生本病,尤其多见于老年人和术中低血压时间长的患者。感染在深筋膜表面迅速扩散,血管内血栓形成使得皮肤和皮下组织广泛坏疽。临床表现有皮肤水肿、浆液血性分泌液和捻发音。全身症状及体征并不显著。本病不累及肌肉,因此不同于气性坏疽。治疗是及时手术清创,大剂量青霉素 250 万单位静脉滴注,每 4 小时 1 次。

(七)急性淋巴管炎

急性淋巴管炎是管状淋巴管及其周围组织的急性炎症,系细菌从皮肤或黏膜的破口侵入,或从局部的感染灶侵入,经组织间隙进入淋巴管引起。蜂窝织炎和丹毒常常伴有急性淋巴管炎。常见致病菌是溶血性链球菌和金黄色葡萄球菌。A 组链球菌的感染往往很重,因为链球菌的毒素可以破坏机体的防御屏障。浅层管状淋巴管炎表现为伤口近心侧一条或多条"红线"(红丝疗),触诊有索条状硬结、触痛。深层管状淋巴管炎表现为患肢肿、痛,可扪及条形触痛区。两种淋巴管炎均有不同程度的全身症状。治疗:青霉素 125 万单位静脉滴注,每 6 小时 1 次,A 组链球菌对青霉素不耐药。

(八)坏死性筋膜炎

坏死性筋膜炎(necrotizing fasciitis)又称协同性坏疽或 Meleney 坏疽,是一种由多种病菌侵入筋膜间隙、发展迅速的细菌感染。感染沿筋膜面迅速蔓延,造成血管栓塞和组织坏死,但其表面皮肤外观正常,致使医生常常对病情的严重程度估计不足。小的戳伤、外科手术或开放性损伤均可引起坏死性筋膜炎。

【诊断】

除疼痛、肿胀和皮肤发红外,本病的特征是皮下脂肪与其下方的坏死筋膜被一层"洗碗水样"液体隔开,肌肉不受累。

(1)皮肤红、水肿或出血性大疱,或有捻发音,外观也可正常。

(2)有进行性中毒体征(发热、心率快)和伤口局部疼痛。

(3)坏死的伤口及组织常有浆液性渗液、恶臭。

(4)坏死性筋膜炎的创口感染可以一开始就呈暴发性,也可以在静止 6 天或更长时间后才迅速发展。该病以迅速扩散和破坏为特点，Gram 染色示多种细菌同步感染。常见细菌有：①微厌氧链球菌；②葡萄球菌；③Gram 阴性需氧菌和厌氧菌。

【治疗】

这种感染可危及生命，唯手术能治愈。早期诊断、尽早手术清创极为重要。此外，可用大剂量克林霉素及氨基糖苷类抗生素。手术要点：

(1)首次清创时必须切除所有感染的和失活的组织，坏死组织的残留会不断地使周围正常组织发生迅速的进行性坏死。

(2)由于毒素引起血栓形成使得筋膜上组织的血供中断，皮下和筋膜坏死，皮肤呈广泛的潜掘状，结果皮肤坏疽。切除大片皮肤及其周围组织，必要时可行截肢术。

(3)必要时每日行清创。

(4)用青霉素 1000 万单位(6g)静脉滴注，每 6 小时 1 次。头孢霉素、克林霉素、氯霉素和甲硝唑是针对厌氧球菌的二线抗生素。一般用大剂量克林霉素及氨基糖苷类抗生素。

(九)化脓性汗腺炎

化脓性汗腺炎是腋下、腹股沟和会阴区顶泌汗腺的感染，多见于年轻人。常造成慢性感染和瘢痕。治疗需切除顶泌腺，以防复发。常见致病菌是葡萄球菌或厌氧菌(尤其是消化链球菌)。

【诊断】

切开脓肿做细菌学诊断，脓液送培养并做 Gram 染色，染色一般为 G+球菌，培养可了解细菌类型并做药敏。多数葡萄球菌耐青霉素，可选用半合成青霉素、红霉素或头孢菌素。

【治疗】

起初用热压治疗、小脓肿切开引流和足量抗生素。很容易复发。治愈性治疗的方法是彻底切除感染组织直达深筋膜加植皮术，或延期缝合。

(1)切开引流脓液或穿刺抽吸脓液。

(2)抗生素。

(3)伤口处理，冲洗，必要时清创。

(4)对局部多发性小脓肿、窦道或坏死形成，可行局部切除术。

(十)狐巢病

狐巢病(fox den disease)又称皮肤化脓性瘘管窦道病(pyoderma fistulans sinifica，PFS)，是一种慢性感染，特点是在皮下脂肪内有多个瘘管或窦道形成，瘘管或窦道上皮化，皮肤上有多个排脓的瘘口，状如狐狸的巢穴。仅男性患病，好发于会阴部、臀部和腹股沟区，因此，要与化脓性汗腺炎、藏毛病、肛管直肠瘘相鉴别。狐巢病的瘘管的内面衬有复层鳞状上皮。与汗腺炎不同，狐巢病穿入皮下脂肪层，可以在筋膜表面延伸很长距离，皮肤附件不受累。绝大多数为兼性或专性厌氧菌感染。治疗原则是整块切除全部瘘管病灶达筋膜表面，等肉芽组织生长二期愈合。瘘管切开的复发率很高。抗生素或许能暂时控制感染，不可能根治。

炎性窦道切除要点：先用亚甲蓝注入窦道使之着色。距窦道口一定距离切开皮肤一圈，达皮下组织。此时，术者用手扪查可以发现炎性的窦道组织硬，而正常组织软。用电刀紧贴硬的炎性组织边扪边切，直至将窦道完整切除，但不要切入硬的炎性组织中。

(十一)药物注射后脓肿

药物注射后脓肿可以在药品注射后发生,也可以在吸毒注射后发生。致病菌主要为厌氧菌。表现为注射部位疼痛、触痛、红、波动、白细胞升高、淋巴结肿大和发热。治疗:抗生素加切开引流。

(十二)甲沟炎

【临床表现】

甲沟炎是甲沟及其周围组织的感染。起初是指甲一侧红、肿、热、痛,继之蔓延至指甲对侧(半环形脓肿)和甲床下(甲下脓肿)。红肿区内有波动感,出现白色脓点,但不易破溃出脓。治疗延误或不当可形成慢性甲沟炎或骨髓炎。

【治疗】

参见本章第一节。局部变软或有波动感是切开引流的指征,甲下脓肿应拔甲。

(十三)脓性指头炎

【临床表现】

脓性指头炎是手指末节掌侧皮下组织的化脓性感染。甲沟炎加重后,以及指尖或指末节皮肤受伤后均可致病。起初为针刺样疼痛、肿胀。继之发展为剧烈的跳痛,患肢下垂时加重,夜不能眠,局部红肿不明显,并有恶寒、发热、全身不适等症状。感染更加重时,指头疼痛反而减轻,皮色由红转白,反映局部组织趋于坏死。治疗延误或不当可形成慢性骨髓炎,迁延不愈。

【治疗】

参见本章第一节。跳痛提示局部张力高,是切开引流的指征。过去主张做侧方切口或鱼口状切口,但容易伤及指血管和神经,造成指端坏疽或感觉丧失。目前,主张切口做在波动最明显处,深在的脓肿必须从正中切开。

(十四)掌侧化脓性腱鞘炎、滑囊炎和深间隙感染

拇指和小指的屈指肌腱腱鞘炎,可分别蔓延到桡侧和尺侧的滑液囊;两侧滑液囊在腕部相通,感染可互相传播。示指、中指和无名指的屈指肌腱腱鞘炎则可分别向鱼际间隙和掌中间隙蔓延。滑囊炎或深间隙感染也可能在掌部受伤后直接发生。

【临床表现】

1.化脓性腱鞘炎

化脓性腱鞘炎的临床特点是 Kanavel 四联征。若不及时治疗,病变可向掌深部蔓延,肌腱也可能因坏死导致手指功能丧失。

2.化脓性滑囊炎桡侧滑囊炎

都伴拇指腱鞘炎,拇指肿胀、微屈,不能伸直和外展,触痛主要位于拇指基节和大鱼际处。尺侧滑囊炎多伴小指腱鞘炎,小指肿胀,连同无名指呈半屈状,触痛位于小指中基节和小鱼际处,炎症加剧时肿胀向腕部扩展。

3.掌深间隙感染

鱼际间隙感染可因示指腱鞘炎加重或局部掌面受伤后感染所致。大鱼际和"虎口"(拇指与示指间指蹼)有肿胀、疼痛和触痛,示指与拇指微屈、伸直时剧痛。掌中间隙感染可因中指、无名指腱鞘炎加重或局部掌面受伤后感染所致。掌心肿胀使原有的凹陷变平,并有皮色发白、

疼痛和触痛,掌背和指蹼的肿胀较掌心更为明显。中指、无名指和小指屈曲、伸直时均剧痛。

以上三种感染的组织内压均较高,常有恶寒、发热、全身不适等症状,还可能继发肘内或腋窝的淋巴结肿大、触痛。

【治疗】

参见本章第一节。①化脓性腱鞘炎是在中节指掌面中线做切口,不跨越指横纹。感染范围广时,可做">"形切口。分离皮下时认清腱鞘,避免伤及肌腱;不做侧方切口,以免伤及神经和血管。切口内置入乳胶片引流。②桡侧滑囊炎在拇指基节掌面以及大鱼际掌面各做约1cm的切口,分离皮下后插入细塑料管并做对口引流。尺侧滑囊炎切口在小鱼际掌面和小指掌面。③鱼际间隙感染的切口在掌面肿胀和波动最明显处(一般在屈拇肌与掌腱膜之间),切开皮肤后用血管钳钝性分离,避免血管、神经损伤。掌中间隙感染的切口在中指、无名指的指蹼掌面,不超过掌横纹(以免损伤掌浅动脉弓)。切开后置入乳胶片引流。

(十五)嵌趾甲症

嵌趾甲症很常见,主要见于青春期,以踇趾最多见。原因是畸形、行走姿势不良、足多汗、剪趾甲过深过短造成损伤、鞋太紧。

【诊断】

趾甲向邻近的软组织中长入,其表面的软组织发生感染,表现为蜂窝织炎和炎性肉芽组织增生。

【治疗】

(1)嵌趾甲症单纯拔甲术的失败率是64%~74%。

(2)Zadik手术是切去全部趾甲和甲床,失败率是16%~28%;趾甲边缘切除的失败率是25%;甲沟治疗的失败率是48%。我们建议切除患甲患侧的1/4边缘部分,要点是同时切除相应的甲下生发层基质。

(3)石炭酸烧灼法:麻醉后,上止血带,切除患甲1/4边缘部分,用凡士林保护周围皮肤后,以88%的石炭酸溶液涂于暴露部分,尤其是甲沟和趾甲的上皮下,3分钟后用酒精中和之。包扎伤口,复发率为7%。术中要注意在甲沟和甲上皮下勿遗留甲刺、绝对止血、防止血液将石炭酸稀释。不必行全甲拔除术。

【预防】

简单的方法是剪趾甲,使其不向邻近的软组织长入。剪趾甲时应注意勿过深、过短,防止造成损伤。同时注意足部卫生,保持足部干燥。穿宽松鞋或赤脚。

(十六)放线菌病

放线菌是Gram阳性、非抗酸的丝状微生物,通常有分支且可分解为短小菌形式。放线菌绝对厌氧,是人口咽部及扁桃腺部正常菌群的一部分。

【临床表现和诊断】

放线菌的炎性结节、脓肿及窦道以头颈部最为多见。1/5病例的原发病灶在胸部,1/5病例的原发病灶在腹部,最常受累的是阑尾和盲肠。常形成多个窦道,其排出的脓液中有"硫黄颗粒"(缠绕的丝状黄色颗粒)。炎症处硬,无疼痛、无触痛。全身症状,包括发热,变化较大。窦道及瘘管常继发其他细菌感染。

腹部放线菌病可引起阑尾炎,早期阑尾切除可治愈该病。若阑尾穿孔,则形成多个病灶和腹壁窦道。胸部放线菌病可引起咳嗽、胸痛、发热及消瘦,酷似分枝杆菌感染或真菌感染。本病的后期,窦道可穿透胸腔和胸壁,并累及肋骨或椎体。

【治疗】

放线菌对青霉素敏感。各种放线菌病(actinomycosis)均可用青霉素(500万～2000万 U/日)治疗数周。此外,为了达到治愈目的,也可通过手术的方法清除病灶、引流病变或修补缺损。

(十七)诺卡菌病

诺卡菌是 Gram 阳性、分支的丝状微生物,可能抗酸,其菌丝常分裂为杆菌形式。诺卡菌是需氧菌,在呼吸道的正常菌群中罕见诺卡菌。

【临床表现和诊断】

诺卡菌病(nocardiosis)有两种。一种是局限的、慢性肉芽肿,可以像放线菌病那样化脓、形成脓肿和窦道,外观如同 Madura 足(足分枝菌病)。该型很特殊,仅见于四肢,有广泛的骨破坏,身体其他部位几乎不受累。

另一种类型是全身性感染,起初是化脓性肺炎,感染经血行扩散至脑膜等其他器官组织。全身性诺卡菌病有发热、咳嗽、消瘦,酷似分枝杆菌感染或真菌感染。淋巴瘤免疫缺陷或药物诱导免疫抑制时尤其容易并发本病。

【治疗】

诺卡菌对青霉素不敏感。诺卡菌病首选磺胺类药口服(磺胺甲基异噁唑 6～8g/d),治疗数周。同时加用米诺四环素口服(200～400mg/d)效果更好。

第三节 医院内获得性感染

(一)切口感染

切口感染是住院患者外科感染的主要类型。切口感染发病率与手术性质直接相关。根据切口污染程度可对切口进行分类,见第十章。除了细菌侵入外,还受血肿、异物、局部组织血供不良、全身抵抗力削弱等因素的影响。

【诊断】

典型表现是术后 3～4 日,切口疼痛加重,或减轻后又加重,可伴有体温升高,脉率加速,白细胞计数增高。体格检查时,可见切口局部红、肿、热和压痛,或有捻发音及波动感。局部穿刺,或拆除部分缝线后用血管钳撑开切口有助于诊断。分泌液应做 Gram 染色排除梭状芽孢菌感染和细菌培养。累及筋膜和体腔的感染,需尽早切开引流。

【治疗】

大多数切口感染经敞开伤口、引流可治愈,但切口深部感染、广泛坏死或切口裂开则需要敞开清创,清除坏死组织和异物、全身用抗生素。

(1)清洁-污染伤口和污染伤口的预防用抗生素:①在术前 1～2 小时用,保证术中组织中药物的浓度。术后应用不超过 24 小时。②术前备皮不必常规进行。③择期结肠手术术前常规行机械肠道准备、全身用抗生素或口服肠道不易吸收的抗生素,减少结肠内的细菌数。④有些清洁手术也应预防用抗生素,如有假体植入的手术(心瓣膜置换、骨科手术、无张力疝修补或血管置换)。

(2)由于污染伤口和污秽伤口的伤口感染率在15%～20%以上,治疗用抗生素应在术前进行,直至感染已控制。此外,伤口的皮肤皮下应敞开不缝,仅缝筋膜,分别用湿纱布和干纱布包扎伤口。对感染区应做引流。

(3)控制手术部位感染(surgical-site infection,SSI)的"5D"原则:Discipline(遵循无菌原则)、Defense mechanisms(提高患者的防御机制)、Drtrgs(抗生素)、Design(建筑设计、工程)和Devices(衣、手套、器械、电器)。

(二)假体感染

假体感染是指疝补片、人造血管、人工心瓣膜、人工关节、人造筋膜、金属骨支撑器等人造置入物的感染。

【诊断】

假体感染可表现为局部症状,也可表现为全身化脓性感染,最常见的病菌是葡萄球菌,这种感染可危及生命。

【治疗】

假体植入后应常规预防用抗生素,但大多数假体感染用抗生素无效,一般需要取出假体。

(三)腹腔内感染

腹腔内手术后可发生腹内脓肿,其发生与腹腔手术的种类有关。常见部位有:①膈下间隙;②肝下间隙;③两侧结肠外侧沟;④盆腔;⑤阑尾周围或结肠周围。15%的病例为多发性脓肿。

三发性腹膜炎,又译为第三期或第三类腹膜炎,指原发性或继发性腹膜炎经引流或抗生素治疗无明显缓解,48小时后腹膜感染持续或复发,其实质是炎症反应亢进后的免疫抑剌。多见于全身情况差、免疫功能低下或已经有脏器功能障碍的患者,如高龄、慢性肾衰、糖尿病及皮质激素应用者。致病菌多为耐药菌,如白色念珠菌和葡萄球菌。这类腹腔感染的病因、致病菌、临床表现、诊断和治疗均有别于原发和继发性腹膜炎,Rotstein将其称为tetriaryperitonitis。

【诊断】

腹腔脓肿的典型体征是持续发热。其特点是随着腹内原发疾病的好转患者体温未降至正常,反而逐渐上升。此外,还有疼痛和白细胞增多等。高度怀疑是及时诊断的关键。

(1)患者多在术后5～7天表现高热,为高耸的热峰。全身症状重(心率快、出汗、畏食、乏力等)。

(2)就医迟、诊断延误时,可有全身炎症反应表现,腹腔脓肿可造成远隔器官功能障碍,比较重要的器官功能障碍有肺功能障碍、肾功能障碍、肝功能障碍和应激性溃疡出血。至少有半数的腹腔脓肿患者有上述一个或多个器官或系统的功能障碍。

(3)腹部有触痛或扪及肿物,盆腔脓肿尤其如此。但体检也可无所发现。超声、CT、镓-67或铟-111核素扫描及磁共振显像对诊断腹内脓肿很有价值,并可为脓肿引流导向。也可用镓-67扫描或标记的WBC扫描。对腹部手术后腹部压痛、发热的患者来说,剖腹探查是明确诊断的唯一方法。CT查出的脓肿可行经皮置管引流。

【治疗】

(1)腹内脓肿治疗的主要手段是手术,脓肿内含血或坏死物时更应该手术。

(2)深部感染常需冲洗引流。①经典方法是手术切开引流。②近来在超声和CT的精确定位导引下,行穿刺引流屡有成功的报道。穿刺抽脓失败时,应手术切开引流。

(3)理想的引流应不污染大腹腔。①盆腔脓肿可经直肠或阴道上段切开引流。②膈下脓肿可从后方经第12肋切开引流。切开引流后全身感染表现未能改善者,多为脓肿引流不畅或多发性脓肿,此时应选择腹部正中切口探查,结肠憩室炎穿孔等未包裹的弥漫性腹膜炎也常选用这种切口。

第四节 抗生素的应用

(一)预防用抗生素的一般原则

预防用抗生素是在术前即刻、术中和术后短时间(围手术期)给予抗生素,目的是降低围手术期手术部位感染率。决不能将预防用抗菌药物代替外科基本治疗原则(无菌、彻底清创、引流、提高患者全身抵抗力)。

1.适应证

在围手术期伤口感染的可能性增大时就应预防用抗生素,对污染伤口和某些清洁-污染伤口就应该预防用抗生素。清洁手术不必预防用抗生素,但下列情况应预防用抗生素:①发生手术后感染的可能性大,对污染伤口和某些清洁-污染伤口就应该预防用抗生素;②一旦发生感染,后果很严重(潜在致命性),如人造血管植入、骨科手术、心脏瓣膜置换术等。

(1)结直肠手术(口服肠道不吸收的抗生素加静脉用抗生素)。

(2)植入假体的手术(如补片法疝修补,血管外科)。

(3)显露阴道的妇科手术。

(4)手术野明显污染的手术。

(5)营养不良、用激素或抗癌药物的患者。

2.抗生素的选择原则

主要应针对该手术过程中可能遇到的致病菌,如皮肤和毛囊内存在的金黄色葡萄球菌等Gram阳性菌,尽可能用窄谱抗生素。

针对不同手术的不同建议:经腹、经阴道子宫切除术,首选头孢替坦,其次为头孢唑啉和头孢西丁,β-内酰胺酶类过敏者可选用克林霉素加庆大霉素或环丙沙星;髋或膝关节置换术、心胸或血管外科手术,可选用头孢唑啉或头孢呋辛,β-内酰胺酶类过敏者可选用万古霉素或克林霉素;结肠手术,静脉给药可选用头孢替坦或相似药物加甲硝唑,β-内酰胺酶类过敏者可选用克林霉素加甲硝唑,术前1天口服可选用新霉素加红霉素或甲硝唑。

3.用药时机和时限

预防性抗生素的应用应在手术开始前1小时以内开始,在术后24小时内终止。手术开始时,药物必须已经在组织内达到有效杀菌浓度。术后持续应用不应超过24小时,长期应用非但无益,反而会造成二重感染。如果手术时间超过2个半衰期,则应追加抗生素用量。

4.其他

预防用抗生素应满足利大于弊,如变态反应或由Gram阴性菌及念珠菌等引起的二重感染。

(二)治疗用抗生素

(1)治疗用抗生素的指征 有感染存在并且有全身症状。

(2)治疗用抗生素的使用方法

1)经验用药(推断性选用):根据感染的情况、症状、脓液的性质及流行病学资料估计感染菌的种类,选用抗生素。经验用药参见第二章感染性休克。

2)病因治疗(针对性使用):根据药敏结果和MIC选用抗生素。

创口局部的pH常不适合于局部使用的抗生素起作用。

第五节 破伤风

破伤风是破伤风杆菌经由伤口侵入人体,在局部缺氧环境下生长繁殖,产生外毒素进入血流而引起阵发性肌肉痉挛的一种特异性感染。破伤风是一种特殊的毒血症。病菌是Gram阳性的破伤风梭状芽孢杆菌,这是一种有芽孢的专性厌氧菌,存在于任何动物的粪便中,在土壤中能长期存活。泥土中含氯化钙,会引起组织坏死,有利于厌氧菌繁殖。发病条件为伤口和组织缺氧。只要早期处理,75%的患者能存活,存活的患者不会残留神经系统损害。

【临床表现】

1.潜伏期

2～56天,平均10天,故又称"七日风"。潜伏期越短,症状越重,预后越差、死亡率越高。偶见患者在伤后数年因清除病灶或异物而发病。

2.前驱期

持续24～72小时。表现为乏力,咀嚼肌、腹肌或背部肌肉酸胀、紧张,呵欠,张口不便,吞咽困难。

3.痉挛期

持续10天。典型症状是在肌紧张性收缩的基础上发生阵发性强烈痉挛。①通常最先受影响的肌群是咀嚼肌(张口困难、牙关紧闭),随后顺序为面肌(苦笑)、项肌(强直、后仰、不能点头)、背腹肌(角弓反张)、四肢肌(屈膝、肘、半握拳)、膈肌和肋间肌、膀胱肌。②体温正常或低热,发绀、流涎、吐白沫、大汗和心动过速。该期最危险的情况是窒息。③发作间期肌肉不完全松弛,神志始终清醒警觉。

4.缓解期(持续20天)

肌肉仍紧张、反射亢进。恢复期间还可出现一些精神症状,如幻觉,言语、行动错乱等,多能自行恢复。

【并发症】

骨折、尿潴留、窒息(呼吸肌痉挛或误吸所致)、呼吸停止、肺部感染、酸中毒、循环衰竭。

【预防】

措施包括伤口的正确处理,注射破伤风类毒素主动免疫,以及在伤后采用被动免疫。破伤风杆菌侵入人体是在局部缺氧环境下生长繁殖,因此伤口的正确处理是预防破伤风最重要的环节。

1.伤前主动免疫预防

按时注射破伤风类毒素,30 天内可达到保护滴度。一般在婴儿(白百破疫苗,DPT shots)或参军时肌内注射破伤风类毒素 0.5ml。每 10 年强化注射一次。强化注射 3~17 天内形成有效的免疫抗体,不需注射破伤风抗毒素。患过破伤风的人不具有永久免疫力。

2.伤后预防

(1)清创:必须彻底清创,去除坏死组织和异物。

(2)免疫预防措施:对既往免疫史不详的穿入伤患者,应进行破伤风预防治疗。

1)对既往免疫过的人,但近 5 年未做强化注射者,注射破伤风类毒素 0.5ml 即可。

2)对既往未免疫过的人,伤口清洁,应给予第一次免疫剂量破伤风类毒素,但必须让患者继续完成以后二次免疫剂量。

3)被动免疫:适用于既往未接受主动免疫的和伤口污染重的伤员。方法是立即肌内注射破伤风抗毒素(TAT)1500~3000U 或人体破伤风免疫球蛋白 1000U。①破伤风的发病有潜伏期,尽早注射有预防作用,但 TAT 作用有效期仅为 10 天左右,因此,对深部创伤,潜在厌氧菌感染可能的患者,可在 1 周后追加注射一次量。或应用人体破伤风免疫球蛋白,其保护期(半衰期)为 1 个月,免疫效能 10 倍于 TAT。②抗毒素易发生过敏反应,注射前必须进行皮内敏感试验。如过敏,应按脱敏法注射。③同时给予首次剂量破伤风类毒素,但不宜在同一部位肌内注射。

(3)抗生素:对于易发生破伤风的创口,抗生素(尤其是青霉素)的预防作用不肯定,但对疑有破伤风梭状杆菌感染或有广泛坏死时,仍应该用大剂量青霉素预防。

【治疗】

(1)清除毒素来源:局部清创引流,青霉素 500 万~1000 万单位静脉滴注,每 6 小时 1 次。

(2)中和游离毒素:破伤风抗毒素只能中和血液中的痉挛毒素,对已经与神经细胞结合的毒素无效,因此,对已经出现症状的患者效果很差。强调早用,TAT 2 万~5 万 U 加 5%葡萄糖溶液 500ml,静脉滴注;或肌内注射人体破伤风免疫球蛋白 3000U,同时在伤口近侧注射 1000U,以后每天肌内注射 1000U,1~3 次。

(3)控制和解除痉挛:单人室、安静、避光。①轻度:地西泮或苯巴比妥钠或水合氯醛。②中度:冬眠 1 号(氯丙嗪 50mg,异丙嗪 50mg,哌替啶 100mg)。③重度:硫喷妥钠、肌松剂。

(4)呼吸支持:保持呼吸道通畅,吸氧,尽早气管切开,用镇静剂控制肌肉痉挛。

(5)其他:留置导尿、肠内或肠外营养(高热量、高蛋白、高维生素),调整水与电解质平衡。

第六节　梭状芽孢菌性肌炎和蜂窝织炎

气性坏疽又称梭状芽孢杆菌性肌炎,属非破伤风梭状芽孢杆菌感染,主要见于严重污染的战伤,创伤和择期手术(尤其是胆道和结肠手术)后梭状芽孢杆菌感染并不少见。梭状芽孢杆菌感染主要有两种类型,一种是梭状芽孢杆菌性蜂窝织炎(参见本章第二节),另一种是以大量肌肉坏死和严重毒血症为特征的梭状芽孢杆菌性肌炎。梭状芽孢杆菌是 Gram 阳性厌氧菌,广泛存在于土壤及粪便中。缺血、无灌注、乏氧(肌肉毁损、石膏压迫、异物、严重组织水肿)的组织很容易发生梭状芽孢杆菌感染。在 Gram 阴性需氧菌存在的情况下,梭状芽孢杆菌感染更易发生。癌症患者也容易发生梭状芽孢杆菌感染。气性坏疽病例中,80%有产气荚膜(魏氏)梭状芽孢杆菌,40%有诺维(水肿)梭状芽孢杆菌,20%为腐败梭状芽孢杆菌。

【诊断】

本病贵在早期诊断。及时治疗对挽救生命、保存伤肢有重要意义。

(1)一般在伤后48小时出现症状,严重者可在伤后6小时即出现症状。

(2)临床特点是伤口"胀裂样"剧痛,进行性加重。疼痛可为镇痛剂所掩盖,因此,当外科患者镇痛剂用量大时,要考虑气性坏疽之可能,要对伤口进行复查。气性坏疽常见于石膏内,若在伤后3~4天内患者的病情突然恶化,出现疼痛、腐肉臭味和棕色浆液性分泌物,应立即拆除石膏或在石膏上开窗检查。

(3)全身中毒症状重。一般有脉弱、速、多汗、面色苍白和精神萎靡,甚至出现精神症状,如谵妄和精神错乱。常有发热,但不一定发热。

(4)与一般术后创口相比,这种伤口触痛明显。早期皮肤外观正常之后表现为瘀斑和血疱,甚至变黑,而深部的肌肉坏死严重。伤口内常有棕色浆液溢出、恶臭,伤口周围皮肤水肿、紧张,局部肿胀与创伤所能引起的程度不成比例。伤口周围组织可有捻发音,但这是晚期体征。诺维(水肿性)梭状芽孢杆菌引起气性坏疽很特殊,创口无气体产生,肌肉水肿显著。

(5)由于溶血,实验室检查常表现为血细胞比容降低,血红蛋白下降显著,胆红素增高。白细胞不超过$(12\sim15)\times10^9/L$,但不可靠。

(6)伤口溢液 Gram 染色可见大量有极体的 Gram 阳性粗短杆菌,而白细胞很少,这些是诊断气性坏疽的重要依据。

(7)伤口 X 线平片、CT、MRI 检查示伤口肌群中有气体存在。

(8)组织学检查以广泛肌肉坏死为特征性改变。血中肌酸磷酸激酶(CPK)水平升高,部分患者可出现肌红蛋白尿。如 CPK 测定正常,可以排除肌坏死。

【预防】

气性坏疽多发生在创伤后,伤后及时彻底清创是预防气性坏疽最有效的方法。青霉素和甲硝唑大剂量使用可抑制梭状杆菌繁殖,但不能替代清创术。

【治疗】

治疗中必须强调外科清创的重要性。抗生素和高压氧的作用固然重要,但是若有无血供的感染组织存在,任何非手术手段都无济于事。治疗越早越好,可以挽救患者的生命,减少组织坏死或截肢率。

(1)气性坏疽确诊后,应立即在病变组织间隙内行广泛清创,切除所有受累的肌肉。如病变在四肢,剩余的肌肉无济于功能,可行截肢术,截肢应在健康组织中进行,开放残端,以氧化剂冲洗或湿敷。判断组织存活的最低标准是组织切开时有出血,用镊子轻夹肌肉时有收缩。清创后应监测血 CPK 水平,若感染未控制,CPK 增高,提示肌坏死仍有进展,应在 24 小时内再次清创。

(2)全身用大剂量青霉素,500 万～1000 万单位静脉滴注,每 6 小时 1 次,对控制梭状芽孢杆菌有效。青霉素过敏者可用克林霉素。甲硝唑对厌氧菌有效,可用 500mg 静脉滴注,每 6～8 小时 1 次。氨苄西林-克拉维酸或的卡西林-克拉维酸等加 β 内酰胺酶抑制剂的抗生素以及亚胺培南也可选用。

(3)高压氧治疗:在 3 个大气压纯氧下,每次 1～2 小时,每 6～12 小时重复,通常需要 3～5 次治疗。若有大的高压氧舱,可在高压氧舱内进行手术清创。早用高压氧可减少组织失活。高压氧治疗梭状芽孢杆菌感染有效,但它不能代替外科治疗,因为含高浓度氧的动脉不能将氧带入坏死组织,也不能去除感染灶。

(4)人体破伤风免疫球蛋白对气性坏疽无预防或治疗作用。

(5)气性坏疽一旦确诊,应立即积极治疗。不要因为检查和观察而延误治疗。诊断延误,即使数小时,也会大幅度增加死亡率。气性坏疽不治疗就是死亡;在治疗的患者中,死亡率为 25%～70%,主要取决于致病菌的种类和早期处理的效果。

第二章　甲状腺和甲状旁腺疾病

第一节　单纯性甲状腺肿

单纯性甲状腺肿的主要病因是缺碘,常见于碘缺乏地区,如离海较远的高原山区,又称为地方性甲状腺肿。

【病因、病理】

机体从食物和饮水中吸收的碘少,血中甲状腺素浓度降低,腺垂体促甲状腺激素分泌增加,使甲状腺代偿性增生。初期呈弥漫性增大,称为弥漫性甲状腺肿,病变逐渐发展形成许多结节,即结节性甲状腺肿,在此基础上可继发甲状腺功能亢进和癌变。另外,机体对甲状腺素需要量增加,如青春期、妊娠期、哺乳期和绝经期也可发生甲状腺肿;某些药物(磺胺、硫脲类药)、食物(萝卜、白菜)以及先天性因素,也可造成甲状腺素合成和分泌障碍,从而引起甲状腺肿。

【诊断】

(一)临床表现

(1)多发于女性。一般发生在青春期,流行地区常出现于入学年龄。

(2)甲状腺肿大小不等,形状不同;弥漫性肿大仍显示正常甲状腺形状,两侧常对称;结节性肿大一侧较显著;囊肿样变结节若并发囊内出血,结节可在短期内增大;少数患者可因甲状腺压迫气管、食管、血管而引发相应症状,压迫喉返神经出现声嘶。

(二)辅助检查

(1)血清 T_3、T_4:正常范围。

(2)颈胸部 X 线片:了解气管受压情况,协助诊断胸骨后甲状腺肿。

(三)鉴别诊断

位于甲状腺峡部的结节或囊肿需鉴别甲状舌骨囊肿。

胸骨后甲状腺肿有时不易与纵隔肿瘤鉴别。

【治疗】

(1)青春期、妊娠期生理性甲状腺肿无需治疗,可多吃含碘丰富的食物,如海带、紫菜等。

(2)单纯性甲状腺肿压迫气管、食管、血管或神经引起临床症状时,应尽早手术治疗,可行甲状腺大部切除术。

(3)巨大的单纯性甲状腺肿虽没有引起压迫症状,但影响生活和工作,也应予手术。

(4)结节性单纯性甲状腺肿继发功能亢进的综合征,或怀疑有恶变的可能,应尽早手术治疗。

第二节 甲状腺功能亢进

【分类】

甲状腺功能亢进(简称甲亢)可分为原发性甲亢、继发性甲亢和高功能腺瘤三类。

1. 原发性甲亢

最常见,病人年龄多在20~40岁,多发于近海地区。腺体肿大和功能亢进的综合征同时出现,腺肿多为弥漫性,两侧常对称。患者多有突眼,故亦称为"突眼性甲状腺肿"。有时伴有胫前黏液性水肿。

2. 继发性甲亢

较少见,年龄多在40岁以上。多发于单纯性甲状腺肿的流行区,南其转变而来,病人先有结节性甲状腺肿多年,以后才逐渐出现功能亢进综合征。患者无突眼症状和胫前黏液性水肿,容易发生心肌损害。

3. 高功能腺瘤

少见。腺体内有单个自主的高功能结节,其周围甲状腺组织呈萎缩改变,放射性碘扫描检查显示聚 ^{131}I 量增加的"热结节"。患者无突眼症状和胫前黏液性水肿。

【诊断】

(一)临床表现

主要症状可归纳为五个方面,除突眼症状外都与甲状腺功能亢进有关。但除基础代谢率增高外,其他四方面症状可能不全存在。

(1)甲状腺肿大,但一般不引起压迫症状。

(2)交感神经功能过度兴奋,原发性甲亢更显著。性情急躁、容易激动、失眠、两手颤动、怕热、多汗、食欲亢进反而消瘦、体重减轻。

(3)双侧眼球突出、眼裂增宽和瞳孔散大。

(4)循环系统方面:脉快有力,脉搏常在每分钟100次以上,休息及睡眠时仍快。严重者可出现心律失常,最后发生心力衰竭。

(5)基础代谢率增高。

(二)辅助检查

1. 基础代谢率测定

常用公式:基础代谢率(%)=(脉率+脉压)-111

测定基础代谢率要在完全安静、空腹时进行。正常值为±10%,增高20%~30%为轻度甲亢,增高30%~60%为中度甲亢,增高60%以上为重度甲亢。

2. ^{131}I测定

2小时内甲状腺摄取^{131}I量超过人体总量的25%,或在24小时内超过人体总量的50%,且吸^{131}I高峰提前出现,都表示有甲亢。

3.血清中 T_3 和 T_4 的测定

甲亢时,血清 T_3 可高于正常 4 倍左右,而 T_4 仅为正常的 2.5 倍,因此, T_3 测定有较高敏感性。

【治疗】

(一)抗甲状腺药物治疗

1.适应证

(1)病程较短、病情较轻的原发性甲亢。

(2)20 岁以下的青少年和儿童。

(3)伴有其他严重疾患而不宜施行手术的病例。

(4)手术前准备。

2.禁忌证

(1)有压迫气管症状的患者,或是胸骨后甲状腺肿的病例。

(2)高度突眼的病例。

(3)妊娠和哺乳的妇女。

主要药物有丙硫氧嘧啶、甲硫咪唑或卡比马唑等。初用剂量为丙硫氧嘧啶每日 200～400mg,甲硫咪唑或卡比马唑每日 20～40mg,3～4 周后,如果疗效显著,即基础代谢率下降、体重增加,剂量可以减少。同时,给予甲状腺制剂,每日 30～60mg,以避免甲状腺的肿大和充血。维持剂量为丙硫氧嘧啶每日 100～200mg,甲硫咪唑或卡比马唑每日 10～20mg,连续服用 6～18 个月。在服用抗甲状腺药物时,每周需检查白细胞计数,如果降至 $3 \times 10^9/L$ 以下,中性粒细胞计数降至 $0.45 \times 10^9/L$ 时,要立即停药。

(二)放射性碘治疗

应用半衰期为 8 天的 ^{131}I。通常剂量为每克甲状腺组织投 ^{131}I 3700kBq,空腹一次口服,60%～70%的患者在 1 次用药后 4～6 周内都有明显缓解,而 30%～40%的患者在 3～4 个月后第二次用药。对正在服用碘剂的患者,治疗前 2～4 周应停服碘剂,也不进含碘食物。

(三)外科治疗

甲状腺大部切除术仍然是目前治疗甲亢的一种常用而有效的疗法,它能使 90%～95%的病人获得痊愈,手术死亡率低于 1%。手术治疗的主要缺点是有一定的并发症,并有 4%～5%的病人术后可复发甲亢。

1.手术指征

(1)继发性甲亢或高功能腺瘤。

(2)重度以上的原发性甲亢。

(3)腺体较大,伴有压迫症状,或胸骨后甲状腺肿等类型甲亢。

(4)抗甲状腺药物或 ^{131}I 治疗后复发者。至于妊娠妇女,鉴于甲亢对妊娠可造成不良影响(流产、早产等),而妊娠又可能加重甲亢,因此,在妊娠早、中期具有上述指征者,仍应考虑手术治疗。

2.禁忌证

(1)青少年患者(除非存在严重的压迫症状)。

(2)症状较轻者。

(3)年老病人或有严重疾患不能耐受手术治疗者。

3.手术切除范围

通常需切除腺体的80%~90%,并同时切除峡部,每侧残留腺体以成人拇指末节大小为恰当。

第三节　甲状腺炎症

一、急性化脓性甲状腺炎

临床上应区别急性甲状腺炎与急性甲状腺肿炎,前者少见,后者较常见。两者都由于口腔或颈部化脓性感染而引起,病原菌为葡萄球菌、链球菌和肺炎链球菌等。感染局限于甲状腺肿的结节或囊肿内时,因不良的血循环易形成脓肿。

【诊断】

(1)患者体温常升高。数日内甲状腺或甲状腺肿肿胀,有压迫和波及至耳、枕部的疼痛。

(2)严重的可引起压迫症状,气促、声音嘶哑,甚至吞咽困难等。

(3)腺组织的坏死和脓肿形成可引起甲状腺功能的减退。

【治疗】

局部早期宜用冷敷、晚期宜用热敷。给予抗菌药。有脓肿形成时应早期切开引流。

二、亚急性非化脓性甲状腺炎

亚急性非化脓性甲状腺炎常继发上呼吸道感染或流行性腮腺炎,可能是病毒感染引起。

【诊断】

(一)临床表现

(1)患者一般在1~2周前曾有上呼吸道感染史,病程一般为3个月左右。

(2)部分患者的病情较急、体温升高,疼痛常波及至耳,甲状腺肿胀并有枕部压痛,吞咽时加剧。

(二)辅助检查

(1)基础代谢率升高。

(2)血清T_3、T_4浓度升高,但放射性碘的摄取量显著降低。

诊断有困难时,可用泼尼松进行治疗性试验。

【治疗】

泼尼松有明显疗效,疼痛很快缓解,肿胀消退。剂量是每日4次,每次5~10mg,连用2周,以后逐渐减少剂量,全程1~2个月。但停药后易复发,可再用泼尼松,同时加用干甲状腺片,可有较好效果。X线放射性治疗的疗效较泼尼松持久。抗菌药物则无效。

三、慢性淋巴细胞性甲状腺炎

此病较常见,是一种自身免疫性疾病。

【诊断】

(一)临床表现

(1)患者常为年龄较大的妇女,病程发展缓慢。

(2)甲状腺逐渐增大,常为弥漫性、对称性肿大,表面平滑,质较硬。颈部淋巴结多不肿大。临床上可出现轻度的呼吸困难或吞咽困难。

(3)50%以上的病例甲状腺功能减退。

(二)辅助检查

(1)血沉增快,血清白蛋白降低、丙种球蛋白升高。

(2)基础代谢率降低,放射性碘的摄取量减少。

诊断困难时,可用甲状腺制剂进行治疗性试验;治疗后,如果甲状腺明显缩小,诊断即可确定。必要时,可行细针穿刺细胞学检查。

【治疗】

一般不宜手术切除。泼尼松治疗效果不持久。应用甲状腺制剂,每日 120~180mg,长期服用。如引起压迫症状,可考虑手术。

四、慢性纤维性甲状腺炎

临床少见,病因不明。

【诊断】

(1)甲状腺逐渐增大,常限于一侧,表面不平,质似铁样坚硬,颈部淋巴结不肿大。

(2)常累及喉返神经,可出现声音嘶哑、呼吸困难或吞咽困难等症状。

(3)甲状腺功能常减退。

(4)诊断方面不易与甲状腺癌鉴别,常需行细针穿刺细胞学检查。

【治疗】

(1)可试用泼尼松治疗,但效果不持久,伴甲状腺功能低下者可加用甲状腺素片。

(2)由于腺体与周围组织、器官发生紧密粘连,手术切除常不易。如果有压迫症状,可楔形切除甲状腺峡部以解除压迫。

第四节 甲状腺肿瘤

一、甲状腺腺瘤

甲状腺腺瘤分滤泡状和乳头状囊性腺瘤两种,前者较常见。

【诊断】

(一)临床表现

(1)患者多为 40 岁以下女性。

(2)一般均为甲状腺体内的单发结节,结节质较软、表面光滑、随吞咽上下移动,生长缓慢,大部分患者无任何不适感。

(3)乳头状囊性腺瘤有时可因囊壁血管破裂而发生囊内出血,此时肿瘤体积可在短期内迅速增大,局部出现胀痛。

(二)辅助检查

(1)B超:可判断单发或多发及囊性或实性。

(2)放射性核素扫描或ECT:一般为温结节,囊性变后可呈凉或冷结节。

【治疗】

由于腺瘤有癌变的危险和引起甲状腺功能亢进的可能,应早期切除。

二、甲状腺癌

甲状腺癌约占全身恶性肿瘤的0.2%(男性)、1%(女性)。

【病理类型】

(1)乳头状腺癌:约占90%,恶性程度较低。主要转移至颈部淋巴结,有时原发癌很小,未被察觉,但颈部转移的淋巴结已很大,多为年轻女性。

(2)滤泡状腺癌:约占5%,中度恶性。手术时约有10%患者已有血行转移,颈淋巴结转移较少,多为中年人。

(3)髓样癌:约占4%,恶性程度中等。它发生于滤泡旁细胞(C细胞),较早出现颈淋巴结转移,晚期可有血行转移。

(4)未分化癌:约占1%,恶性程度高。很早转移至颈淋巴结,也经血行转移至骨和肺,多为老年人。

【诊断】

(一)临床表现

(1)甲状腺结节明显增大、质变硬,腺体在吞咽时的上下移动性减少。

(2)地方性甲状腺肿非流行地区的儿童甲状腺结节、成年男性甲状腺内的单发结节、多年存在的甲状腺结节短期内明显增大,应特别引起注意。

(3)早期无明显自觉症状,晚期出现波及至耳、枕部和肩的疼痛,声音嘶哑,继之发生压迫症状,如呼吸困难、吞咽困难和明显的Homer综合征。

(4)髓样癌常有家族史。由于肿瘤本身可产生激素样活性物质(5-羟色胺和降钙素),临床上可出现腹泻、心悸、颜面潮红和血钙降低等症状。

(二)辅助检查

(1)B超:区别结节的囊性或实体性。实体性结节若含有细砂粒样钙化,则恶性的可能更大。

(2)放射性核素扫描或ECT:如果为冷结节,则有10%~20%可能为癌肿。

(3)细针穿刺细胞学检查。

(三)鉴别诊断

(1)亚急性甲状腺炎:病史中多有上呼吸道感染;血清T_3、T_4浓度增加,但放射性碘的摄取量却显著降低;使用小剂量泼尼松后,局部疼痛很快缓解,甲状腺肿胀接着消失。

(2)慢性淋巴细胞性甲状腺炎:此病多发生在女性,病程较长,甲状腺肿大呈弥漫性、对称,表面光滑,试用甲状腺制剂后腺体常明显缩小。

(3)甲状腺腺瘤囊性变:由于囊内出血,短期内甲状腺腺体迅速增大,追问病史常有重体力劳动或剧烈咳嗽史。

【治疗】

以手术为主,而手术的范围和疗效与肿瘤的病理类型有关。

1. 乳头状腺癌

如果颈淋巴结没有转移,癌肿尚局限在一侧的腺体内,应将患侧腺体连同峡部全部、对侧腺体大部切除,也可行甲状腺全切除;如果癌肿已侵及左、右两叶,就需将两侧腺体连同峡部全部切除。对没有颈淋巴结转移的乳头状腺癌一般不需同时清除患侧颈淋巴结,术后继续服用甲状腺素制剂,即使在日后随访中再出现颈淋巴结转移,再行清除手术仍能达到较好疗效;但如已有颈淋巴结转移,则应在切除原发癌的同时清除患侧的颈淋巴结。

2. 滤泡状腺癌

即使癌肿尚局限在一侧的腺体内,也应行两侧腺体连同峡部的全部切除,术后服用甲状腺素制剂,如有远处转移应做放射性碘治疗。

3. 髓样癌

手术切除两侧腺体连同峡部,同时清除患侧或双侧颈淋巴结。

4. 未分化癌

治疗以外放射为主。

第五节 甲状旁腺功能亢进

甲状旁腺分泌的甲状旁腺素(parathyroid hormone,PTH)是一种水溶性多肽,主要调节体内钙的代谢,维持体内钙、磷的平衡。除甲状腺滤泡上皮以外,滤泡旁细胞产生一种与 PTH 有拮抗作用的激素,称为降钙素(calcitonin,CT),参与钙的代谢,使血钙降低。它们与血钙 Ca^{2+} 浓度之间存在反馈关系,使血钙、血磷稳定在正常范围内。

【分类】

甲状旁腺功能亢进可区分为原发性与继发性两类。

(1)继发性甲状旁腺功能亢进多见于下列原因所致的低血钙时:

1)肾功能不全(慢性肾炎)。

2)维生素 D 缺乏(佝偻病、骨软化症等)。

3)在妊娠或哺乳期母体失钙过多。长时期的低血钙和长时期刺激 PTH 的分泌增加,即发生甲状旁腺代偿性的增生、肿大。

(2)原发性甲状旁腺功能亢进多由于单发的甲状旁腺腺瘤(86%),较少由于多发的腺瘤(6%)或所有四个甲状旁腺的增生(7%),很少由于腺癌(1%)引起血钙持续升高。

原发性甲状旁腺功能亢进较多见,临床上可分为三种类型:

1)肾型:约 70%,主要表现为尿路结石。

2)肾骨型:约 20%,表现为尿路结石和骨骼的脱钙病变。

3)骨型:约 10%,主要表现为骨骼的脱钙病变。

【诊断】

（一）临床表现

（1）多见于 20～50 岁，女多于男。

（2）对反复发作的肾结石，特别是两侧肾结石，应考虑到此病。

（3）骨型多属晚期，病变的骨骼（颅骨、指骨、股骨、盆骨和腰椎等）有疼痛，呈结节状增厚、凹凸不平、弯曲或畸形，有时发生病理性骨折。

（4）血钙升高，因而神经肌肉的应激性降低，引起全身肌张力低下、胃肠蠕动减弱，出现疲乏、食欲差、恶心、便秘，甚至因咽肌无力而引起吞咽困难。

（5）部分病人（10%）可伴有胃、十二指肠溃疡，且可合并上消化道出血。

（6）部分病人（10%）可并发急性胰腺炎或胆管结石。

（二）辅助检查

（1）血钙＞2.7mmol/L，血磷＜1.0mmol/L，尿钙 24 小时超过 200mg。

（2）血清 PTH＞100ng/L。

（3）X 线显示骨质稀疏、变薄、变形，骨内有多个透明的囊肿影。

（4）B 超是显示腺瘤的首选定位方法，其准确率可达 90%。

（5）甲状旁腺核素扫描显像：可明确病变甲状旁腺累及腺体数目及部位，以及了解有无存在异位甲状旁腺。

【治疗】

多采用手术治疗。

第三章 乳腺外科疾病

第一节 急性乳腺炎

【概述】

乳腺的炎症性疾病较为多见,可分为特殊性炎症和非特殊性炎症两类,后者多由化脓性球菌感染所致,有典型的炎症症状和体征,如发热、局部红、肿、热、痛等。

【诊断步骤】

(一)病史采集要点

(1)乳腺疼痛和包块发生的部位、性质。

(2)疼痛性乳腺肿物发生前有无乳腺肿物,是否有乳头皲裂及乳汁淤积史。

(3)乳腺疼痛和包块发生的时间,是否与哺乳有关,是否随病程的演进而变化。

(4)乳腺疼痛和包块的出现是否为全身的感染症状和炎症的临床表现。

(二)体格检查要点

1.一般情况

发育、营养、体重、精神、血压和脉搏。

2.局部检查

特别仔细地进行局部检查,应注意以下内容。

(1)是否有乳房肿大,乳腺肿块,肿块的大小、形状、质地、张力。

(2)乳腺是否有局限于一侧或某一象限的肿块,局部皮肤潮红,是否伴有皮温增高,以及是否有压痛和波动感等。脓肿在深部时,波动不明显。

3.全身检查

可见高热、寒战,患侧腋下淋巴结肿大,光滑、无粘连固定。

(三)实验室检查

血常规检查是必要的,初起白细胞计数一般正常,脓肿形成后白细胞总数通常升高、中性粒细胞计数增加。

(四)进一步检查项目

1.超声波检查

是乳腺疾病时重要的辅助检查方法,超声波检查可以发现炎症区乳房组织增厚,内部回声较正常低,分布欠均匀。当有脓肿形成时,可见数目不一、大小形态不同的无回声区,边缘欠清晰。如脓液较稠厚时,则可见分布不均的低回声区,较大脓肿的深部回声较浅部稍高而密,两者之间可见液平面,内部有不均匀的光点或光团。

B超检查的意义还有:①是否有乳腺肿物。②乳腺肿物是实质性、囊性还是混合性。③乳腺肿物的血液供应情况。④乳腺肿物是单发性肿物还是多发性肿物。⑤乳腺的炎症性肿物是否伴有其他的乳腺疾病,例如乳腺纤维囊性病、乳腺纤维腺瘤、乳腺癌等。

2.乳腺钼靶X线摄片

乳腺组织由于炎性水肿,X线上表现为边界模糊的片状密度增高阴影,乳腺小梁结构模糊不清,皮肤增厚,皮下脂肪组织模糊,血管影增多增粗。

3.局部诊断性穿刺

急性乳腺炎的脓肿形成后,尤其是深部脓肿,可行穿刺抽脓,有助于确诊并判断脓肿的位置。

【诊断对策】

(一)诊断要点

1.病史

急性乳腺炎大多发生在哺乳期,有乳腺的疼痛。

2.临床表现

急性乳腺炎有典型的炎症症状和体征,如发热,局部红、肿、热、痛等。

(二)临床类型

1.特殊性急性乳腺炎

是由化脓性球菌感染所致的急性乳腺炎,可分为:

(1)急性乳腺炎大多发生在产后哺乳期,即产后乳腺炎,又可分为急性化脓性乳腺炎和乳汁淤积性乳腺炎。

1)急性化脓性乳腺炎:通常发生在哺乳后的2～3周,是乳腺导管的感染所致。金黄色葡萄球菌是最常见的致病菌。感染途径有二,致病菌直接侵入导管,并逆行至乳腺小叶内;致病菌经乳头的皮肤破损或皲裂侵入。乳腺导管和乳腺小叶内积聚的乳汁促进细菌的生长。引起累及一个或数个腺叶的急性炎症。

①急性化脓性乳腺炎早期:急性乳腺炎在开始时呈蜂窝织炎,患者乳房胀满、疼痛,哺乳时更甚,乳汁分泌不畅,乳房肿块或有或无,皮肤微红或不红,或伴有全身不适,食欲欠佳,胸闷烦躁等。

②急性化脓性乳腺炎脓肿形成期:局部乳房变硬,肿块逐渐增大,此时可伴高热、寒战、全身无力、大便干燥、脉搏加快、同侧淋巴结肿大、白细胞增高。乳腺脓肿形成后,可出现乳房跳痛,局部皮肤红肿透亮,肿块中央变软,按之有波动感,若为乳房深部脓肿,可出现全乳房肿胀、疼痛、高热,但局部皮肤红肿及波动不明显,有时一个乳房内可同时或先后存在多个脓腔。

③急性化脓性乳腺炎脓肿破溃期:浅表的脓肿常可穿破皮肤,形成溃烂或乳汁自创口处溢出而形成乳漏,或形成瘘管。较深部的脓肿,可穿向乳房和胸大肌间的脂肪,形成乳房后位脓肿,严重者可发生脓毒败血症。

2)乳汁淤积性乳腺炎:也是产后乳腺炎,因某些原因乳汁在乳腺内积存而不能排出,患者感到乳腺胀痛,乳腺表面充血,有轻度压痛,体温稍升高。经吸出乳汁后,炎症多能消退,故不是真正的乳腺炎。但如未及时处理,细菌感染可发展成为急性化脓性乳腺炎。

(2)导管周围性乳腺炎：临床上较少见,有时易同乳腺癌混淆。导管周围性乳腺炎大多有乳腺炎的病史。临床表现为患者发热、白细胞增高,乳腺皮肤出现红、肿、热、痛等炎症改变,有时出现局部肿块,可与皮肤粘连,同侧腋下淋巴结可肿大。后期纤维组织增生,乳腺出现质硬的肿块。

2.乳腺特殊性炎症

(1)乳腺结核：又称结核性乳腺炎,是结核杆菌感染所致的急性乳腺炎,也可分为原发性乳腺结核和继发性乳腺结核两种,但原发者极少见。乳腺结核多为其他部位结核直接蔓延或沿淋巴道逆行传播而来,绝大多数患者除了乳腺有结核病变外,还可以追查到其他器官的结核病灶。随着结核病的有效控制,在发达国家已不常见,但不发达国家仍较严重,而且近年来结核病有重新蔓延的趋势。此外,结核病还是艾滋病(AIDS)的症状之一,在HIV阳性的患者中,结核病的发生率似乎较高。乳腺结核可见于各个年龄阶段的妇女,但以在20~40岁的妇女发病较多,男性极少见。病程进展缓慢,临床表现复杂多样,可分为三个类型：

1)结节型：最常见,在乳腺内有1个或多个结节,一般为无痛性,可有压痛。随着肿物的增大,出现疼痛或乳头溢液,可出现寒性脓肿,腋淋巴结常肿大。

2)弥散型：乳腺内有多个痛性结节,输乳管被破坏,结核性脓汁可由乳头溢出或穿破皮肤形成瘘管,瘘管可经久不愈。

3)硬化型：表现为乳腺的弥漫性硬化,乳腺严重变形,易误诊为乳腺癌。

(2)乳腺真菌感染：又称真菌性乳腺炎,不是临床上的常见病。乳腺真菌感染主要出现在严重免疫抑制的患者,包括曲菌病、放线菌病、组织胞质菌病、毛霉菌病等。临床上多表现为乳腺内的肿块,常被误为炎症而给予抗生素治疗,或被误为乳腺肿瘤而行切除术。明确诊断须靠病理学依据。

(3)乳腺寄生虫感染：包括丝虫病和包虫病。

1)丝虫病：主要是由班氏丝虫引起。成虫寄生在乳腺淋巴管中,产生肉芽肿性淋巴管炎,基本病变可分为淋巴管的内膜和外膜炎的急性期、结核样淋巴管炎的亚急性期、闭塞性淋巴管炎和钙化的慢性期。临床表现主要是乳腺内的肿块,直径0.5~2.5cm。诊断依据是：①患者有丝虫病多发区的居住史。②午夜的血涂片中可查到微丝蚴。有些患者查不到。③乳腺肿块的肉芽肿组织中可查到丝虫体或微丝蚴的虫体。

2)包虫病：是人感染细粒棘球绦虫的幼虫所引起的病变。人是包虫的宿主之一,肝和肺是常见的寄生处,乳腺的包虫病不多见。临床表现主要是乳腺的一个或多个肿块,表面光滑,有囊性感,活动性好。肿块为囊性,内有澄清无色液体。

(4)乳腺湿疹：乳腺湿疹并不多见,是皮肤的一种非特异性过敏性炎症,是一种迟发型变态反应。乳腺湿疹多发生在乳头及乳晕处,特别是乳腺下方。急性期表现为小丘疹、疱疹或小水疱,有渗出和糜烂面,可伴结痂、脱屑等。皮损可转为亚急性和慢性而经久不愈。患者感觉奇痒难忍。诊断时应注意与接触性皮炎鉴别。

3.乳腺脂肪坏死

乳腺脂肪坏死是外伤(硬物撞击、碰伤)、感染、手术后引起的无菌性脂肪坏死性炎症,多见于40岁以上的妇女,特别是脂肪丰富、肥大、下垂型乳腺的妇女。病变可发生于乳腺的任何部位,但以乳晕下方和乳晕周围常见。

乳腺脂肪坏死的早期表现是乳晕或其附近出现直径 2~8cm 黄色或棕黄色的瘀斑,乳腺有直径 2~5cm 大小的肿块。界限不清,质地坚韧,有压痛,与周围组织轻度粘连。肿块可增大,也可逐渐缩小甚至消失,有的病例可持续存在数年。后期由于纤维组织大量增生,肿块变硬,附着的皮肤收缩而凹陷,有时出现乳头内陷和变形,与乳腺癌不易区别。但乳腺脂肪坏死极少与深部皮肤粘连,也不会出现皮肤水肿或橘皮样改变。

(三)鉴别诊断要点

需要与急性乳腺炎鉴别的主要是炎症性乳腺癌,炎症性乳腺癌不常见,好发于青年妇女,尤其是在妊娠期或哺乳期,局部症状明显,乳房迅速增大,常累及整个乳房的 1/3 或 2/3,病变的局部皮肤呈特殊的黯红或紫红色,皮肤肿胀、有一种韧性感,毛孔深陷呈橘皮样改变,局部无痛或轻压痛,常不能扪及明显肿块,同侧的腋窝淋巴结明显肿大,质地硬且固定。无全身症状或症状较轻,体温正常,白细胞计数不高,抗感染治疗无效。炎症性乳腺癌的进展较快,预后不良,死亡率高。

【治疗对策】

(一)治疗原则

急性乳腺炎的治疗包括非手术治疗和手术治疗,目的是消除炎症,保护乳腺组织。治疗的方法取决于急性乳腺炎的临床类型。

(二)治疗方案

1.非手术治疗

是在急性乳腺炎的脓肿形成前的治疗,包括:

(1)尽可能地将乳汁排空,感染不严重时,不必停止哺乳,因停止哺乳不仅影响婴儿的喂养,且提供了乳汁淤积的机会。但患侧乳房应停止哺乳,并以吸乳器吸尽乳汁,促使乳汁通畅排出。若感染严重或脓肿引流后并发乳瘘,应停止哺乳。可口服溴隐亭 1.25mg,每日 2 次,服用 7~14 天,或口服己烯雌酚 1~2mg,每日 3 次,共 2~3 日,或肌内注射苯甲酸雌二醇,每次 2mg,每日 1 次,至乳汁停止分泌为止。

(2)局部热敷:有助于早期炎症的消退。

(3)全身用抗生素:急性乳腺炎呈蜂窝织炎表现而未形成脓肿之前,抗生素治疗可获得较好的结果。由于主要病原菌为金黄色葡萄球菌,故不必等待细菌培养的结果,可应用青霉素类的药物。因抗菌药物可被分泌至乳汁,影响婴儿,故如四环素、氨基糖苷类、磺胺药和甲硝唑等药物应避免使用。

(4)清热解毒的中药:如蒲公英,有清热解毒、消肿散结等作用,可以煎汁口服,或捣泥外敷。

2.手术治疗

急性乳腺炎早期呈蜂窝织炎表现时不宜手术,但脓肿形成后仍仅以抗生素治疗,则可造成更多的乳腺组织遭受破坏,急性乳腺炎的脓肿形成后,主要治疗措施是及时作脓肿切开和脓肿的彻底引流。

(1)麻醉:选择局部麻醉。

(2)手术切口:应选择在脓肿最低部位,以乳头为中心,循乳腺导管方向,行放射状切口,避免损伤乳腺管后发生乳瘘。位于乳晕部位的脓肿,应沿乳晕边缘做弧形切口。深在乳房后的脓肿或深部脓肿,则沿乳房下皱褶处做弧形切口,直达脓腔,此切口便于引流,且不损伤乳管。脓肿较大而引流不畅者,须作对口引流。

(3)排脓引流:皮肤消毒,铺无菌巾。切开皮肤前应再次局部穿刺抽脓,确认脓肿的位置,抽得脓液后留针作为引导,切开皮肤和皮下组织后,用止血钳做钝性分离。进入脓腔后撑开,使脓液流出,然后用手指伸入脓腔探查,并分开脓腔的纤维间隔彻底引流,必要时向低位扩大切口以防脓液残留。排空脓液后,用凡士林油纱布填塞止血,然后用纱布覆盖伤口。

(4)术后处理:术后用绷带托起乳房,避免下垂,有助于改善局部血液循环,24小时后更换敷料,拔出填塞止血的凡士林油纱,重新置入引流的凡士林油纱布。以后每次换药时,根据脓液减少情况逐步减小引流条置入的深度,保证有效引流,防止脓腔残留、切口经久不愈,或切口闭合过早。感染严重伴全身中毒症者,应积极控制感染,给予全身支持疗法。

3.导管周围性乳腺炎的治疗

早期的治疗主要是对症消炎,必要时可行切除活检。

4.乳腺结核的治疗

除休息、营养和抗结核病治疗外,可做局部病灶的切除。局部病灶的切除活检也是明确诊断的必要手段。病变范围大时,可将全部乳腺连同腋淋巴结切除。仅切开引流或搔刮术,甚至不彻底的切除都是不可取的。

5.乳腺真菌感染的治疗

乳腺真菌感染用制霉菌素或两性霉素B有较好的效果,如坏死严重时,可考虑手术切除病变组织。而放线菌病的脓样液体中可见到黄白色的硫黄颗粒,涂片有革兰氏阳性的菌丝或菌落即可明确诊断,青霉素是有效的治疗方法,但复发病例的乳腺肿块应手术切除。

6.乳腺丝虫病的治疗

以药物治疗为主,如枸橼酸乙胺嗪、卡巴砷等。病情较重者,可切除乳腺肿块。

7.乳腺包虫病的治疗

应以外科治疗为主,先将囊液吸净,不可外漏,再向囊内注入10%福尔马林溶液,待5～10分钟,包虫被杀死后,才行囊肿切除,以免包囊破损造成人为种植。

8.乳腺湿疹的治疗

可用抗组胺药物止痒。重要的是找出变应原,并去除之。

9.乳腺脂肪坏死的治疗

乳腺脂肪坏死的药物治疗效果不理想,切除活检是最好的治疗方法。

【疗效判断及处理】

正确及时的治疗后,急性乳腺炎有较好的治疗效果。急性乳腺炎形成乳瘘后,伤口愈合时间较长。

第二节 乳腺结核

【概述】

乳腺结核为乳腺少见疾病。1829年Astley Cooper首次报道乳腺结核病例。本病以南非和印度报告最高,占乳腺疾病的4.5%;欧美乳腺结核发病率较低,报告占乳腺疾病的0.5%~1.0%;国内乳腺结核的发病率介于二者之间,报道为1.88%~2.8%,但是近年来发病率呈上升趋势,是一种慢性特异性感染,乳腺结核感染途径大多是结核杆菌血行播散。其原发病灶多为肺或肠系膜淋巴结结核,由邻近结核病灶(肋骨、胸骨、胸膜、腋淋巴结结核及颈淋巴结结核等)直接蔓延或沿淋巴道逆行传播而来的较少见。

【临床表现】

乳腺结核较多见于发展中国家,可能与整体卫生水平较低、结核病总体发病率较高有关。国内侯利华、单小霞报告56例乳腺结核,其中农民工48例,占86%。这一现象值得有关部门重视,提示改善打工人员的工作环境、规范工作时间、提高生活条件迫在眉睫。

本病好发于20~40岁已婚已育女性。由于哺乳期乳房血液和淋巴循环增加、乳汁淤积,加上乳头因婴儿吸吮所致损伤,有利于结核杆菌逆行传播而致感染和发病,所以本病多见于妊娠哺乳期。

乳腺结核病程进展缓慢,开始时为一个或数个结节状肿块,触之不甚疼痛,与周围正常组织分界不清,逐渐与皮肤粘连。数月后,肿块软化、形成寒性脓肿。脓肿溃破后发生一个或数个窦道或溃疡,排出混有豆渣样碎屑的稀薄脓液。有时,肿块不软化,发生纤维组织增生,引起病变乳房硬化,使乳房严重变形和乳头内缩。患侧腋淋巴结常肿大。

【诊断对策】

由于乳腺结核在临床上少见,临床表现多样、缺乏特异性,各种检测方法各有局限,其临床误诊率可达57%~80%。乳房内肿块光滑,活动度较好,误诊为纤维瘤;乳房出现肿块,乳头内陷、溢液,同侧腋下淋巴结肿大误诊为乳腺癌;急性起病,乳腺内出现肿块伴疼痛,误诊为急性非特异性炎症;哺乳期出现乳房内局限性脓肿,误诊为乳腺积乳囊肿。

患者多以发现乳房肿块就诊,单发或多发肿块,大多数边界不清。其他就诊原因可为乳头内陷、乳头溢液、窦道形成、低热、乳房疼痛、腋窝淋巴结肿大。早期乳腺结核肿块,不易与其他疾病鉴别,常需行切除组织学检查。晚期窦道或溃疡形成,诊断不难;脓液镜检仅见坏死组织碎屑而无脓细胞,脓液染色后有时可找到结核杆菌。

乳腺X线检查多显示界限不清的肿块致密影,边缘锯齿状或粗糙;部分患者显示界限尚清楚的单发结节致密影。此外,X线胸片检查可发现肺结核、肋骨结核、胸骨结核等。

乳腺结核的确诊有赖于病理学检查,包括细胞学穿刺检查、脓液涂片找到结核杆菌以及术中快速冷冻切片检查。

【治疗对策】

1. 抗结核药物治疗

对确诊为乳腺结核者,应进行全身抗结核药物治疗。脓肿形成时在穿刺排脓同时注入抗结核药物,每周1次,6周无效则手术。

2. 手术治疗

对局限在一处的乳房结核,可行病灶切除。若病变范围较大、侵及整个乳腺的溃疡性损坏或复发病变尤其是已破溃形成溃疡或瘘管者,则最好将整个乳房(尽量保留正常皮肤和乳头)连同病变的腋淋巴结一并切除。

3. 对症治疗

加强营养,注意休息。

第三节 乳腺囊性增生症

【概述】

或称纤维囊性乳腺病(fibrocystic mastopathy),是乳腺导管和小叶结构上的增生性和退行性变化,包括三个方面:①导管囊状扩张,形成大小不等的囊肿;②导管上皮乳头状增生,程度不等;③间质组织增生,小叶内和小叶周围的纤维组织不同程度的增生。上述结构变化的结果主观上表现为乳腺疼痛、客观上表现为乳腺结节。近年,按导管上皮增生的形态将其分成四级,乳腺囊性增生症的上述三种结构变化及其四级不同形态可以单独出现,但是多数情况下它们同时存在于同一乳腺内。

本病与乳腺癌的关系曾经一度被夸大,认为乳腺囊性增生症就是癌前病变,给社会、患者造成了不必要的心理压力。目前认为,只有导管上皮增生,特别是上皮细胞异型的患者其乳腺癌的危险性才会增加。

乳腺囊性增生病的发病原因与激素调节障碍有关:可能是孕酮与雌激素比例失去平衡,孕酮分泌减少,雌激素相对地增多。

【临床表现】

临床上此病非常常见,占乳腺门诊患者的90%以上,而且其发病率有迅速增加趋势。其发病率在我国东南部高于西北部,城市高于农村,经济发达地区高于经济落后地区,脑力劳动者高于体力劳动者。

本病患者主要为性活跃期妇女,年龄20~50岁,但是其发病年龄有提前及延后趋势。初期病变可表现在一侧乳腺,但是半数以上为双侧。主要临床表现为乳腺疼痛及乳腺肿块。

1. 乳腺疼痛

患者常感乳房疼痛,在月经来临前3~4日出现或加重,月经后疼痛减轻或消失,即所谓周期性疼痛。但是,临床上主诉为规律的周期性疼痛患者不足一半,多数患者表现为无周期性、无规律的疼痛;而且其疼痛的表现非常多样,如胀痛、针刺样痛、酸胀感、下坠感、蚁咬感、放电感、烧灼感、火辣感、瘙痒感、麻木感、感觉过敏及难以言状的不适感等,部分患者不能患侧卧寝、乳腺不能触碰。疼痛部位尽管主要为乳腺,但是可以涉及患侧上肢、腋窝、肩关节、颈部甚至上背部。疼痛程度多数为轻度,少数患者疼痛严重,影响工作、生活与休息。

2.乳腺肿块

可局限于一侧或双侧,常呈多发性,以外上象限多见。体格检查有时可见患侧乳腺较健侧为大,有触痛,扪及边界不清的条索状或片状增厚,部分患者可触及多个大小不一、圆形、质韧的结节。结节常分散于整个乳房,也可局限在乳房的一部,结节与周围组织分界不甚清楚,与皮肤和胸肌筋膜无粘连,可被推动。除非形成乳腺囊肿或增生性结节,一般情况下不会触及孤立性乳腺肿块。传统教科书上描述的周期性肿块或肿块的周期性变化临床上较为少见。患侧腋淋巴结不肿大。

3.其他

少数患者有时诉乳头溢液,多数为双侧。液体多数为乳汁样或水样,少数为黄绿色、棕色、黄色或混浊状。体格检查挤压乳腺时可见液体溢出。

【诊断对策】

1.临床表现

有乳腺疼痛、乳腺肿块或伴随乳头溢液,尤其是上述表现随月经周期发生周期性变化者,可以初步诊断为乳腺囊性增生症。

2.辅助检查

有效的乳腺检查方法包括钼靶X线乳腺摄影、B型超声检查、乳头溢液涂片脱落细胞学检查等。对疑有非典型增生或癌变者应行细针针吸细胞学检查,必要时手术活检。

【治疗对策】

1.一般药物治疗

(1)中药:常用中成药包括小金丸、逍遥丸、乳康片等。

(2)维生素:维生素A是上皮细胞生长和分化的诱导剂,正常需要量对预防乳腺癌的发生有一定作用。维生素E作为抗氧化剂,对维持上皮细胞的正常功能起重要作用。二者目前常用为辅助药物。

(3)碘制剂:通过刺激腺垂体、产生黄体生成素,调节雌激素水平。常用10%碘化钾。

2.内分泌治疗

对乳腺增生严重、疼痛明显或上述药物治疗无明显疗效者可试用内分泌治疗。

根据本病的发病原理,采用雌激素受体阻断剂干扰或阻断雌激素对靶细胞的作用(不影响血液雌激素水平),从而抑制导管上皮细胞增生。常用药物有他莫昔芬、特瑞米芬,后者副作用更低,但是价格更高。治疗疗程以1~2个月为宜。

亦可在经前7~10天口服孕酮,以维护雌激素/孕激素平衡。

第三代芳香化酶抑制剂及雄激素由于严重干扰血液雌激素水平,笔者认为不适宜于本病的治疗,特别是绝经前患者更应该谨慎。

3.手术治疗

合并大于1cm增生性结节和/或囊肿而内分泌治疗仍然继续增大者,以及B超、钼靶X线检查不能除外乳腺癌者,应行手术治疗。一般情况下单纯局部切除手术即可。若囊性增生病变局限在一侧乳房的一部,特别是在乳房的外上象限,恶变的可能较大,可行乳腺区段或象限切除。全乳腺切除应该十分谨慎,严格掌握适应证。目前,在一些地方不同程度地存在过度医疗、盲目扩大手术指征的问题,应该引起高度重视。

第四节　乳腺良性肿瘤

一、乳腺纤维腺瘤

【概述】

乳腺纤维腺瘤是乳腺最常见的良性肿瘤,占乳腺良性肿瘤的3/4。多为单发性,也可有多个在一侧或两侧乳房内出现。常见于18～25岁青年妇女。纤维腺瘤的发生与雌激素的刺激有密切关系,因此很少发生在月经初潮前或绝经后。

【临床表现】

纤维腺瘤好发于乳房的外上象限。呈卵圆形,数量不一,大小不等,直径大于5cm者称为巨纤维腺瘤。表面平滑,质坚韧。肿瘤的边界清楚,与皮肤和周围组织没有粘连。在乳房内可被推动,触之有滑动感。腋淋巴结不肿大。肿瘤一般生长缓慢,可能数年没有变化;但在妊娠期或哺乳期可迅速增大。多无痛感。

【诊断对策】

年轻女性、发现乳房内生长缓慢的肿瘤,其表面光滑、质韧实、边界清楚、活动等,常可确诊。

对于诊断较困难的病例,可借助乳腺特殊检查仪器,以B型超声检查最为实用。超声提示:肿瘤为圆形或卵圆形,实质性,边界清楚,内部为均质的弱光点,后壁线完整,有侧方声影,后方回声增强。其他诊断手段如钼靶X线检查、红外线透照检查、针吸细胞学检查等增加了患者的经济负担,实无必要。

【治疗对策】

纤维腺瘤顾名思义其成分包括纤维与腺上皮两种组织,理论上其恶变有两种可能:癌变与肉瘤变。研究发现:癌变概率极低,而且多见于40岁以上患者;肉瘤变概率略高(主要见于巨纤维腺瘤),多见于25～40岁。

治疗以手术切除为原则。国内传统推荐:对于诊断明确的未婚患者,可行择期手术治疗;对于已婚但未受孕者,宜在计划怀孕前手术切除;怀孕后发现肿瘤者,宜在怀孕3～6个月间行手术切除;对于年龄超过35岁者,应及时手术治疗;肿瘤短期内突然生长加快者,应立即手术治疗。

目前,积极的手术观念正在发生改变。对于20岁左右的患者,美国外科医生建议观察治疗,必要时行空心针穿刺活检,病理检查结果为纤维腺瘤者,可继续观察,而无须手术。对肿瘤较小、数量较多、年轻患者,可先试用雌激素受体阻断等内分泌治疗。

二、乳腺导管内乳头状瘤

【概述】

比较少见,患者多为40～50岁妇女。单个乳头状瘤绝大多数位于乳晕下的输乳管内,多发乳头状瘤多数位于外周扩张乳管中。乳头状瘤一般很小,小于1cm;发生于囊状扩张导管内的乳头状瘤可达4～5cm。

【临床表现】

临床上唯一表现多数是乳头溢出血性液体,患者无意中发现文胸被血性或黄褐色液体沾染。无疼痛及其他不适,挤压乳腺时可见乳头溢出血性液体。少数情况下能扪及肿块,肿瘤多呈圆形,质较软,不与皮肤粘连,可被推动。以溢血就诊者,病变多数在乳晕下输乳管;而以肿块就诊者,病变多在中小乳管,可同时伴有乳头溢液。统计发现:大导管的乳头状瘤溢液发生率为70%～80%,乳腺中小乳管的乳头状瘤溢液发生率仅为10%～25%。乳头溢液性质以血性为主,少数患者为浆液性。

【诊断对策】

乳头血性溢液患者,在乳晕附近扪及肿物则可初步诊断为导管内乳头状瘤。

下列辅助检查有助于进一步明确诊断:

1.选择性乳腺导管造影

用平头针或细导管经溢液导管开口插入并注射造影剂,然后摄取X线片。发现位于主导管及二级分支导管的单发或多发的圆形或椭圆形充盈缺损,远端乳管扩张或梗阻。

2.脱落细胞学检查

将乳头溢液涂片进行细胞学检查,如能找到癌细胞,则可明确诊断,但临床阳性率较低。

3.乳腺导管镜检查

纤维乳管镜经溢液导管开口插入,可在直视下观察肿瘤,并可行活检明确诊断。

4.彩色超声检查

对较大的乳管内乳头状瘤可见扩张导管和肿瘤影像。

【治疗对策】

输乳管内的乳头状瘤很少发生恶变,外周乳管内或囊内乳头状瘤有癌变的可能(6%～8%),应早期手术切除。切除时,可沿乳晕反复顺序轻压,明确出血的乳管开口,即用一钝头针(笔者多用硬膜外麻醉导管)插入该乳管,沿针做放射状切口(笔者多用沿乳晕弧形切口),切除该孔管及其周围的腺组织。由于乳头状瘤与非浸润型乳头状癌在冷冻切片上难以鉴别,美国病理学会要求对所有乳头状瘤标本进行石蜡切片检查,根据石蜡切片(而不是冷冻切片)结果确定是否施行进一步手术及其方式。

三、乳腺脂肪瘤

正常乳腺的2/3为脂肪组织,据此推测,乳腺应该为脂肪瘤的好发部位。但是,临床上乳腺脂肪瘤非常少见。本病好发于中年以上妇女,多数患者乳房较丰满、体态肥胖。临床表现同其他一般体表脂肪瘤。患者均以乳腺肿块就诊,无其他伴随症状。体格检查:肿瘤多为单发,圆形或椭圆形,可呈分叶状,大小不等,大者可达10cm以上,质软,边界清楚,活动。临床确诊往往有赖于B型超声检查。单个肿块较小、多发性脂肪瘤病,诊断明确且不影响美观和功能者建议观察治疗。肿块较大或生长较快者可行手术切除。

第五节 乳腺癌

【概述】

乳腺癌在美国等西方国家为女性发病率最高的恶性肿瘤。在我国占全身各种恶性肿瘤的7%～10%,仅次于子宫颈癌,但近年来有超过子宫颈癌的倾向,并呈逐年上升趋势。上海等部分大城市报告乳腺癌占女性恶性肿瘤的首位。

男性乳腺癌发病率约为女性的1%。

【诊断步骤】

(一)病史采集要点

(1)年龄既往乳腺疾病史。20岁前本病少见,20岁以后发病率迅速上升,45～50岁较高,绝经后发病率继续上升。我国绝经前乳腺癌比例高于西方国家。乳腺良性疾病与乳腺癌的关系尚有争论,多数学者认为乳腺小叶高度增生或不典型增生可能与乳腺癌发病有关。

(2)肿块:肿块是大多数患者就诊的原因,应问何时及怎样发现的乳腺包块,如体检中发现(如为恶性肿块,常提示较早期病变)、洗浴、更衣时无意发现等,在月经周期中肿块的大小、肿物增长速度和是否疼痛等。

(3)疼痛:乳腺癌早期常无疼痛症状,或仅表现为轻微的乳房疼痛,性质多为钝痛或隐痛,少数为针刺样痛,常呈间歇性且局限于病变处,疼痛不随月经周期而变化。至晚期癌肿侵犯神经时则疼痛较剧烈,可放射到同侧肩、臂部等。

(4)乳头排除物:有无乳头溢液,溢液颜色、性状等。有乳头溢液的女性乳腺癌患者约7%,多数绝经前妇女,挤压乳头时可有少许清薄液体排出;乳腺癌的乳头溢液发生率较低,一般在10%以下,但50岁以上患者的乳头血性溢液,应高度怀疑乳腺癌。乳腺癌原发于大导管或为管内癌者,合并乳头溢液较多。有时仅有溢液,而触不到明显肿块,可为管内癌的早期临床表现。但乳腺癌以乳头溢液为唯一症状者少见,多数伴有乳腺肿块。管内乳头状瘤恶变、乳头湿疹样癌亦可伴有乳头溢液。

(5)生育史、哺乳状况、月经史、肿瘤家族史及性激素类药物使用情况:月经初潮过早,绝经过晚,未生育,不哺乳或初次足月产的年龄;一级亲属中有乳腺癌病史者,发病危险性是普通人群的2～3倍;服用避孕药或外源性激素增加乳腺癌危险性。

(6)其他:放射线的暴露情况(从事与放射线相关的职业年龄或类似经历),以及肥胖、高脂肪饮食习惯均增加乳腺癌发病机会。

(二)体格检查要点

1.一般情况

发育、营养、体重、精神、血压和脉搏。

2.专科检查

(1)乳腺癌最多见于乳房的外上象限(45%～50%),其次是乳头、乳晕(15%～20%)和内上象限(12%～15%)。较早期多为单发的无痛小肿块,质硬,表面不光滑,与周围组织分界不很清楚,在乳房内不易被推动。肿瘤不断增大,可引起乳房局部隆起。

(2)皮肤改变

1)若肿瘤累及Cooper韧带,可使其缩短而使肿瘤表面皮肤凹陷,呈"酒窝征",以手指轻捏局部皮肤时更明显。

2)皮肤淋巴管阻塞,淋巴滞留,皮肤水肿变粗增厚,呈"橘皮样"改变。

3)乳腺癌发展至晚期,肿瘤可破溃形成溃疡,常有恶臭,容易出血,外形有时凹陷似弹坑,有时外翻似菜花;癌肿亦可侵入胸筋膜、胸肌,以至癌块固定于胸壁而不易推动。如癌细胞沿皮下淋巴网侵入大片皮肤,形成多数皮肤硬结,即所谓"卫星结节"。这些结节可相互融合成片,甚至蔓延至背部和对侧胸部皮肤,紧缩胸廓,可限制呼吸,称铠甲状癌。

(3)乳房及乳头改变:硬癌可使乳房缩小变硬,乳头或肿块明显突出,而髓样癌和腺癌则使乳房增大。邻近乳头的癌块因为侵入乳管使之收缩,可把乳头牵向癌块方向;乳头深部癌肿也因侵及乳管时而使乳头扁平、回缩、内陷;乳晕轻度水肿,这些都是有价值的临床体征。再者,乳腺癌的溢液多见于单侧乳房的单个乳管口,溢液可自行溢出,亦可挤压而被动溢出,其性质多为血性、浆液血性溢液。

(4)转移体征:乳腺癌淋巴结转移最初多见于腋窝。肿大淋巴结质硬、无痛、可被推动;以后数目增多,并融合成团,甚至与皮肤或深部组织黏着、固定。当影响淋巴回流和压迫血管时,则引起该侧手臂水肿、青紫;胸骨旁淋巴结位置很深,常规查体不能探及;晚期,锁骨上淋巴结亦增大、变硬。少数患者对侧腋窝亦有淋巴结转移。偶有患者腋窝或锁骨上淋巴结转移为首发症状,此时,应进一步追查乳腺癌原发灶。乳腺癌转移至肺、骨、肝时,可出现相应的症状。例如肺转移可出现胸痛、气急,骨转移可出现局部疼痛,肝脏转移可出现肝大、黄疸。

(三)辅助检查

与病理检查比较,临床检查有一定的误差,即使有丰富临床经验的医师对原发灶检查的正确率也仅为70%~80%。临床检查腋窝淋巴结约有30%假阴性和30%~40%假阳性,故尚需其他辅助诊断方法,以提高诊断的正确率。常用的辅助诊断方法有:

1.乳腺的X线摄片检查

是乳腺疾病诊断的常用方法,有钼靶摄片及干板摄片两种,均适用于观察乳腺及软组织的结构,其中以钼靶摄片最为常见。

乳腺癌X线表现有直接征象或间接征象。直接征象有:①肿块或结节明显:表现为密度高的致密影,边界不清或结节状,典型者周围呈毛刺状,肿瘤周围常有透明晕,X线表现的肿块常较临床触及的为小。②钙化点:有30%~50%的乳腺癌在X线表现中可见有钙化点,其颗粒甚小,密度不一致,呈点状、小分支状或泥沙样,直径$5\sim500\mu m$,良性病变也有钙化点,但常较粗糙,大多圆形,数量较少。乳晕下肿块可引起乳头凹陷,X线片上可表现为漏斗征。间接征有乳房导管影增生,常表现为非对称性,乳腺结构扭曲变形,肿瘤周围结构有改变,肿瘤浸润皮肤或腋淋巴结导致淋巴回流受阻引起皮肤增厚等。

X线检查也用于乳腺癌高发人群中普查,可以查出临床上摸不到肿块的原位癌,表现为导管影增粗及微小钙化点,可经立体定位下插入有钩的金属针,确定部位后切除,切除的标本应作X线检查以观察病灶是否已被切净。

乳腺X线摄片可用以临床鉴别肿块的良、恶性,也可用于作为发现临床不能触及的肿块,临床常用于:乳腺癌术前检查,明确是否有多发性病灶或对侧乳房有无病灶;乳腺病变的鉴别诊断;乳头排液、溃疡、酒窝皮肤增厚和乳头凹陷的辅助诊断;高危人群的普查应用。

随着计算机技术的飞速发展,应用于影像诊断领域的另一项新技术—计算机辅助检测(computer-aided detection,CAD)系统已在乳腺X线普查和诊断中得到推广应用。乳腺CAD是使X线片所显示的图像数字化或直接将数字乳腺摄影的数据输入,然后利用专门的软件分析图像并对各种异常征象予以标记,再由专科医师复阅,以期提高对微小病变特别是微小钙化的检出能力。

2.乳腺超声波检查

超声检查能清晰显示乳腺内各层结构、肿块的形态及其质地,对于乳腺疾病的诊断也是一种有价值的影像学检查方法。超声检查对囊性病灶较敏感,可明确区分囊、实性肿块,并能在囊性增生性病变中发现乳腺肿瘤;具有实时性,可动态观察病灶的弹性、活动性,并可观察彩色多普勒血流情况;对临床未触到或X线片未发现的病灶进行确认并可行超声引导下活检及术前定位;可显示腋窝淋巴结;有助于评估致密型乳腺及置入乳腺假体后的可疑病变;对纤维腺瘤有较为特征性表现。超声检查无辐射性,是年轻或妊娠、哺乳期妇女乳腺病变的首选检查方法。但其诊断准确性很大程度上取决于所使用的设备及检查医师的个人经验;10MHz以上的探头虽可提高成簇微小钙化的检出率,但敏感性仍不如X线片;对于较小病变,超声常常不易显示或不能可靠区分良、恶性,但超声显像对明确肿块大小较准确,可用以比较非手术治疗的疗效。

3.近红外线检查

近红外线的波长为600~900nm,易穿透软组织,利用红外线穿过不同密度组织,可显示各种不同灰度,从而显示肿块。此外,红外线对血红蛋白的敏感度强,乳房内血管显示清晰。乳腺癌癌周的血运常较丰富,血管较粗,近红外线对此有较好的图像显示,有助于诊断。

4.乳头溢液的辅助检查

乳头溢液是乳腺疾病的三大症状之一,发生率约为7%,是乳管内病变的早期表现(有时是最早甚至是唯一的症状)。多种乳腺的良恶性疾病均可表现为乳头溢液,如乳腺小叶增生、导管扩张、乳汁潴留、导管内乳头状瘤以及乳腺癌(包括导管内癌、小叶原位癌在内的早期乳腺癌)等,其中导管内乳头状病又是乳腺癌的前期病变。因此,对于乳头溢液的正确诊治已成为乳腺外科医师面临的一项重要课题。其主要检查方法如下:

(1)脱落细胞学检查:癌细胞生长迅速,新陈代谢旺盛,供血不足,表面易坏死,细胞之间的结合力是正常的1/10,细胞易脱落。有报道在有乳头溢液的患者中,有35%~71%可以检出脱落细胞,其中3%~5%为乳腺癌。

检查方法有挤压涂片法及负压吸引法。挤压涂片法检查者以右手示指沿溢乳导管引流方向,自乳房肿块处向乳头方向滑动,当有溢液自相应乳管开口处溢出时,用玻璃片一端刮取标本并推片形成薄膜,经95%乙醇固定,常规染色镜检。负压吸引涂片法对于有乳房肿块而无乳头液体自溢者,或仅是内衣溢液着色而不能挤压出者,可行负压吸引分泌物涂片检查。可利用吸乳器进行吸引,见有液体从乳头溢出即可涂片。此法对乳房导管疾病有一定帮助,但其诊断价值颇多争议。因为临床上的假阳性及假阴性常见,阴性者不一定正常,阳性者,除非见有典型的恶性细胞,否则对疑似恶性者仍须行组织病理检查。

(2)乳腺导管造影:乳腺导管造影是经溢液的乳腺导管在乳头的开口注入对比剂使乳腺导管显影的 X 线检查方法。通常患者可取坐位或仰卧位,常规消毒并清除乳头分泌物后,轻挤患乳,使乳头有少量液体流出,识别出溢液的导管口,一手固定乳头并轻微上提,将顶端平头针头垂直缓慢插入溢液的导管口,先滴入数滴对比剂至针座充满(以免空气注入影响诊断),而后将抽有对比剂的注射器插入针座,即可缓慢注入对比剂,推入对比剂 0.5~2ml 至患者有胀感时止,避免压力过大使对比剂进入腺泡,后拔出针头,擦净溢出的对比剂即行 X 线摄片,完毕后嘱患者挤压乳房使对比剂尽量排出。乳腺导管造影所用对比剂可选择 40%碘化油或 50%的水溶性碘制剂,如泛影酸钠、泛影葡胺等,由于水溶性碘对比剂黏稠度低,容易注入,易与溢液混合,不会形成碘珠,细小的末梢分支导管亦能充分充盈,因此近年来被普遍采用。通过乳腺导管造影可发现导管内的变化,如导管有无扩张、截断、充盈缺损、受压移位、走行僵直、破坏、分支减少及排列紊乱等。

(3)纤维乳管镜(fiberoptic ductoscopy,FDS)检查:乳管内镜主要由光导纤维、光源、图像显示设备和图像记录设备组成。其中光导纤维主要分为软性和半软性 2 种。FDS 明显提高了乳头溢液的诊断准确性,使部分患者避免了不必要的手术,也克服了乳腺导管造影难以成功或只有间接证据的缺点。FDS 在检查的同时还可进行乳管内活检(tube curette cytology, TCC)、洗涤细胞检查、分泌物 CEA 测定等,并实施一些相关的治疗,如乳管炎的冲洗、FDS 下的激光治疗,尚可发现一些局限在导管上皮的早期微小癌。通过镜头对病灶的精确定位,指导乳腺癌保留乳房手术的准确进行。FDS 能够观察到的范围是从乳管开口至远端 5~6cm,插入最大深度平均为 (4.5 ± 1) cm,基本能满足临床需要。

因此,FDS 作为一种微型内镜,操作简便,创伤小。FDS 检查方法弥补了常规的乳头溢液诊断方法的局限性,具有独特的优势:①正常情况下,属于无创检查手术。②能够在直视状况下做检查,可以作为临床确诊的依据,使以乳头溢液为表现而无扪及肿块的乳腺疾病患者的手术指征明确化,使仅具有导管扩张等症状的患者免除了手术;同时,为乳腺癌的早期诊断提供了可靠的依据。③提供了三维的手术定位,明确了手术的部位和范围,提高了手术的准确性和成功率,缩小了手术的范围。④乳管镜能够更准确地判断病变与乳头的距离和病变乳管的走行,为保乳手术提供解剖学依据。⑤借助乳管镜器械通道,使得一些手术和检查器械能直接进入乳管腔内,例如可利用细胞刷刷取病灶部位细胞(不再通过吸取腔内液体获取细胞样本)做细胞学检查,利用器械(如网篮)摘取单发性良性刺状瘤,完成一些局部的手术。⑥随着临床医学的发展,乳管镜将为应用激光技术直接摘除乳管内肿瘤开创有利的条件。临床实践证明,FDS 基本解决了乳头溢液的病因诊断问题,已成为乳腺外科医师进行诊断和治疗的不可或缺的手段之一。

(四)进一步检查项目

成像技术的优选和综合应用:在众多乳腺影像学检查方法中,由于成像原理不同,各种检查方法各有其所长和不足,因而必须根据病情和设备条件选择最恰当的影像学检查方法或最佳的组合,对节省资源和正确诊断具有重要意义。目前乳腺影像学检查主要以 X 线摄影及超声检查为主,二者结合是目前国际上广泛采用的检查方法并被认为是乳腺影像学检查的最佳黄金组合。MRI和CT检查因各自的成像优势,可成为X线及超声检查的重要补充方法。

1.乳腺磁共振——MRI检查

MRI检查因其具有的成像优势,已成为乳腺X线检查的重要补充方法。优势:软组织分辨力极高,对发现乳腺病变具有较高的敏感性,特别适于观察致密型乳腺内的肿瘤、乳腺癌术后局部复发以及乳房成形术后乳腺组织内有无癌瘤等;MRI三维成像使病灶定位更准确、显示更直观;对乳腺高位、深位病灶的显示较好;对多中心、多灶性病变的检出、对胸壁侵犯的观察以及对腋窝、胸骨后、纵隔淋巴结转移的显示较为敏感,所以可为乳腺癌的准确分期和临床制订治疗方案提供可靠的依据;能可靠鉴别乳腺囊、实性肿物;可准确观察乳腺假体位置、有无遗漏或并发症;增强检查可了解病变血流灌注情况,有助于良、恶性病变的鉴别;双侧乳腺同时成像;无辐射性。乳腺MRI检查的限度在于:对微小钙化不敏感,特别是当钙化数目较少时,而此种微小钙化常是诊断乳腺癌的可靠依据,因此,乳腺MR仍需结合X线平片进行诊断;MRI检查比较费时,费用较高;良、恶性病变的MRI表现存在一定的重叠,特别是MRI对部分导管内癌和新生血管少的肿瘤的检出仍存在困难,因此对MRI表现不典型的病变还需要进行活检。

2.乳腺CT检查

CT一般作为乳腺X线和超声检查的补充检查手段。CT检查乳腺的原理和X线检查相仿,取决于病变对X线的吸收量,但CT的密度分辨力高,可清晰显示乳腺内的解剖结构,对观察致密型乳腺内的病灶、发现胸壁异常改变、检出乳腺尾部病变以及腋窝和内乳淋巴结肿大(确定肿瘤的术前分期)等要优于X线片。此外,CT对乳腺病变不仅可作形态学观察,而且通过增强扫描还可评估病变的血流情况。然而,CT平扫对鉴别囊、实性病变的准确性不及超声;CT对显示微小钙化特别是数目较少的钙化不及X线片;对良、恶性病变的鉴别诊断也无特殊价值。此外,由于乳腺组织对射线较敏感,而CT检查的射线剂量比X线摄影大,所以不宜作为乳腺的常规检查手段。

3.乳腺肿瘤PET-CT诊断正电子发射计算机断层扫描(positron emissiontomography-computed tomography,PET-CT)

是近年来发展起来的一种新型影像技术,是一种在分子水平上显示活体生物活动的医学影像技术。它是在原有细胞和分子水平反映生理和病理特点的功能分子影像设备——正电子发射体层摄影术(positron emission tomography,PET)的基础上,与能够在组织水平上反映生理和病理解剖结构变化的影像设备CT(computed tomography)结合,同时提供PET图像与CT影像,并进行图像融合的影像设备,故可称为解剖-功能影像设备。其应用价值广泛,特别是在肿瘤的定性定位诊断、良恶性的鉴别诊断、临床分期与再分期、治疗方案的选择与疗效评价,以及复发的监测等方面具有重要意义。目前在理论研究和临床诊断方面,已有广泛的应用。

4.乳房穿刺检查

(1)细针抽吸细胞学检查(fine needle aspiration,FNA):用于临床可扪及乳腺肿块的诊断。利用癌细胞黏着力低、易脱落的特征,从肿瘤组织中吸取少量细胞,达到诊断目的。此方法有以下特点:FNA可确定是否有乳腺癌的存在而不需冷冻切片,安全省时,诊断符合率可达

85%左右。对病变范围较大的乳房肿块,切取肿块对病情不利,针吸检查较为合适。乳腺有增厚表现者,常为慢性,月经前后反复发生,要排除恶性,FNA是较好的方法。应用针吸法,不用麻醉,简单方便。FNA准确率各家报告不同,其诊断的敏感性为71%～97%,特异性为99%。与X线干板摄影、液晶热图像准确率相似,但以细胞学的假阴性率最低。出现假阳性,多因技术操作不熟练或肿瘤直径在1cm以下。然而配合其他检查,多可达到诊断乳腺癌的满意效果。

而对于亚临床病灶的准确性来说文献报道差异较大,敏感性为65%～100%,特异性为88%～94%。这可能与各诊疗中心的穿刺技术、所采用的定位设备以及细胞学诊断标准不同有关。

影响细胞学诊断的因素包括以下几个方面:

1)出现假阴性的主要原因:肿块过小,针吸时不易掌握;针吸部位不准确,细胞的辨认能力差;部分分化好的癌细胞或小细胞型癌,细胞形态极难鉴别其良恶性。

2)出现假阳性的原因:出现假阳性最多的是纤维腺瘤。因为纤维腺瘤除有双极裸核细胞外,其周围带有大而间变的细胞,核大且核染色质颗粒粗糙,是误诊为癌的一种常见原因;其次是乳腺结核病,增生的间叶细胞与异形上皮细胞难以区别,易误诊为癌细胞;另外,脂肪坏死细胞变性严重,也易出现假阳性。

3)取材不准的原因有:抽取时取材太少;肿块过小或部位过深;肿块有纤维化增生时,组织较硬,穿刺细胞脱落少,故硬癌针吸诊断率较低。

(2)空芯针活检(core needle biopsy,CNB):最近的一些有关乳腺癌临床病灶活检方法的比较试验都显示,空芯针活检除了具有与FNA一样的简便、安全、经济等优点外,在许多方面要优于FNA。例如它可以获得更加明确的组织学诊断,减少甚至避免标本量的不足以及能够区分原位癌和浸润性癌。在进行空芯针活检时也无须有细胞学专家在场。CNB与FNA最主要的区别在于它们所采用的穿刺针口径大小的不同,从而决定了它们获取的标本有明显差别。CNB采用的切割针,一般为8～18G。通常空芯针都由内针芯和外套管组成,前者在靠近顶部处有一凹槽,用于获取标本,而圆筒形外套管的顶部边缘锋利,在活检时依靠外力作用将陷于针芯凹槽内的标本切制下来。这样一次切割便取得一条呈圆形的组织标本,适于组织学诊断。而FNA则采用20～22G的细针,依靠针筒的抽吸作用取得标本,因此获得的组织量少,仅适于行细胞学检查,易出现标本不足的情况。

(3)切除活组织检查:病理检查是最可靠的方法,其他检查不能代替。活检时应将肿块完整切除,并最好在肋间神经阻滞麻醉或硬脊膜外麻醉下进行,避免局麻下手术,以减少肿瘤的播散,同时作冷冻切片检查。如果证实为恶性肿瘤,应及时施行根治性手术。

以上三种确诊的方法,针对可扪及肿块病例:首选细针吸取细胞学检查(FNA),次选空芯针活检(CNB),三选手术活检。针对临床不可扪及肿块病例:B超检查显示的病灶首选超声引导下FNA,次选超声引导下CNB或手术活检,三选手术活检;X线摄片显示的病灶首选X线引导下CNB,次选手术活检。

【诊断对策】

(一)诊断

1.病史

同任何其他疾病一样,完整的病史有助于正确诊断,系统的病史采集应该包括如下几个方面：
(1)肿块发现日期、大小、部位、质地、发展速度，与月经周期的关系。
(2)有无伴随症状，如疼痛及疼痛的性质与时间，有无乳头溢液，液体颜色、性状、量。
(3)是否做过检查，如病理检查和雌、孕激素受体测定；是否接受治疗，治疗方案如何，反应如何。
(4)既往有无乳腺炎症、外伤、增生性疾病以及良、恶性肿瘤史。
(5)月经、婚育、哺育史，是否妊娠或哺乳。
(6)有无肿瘤家族史，尤其是直系亲属有无乳腺癌病史。

2.临床表现

(1)乳腺肿块：85%~90%乳腺癌患者以乳腺肿块就诊，60%肿块由患者自己发现。
(2)乳腺疼痛：不是乳腺癌的临床表现，但是应该除外乳腺癌。
(3)转移病灶：也可能是乳腺癌的首发表现，转移部位可能是远隔器官或腋窝淋巴结。2%乳腺癌患者以腋窝淋巴结肿大为首发表现，而乳腺不能触及肿块。
(4)无症状患者：对高危而无临床表现的患者应该定期接受钼靶X线检查，并教会患者进行自我检查。

3.辅助检查

(1)乳腺X线检查：是迄今为止唯一被证实有效的乳腺癌普查措施。50%未扪及肿块的乳腺癌以及70%的乳腺原位癌的检出要归功于X线。其主要表现为肿块和钙化灶。西方国家推荐40岁以后每年1次钼靶检查，由于我国乳腺癌发病高峰年龄远远早于西方国家，所以我国妇女乳腺癌的普查年龄应较西方国家为早。另一方面，西方国家乳腺癌患者多为绝经后妇女，此时乳腺主要为脂肪组织，癌肿容易发现；我国乳腺癌高峰年龄为45岁，此时乳腺大部是腺体，癌变不易被X线发现，漏诊概率较高。因此，在我国乳腺癌的早期诊断应采用多种方法联合诊断。

(2)B型超声检查：为应用最为广泛的乳腺检查设备。超声波检查具有无痛苦、无损害、可以反复进行的独到优势，因而通常用于乳腺X线或体检发现异常病灶的进一步诊断。由于能清晰显示乳房各层软组织结构及其内肿块的形态和质地，因此能鉴别乳癌和良性肿块。B型超声检查诊断乳腺癌的正确率可高达90%，对良性肿块可高达84%。但对直径小于1cm的乳腺癌，超声诊断率则低于X线检查。

(3)乳腺MRI显像：在乳腺癌早期诊断方面较X线检查虽然有着更高的敏感性和特异性，但其检查费用昂贵，检查时间长；需要注射造影剂，因此不适用于大规模的人群普查。其主要适应证如下：①钼靶X线诊断困难患者，如致密型乳腺、植入假体的乳腺、有瘢痕的乳腺等；②保乳手术前需排除多中心病灶者；③钼靶X线诊断较困难的乳腺癌组织类型，如小叶癌、导管内癌等；④以腋窝淋巴结转移为首发表现而找不到原发病灶时；⑤高危人群；⑥乳腺癌保乳手术放疗后X线及超声扫描不能除外残余肿瘤者。

影像学引导下的微创活检需要特殊穿刺针、开放型MRI机及价格因素，其应用收到一定的限制。

(4)针吸细胞学检查和切除组织学检查：应用细针(直径0.7~0.9mm)穿刺吸出组织液内

含有的细胞做检查,诊断乳癌的正确率达80%以上,其损伤小而安全性高,但对于直径小于1cm的乳癌不易取到标本。

当针吸细胞学检查的结果为阴性,而临床上仍怀疑为乳腺癌时,应该进行切除活检。切除活检时应将肿块连同周围乳腺组织完整切除。鉴于切除活检时有可能将癌肿周围的浸润切开、促使癌细胞入血,因此,切除活检要与乳腺癌的进一步手术紧密衔接。根据快速冻结切片或石蜡切片结果,确定是否需要进一步手术及其手术方式。

(二)鉴别诊断

晚期乳癌临床表现明显,诊断并不困难。早期乳癌缺乏特异性临床表现,需要与下列疾病鉴别。

1.外伤性脂肪坏死

多见于50~60岁中老年患者,以肥大而下垂的乳房容易受伤。多在挫伤数月后形成,虽然有外伤史,但是不一定能被问出。临床表现为无痛的局限性硬块,单个,边缘不清,往往与皮肤粘连。

2.乳房结核

20~40岁青年妇女多见,进展缓慢,疼痛较明显,肿块数量不一、位置不定、边界不清,与周围组织粘连。患者可能有低热、乏力及盗汗等全身症状。早期不易与乳腺癌鉴别。乳腺结核形成寒性脓肿,溃破后形成窦道。

3.乳房囊性增生症

20~50岁妇女多见,有多个大小不一、质韧、边界不清的结节,散在分布于两侧整个乳房,但是往往难以触及单个孤立肿块。患者常常有程度不等、性质不同的乳腺疼痛。

(三)特殊类型乳腺癌

1.隐性乳腺癌

隐性乳腺癌(occult breast cancer,OBC)是一种以转移灶为首发表现,而体格检查及钼靶x等检查找不到乳腺原发病灶的特殊类型乳腺癌。转移灶以腋窝淋巴结肿大最为常见,少数情况是在其他部位发现转移性乳腺癌。隐性乳腺癌与T0期乳腺癌完全不同,后者属早期乳腺癌,体格检查虽然扪不到乳房包块,但辅助检查如钼靶摄片、MRI等可发现乳房内病灶,患者多无腋窝淋巴结肿大。

隐性乳腺癌约占乳腺癌伴腋淋巴结转移患者的0.5%,占所有乳腺癌病例的0.3%~1%。国内天津肿瘤医院资料显示:2/3隐性乳腺癌患者的乳房切除标本内可找到原发灶,约75%隐性乳腺癌属浸润性导管癌,发病部位多为外上象限,45%的标本为多中心病灶。

发现腋窝肿大淋巴结时,细针穿刺活检可作为首选的诊断手段,但阴性结果不能排除恶性病灶,如穿刺活检阴性,应进行手术切除活检。对90%以上的女性患者如果能确定为腺癌则支持同侧隐性乳腺癌的诊断。对切除的癌转移淋巴结必须进行ER、PR检测,一是为了指导内分泌治疗,二是为了进一步明确诊断;阳性结果提示乳腺癌,约50%的女性乳腺癌患者表现为ER阳性。但ER、PR阴性不能排除乳腺癌。

隐性乳腺癌应该采用以手术为主的综合治疗。传统手术方式为根治术或改良根治术,应用新的检测手段如MRI检测到原发肿瘤后则可行保乳治疗,即行单纯肿瘤切除术或象限切除术联合腋窝淋巴结清扫。术后根据病理检查结果,按照普通乳腺癌辅以化疗、放疗及内分泌治疗。其预后与相同分期的非隐性乳腺癌相似。

2.双侧乳腺癌

两侧乳房同时或先后独立发生的原发性乳腺癌称为双侧原发性乳腺癌(bilateral primary breast cancer,BPBC)。发现两侧乳腺癌的时间等于6个月为同时性双侧乳腺癌,发现两侧乳腺癌的间隔时间大于6个月称异时性双侧乳腺癌。异时性双侧乳腺癌间隔时间最长可达20多年。BPBC诊断标准为:①双侧乳腺癌的病理类型不同;②双侧乳腺癌组织中分别可找到原位癌成分;③异时性双侧乳腺癌病理组织学类型虽然相同,但是第一癌无局部复发、淋巴结转移及远处转移;④第一原发性乳腺癌治疗后5年以上对侧发生的乳腺癌。

双侧原发性乳腺癌占乳腺癌病例比率,国外报告为5%～15%,国内报告为1.4%～7.7%。双侧乳腺癌与单侧乳腺癌病理类型无明显差异,双侧乳腺癌第一癌与第二癌病理类型可能相同也可以不同,以浸润性导管癌居多数。双侧乳腺癌与单侧乳腺癌的临床表现及X线钼靶摄片影像无明显区别,同时性双侧乳腺癌与异时性双侧乳腺癌摄片特点也无明显不同,但异时性双侧乳腺癌第二侧病变常较第一侧小,表现为多中心性,侵犯淋巴结的机会也较小。多数文献报道与单侧乳腺癌相比,双侧乳腺癌腋淋巴结阳性率较高,可能与双侧癌灶均能发生淋巴结转移有关。

双侧原发性乳腺癌需要与对侧转移性乳腺癌相鉴别,因为两者的治疗及预后完全不同。前者两侧乳腺癌均为原发癌,均可能治愈;而后者属晚期乳腺癌。

可手术的双侧原发性乳腺癌的治疗原则与单侧乳腺癌基本相同,即以手术治疗为主的综合治疗。手术方式包括标准根治术、改良根治术,有适应证者也可选用保乳手术。同时发现的BPBC按TNM分期较高一侧原则确定术后治疗方案和治疗顺序,先后发现的BPBC按两个单发乳腺癌治疗。术后治疗参照单侧乳腺癌治疗的基本原则,根据临床病理分期的早晚、病理组织学类型、淋巴结转移情况和激素受体及Her-2基因表达情况等选择放疗、化疗、内分泌治疗和生物治疗。研究发现双侧原发性乳腺癌的预后与单侧乳腺癌无明显差别,同时性与异时性双侧乳腺癌的预后各家报道不同。

3.妊娠/哺乳期乳腺癌

是指从妊娠开始至妊娠结束后1年内(包括哺乳期间)发生的原发性乳腺癌。国内报告妊娠/哺乳期乳腺癌在妊娠/哺乳期妇女中的发病率为1/3000～1/10000,占全部乳腺癌的1.5%～8.2%。

妊娠/哺乳期乳腺癌多为非特殊型浸润性癌,尤以弥漫性浸润型者为多,肿瘤分化较差,ER、PR阳性率低,且多呈双阴性,HER-2/neu常过表达。其恶性程度常高于非妊娠/哺乳期乳腺癌。

妊娠/哺乳期乳腺癌的发病年龄平均为35岁,患者起病隐匿、进展迅速、症状期短。常见的体征多为乳房皮肤红肿、皮温增高、触痛明显等类似炎性乳癌的表现。查体多可发现较大的乳房肿块,同时伴有腋淋巴结或锁骨上淋巴结肿大。部分患者不愿中止妊娠和哺乳而延误病情,所以大多数妊娠/哺乳期乳腺癌患者的临床分期比非妊娠/哺乳期乳腺癌患者晚且预后差,临床误诊率也高。

妊娠/哺乳期乳腺癌的治疗原则与非妊娠/哺乳期乳腺癌相同,均应采用手术为主的综合治疗。尽管目前尚未发现妊娠期乳腺癌对胎儿造成的损害(癌细胞不能通过胎盘),但是乳腺癌放疗、化疗均会影响胎儿发育、引起畸形,因此诊断明确者原则上应终止妊娠、停止哺乳。改良根治术是妊娠/哺乳期乳腺癌患者的首选手术方法。在妊娠早、中期,应尽早终止妊娠,实施手术;在妊娠末期可待分娩后再进行手术治疗。妊娠终止前,应该避免抗癌药物治疗及放射治疗;对拒绝终止妊娠的患者,以单纯手术治疗为宜,放疗、化疗应列为禁忌。

4. 炎性乳癌

是一类侵袭性最强的乳腺癌,多数为分化差的浸润性导管癌。占所有乳腺癌的1%~3%,多见于妊娠、哺乳期妇女。

临床表现同急性乳腺炎,乳房皮肤红、肿、热、痛、厚度增加。体检可以见到典型的"橘皮征",其组织病理学特征为皮下淋巴管有成簇癌细胞堵塞形成癌栓,腋窝淋巴结肿大常见。临床上怀疑为炎性乳腺癌者必须进行穿刺活检,由于不易获得足够的细胞量,需要增加针吸次数。

炎性乳腺癌明确诊断后,应该及时进行化疗,即所谓新辅助化疗。根据新辅助化疗反应与结果,制订进一步的治疗方案,如手术、放疗、化疗、内分泌治疗。炎性乳癌的预后极差,综合治疗后5年生存率仅为25%~48%。

5. 男性乳腺癌

是少见的恶性肿瘤,在人群中的发病率约为1/10万,占全部乳腺癌患者的1%。男性乳腺癌有明显的种族差异,白种人发病率最低,非洲黑人最高。

男性乳腺癌的组织病理学类型与女性乳腺癌基本相同,以分化良好的非特殊性浸润癌最为常见,因男性乳腺无腺泡发育,所以小叶癌少见。

男性乳腺癌好发年龄为50~60岁,多以乳腺肿块就诊,体格检查发现乳晕下肿块,无疼痛,一般为单侧,容易与皮肤及胸肌粘连。腋窝常常能触及肿大的淋巴结。

男性乳腺癌的治疗原则与女性乳腺癌相同,采用以手术为主的综合治疗。改良根治术为首选手术方式,如果肿瘤侵犯胸肌,应该选择经典的根治术。放射治疗与化学治疗对男性乳腺癌有重要意义,可以显著提高生存率,实施原则与女性乳腺癌相同。男性乳腺癌患者ER阳性率可达75%以上,提示其对内分泌治疗敏感。他莫昔芬为:ER(+)男性乳腺癌患者首选药物,适用于任何年龄的患者。男性乳腺癌内分泌治疗应该遵循如下原则:①已经手术、ER(+)者术后服用他莫昔芬5年;②无论ER状态,局部复发或远处转移患者均可服用他莫昔芬治疗,无效者可考虑施行睾丸切除术。睾丸间质细胞对放射线不敏感,所以不用放射去势。

【治疗对策】

(一)治疗原则

乳腺癌的治疗方法有手术、放疗、化疗、内分泌以及靶向治疗等。早期乳腺癌主要的治疗方式是以手术为主,术后予以必要的放疗、化疗以及内分泌治疗等的综合措施;对中、晚期的乳腺癌,手术可以作为配合全身性治疗的一个组成部分。

按照肿瘤部位及临床瘤期,乳腺癌治疗原则如下:

1.早期乳腺癌

指临床Ⅰ、Ⅱ期的能手术治疗的乳腺癌,以手术治疗为主。手术方式可采用改良根治术或保留乳房的手术方式。病灶位于内侧或中央者必要时需同时处理内乳淋巴结,术后根据患者的年龄、病灶部位、淋巴结有无转移以及激素受体等决定辅助后续治疗。

2.局部晚期乳腺癌

指临床ⅢA及部分ⅢB期病例,此类病例以往单纯手术治疗的效果欠佳,目前采用术前新辅助化疗,使肿瘤降期以后再决定手术的方式,如术前化疗后肿瘤退缩不明显,必要时可给予放射治疗,手术后应继续予以必要的辅助治疗。

3.晚期

指临床部分ⅢB及Ⅳ期病例,应以化疗及内分泌治疗为主,而手术及放疗可作为综合治疗的一部分。

(二)术前准备

1.一般术前准备

同其他常规手术。

2.特殊术前准备

(1)不可触及病灶的精确定位:如钼靶X线、MRI等立体定位下的钩状钢丝(hook wire)留置法。

(2)需前哨淋巴结活检(sentinel lymph node biopsy,SLNB)的乳腺手术:术前4~20小时注射核素示踪剂(如^{99}Tc标记的硫胶体)。注射部位为原发肿瘤或原发肿瘤切除后的残腔周围的乳腺组织、肿瘤实质内、原发肿瘤表面的皮下组织或者患侧的乳晕下组织。目前未见关于各种不同的注射方法对成功率和假阴性率的影响。但注射到肿瘤实质内有促进肿瘤转移的危险,不提倡。

(3)心理方面准备:影响保乳治疗决策的一个极为重要的因素是患者自身对于治疗的看法,患者自身对保乳治疗的理解和认可是保乳治疗得以实施的必要前提,所以医师在手术前应与患者就保乳治疗与根治术的优缺点做详细的讨论。患者在对治疗做出选择时应考虑到:①局部复发的可能性和结局;②心理调节,包括对肿瘤复发的恐惧、性生活方面的适应、身体功能的恢复等方面;③经济条件、就医条件等,能否确保术后放疗等后续治疗的完成。

(三)治疗方案

1.手术治疗

自从1890年Halsted建立了乳腺癌根治术以来,该术式一直被认为是治疗乳腺癌的经典术式。1948年Handley在根治术的同时做第2肋间内乳淋巴结的活检,证实内乳淋巴结也是乳腺癌转移的第一站淋巴结,从而开展了各种清除内乳淋巴结的扩大根治术。以后又有作者将手术范围扩大到锁骨上及前纵隔淋巴结,但此类手术增加了并发症而疗效无提高而被弃用。1970年以后较多采用的是保留胸肌的改良根治术。1980年以后由于对乳腺癌生物学行为的进一步了解,同时从大量的资料中看到,虽然手术范围不断地扩大,但治疗后的疗效无明显提高,手术治疗后的失败原因主要是肿瘤细胞的血道转移。即使Ⅰ期病例中术后仍有10%~15%的患者因血道转移而失败。因而认为乳腺癌自发病起即是一个全身性疾病。同时由于目前所发现的患者的病期较以往为早,淋巴结转移率较以往低,并且由于化疗的应用,放射治疗设备的改善,放射技术的改进,如目前应用的超高压直线加速器及三维立体定位适形放疗等治疗方法的应用,使病灶部位可达到恰当的剂量,因而近年来保留乳腺的手术得到了逐步的推广应用。

以往对乳腺癌的手术治疗,不论采用何种手术方式都需常规作腋淋巴结的清扫,目的是防止区域淋巴结的复发,同时根据淋巴结的病理检查决定术后辅助治疗的应用及判断预后。然而各期乳腺癌的淋巴结转移率平均为40%～50%,而一期病例的转移率为20%～30%,因而如常规的淋巴结清除可使50%～60%的患者接受了不必要的手术,同时增加了术后的并发症如上肢水肿、淋巴积液及功能障碍等,实际上肿瘤向区域淋巴结转移时总是有一个淋巴结首先受到癌细胞的转移,称之为前哨淋巴结(sentinel lymph node),该淋巴结如有转移则表明腋淋巴结已有癌转移,在该淋巴结阴性时,其他淋巴结有转移的可能性<3%。因此,近年来研究如何正确找到该淋巴结,并予以活检,如该淋巴结病理证实有转移时则进一步做腋淋巴结清扫,如无转移时则可不必施行淋巴结清扫术。这一乳腺癌治疗观点的确立,是20世纪90年代乳腺外科的一个重要进展(首次写入最新第7版《外科学》教材)。

(1)手术指征

1)手术适应证:临床0、Ⅰ、Ⅱ及部分Ⅲ期病变,无其他内科禁忌证者。

2)手术禁忌证:有以下情况之一,不适合手术治疗:①乳房及其周围皮肤有广泛水肿,其范围超过乳房面积的一半以上;②肿块与胸壁(指肋间肌、前锯肌及肋骨)固定;③腋下淋巴结显著肿大,且已与深部组织紧密粘连,或患侧上肢水肿或有明显肩部胀痛;④乳房及其周围皮肤有卫星结节;⑤锁骨上淋巴结转移;炎性乳腺癌;已有远处转移。

(2)手术时机:因恶性肿瘤组织有较丰富的血液循环及淋巴引流,所以任何损伤和刺激,都有可能使肿瘤细胞沿血管及淋巴管扩散转移,无论是穿刺细胞学或组织学检查,也无论针头粗细,总是有伤检查,因此难免有使肿瘤细胞扩散的可能,但穿刺毕竟较肿块部分切除的损伤小,既方便安全,诊断率又高。所以患者在行乳腺穿刺后,如证实为恶性,应争取尽早手术,最好不超过1周,最迟不能超过2周。如因其他原因不能及时手术,可先行化疗,以防癌细胞扩散。

(3)手术方法:乳腺癌的手术方式很多,手术范围可自局部切除及合并应用放射治疗直到扩大根治手术,但是没有一种固定的手术方式适合各种不同情况的乳腺癌。对手术方式的选择应结合具体的医疗条件来全面考虑,如手术医师的习惯,放射治疗和化疗的条件,患者的年龄、病期、肿瘤的部位等具体情况,以及患者对外形的要求。

1)乳腺癌根治术:最常用亦是最经典的肿瘤外科治疗的术式。手术一般可在全麻或高位硬脊膜外麻醉下进行。可根据肿瘤的不同部位采用纵向或横向切口皮肤切除范围可在肿瘤外3～4cm,皮瓣剥离时在肿瘤周围宜采用薄皮瓣法,将皮下脂肪组织尽量剥除,在此以外可逐渐保留皮下脂肪组织,但不要将乳腺组织保留在皮瓣上。皮瓣剥离范围内侧到胸骨缘,外侧到腋中线。先切断胸大、小肌的附着点。保留胸大肌的锁骨部,这样可以保护腋血管及神经。仔细解剖腋窝及锁骨下区,清除所有脂肪及淋巴组织,尽可能保留胸长及胸背神经,使术后上肢高举及向后运动不受障碍,最后将整个乳房连同周围的脂肪淋巴组织、胸大肌、胸小肌和锁骨下淋巴脂肪组织一并切除。术毕在腋下做小口,置负压引流,以减少积液,使皮片紧贴于创面。

2)乳腺癌改良根治术:该手术目的是切除乳房及清除腋血管周围淋巴脂肪组织,保留胸肌。使术后胸壁有较好的外形,且手术切口大都采用横切口,皮瓣分离时保留薄层脂肪。术后可有较好的功能及外形,便于需要时做乳房重建手术。手术方式有:①保留胸大、小肌的改良根治Ⅰ式(Auchincloss 手术);②保留胸大肌切除胸小肌的改良根治Ⅱ式(Paley 手术)。手术大都采用横切口,皮瓣分离与根治术相似,在改良根治Ⅰ式手术时可用拉钩将胸大小肌拉开,尽量清除腋血管旁淋巴脂肪组织,但清除范围仅能包括腋中、下群淋巴结。而改良根治Ⅱ式,由于切除胸小肌使腋血管周围的解剖能达到更高的位置,一般可以将腋上群淋巴结同时清除。此手术方式适合于微小癌及临床第Ⅰ、Ⅱ期乳腺癌,然而由于保留了胸肌,使淋巴结的清除不够彻底,因而对临床已有明确淋巴结转移病例的应用有一定的限制。

3)乳腺癌扩大根治术:Handley(1948)在乳腺癌根治术的同时作第 2 肋间内乳淋巴结的活检,国内李月云等(1955)报道根治术时内乳淋巴结活检的阳性率为 19.3%(23/119),证实内乳淋巴结与腋下淋巴结同样是乳腺癌的第一站转移淋巴结。复旦大学肿瘤医院在 1242 例乳腺癌扩大根治术病例中,腋淋巴结转移率为 51%,内乳淋巴结转移率为 17.7%。肿瘤位于乳房外侧者内乳淋巴结转移率为 12.9%,位于内侧及乳房中央者为 22.5%。因而根治术时同时将第 1~4 肋间内乳淋巴结清除称为扩大根治术。手术方式有:胸膜内法(Uthan 手术):手术将胸膜连同内乳血管及淋巴结一并切除。胸膜缺损用阔筋膜修补。该方法术后并发症多,现已较少采用。胸膜外法:切除第 2~4 肋软骨连同第 1~4 肋间乳内血管旁脂肪淋巴结一并切除。该方法的并发症并不比一般根治术多。虽然该手术方式目前已较少应用,但对临床Ⅱ、Ⅲ期尤其病灶位于中央及内侧者其 5 年与 10 年生存率较一般根治术提高 5%~10%,因而对病灶位于内侧及中央时该手术方式还是有应用价值的。

4)单纯乳房切除术:切除乳腺组织、乳头及表面皮肤和胸大肌筋膜。此方法适用于非浸润性癌、微小癌、湿疹样癌限于乳头者,亦可用于年老体弱不适合根治手术,或因肿瘤较大或有溃破、出血时配合放射治疗。

5)保留乳房的治疗方法:近年来由于对乳腺癌生物学特性的进一步了解,手术后失败的原因主要是癌细胞的血道扩散,因而即使扩大手术切除范围也不能减少血道扩散。自 1972 年起国际上有六组临床随机分组的研究比较对早期乳腺癌采用肿瘤局部切除,术后应用放射治疗与乳房切除术的效果相似。手术切除肿瘤连同周围部分正常乳腺组织(方式有肿瘤切除、肿瘤广泛切除或象限乳腺切除等)。然而各种术式的基本要求是手术切缘无残留癌细胞,同时腋淋巴结清除,术后用超高压放射线照射整个乳腺、锁骨上、下及内乳区淋巴结。

保乳治疗的适应证:保乳治疗主要应用于 0 期的导管原位癌和早期(即Ⅰ、Ⅱ期)浸润性乳腺癌。这些患者只要没有禁忌证就都可以视为保乳的适应证。另外,保乳治疗还可用于术前化疗取得满意效果的局部晚期乳腺癌和原本因为肿瘤比较大而不能进行保乳的Ⅱ期乳腺癌。

保乳手术绝对禁忌证:①既往做过乳腺或胸壁放疗;②妊娠期间的放疗;③钼靶摄片显示弥漫性可疑或癌性微钙化灶;④病变广泛,不可能通过单一切口的局部切除就达到切缘阴性且不致影响美观;⑤阳性病理切缘。

保乳手术相对禁忌证:①累及皮肤的活动性结缔组织病(尤其是硬皮病和狼疮);②肿瘤直径>5cm(2B类);③灶性阳性切缘;④已知存在;BRCA1/2 突变的绝经前妇女;⑤等于 35 岁

的妇女。

6)"保腋窝"通过前哨淋巴结活检术(SLNB)来实施:前哨淋巴结指患侧腋窝中接受乳腺癌淋巴引流的第一枚淋巴结,可采用示踪剂显示后切除活检。根据前哨淋巴结的病理结果预测腋淋巴结是否有肿瘤转移,对淋巴结阴性的乳腺癌患者可不做腋淋巴结清扫,以减少术后患肢淋巴水肿等并发症。该项工作是20世纪90年代中乳腺外科的一个里程碑式的进展。前哨淋巴结活检适用于临床腋淋巴结阴性的乳腺癌患者,对临床Ⅰ期的病例其准确性更高。示踪剂有蓝色染料和放射性核素两种。一般注于肿瘤周围的乳腺实质内,于腋毛区下缘作切口,先找到蓝染的淋巴管,沿着其引流方向即可发现蓝染的淋巴结即前哨淋巴结。放射性核素常用的有^{99m}Tc标记的硫胶体等,将其注射于肿瘤周围的乳腺实质内,根据放射性胶体颗粒的大小,在一定时间内用γ计数器探测腋窝区放射性核素热点,热点附近做切口,并在γ-计数器引导下寻找放射性核素浓聚的淋巴结即前哨淋巴结。亦可在术中同时使用染料和核素示踪两种方法,旨在降低假阴性率。前哨淋巴结阳性的乳腺癌患者需做腋淋巴结清扫,阴性者免于腋淋巴结清扫。

(4)手术方法评估:就乳腺癌手术术式的发展而言,早期以局部切除及全乳房切除治疗乳腺癌,治疗结果悲观,自1894年美国Halsted提出乳腺癌根治术以来,该术式以其较前良好的术后效果,半个世纪以来并无争论;20世纪50年代有扩大根治术问世,但随着手术范围的扩大,发现术后生存率并无明显改善。这一事实促使不少学者采取缩小手术范围以治疗乳腺癌,保留胸肌的改良根治术应运而生。1979年美国国立癌肿研究院对乳腺癌的治疗作了专题讨论,并提出对Ⅰ、Ⅱ期乳腺癌患者,改良根治术与根治术同样有效。近20余年来Fisher对乳腺癌的生物学行为做了研究,通过动物实验及前瞻性随机临床试验,1971年Fisher领导的NSARP(B-04)对1700余例乳腺癌患者的乳腺癌根治术、全乳房切除术及全乳房切除区域淋巴结照射的手术方法进行效果评估,2002年公布了随访25年的结果,三组治疗的无病生存率、无转移生存率及总生存率无明显差异。1976年Fisher开始另一组随机临床试验(NSABP B-06),对1800余例肿瘤小于4cm的Ⅰ、Ⅱ期乳腺癌患者,评估保留乳房乳腺癌切除术、保留乳房乳腺癌切除术加放疗和全乳房切除术的治疗效果,2002年公布了随访20年的结果,发现三组的无病生存率、无转移生存率及总生存率也相似,而保留乳房乳腺癌切除术后同侧乳房癌肿复发的概率高于术后加放疗组,从而确定了保乳手术后放疗的必要性。基于以上资料,Fisher提出乳腺癌自发病开始即是一个全身性疾病,手术范围似不影响治疗结果,并力主缩小范围,而加强术后综合辅助治疗。目前应用的多种手术方式,包括保留乳房乳腺癌切除术均属治疗性手术,而不是姑息性手术。

针对乳腺癌选择性腋窝淋巴结清扫(即Ⅲ级腋窝清扫原则)、内乳淋巴结的外科处理原则以及乳腺镜辅助下乳腺癌外科等手术方法的评估,今后还需遵循以上"循证医学"的原则来开展完成。

(5)手术方案选择:关于手术方式的选择目前尚有分歧,但没有一个手术方式能适合各种情况的乳腺癌。手术方式的选择还应根据病理分型、疾病分期、手术医师的习惯及辅助治疗的条件而定。对可切除的乳腺癌患者,手术应达到局部及区域淋巴结能最大限度地清除,以提高生存率,然后再考虑外观及功能。对Ⅰ、Ⅱ期乳腺癌可采用乳腺癌改良根治术及保留乳房的乳腺癌切除术,其中针对临床腋窝淋巴结阴性的患者,可通过前哨淋巴结活检术进行"保腋窝"乳腺癌外科手术治疗。

在国内综合辅助治疗较差的地区,乳腺癌根治术还是比较适合的手术方式。胸骨旁淋巴结有转移者如术后无放疗条件可行扩大根治术。

以下是一些特殊性乳腺恶性肿瘤的治疗方案选择:

(1)妊娠及哺乳期乳腺癌:我国乳腺癌发生在妊娠或哺乳期者约占乳腺癌中7%～12%。妊娠及哺乳期由于体内激素水平的改变、乳腺组织增生、充血、免疫功能降低,使肿瘤发展较快,不易早期发现,因而其预后较差。

妊娠及哺乳期乳腺癌的处理关系到病员和胎儿的生命,是否需要中止妊娠应根据妊娠时间及肿瘤的病期而定。早期妊娠宜先中止妊娠,中期妊娠应根据肿瘤情况决定,妊娠后期应及时处理肿瘤,待其自然分娩。许多报道在妊娠后期如先处理妊娠常可因此而延误治疗,使生存率降低,哺乳期乳腺癌应先中止哺乳。

治疗应采用综合治疗,部分患者需做术前辅助治疗,以后再做手术,术后继续化疗。应根据病情决定是否需做放疗,预防性去势能否提高生存率尚有争论。无淋巴结转移病例的预后与一般乳腺癌相似,但有转移者则预后较差。

(2)隐性乳腺癌:隐性乳腺癌是指乳房内未扪及肿块而已有腋淋巴结转移或其他部位远处转移的乳腺癌,占乳腺癌0.3%～0.5%。原发病灶常很小,往往位于乳腺外上方或其尾部,临床不易察觉。腋淋巴结的病理检查、激素受体测定及乳腺摄片有助于明确诊断。病理切片检查提示肿瘤来自乳腺的可能时,如无远处转移,即使乳腺内未扪及肿块亦可按照乳腺癌治疗。术后标本可先行X线摄片常可提示病灶部位,在该处进行病理检查可能发现原发病灶,预后与一般乳腺癌相似。但由于已有腋淋巴结转移,手术前后应行综合治疗。

(3)炎性乳腺癌并不多见,此类肿瘤生长迅速,发展快,恶性程度高,预后差。局部皮肤可呈炎症样表现,开始时比较局限,不久即扩展到乳房大部分皮肤,皮肤发红、水肿、增厚、粗糙、表面温度升高、肿块边界不清,腋淋巴结常有肿大,有时与晚期乳腺癌伴皮肤炎症难以鉴别。

治疗主要用化疗及放疗,一般不做手术治疗。

(4)乳腺恶性淋巴瘤:乳腺原发恶性淋巴瘤属于结外形淋巴瘤,较少见。发病年龄常较轻,表现为一侧或双侧乳房内一个或多个散在的活动性肿块,边界清楚,质韧,与皮肤无粘连,有时伴浅表淋巴结或肝脾肿大。临床检查不易确诊,常需活检才能明确。治疗可用手术与放疗及化疗的综合治疗。

(5)乳腺间叶组织肉瘤:乳腺间叶组织肉瘤较少见,性质与身体其他部位的间叶组织肉瘤相似,其中以纤维肉瘤较多见。此外,还有血管肉瘤、神经纤维肉瘤等。症状常为无痛性肿块,圆形或椭圆形,可呈结节分叶状,边界清,质硬,与皮肤无粘连,淋巴结转移少见。

治疗应采用手术切除。失败原因常为血道转移,局部切除不彻底时可有局部复发。

(6)乳腺恶性分叶状肿瘤:本病与纤维腺瘤、巨纤维腺瘤同属乳腺纤维上皮型肿瘤,发病年龄为20～69岁,病程较长,生长缓慢,瘤体有时很大,边界清楚,呈结节分叶状,质地韧如橡皮,部分区域可以呈囊性,表面皮肤有时由于瘤体张力大而呈菲薄,光滑水肿状,有时有表明曲张静脉,很少淋巴结转移,为4%～5%。病理切片根据间质细胞的不典型程度、核分裂数等将肿瘤分为高度分化、中度分化及分化差三类。治疗方法主要是手术切除,手术范围可以作单纯乳房连同胸大肌筋膜切除,如有肿大淋巴结者则可予一并切除。预后与手术方式及肿瘤分化程度有关。局部切除的复发率较高,但复发后再做彻底切除仍可获得较好的效果;中度及高度恶性肿瘤易有血道转移,化疗及放疗的效果尚难评价。

(7)男性乳腺癌:男性乳腺癌约占乳腺癌病例的1%,发病年龄在50～60岁,略高于女性乳腺癌。病因尚未完全明了,但与睾丸功能减退或发育不全,长期应用外源性雌激素以及肝功能失常有关。病理类型与女性病例相似,但男性乳腺无小叶腺泡发育,因而病理中无小叶癌。

男性乳腺癌的主要症状是乳房内肿块,可发生在乳晕下或乳晕周围,质硬。由于男性乳房较小,因而肿瘤容易早期侵犯皮肤及胸肌,淋巴结转移的发生亦较早。男性乳房肿块同时伴乳头排液或溢血者常为恶性病变的征象。

治疗应早期手术,术后生存率与女性乳腺癌相似,但有淋巴结转移者其术后5年生存率较差,为30%～40%。晚期病例采用双侧睾丸切除术及其他内分泌治疗常有一定的姑息作用,其效果较女性卵巢切除为佳。

(8)湿疹样乳腺癌:湿疹样乳腺癌(Paget病)亦少见,组织来源可能起自乳头下方大导管内的癌细胞,向上侵犯乳头,向下沿导管侵犯乳腺实质。早期时常为一侧乳头瘙痒、烧灼感、变红,继而变为粗糙、增厚、糜烂如湿疹样,可形成溃疡,有时覆盖黄褐色鳞屑样痂皮。病变可逐步累及乳晕皮肤。初起时乳房内常无肿块,病变进展后乳房内出现块物。组织学特点是乳头表皮内有腺体较大、胞质丰富、核大的Paget细胞,乳头部乳管内可见有管内癌细胞。早期不易与乳头湿疹相鉴别。恶性程度低,发展慢,较晚发生腋窝淋巴结转移。乳头糜烂部涂片或活组织检查可以明确诊断。

Paget病病变限于乳头而乳房内未扪及肿块,临床分期属于原位癌时,做单纯乳房切除即可达到根治;乳晕受累时应作改良根治术;乳房内已有明确肿块时,其治疗方法及其预后与一般乳腺癌相似。

2.非手术治疗

(1)放射治疗:放射治疗(radiotherapy)与手术相似,也是乳腺癌局部治疗的手段之一。放射治疗以往常用于乳腺癌根治手术前后而作为综合治疗的一部分,近年来与早期病例的局部肿瘤切除组合成为一种主要的治疗手段。尤其在保留乳房的乳腺癌手术后,放射治疗是一重要组成部分,应用直线加速器可使到达肿瘤深部的剂量增加,局部得到足够的剂量可以减少局部复发,同时可以减少皮肤反应,术后患者能有较好的外形。靶区范围包括整个乳房、腋窝部乳腺组织。胸壁照射可采用双切线野,照射剂量为46～50Gy,肿瘤床局部再追加10Gy,同时做内乳及锁骨上区照射。

1)乳腺癌根治术后:对复发高危病例,放疗可降低局部复发率,提高生存质量。指征如下:①病理报告有腋中或腋上组淋巴结转移者;②阳性淋巴结占淋巴结总数1/2以上或有4个以上淋巴结阳性者和T_3病例;③病理证实胸骨旁淋巴结阳性者(照射锁骨上区);④原发灶位于乳房中央或内侧而做根治术后,尤其是腋淋巴结阳性者(照射锁骨上及内乳区);⑤腋淋巴结阳性少于4个和T_3或腋淋巴结阳性超过4个和T_1～T_2者为放疗的相对适应证。

放射设备用直线加速器或60co,一般剂量为50Gy(5000rad)/5周,并鼓励乳腺外科医生术中放置金属标记物（如银夹）定位标记瘤床，便于术后精确照射。

2）术前放疗主要用于第Ⅲ期病例或病灶较大、有皮肤水肿者。照射使局部肿瘤缩小，水肿消退，可以提高手术切除率。术前放疗可降低癌细胞的活力，减少术后局部复发及血道播散，提高生存率。一般采用乳腺两侧切线野，照射剂量为40Gy/4周，照射结束后2~4周手术。

炎性乳腺癌可用放射治疗配合化疗。

3）复发肿瘤的放射治疗，对手术野内复发结节或锁骨上淋巴结转移，放射治疗常可取得较好的效果。局限性骨转移灶应用放射治疗的效果也较好，可以减轻疼痛，少数病灶可以钙化。脑转移时可用全脑放射减轻症状。

(2) 化学治疗(chemotherapy)：根据大量病例观察，业已证明浸润性乳腺癌术后应用化学药物辅助治疗，可以改善生存率。乳腺癌是实体瘤中应用化疗最有效的肿瘤之一，对晚期或复发病例也有较好的效果，即化疗在整个治疗中占有重要的地位。由于手术尽量去除了肿瘤负荷，残存的肿瘤细胞易被化学抗癌药物杀灭。

浸润性乳腺癌伴腋淋巴结转移者是应用辅助化疗的指征。对腋淋巴结阴性者是否应用辅助化疗尚有不同意见，有人认为除原位癌及微小癌（直径<1cm）外均应用辅助化疗。一般认为腋淋巴结阴性而有高危复发因素者，诸如原发肿瘤直径大于2cm，组织学分类差，雌、孕激素受体阴性，肿瘤s期细胞百分率高，癌细胞分裂象多，异倍体肿瘤及癌基因Cer-B2有过度表达及年龄小于35岁者，适宜应用术后辅助化疗。

化疗配合术前、术中及术后的综合治疗是近年来发展的方向。常用的化疗药物有环磷酸胺、氟尿嘧啶、甲氨蝶呤、蒽环类及丝裂霉素等，近年来还有一些新的抗癌药物如紫杉醇类，去甲长春碱（诺维本）等对乳腺癌都有较好的效果。联合应用多种化疗药物治疗晚期乳腺癌的有效率达40%~60%。

术前化疗又称新辅助化疗的目的是使原发灶及区域淋巴结转移灶缩小使肿瘤降期，以提高手术切除率。同时癌细胞的活力受到抑制，减少远处转移且对循环血液中的癌细胞及亚临床型转移灶也有一定的杀灭作用。新辅助化疗也可了解肿瘤对化疗的敏感性。术后辅助化疗的目的是杀灭术时已存在的亚临床型的转移灶，又减少因手术操作而引起的肿瘤播散。一般都采用多药联合治疗的方案，常用的方案有磷酰酰胺、甲氨蝶呤、氟尿嘧啶三药联合方案（CMF方案）及环磷酰胺、阿霉素（或表柔比星）、氟尿嘧啶方案（cAF或CEF方案），以及近年来应用紫杉醇及诺维本等为主的联合方案。术后化疗对绝经期前已有淋巴结转移的病灶能提高生存率，对绝经后患者的疗效提高并不显著。术后化疗应在术后1个月内开始应用，每次用药希望能达到规定剂量的85%以上，低于规定量的65%以下时效果较差。用药时间为6~8疗程，长期应用并不提高疗效，同时对机体的免疫功能亦有一定的损害。

晚期或复发性乳腺癌一般多采用抗癌药物及内分泌药物治疗，常用的方案有CMF、CEF及紫杉醇、阿霉素（TA、TE）或诺维本、阿霉素（NA、NE）等方案，对激素受体测定阳性的病例，同时可予以内分泌药物合并治疗。

(3) 内分泌治疗：早在1896年就有报道应用卵巢切除治疗晚期及复发性乳腺癌取得一定的疗效后，内分泌治疗已作为乳腺癌的一种有效治疗方法。以往根据患者的年龄、月经情况、手术与复发间隔期、转移部位等因素来选用内分泌治疗，其有效率为30%~35%。20世纪70

年代以来,应用甾体激素受体的检测可以更正确地判断应用内分泌治疗的效果。

1)内分泌治疗的机制:乳腺细胞内有一种能与雌激素相结合的蛋白质,称为雌激素受体(ER)。细胞恶变后,这种雌激素受体可以继续保留,亦可以丢失。如仍保存时,细胞的生长和分裂仍受体内的内分泌控制,这种细胞称为激素依赖性细胞;如受体丢失,细胞就不再受内分泌控制,称为激素非依赖性细胞或自主细胞。雌激素对细胞的作用是通过与细胞质内的雌激素受体的结合,形成雌激素与受体复合物,转向核内而作用于染色体,导致基因转录并形成新的蛋白质,其中包括孕激素受体(PR)。孕激素受体是雌激素作用的最终产物,通常认为孕激素受体是雌激素受体活性的反应性标志。雌激素受体测定阳性的病例应用内分泌治疗的有效率为50%～60%,如果孕激素受体亦为阳性者,有效率可高达60%～70%,雌激素受体测定阴性的病例内分泌治疗有效率仅为5%～8%。

雌激素受体的测定方法有生化法(如葡聚糖包埋活性炭法及蔗糖梯度滴定法),近年来都采用免疫组织法,可用肿瘤组织的冷冻或石蜡切片检测。绝经后病例的阳性率高于绝经前病例。

雌激素受体及孕激素受体的测定可用以预测治疗的疗效和制订治疗方案。手术后受体测定阳性的病例预后较阴性者为好,此类病例如无转移者,则术后不必用辅助治疗或可用内分泌治疗。在晚期或复发病例中如激素受体测定阳性的病例可以选用内分泌治疗,而阴性的病例应用内分泌治疗的效果较差,应以化疗为主。

2)内分泌治疗的方法:有切除内分泌腺体及内分泌药物治疗两种。

①切除内分泌腺体中最常用的方法是双侧卵巢切除或用放射线照射卵巢两种方法,对绝经前雌激素受体测定阳性的患者常有较好的效果。尤其对有骨、软组织及淋巴结转移的效果较好,对肝、脑等部位转移则基本无效。此外,晚期男性乳腺癌病例应用双侧睾丸切除也有较好的效果。

卵巢切除作为手术后的辅助治疗,一般用于绝经前,雌激素受体测定阳性,有较广泛的淋巴结转移的患者,手术后应用预防性卵巢切除可以推迟复发,但对生存期的延长并不明显。

②内分泌药物治疗

A.抗雌激素类药物:目前最常用的内分泌药物是三苯氧胺,其作用机制是与雌激素竞争细胞内的雌激素受体,从而抑制癌细胞的生长。对雌激素受体测定阳性病例的有效率为55%～60%,而阴性者的有效率<8%。一般剂量为每日20mg口服,至少服用3年,一般服用5年。其毒性反应较少,常见为肝功能障碍,视力模糊,少数患者应用后有子宫内膜增厚,长期应用者发生子宫内膜癌的机会增多,因而应用过程中应定期进行超声波检查。对绝经后,软组织淋巴结及肺转移的效果较好。三苯氧胺用于手术后作为辅助治疗,对雌激素受体阳性病例可预防复发及减少对侧乳腺发生第二个原发癌的机会。

B.芳香化酶抑制剂:绝经后妇女体内雌激素来自肾上腺皮质分泌的胆固醇及食物中的胆固醇经芳香化酶的作用转化而成。芳香化酶抑制剂可以阻断绝经后妇女体内雌激素的合成,因而主要用于绝经后患者。第一代的芳香化酶抑制剂为甾体类的氨鲁米特,在应用的同时有抑制肾上腺的作用,需同时服用氢化可的松,以抑制垂体的负反馈作用。目前常用的为第三代芳香化酶抑制剂,如非甾体类的阿那曲唑,每日1次,每次1mg;来曲唑(letrozole),每日1次,每次2.5mg口服;甾体类的芳香化酶抑制剂乙烯美坦(exemestane),每日1次,每次25mg口服,副反应不大,常见如恶心等,长期应用可引起骨关节酸痛、骨质疏松。对激素受体阳性,以及有骨、软组织、淋巴等部位转移的患者效果较好。目前,芳香化酶抑制剂已正式进入手术治疗后的辅助治疗。

C.孕酮类:如甲地孕酮、甲羟孕酮等对激素受体阳性的病例有一定的疗效,有效率为10%～15%,主要用于绝经后的妇女,副反应有阴道排液、皮疹、水钠潴留等。

D.垂体促生殖激素释放素类似物(LH-RHa):有诺雷得(zoladex),其作用为抑制垂体促生殖腺激素的释放,因而在绝经前妇女应用后可起到类似卵巢切除的作用,多数患者应用后可以停经,但停用后可以有月经恢复,用法每月1次,3.6mg肌内注射。

E.雄激素:如丙酸睾酮,可用于绝经前病例,对骨转移有一定的疗效,常用剂量每周肌注2～3次,每次50～100mg,总量4～6g,副作用常有男性化症状、水钠潴留、高血钙等。女性激素如己烯雌酚等已较少应用,对老年病例,长期应用三苯氧胺失效者可以试用。

(4)靶向治疗:靶向治疗是目前乳腺癌治疗研究的最前沿内容,而生长因子通路是分子靶向治疗的最适合"靶标"。目前临床上较多应用的是针对肿瘤her2基因高表达者,可应用曲妥珠单抗治疗。

【术后观察及处理】

乳腺癌标准根治及改良根治术后的常见并发症包括皮瓣坏死、皮下积液和患肢水肿。后二者亦会发生于保乳手术加腋窝淋巴结清扫的病例。术后观察也以预防和处理上述并发症为主。

(1)皮瓣坏死最常见,文献报道其发生率可达10%～50%。预防皮瓣坏死,首先在术前应注意患者全身情况,纠正贫血及低蛋白血症等。术前设计好皮肤切口,并予标记。既要满足根治术标准,充分暴露术野,又可保留足够皮瓣关闭切口,必要时提早作好植皮的准备。术中操作应精细,皮瓣边缘厚度为1～2mm为宜,基底部厚度为5～6mm,游离皮瓣可用电刀,但功率不宜过大。术毕观察皮缘血运,血运欠佳时可剪除皮下脂肪,使皮瓣变为全厚皮。缝合皮肤时张力不能过大,关闭以前用小血管钳夹住皮下组织,试测皮瓣游离动度,如不能对拢则向两侧游离,必要时减张缝合甚至植皮。术后在腋窝内及锁骨下方填塞蓬松纱布团,使皮瓣承压均匀。对术后皮瓣坏死面积较大者,行早期清创植皮。

(2)皮下积液主要为术后引流不畅所致,可因引流管放置不当或引流管扭曲、阻塞,导致创面积液或积血。预防包括术中解剖腋下时对可疑之束索状组织,给予切断结扎;防止淋巴管未扎所致术后渗液;创面彻底止血,给予创面喷洒医用蛋白胶;术后常规放置两根胶管引流,胸壁、腋窝各一条;缝合皮瓣时臂内收,使皮瓣自然对拢;术后腋窝加压包扎,可用普通绷带或弹性自粘绷带包扎,排除皮瓣下所有积液;常规负压吸引,术后3～5天拔除引流,7天打开包扎绷带。目前有部分医院采用单纯引流管负压吸引而不需加压包扎的方法,可减少术后呼吸不畅,需根据引流量多少决定拔除引流时间,适当延长以减少皮下积液的发生。如有皮瓣下积液可在严格无菌下抽吸,残腔处用敷料绷带压迫,防止再度积液。

(3)患肢水肿主要表现为全手臂肿胀,多在术后半年至两年发生,进行性加重。发病原因是腋窝淋巴结被切除后,上肢淋巴回流受阻,偶尔由于血栓性静脉炎所致的静脉阻塞,静脉粘连及附近的淋巴结炎的影响。预防包括术中清扫淋巴结时勿高于腋静脉,同时减少对腋静脉牵拉等刺激。治疗上较为困难,可给予功能锻炼,局部按摩,循序加压理疗等促进回流,疗效欠佳。

【疗效判断和处理】

乳腺癌是一种自然病程较长的恶性肿瘤,因此其疗效判断也是依据长期无病生存率、总生存率、局部复发率、远处转移率等指标。在出现复发等情况后,仍然可以通过进一步的手术、化疗、放疗等方法继续延长生命。在这一过程中,随访起着重要的作用。

【出院后随访】

外科手术治疗是乳腺癌治疗的重要一环,却不是治疗的全部。通过科学合理的随访,得到必要的检查、及时的治疗,是乳腺癌患者术后长期生存的保障。

随访目的包括:①检查手术伤口愈合情况;②监督术后化疗、放疗等辅助治疗的实施情况;③监测同侧复发和对侧乳腺癌;④监测远处转移。

随访时间一般为:第一年,每3个月随访一次。后2年,每6个月随访一次。3年之后,每年随访一次。

随访内容:

(1)自我检查:每月自行乳房、胸壁和腋窝检查,发现异常及时就诊。

(2)B超:包括乳腺、腋窝、肝胆。对于服用三苯氧胺等内分泌药物的患者建议定期作子宫、卵巢及肝脏的B超检查。

(3)胸片:一年一次。

(4)骨扫描:一年一次。

(5)乳腺钼靶摄片:35岁以上患者一年一次。

(6)CT、MRI:随访中医生认为必要时。

【预后评估】

影响乳腺癌预后的因素很多,其相互关系错综复杂,应当综合各方面的因素来估计患者的预后。影响预后的主要因素有以下几个方面:①临床因素;②年龄:一般认为年轻的病例肿瘤发展迅速,淋巴结转移率高,预后差;③原发灶大小和局部浸润情况:在没有区域性淋巴结转移和远处转移的情况下,原发灶越大和局部浸润越严重,预后越差;④淋巴结转移;⑤肿瘤的病理类型和组织分化程度;⑥雌、孕激素受体阴性者预后差;⑦细胞增生率及DNA含量;⑧癌基因C-erbB-2阳性者预后差。

乳腺癌的病因问题尚未解决,故真正可用于一级预防的手段极为有限,但谨慎地提出几种降低乳腺癌危险性的措施是有可能的,如青春期适当节制脂肪和动物蛋白质摄入,增加体育活动,鼓励母乳喂养婴儿,更年期妇女尽量避免使用雌激素,更年期后适当增加体育活动,控制总热量及脂肪摄入,避免不必要的放射线照射等。

第四章 泌尿、生殖系统先天畸形

第一节 概 述

泌尿系统与生殖系统在功能上是两个完全独立的系统,但在胚胎发育及解剖结构上则密切相关。泌尿系统的主要器官肾及生殖系统的生殖腺均来自中胚层,成年男性尿道兼有排尿及排精的功能。泌尿、男性生殖系统畸形是由遗传或环境因素所造成的发育缺陷性疾病。遗传因素是指由上代遗传的生殖细胞即精子及卵子的基因或染色体异常所致,系内在因素。而环境因素是指胚胎在子宫内发育过程中受到某些外部因素的影响如感染、药物及化学毒素等所致,系外在因素。

一、泌尿系统的发生

(一)肾及输尿管的发育

在肾胚胎发育的过程中,包括前肾、中肾和后肾三个相互连续又略微重叠的阶段。人胚的前肾仅存在约 1 周时间,约在胚胎发育的第 3 周末出现,第 4 周末即退化。其并无排泄功能,但如果前肾或其导管未发育,则中肾就不能形成。中肾在胚胎发育的第 4 周末出现在前肾残迹的尾侧,到第 9 周时大部分中肾小管均已退化。在男性一部分中肾小管及中肾导管保留下来形成男性生殖管道的一部分,而在女性中肾退化,仅残留一小部分成为附件。肾小泡的细胞分化为男女性腺的组成部分。后肾出现于胚胎发育的第 5 周初,第 8 周时即有排尿功能,分别来源于生后肾组织及输尿管芽。前者发育为肾单位,而后者形成输尿管、肾盂、肾盏及集合小管。后肾初时位于盆腔,随胎儿发育生长而沿背侧体壁上升成为腹膜后器官。上升的同时向外侧旋转 90°,使肾盂从面向前方转向内侧。

(二)膀胱和尿道的发育

下尿路即膀胱和尿道的发育与生殖系统和后肠的发育密切相关。胚胎 3 周时后肠末端和尿囊基部的膨大部分发育为泄殖腔,4～7 周时泄殖腔被尿生殖膈分为背侧的直肠和腹侧的尿生殖窦。尿生殖窦上方的膨大部分与尿囊相连形成膀胱,其上皮则来自膀胱尿道管的内胚层。当膀胱形成时,尿囊退化成一条壁厚的管即脐尿管,出生后成为一条从膀胱顶部到脐的纤维条索,即脐正中韧带。尿道则主要由尿生殖窦的尿道部发育而成,分为上下两段。在男性上段形成前列腺部和膜部尿道,共同构成男性后尿道,而下段则形成海绵体部尿道的大部分。在女性尿道部上段的一部分和尿道部与膀胱之间的狭窄部分共同形成女性尿道,上段其余部分和整个下段则发育成阴道前庭的大部分。

二、生殖系统的发生

生殖系统的发生包括三个部分,生殖腺、生殖管道及外生殖器。人类生殖系统的发生是先形成中性期生殖腺、两套生殖管道及中性期外生殖器。生殖系统向女性方向发展是一种固有的趋势,只有受到胎儿睾丸雄激素的影响才能使其向男性方向发展。

(一)性腺的发育及下降

胚胎3周时就已开始形成性腺,即在卵黄囊尾部的内胚层细胞中可分辨出原始生殖细胞。第6周时出现不能分辨性别的原始生殖性腺,包括外表的皮质和中央的髓质。当胚胎的性染色体为XX时,皮质发育为卵巢,髓质退化;若为XY时,则皮质退化,髓质发育为睾丸。而生殖管道和外生殖器的性别分化又受性腺调节。间质细胞约在胚胎8周时出现,这标志着睾丸发育的开始,而白膜则是判断生殖腺为睾丸的标志。女性胎儿约在10周后才开始发生卵巢特有的皮质,约在16周时形成原始卵泡,原始卵泡由卵原细胞和卵泡细胞构成。在胚胎期卵原细胞可行有丝分裂而使数目增加,但出生后即停止。

生殖腺的位置原在腹腔的后上方。从胚胎发育的第28周开始,睾丸在腹膜下鞘突后移动,通过腹股沟管下降,约在32周时进入阴囊。而女性约在胚胎第12周时,卵巢即从腹后壁下降到骨盆缘稍下方。

(二)生殖管道的发育

胚胎第6周时,不论男女均发育两套生殖管道,即中肾管和副中肾管。中肾管虽是中肾的排泄管道,但中肾退化时则成为男性的生殖管道。两性生殖管道的分化受胎儿性腺产生激素的调控,男性胎儿睾丸产生雄激素使中肾管保留,副中肾管退化;而女性胎儿体内无雄激素,使中肾管退化,而副中肾管则保留。在男性中肾导管发育为附睾、输精管、精囊腺及射精管,尿道前列腺部的内胚层细胞外突形成前列腺,而尿道膜部的内胚层细胞外突形成尿道球腺。在女性中肾导管退化,而副中肾导管则发育为输卵管、子宫及阴道。

(三)外生殖器的发育

胚胎第6周时,尿生殖窦的腹侧产生一个突起,称为生殖结节。第7~8周后开始发生性别分化。第10周时胎儿外生殖器的性别即可以分辨。对男性胎儿,在雄激素的作用下,生殖结节增长发育为阴茎;第12周时包皮形成。生殖结节内的间质分化为阴茎海绵体和尿道海绵体,两侧的生殖突相互合并形成阴囊,表面残留的合并时的痕迹即为阴囊缝。女性外生殖器的发育迟于男性,生殖结节略生长成为阴蒂,左右生殖突形成大阴唇,尿道襞不融合形成小阴唇。尿生殖窦一小部分形成尿道,其余大部分与阴道沟共同形成阴道前庭。

在泌尿及男性生殖系统的胚胎发育过程中,任何缺陷均可导致发生先天性畸形。畸形可发生于单个器官,也可发生于多个器官甚至多个系统。泌尿系统畸形包括肾、输尿管、膀胱和尿道等畸形,其种类较多,包括数量、位置、形状、结构、旋转及血管畸形等。有些畸形可于患儿早年即出现症状,有些则终生无症状而未被发现,或偶然被发现。在男性生殖系统畸形中,则以隐睾最为常见。

第二节 肾脏畸形

临床较为多见的肾脏的先天性畸形包括囊性肾病变、蹄铁形肾、重复肾盂输尿管畸形及输尿管异位开口、孤立肾及肾发育不全、异位肾等。

一、囊性肾病变

肾脏是人体内最易发生囊肿的器官之一,表现为肾囊肿形成的疾病有多囊肾、单纯性肾囊肿、获得性肾囊肿、髓质海绵肾及肾盂旁囊肿等。因此,肾囊性疾病(cystic diseases of the kidney)是具有同一肾囊肿形态特性的多种混杂疾病,可以发生在婴幼儿、青少年、成年和老年患者,并有较高的发病率,如多囊肾在终末期肾衰竭而需做血液透析或肾移植的患者中约占5%～10%。

(一)单纯性肾囊肿

单纯性肾囊肿(simple cysts)是最常见的肾囊性疾病。它通常为单侧和单发,但也有多发和双侧发生。任何年龄均可发病,从婴幼儿到老年,18岁以下发病率较稳定,平均发病率为0.22%,成年人随年龄增大而上升。其发病机制尚未完全阐明,虽属非遗传性先天性疾病,但可能存在常染色体显性遗传性单纯性肾囊肿。

【病理】

单纯性肾囊肿可见于肾脏各个部位,囊肿多向肾表面生长,呈球形或卵圆形,光滑,轮廓清楚。囊肿较大时使肾外形改变,并压迫邻近正常组织,下极囊肿可压迫输尿管引起梗阻、积液和感染;与周围组织可形成粘连,若腹膜粘连可造成手术困难。囊壁薄,内衬单层扁平或立方上皮,外观呈蓝色,一般囊肿为单房,含有清亮琥珀色液体,也可能伴出血、感染。大约5%～6%囊内液体为血性液体,其中约1/3～1/2的病例有囊壁恶性病变。囊肿发生在肾皮质表浅部位,亦可位于皮质深层或髓质,但与肾盂肾盏不相通。

囊肿起源于肾小管,病变起始为肾上皮细胞增殖而形成之肾小管壁囊肿扩大或微小突出,其内积聚了肾小球滤过液或上皮分泌液,与肾小管相通。最终囊壁内及其邻近的细胞外基质重组,形成有液体积聚的孤立性囊,此时不再与肾小管通。

【临床表现】

患者一般无症状,多见于健康检查或患其他疾病时B型超声、CT检查而诊断。囊肿的大小从直径小于1cm到超过10cm,而大多数小于2cm。若直径达4cm时往往引起症状。主要临床表现为侧腹或背部疼痛,以胀痛为主。当出现并发症时症状明显,若囊内大量出血使囊壁实质膨胀,包膜受压,可发生腰部剧痛;继发感染时,除疼痛加重外,还有体温升高及全身不适。囊肿巨大时,可造成腹块。有时会引起高血压。一般不发生血尿,若囊肿压迫邻近肾实质严重则可产生镜下血尿。肾下极囊肿又可造成肾盂、输尿管不完全性梗阻,甚至引起感染。囊肿随时间推延而增大或稳定不变,其大小和位置改变对肾及周围组织会造成继发性的影响,应当引起重视。

【诊断】

囊肿增大时才引起症状,包括腹块、疼痛、高血压、血尿等。根据典型的症状与体征,以及B型超声、CT、磁共振(MR),一般不难做出诊断。

1.B型超声

对肾囊肿诊断有极大的帮助,应作为首选检查方法。典型的B型超声显像为囊肿轮廓清晰,一般为圆形、椭圆形,囊内无回声,远侧囊壁光滑,边界清楚,该处回声增强,并明显大于邻近正常肾实质的传导。当囊壁显示不规则回声或有局限性回声增强时,应警惕新生物的存在,尤其要严格检查邻近囊肿的肾实质,以免遗漏恶性病变。继发感染时囊壁增厚,囊内有稀疏回声,这是由于囊内液体存在炎性颗粒物质或碎屑所致。伴囊内出血时,囊内出现无回声及回声增强的复合型声像图,只有液体介质中的血块才出现回声增强。

2.CT

显像囊肿光滑,呈均匀的圆或椭圆形状,同邻近的肾实质有鲜明的边缘,而实质肿块常不规则。囊肿 CT 值接近于零,其范围在-10～+20HU,此值最高也明显低于正常肾实质的 CT 值(+30～+50HU),在给予造影剂以后肾囊肿之 CT 值无变化。囊肿伴出血或感染时,呈不均质性 CT 值增加。高密度肾囊肿易被误诊为实质性肾癌,密度增高的原因主要取决于囊液蛋白、褐色含铁物及钙盐含量。对于良性高密度囊肿的诊断应具有:囊肿小于 3.0cm;向肾外生长,囊壁部分光整;呈圆形且边缘清楚,密度均匀;重要的是囊肿增强扫描而回声不增强。若囊肿大于 3.0cm 或完全位于肾内的高密度囊肿,诊断不能完全肯定,应手术探查或密切随访。

3.磁共振(MR)

能确定囊液性质,其优势在于能清楚地显示囊肿的位置和与肾组织的关系。

4.囊肿穿刺和囊液检查

当 B 型超声、CT 等不能做出诊断或疑有恶变时,可在 B 型超声引导下穿刺。穿刺的目的有:①证实肿块的非实质性质;②确定含有的液体是澄清的;③排除囊壁上的充盈缺损;④估计不透光的囊肿与在 B 型超声显像和尿路造影上所见到的病变形状和大小是否完全一致。将囊液抽吸,并做细胞学和生物化学检查,如胆固醇、脂质、蛋白、淀粉酶和 LDH 测定,以及双重对比造影,可以注入造影剂和(或)气体,能显示囊壁情况,若囊壁光滑表示无肿瘤存在。囊壁继发肿瘤时,囊液为血性或暗褐色,脂肪及其他成分明显增高;细胞学阳性;瘤标 CA-50 水平增高。囊肿感染时抽出液亦呈暗色、混浊,脂肪及蛋白含量中度增高,淀粉酶和 LDH 显著增高;细胞学检查有大量炎性细胞;囊液培养可找到病原菌。此法的诊断准确性接近 100%。由于 B 型超声、CT 和磁共振成像的应用,大大提高了对肾囊肿诊断的准确性,且又为无创性检查,故囊肿穿刺已少用。

【鉴别诊断】

单纯性肾囊肿需与肾积水、肾盂旁囊肿、肾细胞癌、囊性肾癌及肾外肿瘤等鉴别。

1.肾积水

临床表现可与单纯性肾囊肿类似,但肾积水往往有引起梗阻的病因,易继发感染;急性梗阻时其症状更为明显,如尿路结石所致肾积水,可有肾绞痛、血尿及尿路刺激征等。影像学检查两者显像完全不同,各有其特征,鉴别诊断时可将影像学资料互为补充,一般鉴别不困难。

2.肾盂旁囊肿

是位于肾门的囊肿,严格地说是由肾门部淋巴或其他非实质性组织发生的囊肿。它常为多房性,如同许多小囊肿联结成网深入肾窦内。尿路造影显示肾盏漏斗的伸长和狭窄,肾门旁圆形肿物压迫肾盂肾盏,出现弧形压迫,与肾盂肾盏不相通。B 型超声显像为肾窦内高回声区内出现无回声。CT 显示囊肿的位置,CT 值可区分肾窦脂肪和肾盂。

3.肾细胞癌

以血尿、肿块和疼痛为常见的临床表现,B型超声显像肾外形不规则,病灶回声衰减,其内部有回声;有液化时伴大小不等之无回声暗区,远侧壁因回声衰减不易形成完整光带。CT表现为CT值略低于或接近于正常肾实质,病灶与正常肾实质分界清楚,边界不规则,呈外向性生长,肿瘤坏死液化时可见大小不等的低密度区。

4.囊性肾癌

又称为囊腺癌,其主要病理特点为囊壁和囊间隔覆盖一层或多层肿瘤上皮细胞,肿瘤可呈乳头状生长向囊腔突出,或为囊壁上的癌。囊性肾癌是乏血管肿瘤,B型超声显像反射极少的低回声,甚至表现为无回声。

5.肾错构瘤

又称肾血管肌脂肪瘤,它是含有不同比例脂肪、平滑肌和血管错构瘤的畸形。临床上表现为肾肿块,亦应与肾囊肿鉴别。B型超声显像的声反射最强,CT有特征性表现,显示软组织密度与脂肪密度相混杂的肿块,CT值大约为-20～-80HU。

6.肾母细胞瘤

又称肾胚胎瘤或Wilm瘤,它是儿童最常见的恶性肿瘤。B型超声显像为复合的非实质性声图像,肿块内部呈低回声,有散在的无回声区,少有完好的界限。CT显像出现散在的低衰减区,对比后有不均匀的增强,并能显示解剖学的关系。

7.肾外肿瘤

可推移肾脏,但很少侵犯肾脏和压迫肾盂肾盏。

【治疗】

单纯性肾囊肿是非遗传性肾囊性疾病,又是良性的囊性病变,患者往往无症状。但是,单纯性肾囊肿的病情并不完全相同,何况疾病过程会有多种变化,需要予以不同的处理。无肾实质或肾盂肾盏明显受压,无感染、恶变,输尿管引流通畅,患者无明显症状如腰痛、血尿、高血压等,一般不予以治疗,可以等待观察,采取B型超声检查,定期随访。若怀疑囊肿有恶性病变如囊腺癌、肾细胞癌,应尽早手术探查和切除。若有继发感染,由于抗生素能穿透囊壁进入囊腔,应采用广谱抗生素治疗或介入超声实施穿刺引流。在治疗无效时,可考虑开放手术。介入超声治疗肾囊肿在我国已逐步开展。过去曾采用经皮穿刺抽吸囊肿液体,有近期短暂的效果,复发率为30%～78%,有时囊肿反而增大,并有一定的并发症,目前不再主张以此作为治疗方法。囊肿去顶减压术在我国各地早已开展。开放性手术的适应证,一般认为囊肿直径4cm以上,肾实质或肾盂肾盏明显受压,或下极囊肿压迫输尿管导致梗阻,患者有明显症状,可以考虑采用囊肿去顶减压术治疗。据报道开放性手术的治愈率100%,但有一定的并发症。腹腔镜囊肿去顶减压术获得优良的疗效,且安全、创伤小、痛苦少、恢复快,被公认为是腹腔镜规范化治疗病种。采用腹腔镜技术做肾囊肿去顶减压有经腹腔和经后腹腔2种途径。

(二)多囊肾

多囊肾(polycystic kidney disease)是肾囊性疾病中最常见的一种,它属遗传性疾病。在1888年此病首次被描述。据尸体解剖检查表明,其发病率约为1/500,且仅1/6的患者在生前因有症状而被发现。另据报道,长期血液透析患者中约10%、肾移植患者中约5%为多囊肾。

根据遗传学研究,多囊肾分为常染色体显性遗传性多囊肾(ADPKD)和常染色体隐性遗传性多囊肾(ARPKD)两类,叙述如下。

1.常染色体显性遗传性多囊肾(ADPKD)

常染色体显性遗传性多囊肾又称成人型多囊肾,是常见的多囊肾病,其发病率约为 1/500～1/1000。由于分子遗传学的发展,对本病的认识日益深入;由于早期发现、早期诊断和治疗,以及降压药、新抗生素的应用,大大改善了预后,并提高了患者的生活质量和延长了生存期。

(1)遗传学特点:ADPKD 为常染色体显性遗传,外显率为 100%,其特点是具有家族聚集性,男女均可发病,两性受累机会均等,连续几代均可出现患者,每个子代均有 50% 机会由遗传获得病理基因。ADP-KD 的致病基因有两个位点,即 16 号染色体短臂 1 区 3 带的第 3 亚带和 4 号染色体长臂 1 区 3 带的第 23 亚带。部分 ADPDK 患者无明显家族史,可能与基因突变、环境和流行病学因素强烈影响致使 ADPKD 形成基因的表达有关。

(2)病理:大多数患者的病变在胎儿时期已存在,随时间推延而逐渐长大,常在成年时才出现症状。通常病变呈双侧性,但病变程度可有不同。其病理特征为全肾布满大小不等、层次不同的囊肿,自米粒大小至直径数厘米不等。大多数在囊肿之间仍可辨认较正常肾实质存在。剖面难以辨认乳头和锥体,肾盂肾盏明显变形,囊内有尿样液体,出血或感染时呈不同外观。光镜下发现囊肿间有肉眼不能见到的正常组织,以及继发性肾小球硬化、肾小管萎缩或间质纤维增殖。囊壁上皮多呈低立方细胞。透视和扫描电镜检查显示囊壁为单纯简单上皮,细胞缺乏尖的微绒毛,含有少量线粒体和其他细胞器。

由于囊肿上皮细胞增殖、细胞分泌功能改变以及囊肿周围组织受损等使囊肿呈进行性增大,这样会使肾实质受压、并发症发生,造成功能性肾实质日益减少,最终导致终末期肾衰竭。

(3)临床表现:ADPKD 是多系统全身性疾病,其病变除肾脏外,可有心血管系统、消化系统及其他系统异常。典型的 ADPKD 症状出现于 30～50 岁,包括镜下或肉眼血尿、疼痛、腹块、胃肠道症状及高血压等。临床表现与其严重程度差异较大,应引起重视。

1)疼痛是最常见的早期症状,疼痛多为腰背部或胁腹部胀痛、钝痛或肾绞痛。因肾脏内囊肿增大、囊内急性出血或输尿管梗阻所致,如有囊内出血或并发感染可使疼痛加剧,血块或结石阻塞输尿管时则可有肾绞痛。

2)血尿 1/4～1/2 的患者病史中有血尿,程度不一。严重时血块可以堵塞输尿管。结石、感染是引起血尿的主要原因。但是 50 岁以上患者出现血尿时,应注意同时发生恶性肿瘤的可能。

3)感染 1/2～2/3 患者会发生尿路感染,女性居多。感染发生于肾实质或囊肿内,一般为单侧性,表现为体温升高、寒战、腰痛、尿路刺激症状。

4)伴有结石者并不少见,约 1/5 患合并肾结石,钙盐和尿酸盐结石均可发生。尿枸橼酸水平下降、感染因素存在都与结石形成有关。

5)腹块为主要体征,体检时可触及一侧或双侧肾脏,呈结节状。单侧者占 15%～30%,双侧者占 50%～80%,单侧者并非没有疾病,只是一侧病理发展缓慢。

6)高血压为部分患者首发症状,约 60% 以上患者在肾功能损害发生之前早已出现高血压。其发生与肾内缺血和肾素-血管紧张素-醛固酮系统的激活有关。高血压会引起肾功能损害、心脏疾病及颅内出血等,这些因素影响其预后。

7)急性肾功能损害与失水、感染、梗阻等诱发因素有关。慢性肾衰竭其病情表现与其他肾病所致类似,但一般无贫血,全身状况较好。血液透析的治疗效果较好。

(4)并发症

1)其他脏器囊肿:可见于肝、胰、脾、肺等处,以肝囊肿为最常见。囊肿的发生率达30%~40%,反之,所有的肝囊肿患者中亦约有一半同时有多囊肾。肝囊肿可为单个或多个,局限于一叶或分布全肝,大小不一。囊壁多衬以单层立方上皮,囊液淡黄澄清,不含胆汁。囊腔基本上不与胆管系统相沟通。肝功能不受影响。10%患者有胰腺囊肿,5%左右有脾囊肿,结肠憩室的发生率为38%,有结肠憩室者死亡率高。肾移植时应注意这一情况,并及时处理。

2)心脑血管病变:除高血压外,可伴发左心室肥大、二尖瓣脱垂、主动脉瓣闭锁不全、颅内动脉瘤等疾病。伴发颅内动脉瘤的患者约4%~16%。患者有心悸、胸痛,应注意听诊及做超声心动图、动脉造影等以明确诊断。

(5)诊断:多囊肾患者多见腰背或胁腹部疼痛、血尿、腹块等,做B型超声、静脉尿路造影而被发现病变。如有家族史、高血压、肾功能损害及伴有多囊肝、胰腺囊肿、颅内动脉瘤等,诊断并不困难。进一步明确诊断依赖于实验室和影像学检查。

1)尿常规:患者早期尿常规无异常,中、晚期时有镜下血尿,部分患者出现蛋白尿,伴结石和感染时有白细胞。

2)尿渗透压:测定最大尿渗透压测定是肾功能受损的敏感指标,与肾功能不全程度一致。当囊肿数目增多,肾脏增大,无囊肿肾实质比例减少时,肾浓缩功能受损更加明显。

3)血肌酐测定:随着肾代偿能力的丧失,血肌酐呈进行性升高。

4)影像学检查:B型超声可清晰显示双肾增大,并存在许多液性暗区。若囊肿太小,也会见到无数异常的小回声复合体布满肾实质。

尿路平片显示肾影明显增大,外形不规则。如囊肿感染或肾周围炎,肾及腰大肌影像不清晰。静脉尿路造影显示肾盂肾盏受压变形,形态奇特呈蟹爪状,肾盏扁平而宽,盏颈拉长变细,常呈弯曲状。

CT显示双肾增大,外形呈开花样改变,有相当多充满液体的薄壁囊肿,其CT值与水相同,且无对比增强。大囊肿明显而突出,非常小的囊肿可能由于部分容积效应,而引起诊断上的困难。成人型多囊肾患者约1/4~1/3能发现肝囊肿,偶尔见到脾、胰腺囊肿。

在鉴别诊断上,B超和CT区别囊性和实质性占位有重要的意义。逆行尿路造影及其他泌尿道内器械操作易引起感染,应尽量避免。

(6)鉴别诊断

1)肾积水:临床上双肾积水虽亦可导致双侧腰痛、腹块以及肾功能损害,但B型超声和静脉尿路造影显像完全不同于多囊肾,可以明确诊断。

2)肾肿瘤:双肾肿瘤在临床上少见,静脉尿路造影显示为肾占位,往往肿瘤居肾脏一极,不像多囊肾的囊肿广泛分布,总肾功能常无异常,B型超声显像和CT可以明确区分囊性与实质性占位。

3)肾错构瘤:静脉尿路造影难以正确判断,但双侧肾错构瘤约占50%以上,有多发性的特点。典型的病例不难被 B 超或 CT 所诊断,同时存在结节性脑硬化者,对诊断有提示作用。而遗传性斑痣性错构瘤具有视网膜和小脑先天性血管瘤病、胰腺囊肿或肿瘤,可伴发双肾多发性囊肿或腺癌,其各种临床表现及 B 型超声、CT 显像等均有助于鉴别。

(7)治疗:应采用对症及支持疗法,主要是控制高血压和预防感染。早、中期多囊肾患者可采用囊肿去顶减压手术。对肾衰竭终末期患者可考虑长期透析,晚期多囊肾患者有条件的应做同种异体肾移植。

2.常染色体隐性遗传性多囊肾(ARPKD)

常染色体隐性遗传性多囊肾(ARPKD)又称婴儿型多囊肾,此型并不多见。系常染色体隐性遗传疾病,可同时见于兄弟姐妹中而父母则无表现。多数在生后不久死亡,极少数较轻类型的患者可存活至儿童期或成年。

(1)遗传学特点及分型:ARPKD 是常染色体隐性遗传性疾病,其致病基因位于第 6 号染色体。Blyth 和 Ochenden(1971 年)将 ARPKD 分为四种类型。

1)围生期型:围生期时已有严重的肾囊性病变,90%集合管受累,并有少量门静脉周围纤维增殖。死亡于围生期。

2)新生儿型:出生后 1 个月出现症状,肾囊肿病变累及 60%集合小管,伴轻度门静脉周围纤维增殖。几个月后由于肾衰竭而死亡。

3)婴儿型:出生后 3～6 个月出现症状,肾囊性病变累及 25%肾小管,表现为双肾肿大,肝脾肿大伴中度门静脉周围纤维增殖。于儿童期因肾衰竭死亡。

4)少年型:肾损害相对轻微,仅有 10%以下的肾小管发生囊性变,肝门静脉区严重纤维性变。一般于 20 岁左右因肝脏并发症、门静脉高压死亡,偶见肾衰竭。

(2)临床表现:因发病时期及类型而不完全相同,起病极早,出生时即肝、肾明显肿大,腹部膨胀。肾体积相对巨大,质硬,表面光滑。在新生儿期常因巨大的肝、肾妨碍横膈活动造成呼吸困难而死亡。有时也伴有肺发育不全。肾衰竭也是此阶段死亡的原因。婴儿期除肾病程度进展外,常有贫血、肾性胃萎缩和高血压,生长发育不良。少年期临床上出现门静脉高压,肝功能不全和食管、胃底静脉曲张明显。继发于门静脉高压的脾肿大和脾功能亢进表现为白细胞、血小板减少和贫血。有时伴有肝内主要胆管扩张(Caioli 征)。

(3)诊断与鉴别诊断:通过病史、体检及影像学检查,一般均能做出诊断,其中当怀疑 ARPKD 时,应仔细询问三代家族史,应符合常染色体隐性遗传的特点。

B 型超声显像围生期型子宫内羊水过少,对胎儿和新生儿显像为增大的肾脏,呈均质的高回声,尤其与肝回声比较更明显。正常新生儿肾、肝内回声相同。随时间延长,肾功能损害加重,ARPKD 肾脏会缩小,而不是增大。静脉尿路造影延迟显像肾影,而肾盏、肾盂、输尿管不显影。应与双肾积水、多囊性肾发育异常、先天性肝纤维增殖和肾母细胞瘤(又称 Wilm 瘤)鉴别。双肾积水在儿童常因肾、输尿管、膀胱或尿道畸形为多见。多囊性肾发育异常不伴有肝病变;先天性肝纤维增殖症无肾病变;而 Wilm 瘤大多为单侧,双侧仅占 5%～10%,肾功能存在,B 型超声显像表现为不均质肿块,髓质为低回声。为进一步明确诊断可 CT 证实。

(4)治疗:至今无特殊治疗方法,预后极为不良。出现高血压及水肿时应限制钠盐摄入,应用降压药、襻利尿剂如呋塞米(速尿)等。门静脉高压症引起上消化道出血常危及生命。由于肾功能不全和感染,不宜施行引流术。由于肾、肝同时损害,血液透析和肾移植往往亦不能达到预期的治疗效果。

二、蹄铁形肾

蹄铁形肾指双侧肾在中线处通过肾实质或纤维组织相连形似蹄铁而得名,相连处称为峡部,在人群中的发生率为0.25%。是肾融合畸形中最为常见的疾病。95%的蹄铁形肾是在下极相连,少见上极相连者。两肾的融合发生在沿长轴旋转及向上迁徙过程中,脐动脉及髂总动脉位置的轻微改变,就能改变肾的移动方向而导致双肾的接触和融合。蹄铁形肾可单独发生或伴发其他尿路畸形(如囊性肾病变、重复输尿管、尿道下裂)及其他系统畸形(如骨骼、消化道或心血管畸形等)。

蹄铁形肾可在任何年龄段因出现症状而被发现,男女发病之比为2:1。双肾位置略低于正常,一般位于L3~L4椎体水平,肠系膜下动脉自腹主动脉分叉处;也可位于骶骨隆突水平或盆腔内膀胱后侧。肾长轴呈外上至内下方向,双侧长轴形成倒"八"字形或垂直向。峡部一般位于大血管前方,偶有位于动静脉间或大血管后。因肾旋转异常,肾蒂及肾盂朝向腹侧,使肾盂及输尿管跨越峡部前方垂直向下。肾盏指向背侧,但数量正常。正常肾下盏位于输尿管外侧,但蹄铁形肾患者肾下盏则位于输尿管内侧。由于输尿管在峡部前方下行易形成成角畸形,故蹄铁形肾易继发双肾积水。输尿管膀胱开口位置正常。蹄铁形肾峡部常有自身的血液供应,可直接来源于肾动脉、腹主动脉及肠系膜下动脉等。

患者的临床表现常缺乏特异性,主要为定位不确定的腹部疼痛,可向下腰部放射,并伴有胃肠道症状,但约1/3左右的患者无明显临床症状。当脊柱过伸时,由于峡部压迫后方的神经可导致腹痛、恶心及呕吐。部分患者可继发尿路梗阻、感染及结石等。明确诊断主要依据影像学检查,如静脉肾盂造影(IVU)及CT等。IVU示双肾位置略低于正常,双肾长轴呈倒"八"字形或垂直向,肾盂朝向前方,而肾盏朝向后方,肾下盏位于同侧输尿管内侧。B超及CT检查示双肾于峡部相连。文献报道,蹄铁形肾峡部组织发生肿瘤的易感性增加,可能与胚胎因素有关。对蹄铁形肾的治疗一般认为,当继发梗阻、感染、结石及肿瘤时应行手术治疗,若无明显症状及继发病变,可不予处理。手术应切除峡部,解除对血管神经的压迫及输尿管因峡部而向前的抬高和成角畸形,保持输尿管引流通畅。

三、重复肾盂输尿管畸形及输尿管异位开口

重复肾盂输尿管是较为常见的畸形,包括完全性与不完全性两种。完全性重复指一侧或双侧输尿管全长重复,输尿管可分别开口于膀胱或尿道等部位。而不完全性重复指一侧或双侧输尿管部分重复、汇合后共同开口于膀胱。单侧重复较双侧多6倍。完全重复时,上输尿管口位于下内侧,而下输尿管口位于上外侧。上半肾一般较下半肾为小,仅为后者一半左右。上半肾有梗阻,临床多见上半肾积水。重复肾盂输尿管畸形多是偶然发现,常无明显临床症状,合并感染和结石后方出现临床症状。

若重复的输尿管开口于膀胱以外则称为输尿管异位开口,女性多见。男性多位于后尿道和精囊,女性多位于尿道、前庭和阴道。临床表现取决于输尿管异位开口的位置,对男性而言若开口于尿道外括约肌近端,则无尿失禁;若开口于尿道外括约肌远端,则有尿失禁。对女性而言若开口于前庭和阴道,则有持续漏尿,但患者可有间断自行排尿。

重复肾盂输尿管畸形可行静脉肾盂造影确诊,同时伴有输尿管开口异位时 IVU 可间接提示异位开口的位置。对女性患者应仔细检查前庭、阴道及尿道外口,明确开口位置。可经异位开口插管行逆行造影而进一步明确诊断。重复肾盂输尿管畸形的治疗应视重复肾有无积水、感染及功能丧失情况而定,对于上肾严重积水、功能不良的患者,可行上半肾切除术。对于异位输尿管开口,上肾无明显积水、功能良好的患者,可做患侧异位输尿管膀胱再吻合术或与同侧输尿管行端侧吻合术。

四、孤立肾和肾发育不全

先天性孤立肾指出生时一侧肾缺如。肾发育不全指出生时肾结构及功能的异常。系由于在胚胎发育处于前肾阶段时,位于体腔背外侧的生肾结及来自 Wolffian 管的输尿管芽的相互依赖障碍及发育不全所致。

先天性孤立肾患者,如对侧肾发育正常则无临床症状,常因其他原因接受检查时才被发现。单侧肾发育不全的患者如无继发性疾病如结石、积水等,也常无临床症状。其相对较为常见,可引起高血压等继发症状。B超、CT及静脉肾盂造影等影响学检查能够明确诊断。在处理一侧肾疾病时,应明确一个基本原则,即必须首先明确对侧肾是否存在及功能如何,避免出现患者为先天性孤立肾或对侧肾虽存在,但因先天性或后天继发性疾病导致其功能完全丧失,从而盲目切除该侧肾。如经检查发现上述情况应及时告知患者,注意自身保护以免造成损伤。若无症状及并发症,发育不全的肾一般无需处理。先天性双侧肾均不发育临床非常罕见,常是 Potter 综合征的一部分,一般出生后仅能存活 24～28 小时。

五、异位肾

异位肾指肾在发生发展过程中因各种原因未到达正常位置。依据肾停留部位不同可分为交叉异位肾、腰部异位肾、腹部异位肾及盆腔异位肾等。异位肾大多发育较差,输尿管短,伴旋转不良,可有迷走血管,常有继发肾积水。当继发感染、结石或压迫临近器官时可引起临床症状。常见的症状为腰痛、腹痛,患者因此就诊而发现异位肾。很多患者无明显临床症状,而因其他原因进行检查时偶然发现。部分患者腹部体检时可触及包块,按压有不适感,行静脉肾盂造影或增强CT检查时可确诊。异位肾由于其位置异常,常位于腹部或盆腔,易于其他科就诊时误诊为肿瘤而予以切除。因此在腹部或盆腔肿瘤的鉴别诊断中,应注意是否存在该畸形。异位肾患者若无明显临床症状及并发症,通常无需手术处理。如继发结石、积水等而需手术时,需注意了解患侧输尿管及肾血管是否存在畸形,避免术中损伤。同时应明确患肾及对侧肾形态及功能隋况,以备如术中发现异位肾继发病变严重需切除患肾的情况。

第三节 输尿管畸形

一、输尿管膨出

是指输尿管末端在膀胱黏膜下呈囊状扩张突向膀胱,使输尿管口失去正常形态,常呈针孔状。大小差别很大,直径从 1～2cm 到几乎占据全膀胱;囊肿的外层是膀胱黏膜,内层为输尿管黏膜,两者之间为菲薄的输尿管肌层。

其形成是源于输尿管芽管腔延迟开放;按其位置可分为单纯性输尿管膨出,囊肿完全位于膀胱腔内,输尿管口较正常略有偏移;如输尿管膨出部分位于膀胱颈或尿道,则称异位输尿管膨出。单纯性输尿管膨出多并发于单一输尿管,囊肿较小,多见于成人,又称成人型,对上尿路影响较小。异位输尿管膨出多较大,常合并重复肾双输尿管畸形,下肾部的输尿管穿越膀胱肌层,开口于膀胱三角区。带有囊肿的上输尿管经黏膜下层,开口于膀胱颈或后尿道,引起尿路梗阻。故上肾部多发育不全、发育不良乃至积水性萎缩并有肾盂肾炎等改变。

【临床表现】

异位输尿管膨出是女孩严重下尿路梗阻中最多见的原因。小儿多于生后数月内就有尿路感染,女孩的输尿管膨出可间歇地从尿道脱出,不常见尿潴留,但当异位输尿管膨出经膀胱颈脱出时,可有尿潴留。女孩因大的异位于尿道的输尿管膨出使外括约肌松弛及降低其有效率,故可有些尿失禁。

【诊断】

异位输尿管膨出,常并发肾部发育不良,无功能或功能很差,故放射线所见是它对同侧或对侧肾、输尿管影响的情况。大的异位输尿管膨出不但引起下肾部输尿管梗阻,也同样影响对侧。更常见输尿管膨出歪曲了同侧下输尿管口,使下肾部的黏膜下输尿管段变短而发生反流。

静脉尿路造影所见同于输尿管口异位,但上肾部更扩张、积水或不显影,膀胱颈部有圆形光滑的充盈缺损。有时膨出局部壁过薄凹入似呈分叶状,但与膀胱横纹肌肉瘤的多发不规则充盈缺损不同。

用稀释的造影剂做排尿性膀胱尿道造影,可观察有无反流,排尿时输尿管膨出是否被压缩,及其后有无逼尿肌支持,呈膀胱憩室样。

单纯性输尿管膨出,可因膨出内并发结石而有血尿。静脉尿路造影因肾功能良好,可见膀胱内有圆形充药的输尿管膨出及菲薄的膨出壁。

【治疗】

输尿管膨出的治疗常需个别化。对于小的单纯性输尿管膨出,如无症状,也不引起尿路梗阻,就不需要治疗。绝大多数输尿管膨出,其上半肾因受压积水、感染,功能不良,则须做患侧上半肾切除。如术后仍有症状再处理输尿管膨出。如经内腔镜单纯切开异位输尿管膨出或做膨出去盖术,则术后多有膀胱输尿管反流,须再切除患侧上半肾。对于肾功能良好的单一输尿管膨出可经内腔镜用3FBugbee电极刺入,或做膨出切除、输尿管膀胱再吻合术。并有双输尿管的可做输尿管肾盂吻合术或上输尿管与下输尿管的端侧吻合术。

二、输尿管口异位

多见于女性。异位输尿管口可位于泌尿系或生殖管道,如开口于三角区与膀胱颈间则不产生症状;如开口于膀胱颈远侧可致梗阻、反流,在女性可有尿失禁。

女性输尿管口异位于前庭附近约占1/3,位于阴道者占25%,罕见开口于宫颈及子宫。男性则位于前列腺尿道者占半数,位于精囊者约1/3,其他可位于输精管或射精管、附睾。输尿管口异位于直肠是很罕见的。

双侧输尿管口异位约占 7.5%～17%，有些是单肾并输尿管口异位；一侧输尿管口异位，对侧是重复畸形并不少见。异位输尿管口距正常位置愈远，相应肾发育也越不正常。

【临床表现】

男性常无症状，除非有梗阻或感染，由于持续有小量尿流入后尿道，可能有尿频、尿急。如输尿管口异位于生殖道，可有前列腺炎、精囊炎、附睾炎。如系单一输尿管，膀胱镜检查可见患侧三角区不发育，膀胱底后外侧常被其下扩张的输尿管抬高，而其内扩大膨出的输尿管酷似异位输尿管膨出。

女性约半数有尿失禁，表现为正常分次排尿及持续滴尿。如尿储存于扩大的输尿管中，则患者于仰卧时不遗尿，但站立时则有尿失禁。女性有尿失禁是因异位输尿管口位于括约肌的远侧。输尿管口位置愈高，尿失禁愈轻，但常有梗阻，这是由于输尿管跨过膀胱颈的肌肉受挤压所致。较高位的异位输尿管口中 75% 有膀胱输尿管反流，也就是既反流又梗阻，常并发感染，多见于幼儿。小婴儿也可因梗阻出现腹部肿物。

【诊断】

诊断女性输尿管口异位有时很容易，有时却很困难。如并发重复肾双输尿管时，静脉尿路造影，功能良好的下半肾常显示向外下移位。仔细检查女性外阴，有时可在尿道口附近找到间断滴尿的异位输尿管口，自此插入导管做逆行造影可确诊。但造影常有困难，一方面由于管口难找，其次导管难插入狭窄的开口。静脉注射靛胭脂罕有帮助，这是因为病肾欠缺足够的浓缩能力。假如是单一输尿管，病肾常无功能，尤以异位肾或交叉异位及融合时诊断困难，应用超声检查在膀胱后寻找扩大的输尿管可有帮助。膀胱镜及阴道镜有时可协助寻找异位输尿管口。

【治疗】

根据肾功能决定，如单一输尿管开口于生殖系，肾功能常严重丧失，则做肾、输尿管切除。如异位开口于膀胱颈或尿道，肾功能常较好，则做输尿管膀胱再吻合术。如并发重复肾，上肾部功能丧失，做上半肾切除。罕见的情况是上半肾尚有功能，则做上输尿管与下肾盂吻合或将上输尿管与下输尿管吻合；也可做双输尿管膀胱再吻合。

双侧单一输尿管口异位，如输尿管口位于尿道，则膀胱三角区及膀胱颈均发育差。多见于女性，患者有完全性尿失禁。静脉尿路造影及排尿性膀胱尿道造影可以诊断。可试做重建手术，包括输尿管膀胱再吻合，用肠管扩大膀胱及 Young-Dees-Leadbetter 膀胱颈重建术。如仍不能控制排尿，可考虑做以阑尾为输出道的可控性尿路改流术（Mitrofanoff 术）。

第四节　膀胱畸形

一、重复膀胱

有完全性与不完全性重复。一般说完全性重复，左右并列，在男性 90% 有双阴茎，在女性则有双子宫、双阴道。约 40%～50% 患者有肠重复，而腰骶椎也可能重复。

部分重复可能是矢状面或冠状面分隔,各连一输尿管,共同连一尿道。此外尚有葫芦形或多房性膀胱。

本症多合并上尿路或其他器官畸形,而致产或生后不久死亡。但也有重复膀胱无症状被偶然发现或因合并其他尿路畸形继发感染、结石经尿路造影而被诊断的。

二、膀胱憩室

本症是由于先天性膀胱壁局限性薄弱,加以下尿路梗阻,膀胱内压上升,使膀胱壁自分离的逼尿肌束之间突出而形成憩室。但也有先天性巨大憩室不并发尿路梗阻者。

膀胱憩室多见于男性,多为单发性,以位于输尿管口附近者最常见,憩室增大时,输尿管口就被包括在憩室内而发生反流。做排尿性膀胱尿道造影时发现平日小的膀胱憩室于排尿时显著增大,当排尿终了时,其内容又回入膀胱,呈假性剩余尿。另一型膀胱憩室位于顶部,大概与脐尿管消失不全有关。

治疗:主要是解除下尿路梗阻,控制感染。如憩室巨大,压迫膀胱颈及尿道须切除。而输尿管口邻近憩室或在憩室内造成严重反流,须做防反流的输尿管膀胱再吻合术并修复输尿管口膀胱部的肌肉缺损。

三、脐尿管畸形

在胚胎长达 40~50mm 时,泌尿生殖窦分为两部分,上方膨大部分演化成膀胱,其下段管形部分形成尿道。膀胱顶部扩展到脐部,与脐尿管相互固定。随着胚胎的逐渐长大,膀胱沿前腹壁下降。在此下降过程中,自脐有一细管即脐尿管与膀胱相连,以后退化成一纤维索。若脐尿管完全不闭锁,则在胎儿出生后膀胱与脐相通称脐尿管瘘。若脐尿管两端闭锁,而中段有管腔残存,则形成脐尿管囊肿。如果脐尿管只在一端闭锁,则形成脐窦或膀胱顶部憩室。

(一)脐尿管瘘

多见于男性,表现为脐部瘘口被覆黏膜或皮肤,不断有清亮尿液渗出。静脉注射靛胭脂或从尿道导管将亚甲蓝注入膀胱,可见染色尿液自脐部漏出。

本症应与卵黄管未闭、脐茸鉴别。经瘘口注入造影剂照侧位像,以判断造影剂进入膀胱还是小肠。膀胱造影在脐尿管瘘患者可见造影剂从膀胱顶上达脐部。

如无下尿路梗阻,则可手术闭合瘘管。

(二)脐尿管囊肿

多见于男性,囊肿位于脐下正中,介于腹横筋膜与腹膜间。小者无明显症状,大者可引起腹疼及肠道压迫症状。囊肿可继发感染。腹侧位平片显示前腹壁与囊肿间无肠曲存在。膀胱造影可显示膀胱顶部有受压现象。治疗为切除囊肿,如继发感染形成脓肿,应先切开引流,待炎症消退后再行切除。

四、泄殖腔外翻

约 200 000 个出生儿中有 1 例。患儿常早产。在外翻组织中,中间是肠黏膜,两侧是膀胱黏膜,其上缘相连如蹄铁形,并有各自的输尿管,外翻的肠管似盲肠。本症最常合并脊柱裂及双下腔静脉。

第五节 尿道畸形

一、尿道瓣膜

(一)后尿道瓣膜

后尿道瓣膜是男童先天性下尿路梗阻疾病中最常见的。Ymmg 于 1919 年首先详细描述了本症,并做了合理的分型。国内施锡恩与谢元甫(1937)曾报道 5 例后尿道瓣膜症。黄澄如等(1987)报道了国内例数最多的后尿道瓣膜症。

【病理及胚胎学】

后尿道瓣膜可分为三型。Ⅰ型最常见,占引起梗阻瓣膜的 95%。其形态似一对大三角帆发自精阜的远端,走向前外侧膜部尿道,两侧瓣膜会合于后尿道的背侧中线,中央仅留一孔隙。可逆行插入导尿管,但排尿时,瓣膜向远端膨大突入膜部尿道,甚至可达球部尿道,造成梗阻。瓣膜的组织结构为单一的膜性组织。病因不太清楚,可能是尿生殖窦发育不正常或中肾管迁移的遗迹异常。Ⅱ型瓣膜从精阜走向后外侧膀胱颈,一般认为该型不造成梗阻。Ⅲ型占梗阻性后尿道瓣膜的 5%。该类瓣膜位于精阜远端呈环状隔膜样,中央有一孔隙。同Ⅰ型瓣膜一样不影响插管,但造成排尿困难。Ⅰ、Ⅲ型瓣膜的病理构成不同,但临床表现、治疗方法及预后均无明显差别,甚至尿道镜检查也难区分。

【病理生理】

后尿道瓣膜于胚胎形成的早期就已出现,可引起泌尿系统及其他系统的发育异常及功能障碍。

1. 肺发育不良

患后尿道瓣膜的胎儿因肾功能差,排尿少,导致羊水减少,从而妨碍胎儿胸廓的正常活动及肺在子宫内的扩张,造成肺发育不良。生后患儿常有呼吸困难、呼吸窘迫综合征、气胸及纵隔气肿。患儿多死于呼吸衰竭。有肺发育不良的患儿死亡率达 50%。

2. 肾小球、肾小管异常

因尿路梗阻、反流使肾曲管内压力增高造成肾发育不良,破坏肾的集合系统,造成肾小管浓缩功能障碍。另外反复泌尿系感染也使肾小球滤过率降低。

3. 膀胱输尿管反流及肾积水后尿道瓣膜合并

膀胱输尿管反流者占 40%~60%。其原因是膀胱内压力增高,使输尿管口抗反流机制失调;输尿管口周围有憩室形成也是反流的另一原因。膀胱输尿管反流易发生反复泌尿系感染,导致肾瘢痕、远期高血压、肾衰竭等并发症。后尿道瓣膜多合并不同程度的肾积水、输尿管扩张,其原因除膀胱输尿管反流外,还有因膀胱内压力增高,上尿路引流不畅。

4. 膀胱功能异常

后尿道瓣膜患者中 25% 以上有不同程度的膀胱功能异常。主要表现为尿失禁。可能因为膀胱肌肉收缩不良、膀胱顺应性差、膀胱颈肥厚等造成排尿困难,也可能是膀胱容积小、膀胱括约肌收缩功能差引起。即使切除了后尿道瓣膜后,相当一部分患者膀胱功能异常仍无好转。青春期后很多患者的尿失禁会减轻或消失。

【临床表现】

由于年龄和后尿道瓣膜梗阻的程度不同,临床表现各异。新生儿期可有排尿费力、尿滴沥,甚至出现急性尿潴留。有时可触及胀大的膀胱、积水的肾、输尿管,即使膀胱排空也能触及增厚的膀胱壁。如合并肺发育不良可有呼吸困难、气胸。腹部肿块或尿性腹水压迫横膈也可引起呼吸困难。因尿路梗阻引起的尿性腹水占新生儿腹水的40%。尿性腹水多来自肾实质或肾窦部位的尿液渗出。婴儿期可有生长发育迟缓、营养不良、尿路败血症。学龄儿童多因排尿异常就诊。表现为排尿困难、尿失禁、遗尿等。

【诊断】

产前超声检查可于胎儿期检出后尿道瓣膜,其特点为:①常为双侧肾、输尿管积水;②膀胱壁增厚;③前列腺尿道长而扩张;④羊水量少。如能于产前诊断后尿道瓣膜可尝试宫内手术,做膀胱尿液引流,防止肾功能进一步恶化,减轻肺发育不良。

产后诊断除临床表现外,排尿性膀胱尿道造影(VCUG)、尿道镜检最直接可靠。VCUG见前列腺尿道长而扩张,梗阻远端尿道极细;膀胱边缘不光滑,有小梁及憩室形成。40%~60%合并膀胱输尿管反流。尿道镜检常与手术同期进行。于后尿道清晰可见瓣膜从精阜两侧发出走向远端,于膜部尿道呈声门样关闭。另外静脉尿路造影、肾核素扫描可了解上尿路形态及肾功能。对合作的患儿做尿流动力学检查,了解有无膀胱功能异常。术前术后测定尿流率可明确尿路梗阻解除情况。

【治疗】

后尿道瓣膜患者的治疗原则是纠正水电解质失衡,控制感染,引流及解除下尿路梗阻。若患者营养情况差,感染不易控制,需做膀胱造口或膀胱造瘘引流尿液。极少数患者用以上方法无效,需考虑输尿管皮肤造口或肾造瘘。一般情况好转及大部分患儿均可用尿道镜电切瓣膜。电切瓣膜后应定期随访,观察排尿情况,有无泌尿系感染及肾功能恢复情况。小儿一般情况改善较快,但膀胱形态及功能恢复要慢得多,而扩张输尿管的恢复更慢。后尿道瓣膜的并发症如膀胱输尿管反流、膀胱输尿管连接部梗阻,在术后观察无明显好转,仍有严重泌尿系感染可经手术治疗。对膀胱功能异常也应定期复查。

【预后】

早期诊断、早期正确治疗是关键。后尿道瓣膜合并肾发育不良的肾功能很难恢复。一般认为合并尿性腹水、巨大膀胱憩室、一侧重度输尿管反流的患者往往因尿液有了相对的缓冲而保护了肾脏(或其中一侧肾脏),所以预后较好。1岁以内患者,血肌酐在 $88\mu mol/L$ 以下或血肌酐在术后2年内恢复正常的预后好。患者的病情恶化表现为蛋白尿、高血压及持续血肌酐升高,这种患者的最终治疗是血透析或肾移植。

(二)前尿道瓣膜及憩室

先天性前尿道瓣膜是男性患儿中另一较常见的下尿路梗阻,可伴发尿道憩室。本病较后尿道瓣膜少见。

【病因与病理】

前尿道瓣膜及憩室形成的胚胎学病因尚不明确,有可能是尿道板在胚胎期某个阶段融合不全,也可能是尿道海绵体发育不全使局部尿道缺乏支持组织,尿道黏膜因而向外突出。前尿道瓣膜一般位于阴茎阴囊交界处,两侧瓣膜从尿道背侧向前延伸于尿道腹侧中线会合。同后尿道瓣膜一样不妨碍导尿管插入,但阻碍尿液排出,造成近端尿道扩张,有的伴发尿道憩室。尿道憩室一般位于阴茎阴囊交界处的阴茎体部,分为2种:①广口憩室,远侧唇构成瓣膜,引起梗阻;②有颈的小憩室,多不造成梗阻,但可并发结石而出现症状。

前尿道瓣膜梗阻造成的泌尿系统及全身其他系统的病理生理改变与后尿道瓣膜相同。多数病例不像后尿道瓣膜那么严重。

【临床表现】

患儿有排尿困难,膀胱内大量残余尿。憩室被尿液充盈时,可于阴茎阴囊交界处出现囊性肿物,排尿后用手挤压肿物有尿排出。若伴发结石可被触及。其他表现与后尿道瓣膜相同。

【诊断】

除病史查体外,泌尿系平片观察有无结石,静脉尿路造影了解上尿路情况,尿动力学检查了解尿道梗阻情况及有无膀胱功能异常。排尿性膀胱尿道造影可明确诊断。造影示阴茎阴囊交界处前尿道近端扩张,伴憩室则见尿道憩室影像。梗阻远端尿道极细,膀胱可有小梁及憩室形成,也可有膀胱输尿管反流。尿道镜检查能清晰观察到瓣膜的形态、位置。

【治疗】

治疗原则同后尿道瓣膜。对单纯前尿道瓣膜可用尿道镜电切。对合并有憩室的病例应采用手术切除。

二、尿道缺如及先天性尿道闭锁

由于这两种病使产前胎儿在宫内排出的尿液潴留于膀胱内,致膀胱扩张,进而压迫脐动脉,引起胎儿循环障碍,多为死产。常合并其他严重畸形。有的病例因合并膀胱外翻、脐尿管瘘或直肠膀胱瘘使尿液能排出而存活。尿道闭锁的预后决定于闭锁部位,如为后尿道闭锁,与尿道缺如相同,多于产前或生后不久死亡。前尿道闭锁尤其靠近尿道外口者,上尿路受影响相对较轻,可行尿道造瘘,日后再考虑尿道成形术。

三、尿道重复

按两个尿道的排列位置可分为上下位或称矢状位尿道重复,及左右并列位尿道重复两种类型。上下位尿道重复可分为很多类型,最多达10种,最主要有4种:①不完全性尿道重复,副尿道位于正常尿道的背侧或腹侧,与膀胱不通,往往合并尿道下裂。这种类型可无症状,或因慢性感染有分泌物,有的可致严重尿道梗阻。有症状者需切除副尿道。②不完全性尿道重复。尿道经常在后尿道分叉后于阴茎阴囊部会合。③完全性尿道重复,副尿道位于阴茎背侧,尿道开口可位于阴茎头至阴茎根任何位置。经常合并阴茎上翘,包皮异常分布于阴茎腹侧,类似尿道上裂。由于正常尿道有正常括约肌控制,所以只要切除副尿道,矫正阴茎上翘可取得满意效果。④副尿道于前列腺部尿道分叉,开口异位于会阴或肛周,而正常位置的尿道发育差或闭锁。由于有膀胱括约肌控制,无尿失禁。其治疗较困难,可旷置发育差的尿道,将会阴或肛周的尿道口经分期或一期游离、移植物代尿道成形术移植尿道口至阴茎头。并列位尿道重复少见,一般发生在重复阴茎的病例中,而且常伴发重复膀胱。

女性尿道重复罕见。可表现为2种类型:①主尿道于会阴,副尿道于阴蒂下;②两个尿道均开口于会阴或阴道,前者稍多见。有症状者需做尿道成形术。

四、巨尿道

指先天性无梗阻的尿道扩张。发生率低。多位于阴茎体部尿道,合并有尿道海绵体发育异常,有的也有阴茎海绵体发育异常。巨尿道可并发不同程度的尿道下裂及上尿路异常,尤其在 prune-belly 综合征中常见。巨尿道分为2种类型:①舟状巨尿道,合并有尿道海绵体发育异常;②梭形巨尿道,合并有阴茎、尿道海绵体发育异常。以上2种巨尿道均可伴发其他严重畸形而致早期死亡。对巨尿道的治疗可行裁剪、紧缩尿道,并应早期处理上尿路异常。如有严重的阴茎海绵体发育缺乏,应考虑变性手术。

五、尿道息肉

一般指男性后尿道的息肉,发病率极低。息肉多位于精阜附近,可脱入前列腺部尿道。组织成分为良性的纤维血管组织。可导致排尿困难、尿潴留、血尿、感染等症状。做排尿性膀胱尿道造影可见后尿道内有充盈缺损影像,结合膀胱尿道镜检可明确诊断。可经膀胱尿道镜切除或经耻骨上切开膀胱手术切除。如息肉切除不彻底,有复发的可能。

六、阴茎及尿道外口囊肿

多位于阴茎头尿道外口边缘及包皮系带处,也有的位于冠状沟和阴囊中线。肿物呈小囊泡样,小如粟粒,大如豌豆。囊壁很薄,内含胶冻样或水样液体。多无症状,大的囊肿可影响排尿;如继发感染则表面充血红肿,严重者可形成脓肿或瘘孔。小的囊肿不必处理,较大的囊肿行囊肿去顶或手术切除。

七、尿道下裂

【病因】

在胚胎期由于内分泌异常或其他原因导致尿道沟闭合不全,形成尿道下裂。尿道沟是从近端向远端闭合,所以尿道口位于远端的前型尿道下裂占比例最大。外生殖器发育依赖双氢睾酮的调节。双氢睾酮是睾酮经 5-α 还原酶的作用转化而成。任何睾酮产生不足或转化成双氢睾酮过程出现异常均可导致如尿道下裂等外生殖器畸形。母亲在孕期应用雌激素较多,有致尿道下裂的危险。尿道下裂发病有明显的家族倾向,有报道8%的患者父亲及14%患者兄弟中也有尿道下裂,可能与基因遗传有关。

【临床表现】

典型的尿道下裂有三个特点:①异位尿道口,尿道口可出现在正常尿道口近端至会阴部尿道的任何部位。部分尿道口有狭窄,其远端为尿道板。②阴茎下弯,即阴茎向腹侧弯曲。目前认为尿道下裂有明显阴茎下弯只占35%,而且往往是轻度下弯。导致阴茎下弯的原因有尿道板纤维组织增生;阴茎体尿道腹侧皮下组织各层缺乏及阴茎海绵体背腹两侧不对称。③包皮的异常分布。阴茎头腹侧包皮因未能在中线融合,故呈V形缺损,包皮系带缺如,全部包皮转至阴茎头背侧呈帽状堆积。

尿道下裂依尿道口位置,可分为4型:①阴茎头、冠状沟型;②阴茎体型;③阴茎阴囊型;④会阴型。由于阴茎下弯的程度与尿道口位置不成比例,有些前型尿道下裂却合并严重的阴茎下弯。为了便于估计手术效果,Bareat按阴茎下弯矫正后尿道口的退缩位置来分型的方法被很多医师接受。

【诊断及鉴别诊断】

尿道下裂是外生殖器畸形,经体检很容易确诊。当尿道下裂合并双侧隐睾时要注意有无性别异常。检查方法包括:①查体。观察患者的体形、身体发育、有无第二性征。外生殖器检查有无阴道,触摸双侧睾丸表面质地、体积。②检查染色体、口腔及阴道黏膜的X性染色质。③尿17-酮类固醇测定。④剖腹或腹腔镜检查及性腺活检。常见的性别异常有:

1. 肾上腺性征异常(女性假两性畸形)

因肾上腺皮质增生引起。外生殖器检查可见阴蒂增大如尿道下裂的阴茎。经常有尿生殖窦残留,其开口前方与尿道相通,后方为阴道。性染色体46,XX,性染色质阳性,尿17-酮类固醇排泄量增加。

2. 混合性腺发育不全

一侧为睾丸,另一侧为发育差的原始混合性腺。阴茎外观为尿道下裂。染色体为46,XY/45,XO嵌合体。腹腔内有输卵管、子宫。

3. 真两性畸形

外观为尿道下裂合并隐睾。性染色体半数以上为46,XX,少数为46,XX/46,XY嵌合体。性腺多在腹腔内,兼有睾丸、卵巢两种成分。

4. 男性假两性畸形

性染色体为46,XY,性染色质阴性,但内外生殖器发育不正常,外生殖器可表现为全似男性至全似女性。

【手术治疗】

目前公认的治愈标准:①阴茎下弯完全矫正;②尿道口位于阴茎头正位;③阴茎外观接近正常,能站立排尿,成年后能进行正常的性生活。目前,多依据尿道下裂有无合并阴茎下弯来选择手术方法。

1. 无阴茎下弯或经过阴茎背侧白膜紧缩、不需切断尿道板能矫正阴茎下弯的尿道下裂治疗方法

(1)阴茎头、冠状沟型 MAGPI(尿道口前移,阴茎头成形)。

(2)冠状沟、冠状沟下型及尿道口位于阴茎体前1/3的尿道下裂病例 Mathieu(尿道口基底翻斗式皮瓣)。

(3)阴茎体、阴茎根型尿道下裂 Onlay islandflap(加盖岛状包皮瓣)。

(4)尿道板卷管尿道成形(Snodgrass术)

2. 有阴茎下弯的尿道下裂用Duckett带蒂岛状包皮瓣管形尿道成形术

该方法虽然操作复杂,在熟练掌握手术技巧后,手术成功率可达70%~80%以上。即使术后并发尿道瘘也易修复。

第六节 阴茎异常

一、包茎与嵌顿包茎

(一)包茎

包茎(phimosis)指包皮口狭小,使包皮不能上翻显露阴茎头。分先天性及后天性或生理性及病理性2种。

1. 病因、病理

先天性包茎可见于每一个正常新生儿及婴幼儿。新生儿出生后包皮与阴茎头之间均有粘连,数月后粘连逐渐吸收,包皮与阴茎头分离。至3~4岁后由于阴茎及阴茎头生长,阴茎勃起,包皮可向上退缩,外翻包皮可显露阴茎头。小儿3岁后有90%的包茎自愈,17岁以后仅不足1%有包茎。包茎自愈后的小儿大部分均有包皮过长,属正常现象。

后天性包茎多继发于阴茎头包皮炎及,包皮和阴茎头损伤。包皮口有瘢痕挛缩,无弹性和扩张能力,包皮不能向上退缩,并常伴有尿道口狭窄。这类包茎不会自愈。

有包茎的小儿由于包皮囊内分泌物堆积,刺激阴茎头和包皮内板,可造成阴茎头包皮炎。包皮口严重狭窄的病例可发生排尿困难,甚至影响阴茎发育。

2. 临床表现

包皮口狭小者有排尿困难,表现为尿线细,包皮囊鼓起。包皮囊内常有大量的包皮垢堆积于冠状沟,隔着包皮看见呈白色的小肿块,常被家长误认为是肿瘤。包皮垢可诱发阴茎头包皮炎。急性炎症时阴茎头及包皮的黏膜潮湿红肿,可产生脓性分泌物。小儿疼痛不安、包皮水肿。阴茎头包皮炎反复发作,由于阴茎痛痒,小儿易养成用手挤压阴茎的习惯,长期可造成手淫。

3. 治疗

婴幼儿期的先天性包茎如无症状可不必处理。如有症状,可将包皮试行上翻,以便扩大包皮口,显露阴茎头,清除包皮垢。对于阴茎头包皮炎患儿,在急性期局部用硼酸水等外用药治疗,待炎症消退后试行手法分离包皮,无效时考虑做包皮环切术。绝大部分先天性包茎均不必手术。后天性包茎因有纤维狭窄环,需做包皮环切术。有的观点认为包茎与阴茎癌有关,但包皮环切术并不普及的国家如北欧的阴茎癌发生率很低,所以只要注意及时正确治疗包茎,讲究良好的卫生习惯,可以预防阴茎癌。目前包皮环切并没有一个公认的指征。以下适应证可供参考:①包皮口有纤维狭窄环;②反复发作阴茎头包皮炎;③5岁以后包皮口仍严重狭窄,包皮不能上翻显露阴茎头。

(二)嵌顿包茎

嵌顿包茎(paraphimosis)是包茎或包皮过长的并发症。当包皮上翻至阴茎头后方,如未及时复位,包皮环将阻塞静脉及淋巴循环引起水肿,致使包皮不能复位,造成嵌顿包茎。包皮环发生水肿后,包皮狭窄环越来越紧,以至循环阻塞和水肿加重,形成恶性循环。

1. 临床表现

水肿的包皮翻在阴茎头的冠状沟上,在水肿的包皮上方可见狭窄环。阴茎头呈暗紫色肿大。患儿因疼痛剧烈,哭闹不止,可有排尿困难。时间过长,严重的嵌顿包茎可发生包皮和阴茎头坏死脱落。

2.治疗

嵌顿包茎患儿如及时治疗,大部分均可经手法复位。如手法复位失败或嵌顿时间长,应做包皮背侧切开术。若嵌顿包皮已经破溃或情况允许,可急诊做包皮环切术。

二、阴茎阴囊转位

阴茎阴囊转位又称阴茎前阴囊,指阴囊异位于阴茎上方,分为部分性和完全性。常并发会阴型或阴茎阴囊型尿道下裂。

【治疗】

阴茎阴囊转位并不影响性生活,治疗只是解决外观异常。对于不太严重的部分性阴茎阴囊转位可不必治疗。手术是沿两侧阴囊翼上缘、阴茎阴囊交界处做"M"型切口,将阴囊转至阴茎下方。对于合并重度尿道下裂的病例,在完成尿道成形术后使用上述方法。为了保护包皮瓣血运,多主张在术后6个月修复阴茎阴囊转位。

三、阴茎阴囊融合

阴茎阴囊融合又称蹼状阴茎,指阴囊中线皮肤与阴茎腹侧皮肤相融合,使阴茎阴囊未完全分离。绝大部分是先天性,也有继发于包皮环切术后或其他手术切除阴茎腹侧皮肤过多所致。

【治疗】

在阴茎阴囊之间的蹼状皮肤上做纵切横缝,或加做V-Y、W等成形术。

四、隐匿阴茎

隐匿阴茎(conceled penis)指阴茎隐匿于皮下,阴茎外观短小,包皮口与阴茎根距离短。包皮背侧短、腹侧长、内板多、外板少。包皮如鸟嘴般包住阴茎,与阴茎体不附着。如果用手将阴茎周围皮肤后推可显示正常的阴茎体。当查体时于阴茎头背侧触及一浅沟,应注意可能并发尿道上裂。很多隐匿阴茎是继发于肥胖儿下腹部尤其是耻骨前脂肪堆积。

【治疗】

隐匿阴茎的治疗及手术年龄有很大争论。肥胖儿隐匿阴茎经减肥可明显改善。而其他绝大部分隐匿阴茎患儿随年龄增长均能自愈,在成年人中罕见隐匿阴茎。所以如不合并包茎、能上翻包皮显露阴茎头,可不必手术。

五、阴茎扭转

阴茎扭转(peniletorsion)指阴茎头向一侧扭转,偏离中线,多呈逆时针方向,即向左扭转。该类患者的阴茎一般发育正常,部分患者合并尿道下裂或包皮分布异常。阴茎腹侧中线偏向一侧。很多病例是在做包皮环切或外翻包皮时发现的。

【治疗】

如果不影响阴茎的外观及功能可不必治疗。对于因阴茎皮肤导致的阴茎扭转使用阴茎皮肤脱套后均可矫治。而对于因阴茎海绵体扭转的患者多需要松解阴茎根部海绵体,手术大而且效果不满意。

六、重复阴茎

重复阴茎(diphallia)极少见,发生率约 1∶500 万。重复阴茎的大小可从一个很小的附属体到正常大小的阴茎。大部分有重复尿道和独立的海绵体组织。一般两个重复阴茎的位置是并列的。多合并其他泌尿生殖系畸形及肛门直肠、心血管畸形等。

【治疗】

切除发育不良的阴茎及尿道,对发育好的阴茎行成形手术。

七、小阴茎

小阴茎(mlcropenls)指外观正常的阴茎体长度小于正常阴茎体长度平均值 2.5 个标准差以上的阴茎。小阴茎的长度与直径比值正常。有的病例可有阴茎海绵体发育异常,睾丸发育差或下降不全。

阴茎长度的测量是用手提阴茎头尽量拉直,使其长度相当于阴茎充分勃起的长度,用测量尺测从耻骨联合前至阴茎头顶端的距离。对于隐匿阴茎应注意推开阴茎周围脂肪。

【病因】

正常男性外生殖器于胚胎的前 12 周完成。阴茎发育受激素的控制。妊娠的前 3 个月,胎盘产生绒毛膜促性腺激素(HCG),妊娠 4 个月后胎儿下丘脑分泌促性腺激素释放激素(GnRH)或称黄体生成素释放激素(LHRH),刺激垂体前叶分泌黄体生成激素(LH)及滤泡刺激素(FSH)。HCG、LH、FSH 刺激睾丸间质细胞产生睾酮(T),T 在 5-α 还原酶的作用下转化为双氢睾酮(DHT),DHT 刺激阴茎发育。以上任何一个环节出现障碍,均可影响阴茎发育,而小阴茎多因胚胎 14 周后激素缺乏所致。其常见病因如下:

1.促性腺激素分泌不足的性腺机能减退

主要指下丘脑分泌异常,包括因脑组织结构异常如无脑儿畸形等无下丘脑或下丘脑发育差,有的虽然下丘脑结构正常但分泌功能差。

2.促性腺激素分泌过多的性腺机能减退

这类患者的下丘脑及垂体分泌功能均正常,只是睾丸分泌睾酮减少。包括睾丸缺如、睾丸下降不全等。睾酮减少通过负反馈促使性腺激素分泌过多。

3.原发性小阴茎

有些患者下丘脑-垂体-性腺轴激素分泌正常,但有小阴茎畸形,部分患者到了青春期阴茎又多能增长。病因不清楚,可能是一过性睾酮分泌下降等原因。也有少部分患者可能为雄激素受体异常。另外小阴茎患者可有性染色体异常。

【诊断】

(1)病史:询问有无家族遗传病史,注意母亲孕期情况。

(2)查体:有无与染色体、脑发育异常有关的畸形。检查外生殖器,测量阴茎长度,阴囊发育,睾丸的大小、质地及位置。

(3)染色体核型。

(4)影像学检查:主要检查脑部有无下丘脑和垂体畸形。

(5)促性腺激素检查:对小阴茎患者应常规做性腺激素检查。先测定 FSH、LH、T。6 个月~14岁小儿的上述3个值均偏低。如FSH、LH高而T低,则应做HCG刺激实验除外原发性睾丸功能低下。如T、FSH、LH均低,则先做HCG刺激实验鉴定睾丸功能,然后做促性腺激素释放激素刺激实验鉴定脑垂体前叶功能。如以上实验均正常则考虑小阴茎的原因在下丘脑。对于脑垂体发育不良的患者应做脑垂体前叶筛查实验。如果通过检查发现激素分泌均正常,应考虑是否为阴茎的受体对雄激素不敏感。

(6)腹腔镜:主要用于对未触及睾丸患者的探查。

【治疗】

小阴茎的治疗很困难。

1. 内分泌治疗

对于脑垂体功能异常的患者,用与FSH、LH功能类似的HCG刺激治疗。方法为5天肌肉注射一次500单位的HCG,共3个月。对于下丘脑功能异常者应用LHRH等促性腺激素释放激素直接替代。如单纯睾丸功能异常用睾酮替代。方法为外用睾酮霜或肌肉注射睾酮,每3周1次,每次25mg,共4次。

2. 手术治疗

对于合并睾丸下降不全患者行睾丸固定术。对于激素治疗无效的小年龄患者应用最多的是变性手术。

第七节 梨状腹综合征

梨状腹综合征(prune-belly syndrome,PBS)又主要包括两个病理畸形,腹壁肌肉缺陷或缺如,输称Eagle-Barrett三联症及间质发育异常综合征,尿管、膀胱及尿道的各样畸形主要是显著扩张,及双侧睾丸未降。其他并发畸形有骨骼肌肉系统、肺及心脏方面。发病率为35000~50000个出生儿中有1例,主要见于男孩,仅3%~5%发生于女孩。

【病因及发病机制】

本症肯定病因虽有争议,但有两个主要学说。

1. 梗阻学说

妊娠早期曾有严重膀胱出口梗阻,造成膀胱、输尿管扩张,肾积水以及腹壁肌肉萎缩等不可逆性损害后,梗阻解除。实际上绝大多数PBS患儿出生时没有解剖上的尿路梗阻。

2. 中胚层缺陷学说

因为第一个学说不能解释那么多有尿路梗阻的患儿有正常腹壁及睾丸下降,而且后尿道瓣膜症患儿有显著膀胱壁肥厚、增生并不仅是扩张,故考虑PBS似因妊娠6~10周时中胚层发育停滞所致。

【临床表现】

1. 肾脏

肾脏畸形是决定小儿存活的主要因素,死产及新生儿期死亡中的20%是缘于肾发育异常及肺发育不全。另有30%患儿于生后2年内发生尿路感染或肾功能不全或兼有感染及肾功能不全。

产前超声检查最早可于妊娠14周时检出有尿路扩张,如有羊水量少时对膀胱减压改进羊水量及肺功能,但对是否能改进肾功能却不肯定。对PBS来说判断宫内治疗是困难的,因为可能没有尿路梗阻。

2. 输尿管

严重扩张及屈曲尤以输尿管远端为重,组织学检查可见有斑块状纤维化区,75%有膀胱输尿管反流。虽然放射线造影的影像病变很重,一般来说尿路引流是合适的。

3. 膀胱

容积大、壁光滑有不规则增厚但没有成小梁。常有脐尿管残留或憩室使呈沙漏状。假如有上述的膀胱形态则膀胱对充盈度的感觉降低,容积大而收缩差,排尿压降低而排空不全。有些病例则排尿压力及尿流率正常,膀胱可以完全排空。

4. 前列腺及后尿道

前列腺部尿道伸长至膜部变细呈三角形后尿道。

5. 前尿道

多数正常,也可有巨尿道或闭锁。

6. 睾丸

多为腹内睾丸,由于精索短,故行睾丸固定术困难。组织学检查有显著异常故不育。

7. 腹壁

由于腹壁三层肌肉均发育不全,故小婴儿腹壁呈现典型皱褶样,大孩子呈罗汉肚的样子。仰卧不易起坐故患儿走路晚,但不影响切口愈合,少有并发症也不影响日常活动。

8. 其他并发畸形

65%有其他并发畸形,最常见的是心、肺、胃肠道、骨骼以及发育问题。

【诊断及治疗】

1. 新生儿期

首先观察除外影响生命的心、肺问题。腹壁薄而松弛,易于检查腹腔内及腹膜后脏器。测血清肌酐水平,用手压膀胱引出逼尿肌反应,观察排尿情况。做超声检查观察肾脏及膀胱排空情况。如肾功能不良须做排尿性膀胱尿道造影及DMSA肾扫描了解肾瘢痕情况。

根据病情严重程度可分为三组:

(1)包括死产或产后不久死于羊水少,有肺发育不全。严重肾发育异常者可有尿道闭锁及脐尿管瘘,Potter面容。少数病例如有机会存活,唯一治疗方法是引流尿路如膀胱造口,肾盂、输尿管造瘘。

(2)有全尿路扩张,可有生长、发育迟滞及腹膨隆。多是随诊观察,如合并感染或肾功能恶化,除药物外,须考虑尿路重建(裁剪输尿管,抗反流及减低尿潴留),同期修复腹壁及做睾丸固定术。

(3)相对轻症、尿潴留轻、肾实质较好,尿路须重建的范围少,但如有尿路感染,则上尿路可受损。这组患儿须长期随访。须用抗感染药物预防,如新生儿期用阿莫西林。睾丸固定术可延期至须做尿路重建术时或6月龄时进行。

2.儿童期

主要是膀胱引流问题,可致肾功能恶化,如小儿排尿力弱并有剩余尿,须做尿动力学检查。有些病例用内腔镜做伪瓣膜内切开可能减少膀胱出口阻力。裁剪输尿管做抗反流输尿管再植,由于输尿管及膀胱条件差,效果常不满意。膀胱排空不全行清洁间歇导尿,因为小儿尿道感觉正常,常不易执行,必要时可考虑可控性尿路改流术。

【预后】

婴儿期如有轻度肾功能受损日后可因反流性肾病、慢性肾盂肾炎导致肾功能不全,可接受肾移植术。多数患儿因膀胱排空不好须做自家清洁间歇导尿。对于腹内睾丸来说,患者虽不育但有恶变问题,在婴儿期做睾丸固定比较容易或可日后改变不育情况。做睾丸固定术同时修腹壁。对轻症病例可观察其发展。

第八节 隐 睾

隐睾或睾丸下降不全是指睾丸停留在腹膜后、腹股沟管或阴囊入口处。其发病率为1/500。异位睾丸指睾丸已出腹股沟管外环口,但未降入阴囊而位于腹壁、股部或会阴部。在胚胎发育3～7月间,睾丸随鞘状突由腹膜后腰部经腹股沟下降至阴囊。若睾丸停留在途径的任何部位即形成隐睾或睾丸下降不全。其病因可有:睾丸引带异常或缺如;睾丸对促性腺激素不敏感,失去下降的动力;母体缺乏促性腺激素而影响睾酮的产生,减弱睾丸下降的动力。由内分泌因素所致多为双侧性,而由局部或机械性因素所致多为单侧。正常情况下睾丸鞘状突进入阴囊前闭合形成睾丸引带,如未闭合则形成先天性交通性鞘膜积液。睾丸生精组织对温度敏感,正常时阴囊内温度较体温低1.5℃～2℃,若睾丸未降入阴囊则较高的体温会损害生精上皮,影响精子的生成。

隐睾患者临床表现为一侧阴囊空虚,如睾丸位于腹股沟管内或外环口处,可于体检时触及,按压可有不适感。隐睾在1岁以后即可见到生精上皮的超微结构改变,9岁时可出现光镜改变,青春期后大多出现萎缩。隐睾或睾丸位置异常不仅影响生育能力,且易发生恶变,恶变率为正常人的25～40倍。其诊断并不困难,但有时不易发现隐睾的确切位置。B超检查有时可发现睾丸的位置。隐睾患儿1岁以内仍有自行下降至阴囊的可能,若未能下降,应开始内分泌治疗。可使用促性腺激素释放素(GnRH)戈那瑞林喷鼻剂喷鼻,每日3次,每次400μg;4周为一疗程。如不成功,可用绒毛膜促性腺激素(HCG)每周肌注2次,每次1000U,一疗程10 000U。如仍失败,需于2岁前手术。隐睾手术治疗应于2岁前完成,2岁前手术可避免睾丸发生恶变,其恶变率与正常人无明显差别;而10岁后手术虽可降低恶变率,但仍明显高于正常人;而10岁后手术则不能降低恶变率。隐睾手术原则为:如睾丸发育好,则行下降固定术;如睾丸已萎缩,应做切除。做隐睾下降固定术的患者应经常自我检查下降固定的睾丸,若有睾丸突然增大,且无疼痛时应及时就医,以尽早发现恶变睾丸肿瘤,早诊断,早治疗。

第五章 泌尿系损伤

第一节 肾损伤

肾位于第 12 胸椎和第 3 腰椎之间的腹膜后间隙,后面有腰大肌、腰方肌和胸廓软组织,外面有第 10~12 肋骨,前面有腹膜及腹腔脏器,这些解剖结构使肾受到保护。肾外面被 Gerota 筋膜所包围,其中富有脂肪,称为脂肪囊,形成肾的脂肪垫,同时肾有一个锥体上下的活动度,可以缓冲外界暴力的作用,所以轻度外力,肾不易受到损伤。但是肾作为一实质器官,血流相当丰富,每分钟有 1200~1500mL 血流通过双肾,相当于心排出量的 1/4,这使肾的脆性大大增加,因此外力强度稍大即可造成肾的损伤。

肾损伤可在以下情况下发生:

1. 直接暴力

患者受到撞击、跌打、挤压等,肾区受到直接打击所致,为最常见的致伤原因。

2. 间接暴力

患者在运动中突然加速或减速、高处坠落后双足或臀部着地,爆震冲击波等致使肾受到惯性移位而致伤。

3. 穿透伤

多见于弹片、枪弹、刀刺等锐器损伤,多合并胸、腹及其他脏器损伤,损伤复杂而严重。

4. 医源性肾损伤

医疗操作如肾穿刺、腔内泌尿外科检查或治疗也可发生肾损伤。

5. 自发性肾破裂

如果肾已有原发疾病如:肾积水、肾结核、肾肿瘤或囊性疾病,肾也可在无明显外来暴力作用下自发破裂。

根据肾损伤的严重程度可以分为:

1. 肾轻度挫伤

损伤仅局限于部分肾实质,形成实质内瘀斑、血肿或局部包膜下小血肿,也可涉及肾集合系统引起少量血尿。由于损伤部分的肾实质分泌尿液的功能减低,故很少有尿外渗。一般症状轻微,愈合迅速。

2. 肾挫裂伤

是肾实质挫裂伤,如伴有肾包膜破裂,可致肾周血肿。如肾盂、肾盏黏膜破裂,可见明显的血尿。但一般不引起严重的尿外渗。经内科治疗,大多可自行愈合。

3. 肾全层裂伤

肾实质严重挫伤时外及肾包膜,内达肾盂、肾盏黏膜,此时常伴有肾周血肿和尿外渗。如肾周筋膜破裂,外渗血尿可沿后腹膜外渗。血肿若破入集合系统,则引起严重的血尿。有时肾一极可完全撕脱,或肾完全裂伤呈粉碎状。这类肾损伤症状明显,后果严重,均需手术治疗。

4. 肾蒂损伤

肾蒂血管撕裂时可致大出血、休克。如肾蒂完全断裂,伤肾甚至可被挤压通过破裂的横膈进入胸腔。锐器刺伤肾血管可致假性动脉瘤、动-静脉瘘或肾盂静脉瘘。对冲伤常使肾动脉在腹主动脉开口处内膜受牵拉而破裂,导致肾动脉血栓形成,使肾失去功能。

5. 病理性肾破裂

轻度暴力可使已有病理性改变的肾破裂,如肾肿瘤、肾积水、肾囊肿、脓肾等。有时暴力甚至不被察觉,称为自发性肾破裂。

一、诊断

(一)临床表现

肾损伤的主要症状有休克、出血、血尿、疼痛、伤侧腹壁强直和腰部肿胀等。

1. 休克

早期休克可由于剧烈的疼痛所致,但其后与大量失血有关,其程度依伤势和失血量而定。除血尿失血外,肾周筋膜完整时,血肿局限于肾周筋膜;若肾周筋膜破裂,血液外渗到筋膜外形成大片的腹膜后血肿;若腹膜破裂,则大量血液流入腹膜腔,使病情迅速恶化。凡在短时间内迅速发生休克或快速输血2单位后仍不能纠正休克时,常提示有严重的内出血。晚期继发出血常见于伤后2~3周,偶尔在2个月后亦可发生。

2. 血尿

90%以上的肾损伤患者可存在血尿,轻者仅为镜下血尿,但肉眼血尿较多见。严重者血尿甚浓,可伴有条索状血块和肾绞痛,有大量失血。多数病例血尿是一过性的。开始血尿量多,几天后逐渐消退。起床活动、用力、继发感染是继发血尿的诱因,多见于伤后2~3周。部分病例血尿可延续很长时间,甚至几个月。值得注意的是没有血尿不能除外肾损伤的存在,尿内血量的多少也不能断定肾损伤的严重程度和范围。如肾盂遭受到广泛的损伤、肾蒂撕脱、肾动脉血栓形成、输尿管断裂或被血块或者是肾组织碎片完全堵塞、血液流入腹腔以及血和尿同时外渗到肾周围组织时,尽管伤情很严重,但血尿可不明显。

3. 疼痛与腹壁强直

伤侧肾区有痛感、压痛和强直。身体移动时疼痛加重,但轻重程度不一。这种痛感是由于肾实质损伤和肾被膜膨胀所引起。虽然腹壁的强直会影响到准确的触诊,但在某些病例仍可在腰部扪及肾出血形成的肿块。疼痛可局限于腰部或上腹部,或散布到全腹,放射到背后、肩部、髋部或腰骶部。如伴腹膜破裂而有大量尿液、血液流入腹腔,可致全腹压痛和肌紧张等腹膜刺激征。这种情况在幼童较易发生。

另外,当血块通过输尿管时可有剧烈的肾绞痛。腹部或腰部的贯通伤常有广泛的腹壁强直,由腹腔或胸腔的脏器损伤引起,但亦可由肾区血肿或腹腔内出血所造成。

4. 腰区肿块

肾破裂时的血或尿外渗在腰部可形成一不规则的弥漫性肿块。如肾周筋膜完整,则肿块局限,否则在腹膜后间隙可形成一广泛的肿胀。以后皮下可出现瘀斑。这种肿胀即使在腹肌强直时也往往可以扪及。从肿胀的进展程度可以推测肾损伤的严重程度。为缓解腰区疼痛,患者脊柱常呈侧突。有时尚需与脾、肝包膜下出血形成的肿块鉴别。

(二)辅助检查

1.X线检查

肾挫伤及表浅肾裂伤,腹部X线平片常无重要发现。当严重肾损伤引起肾周血肿、尿外渗时显示肾影增大、边缘模糊。另外尚可发现有腹腔内游离气体、气-液平面、腹腔内容物移位、气胸、骨折、异物等严重损伤的证据。排泄性尿路造影能确定肾损伤的程度和范围,肾损伤时应采用大剂量静脉尿路造影,不需要腹部加压,避免进一步造成肾损伤。当肾内有出血时显示肾盂、肾盏受压,变形或移位,肾破裂时出现造影剂外渗。尿路造影对伤肾及对侧肾功能的评价有重要意义,但由于肾损伤后血管挛缩或肾分泌功能受抑制,显影效果差,对肾损伤程度分级缺少特异性和敏感性,当前已很少使用,大多为CT所替代。

2.B超检查

具有快速、简便、无创伤之优点,能立即提供肾实质损伤的情况、有无肾周血肿和尿外渗以及腹膜后间隙的情况,常作为首选检查。当全身情况不稳定不宜做其他检查时,更有意义。但肾挫伤时可无异常发现,也不能清晰显示肾实质破裂程度。

3.CT检查

CT检查是一种安全、迅速、有效而无创伤的检查,能精确显示肾脏损伤部位、程度,其诊断肾损伤敏感性与特异性高,分辨率也高,诊断符合率为98%~100%。肾损伤时常规行CT增强扫描检查,增强CT扫描能精确显示肾实质裂伤、尿外渗、肾周血肿以及肾损伤程度。

4.肾血管造影

目前已很少用,当CT或静脉尿路造影显示一侧或双侧肾不显影,或其他肾血管损伤征象时,应作肾动脉造影或数字减影血管造影,进一步确定诊断。在肾动脉造影时可进行肾动脉栓塞治疗。

5.放射性核素检查

有助于确定诊断。但在急症情况下,其可行性及正确性均不及CT或静脉尿路造影。

(三)鉴别诊断

1.肝脏损伤

出血量较大,多有休克症状,腹腔可抽出不凝血,有腹膜刺激症状,没有血尿。

2.脾脏损伤

内出血及休克发展较快,腹腔内积血,可叩诊出移动性浊音,腹腔穿刺可抽得不凝固血液。腹膜刺激症状不明显。没有血尿。

二、治疗

肾损伤的治疗依照伤员的一般情况、肾损伤的范围和程度,以及有无其他器官损伤而确定。

1.一般处理

对有严重休克的患者,首先进行紧急抢救,包括卧床休息、镇静止痛、保温、补充血容量等。许多病例经过处理后,休克获得纠正,一般情况得以好转。若休克系大量出血或弥漫性腹膜炎引起,则应选择及早而安全的探查手术。伴有腹腔脏器损伤时,需剖腹探查。单纯的肾损伤,如无严重的出血一般采用支持治疗。包括:①绝对卧床休息至少2周,待尿液变清后可允许起床活动,但小裂伤创口的愈合需4~6周,因此剧烈活动至少应在症状完全消失后1个月才能进行;②镇静、止痛、解痉;③合理的抗生素的预防性应用和止血药物的应用;④严密的观察生命体征,必要时输血补充血容量;⑤及时随访有无并发症如高血压的出现。

2.闭合性肾损伤的处理原则

轻度肾损伤采用非手术治疗,包括卧床休息,预防性应用抗生素,密切观察血尿及局部情况,测定血红蛋白、红细胞数、血细胞比容等。近来,对深度皮质裂伤亦主张先采用非手术治疗,避免了不必要的手术探查及由此所致的肾切除。观察期间若有继续出血的征象,应及时手术治疗。肾蒂损伤、肾粉碎性损伤、完全性肾断裂应采取手术治疗。大的腹膜后血肿及尿外渗亦有手术引流的指征。大多数闭合性肾损伤已不再需要手术治疗。

3.开放性肾损伤的处理原则

开放性肾损伤经复苏处理后,若血流动力学仍不稳定,应立即手术探查。枪伤所致者,因损伤范围及强度大,应及早探查。刺伤所致的肾损伤,若病情稳定,可先做影像学检查,再行决策。对浅表肾实质刺伤未累及集合系统,仅表现为包膜下血肿或肾周血肿,有无持续性出血时,可先采用非手术治疗。

4.手术治疗

若出现下列情况者应及时手术探查:①开放性肾损伤伴有腹腔其他脏器损伤者;②经检查证实肾蒂损伤、肾粉碎性损伤、完全性肾断裂;③经抗休克治疗后血压不能回,升或升而复降,提示有大出血者;④持续性血尿无减轻趋向,红细胞计数、血红蛋白量、血细胞比容均呈进行性下降;⑤非手术治疗过程中,肾区肿块无缩小且不断增大。手术探查对于多数患者宜采用经腹切口,以便全面探查,探查肾前,先控制肾蒂,以防止难以控制的出血及保护肾脏。

肾损伤的手术治疗有下列常用的几种方法:

(1)肾修补术:适用于肾裂伤的范围较局限,整个肾的血液循环无明显障碍者。创缘整齐者可直接缝合;创缘不整、血运不良者应先清创。若创缘对合有困难者,可用肾周筋膜或肌肉瓣填充,并用腹膜覆盖固定。

(2)肾部分切除术:适用于肾的一极严重挫伤或一极肾组织已游离且无血运,无保留价值,而其余组织无创伤或有裂伤可以修补者。肾部分切除后的断面应以肾包膜或游离的腹膜覆盖,促进切面愈合及防止继发性出血。

(3)肾切除术:肾切除术既能解除出血原因和感染来源,亦可避免再度手术和晚期残疾的后患,但原则上应尽一切力量保留伤肾。在病情危重需行肾切除时必须证实对侧肾功能良好后才能进行。肾切除适应证:①无法控制的大出血;②广泛的肾裂伤,尤其是战时的贯通伤;③无法修复的肾蒂严重损伤;④伤肾原有病理改变且无法修复者,如肾肿瘤、肾脓肿、巨大结石和肾积水。

(4)肾血管修复手术或肾血管重建手术:肾蒂损伤时,在术中应根据伤情,争取吻合或修补断裂或破裂的血管,重建肾的血液循环。此类手术应争取在伤后12小时以内完成,若延迟至18小时以后,手术修复已无意义。

5.栓塞治疗

随着介入技术和设备的不断完善,尤其是数字减影血管造影技术的出现,可以动态监测血管和组织内密度的微小变化,为肾内动脉超选择性栓塞治疗(即超选择性插管至出血动脉分支内进行栓塞)提供可靠的依据,也使超选择性栓塞更为准确。对于经非手术治疗仍无缓解的严重血尿、单纯的肾血管损伤、肾血管损伤合并轻微的、不需要外科手术处理的其他脏器损伤及肾碎裂伤范围较局限者宜选用;相反,对于严重的肾盂、肾盏或近段输尿管破裂,则需外科手术探查或修补;合并确切的或可疑的需外科手术处理的肾毗邻脏器损伤、生命体征不平稳者则不宜选用。

第二节 输尿管损伤

输尿管为一细长而由肌肉黏膜构成的管形器官,位于腹膜后间隙,周围保护良好并有相当的活动范围。因此,由外界暴力(除贯通伤外)所致的输尿管损伤较为少见;但在临床上因腹部手术、盆腔手术、妇科手术及泌尿外科腔道镜检查及手术而造成的输尿管损伤却常有发生。

1.外伤性损伤

多见于战时,输尿管损伤时常伴有其他内脏的损伤或贯通伤。非贯通性损伤很少见,可因直接暴力使肾突然向上移位及使相对固定的输尿管被强烈牵拉而过度伸展,导致输尿管从肾盂肾盏撕裂或离断,这种创伤多见于背后受到重击。

2.手术损伤

多见于腹部或盆腔内进行较广泛的手术时,如子宫切除、结直肠癌根治性切除术时。手术损伤多见于下段输尿管,因此部位解剖较复杂,手术野较深,不易辨清输尿管位置。损伤可为结扎、钳夹、切开、切断、部分截除或损害输尿管血供而致管壁坏死。术时不一定被发现。直到术后出现漏尿或无尿(双侧损伤)时才被发现。

3.器械损伤

多见于泌尿外科输尿管逆行插管、输尿管肾盂镜或腔内泌尿外科操作时。有过结石、创伤或感染性炎症的输尿管,因壁层溃疡或组织脆弱较易遭受损伤。正常输尿管轻度损伤时大多不产生永久性的损害,仅在严重损伤时可致输尿管狭窄。

4.放射性损伤

比较罕见,多见于盆腔脏器肿瘤高强度放射物质照射后,输尿管及周围组织充血、水肿、坏死,以致输尿管壁瘢痕纤维化、粘连狭窄,引起输尿管梗阻。

分类

输尿管损伤的病理变化及后果与创伤的类型、发现及处理的时间和方法有密切关系。

1.钳夹伤

轻者无不良后果,重者造成输尿管狭窄、肾积水。如钳夹部位短期内坏死脱落则形成输尿管瘘。

2.结扎伤

(1)单侧结扎:若对侧肾功能正常,可无症状,或仅轻度的腰部胀痛。单侧输尿管完全结扎后的梗阻,引起肾盂、肾盏反流及再吸收来维持尿生成与尿排泄之间的平衡,在一定时期内可以保持肾功能不致丧失,当梗阻解除后,肾的排尿功能可完全恢复。病理缓冲的安全时间,根据已知的动物实验及临床经验,2周的时间比较安全,也有长达至术后2~3个月发现的病例。如在上述安全期内,仍可考虑行修复性手术,不可贸然实行肾切除。长期完全输尿管梗阻,可因反流压力致使肾血液循环受阻而发生肾萎缩。

(2)双侧结扎:一旦双侧输尿管均被完全结扎,壶即发生无尿,很容易被查出。如贯穿结扎为部分性的,则所致的部分性狭窄可引起肾积水或输尿管瘘。也有将结扎肠线吸收后,梗阻解除而不留上述病理改变者。

3.离断或切开

如在手术或外伤当时即被发现,立即实行修补或吻合,处理得当,则不留后遗症。若未发现,尿液渗入腹膜腔可引起尿性腹膜炎,渗入腹膜后可引起蜂窝织炎。此类病例如不及时处理,终将中毒、休克致死。部分病例尿液可经阴道或腹壁切口引流出来,形成输尿管瘘。未经手术处理的输尿管切口或形成的输尿管瘘,必将引起输尿管狭窄,继而引起肾、输尿管积水,并易诱发肾盂肾炎。

4.穿孔伤

多见于输尿管插管、输尿管镜检查、输尿管镜下碎石术中,尿液漏至腹膜后,可引起腹痛、腹胀,穿孔较小者可自愈。

5.扭曲

结扎缝合输尿管附近组织时,可牵拉输尿管形成扭曲,或因输尿管周围组织的炎症反应及瘢痕收缩,粘连牵拉输尿管形成扭曲,导致尿液引流不畅,输尿管上段扩张、肾积水,并可并发结石形成及感染。

6.缺血性坏死

在盆腔手术时,如根治性子宫切除术,广泛的清扫髂血管及输尿管周围淋巴组织时,输尿管盆段的鞘膜和血液循环都可能遭到破坏,有的甚至使平滑肌撕裂。这样一段输尿管的蠕动功能势必减退或消失,尿液将在此淤积、扩张。而广泛的组织创伤,盆腔的组织液的渗出较多,引流不畅易导致感染。缺血、扩张、内压升高、蠕动很差的输尿管浸泡在可能感染的积液中,必会发生穿孔及大段坏死。此时若已形成周围组织粘连,尿液外渗后,可被包围形成局限性的盆腔脓肿,并向薄弱的阴道穿孔,形成输尿管阴道瘘。完成上述病理过程,常需经1~2周的时间。故此类输尿管损伤多在术后一周左右开始出现症状,多为双侧受累。

一、诊断

(一)临床表现

输尿管损伤的症状极不一致,可因术中及时发现并立即处理而无临床表现,也可因伴有其他重要脏器的损伤而被忽视。另外,输尿管单侧损伤和双侧损伤的临床表现也不一致。

1.尿外渗或尿瘘

可发生于损伤一开始,也可于4~5天后因血供障碍(钳夹、缝扎或外膜剥离后缺血)使输尿管壁坏死而发生迟发性尿外渗。尿液由输尿管损伤处外渗到后腹膜间隙,引起局部肿胀和疼痛,腹胀、患侧肌肉痉挛和明显压痛。如腹膜破裂,则尿液可漏入腹腔引起腹膜刺激征。一旦继发感染,可出现脓毒血症如寒战、高热。尿瘘常发生于输尿管损伤后2~3周,如同时有腹壁创口或与阴道、肠道创口相通,可发生尿瘘。

2. 感染

多为继发性感染,受伤后的输尿管周围组织发炎、坏死及尿液渗入腹膜后及腹腔,很快形成脓肿或腹膜炎,临床上多表现为发热、腰痛、腹肌紧张及肾区叩痛。

3. 血尿

输尿管损伤引起的血尿的严重程度与创伤的程度不成正比,如输尿管逆行插管或输尿管镜术后,引起输尿管黏膜的擦伤可引起较严重的血尿,而输尿管完全离断或被结扎,不一定有血尿出现。

4. 梗阻症状

术中误扎输尿管引起梗阻的早期,因肾盂、肾盏反流及再吸收能力,可维持尿生成与尿排泄之间的平衡,在一定时期内可以保持肾功能不致丧失。尤其是单侧输尿管完全结扎可因对侧肾功能正常而无症状或症状轻微。部分患者患肾因长期完全梗阻而萎缩,可完全无症状。双侧输尿管被离断、撕脱或结扎后,伤后立即出现无尿。输尿管损伤也可因炎症、继发感染、水肿、尿瘘、粘连等造成输尿管狭窄引起梗阻,可表现为腰痛、肾积水、继发性的肾感染、肾功能受损。

(二)辅助检查

盆腔手术后的患者,如果发现尿少、血尿、无尿、肾区压痛及尿外渗等现象,应考虑到输尿管损伤的可能性,应进一步检查。

经膀胱镜逆行插管时,往往插管受阻,逆行造影显示梗阻或造影剂外溢。

排泄性尿路造影时伤侧肾脏显影不佳或不显影。

B超检查的诊断意义不大,只能发现尿外渗和梗阻造成的肾积水。

二、治疗

输尿管损伤的治疗原则为恢复输尿管的连续性或完整性,减少局部发生狭窄的机会,保持尿液引流通畅,尽一切可能确保患侧肾功能。

(一)处理原则

患者全身情况危重、休克、脱水、失血严重或合并有其他重要脏器创伤时,应先改善全身情况及优先处理重要器官的创伤,再根据情况处理输尿管损伤。

手术中发生并及时发现的输尿管损伤,立即进行处理是损伤修复的最佳时机,此时损伤组织尚无水肿或粘连,手术修复简单易行,术后恢复良好,并发症亦少。对手术中未能及时发现,术后72小时内及时发现并明确诊断的输尿管损伤,应立即处理。对延迟发现或发生的输尿管损伤,若超过72小时,原则上不宜立即修复,因为尿外渗引起局部组织充血、水肿及炎症反应,输尿管及周围组织的修复能力差,手术成功的机会很小。

对输尿管的损伤段应彻底扩创,直至输尿管两端有明显渗血为止,以防止因局部组织缺血、失活而导致吻合口破裂,同时应注意不能过多破坏输尿管鞘及周围组织;修复及吻合输管应在无张力的情况下进行。

（二）处理方法

根据输尿管损伤的类型、部位、缺损范围、损伤时间长短、患者全身情况及肾功能情况选择不同的处理方法，目前尚无统一的治疗标准。

1. 留置支架管法

对于输尿管挫伤、逆行插管、输尿管镜操作等造成的损伤或术后早期发现的输尿管损伤，若输尿管的完整性未被破坏，血运良好，可经输尿管镜逆行插管或破裂部位插入输尿管导管或双J管，保证引流通畅即可。

2. 经皮肾穿刺造瘘术

对于休克、全身条件差的患者，肾造瘘术是挽救生命的重要措施。另外对于发现较晚（超过72小时）的输尿管损伤，也应当行肾造瘘术，3个月后再行输尿管修复手术。

3. 吻合手术

对开放手术术中及术后72小时内发现的输尿管损伤应立即行输尿管端端吻合术或输尿管膀胱吻合术。若输尿管部分断裂或完全断裂，但无明显缺损者，可行端端吻合术，内置双J管引流；对损伤部位距输尿管膀胱开口5cm以内的输尿管损伤可考虑输尿管膀胱吻合术；对缺损或病变段在5～9cm的患者，可采用输尿管膀胱瓣（Boari膀胱瓣）吻合术，对于缺损或病变段较长者，也可采用膀胱腰大肌悬吊输尿管膀胱吻合术；若缺损段太长，也可行回肠代输尿管术。后者因手术较复杂，并发症多，选择应慎重。

4. 肾切除术

对梗阻时间长，患肾功能丧失者；长期尿瘘继发肾脏感染无法控制者；以及因肿瘤、腹膜后广泛粘连，已无法再做修复手术者，且对侧肾功能良好，可行患侧肾切除术。

第三节 膀胱损伤

膀胱是贮存、排泄尿液的肌膜性囊状器官，其大小、形状、位置随储尿量及年龄的变化而变化。其随着贮存尿液的多少而呈膨起或空虚。儿童的膀胱位置较高，几乎全在前腹壁之后，无骨盆保护。在成年男性，膀胱介于耻骨与直肠之间，顶部及后壁的一部分为腹膜所覆盖，其下与前列腺部尿道相通，后面为精囊和输精管壶腹部，膀胱与直肠之间是直肠膀胱陷凹。在膀胱排空时，全部在骨盆内；膀胱充盈时，则顶部上升与前腹壁接触。女性膀胱之后方为子宫，两者之间是子宫膀胱陷凹。故女性膀胱的位置较男性为靠前和较低，而覆盖于膀胱后壁的腹膜返折，因与子宫相连，故较男性者为高。

一、病因与分类

空虚的膀胱位于骨盆深处，受到骨盆、筋膜、肌肉及软组织的保护，除骨盆骨折或贯通伤外，一般不易损伤。但当膀胱充盈时，膀胱顶部高出耻骨联合以上，与前腹壁相贴，失去骨盆的保护，由于体积增大，壁薄而紧张，故而在受到外力作用时容易导致膀胱损伤。膀胱在肿瘤、结核、结石、神经源性膀胱等病理情况下其损伤的概率较正常膀胱高，而且易发生自发性膀胱破裂。此外,骨盆手术、下腹部手术、妇科手术及泌尿科膀胱镜操作时,均可造成医源性损伤。膀胱异物如铁钉、铁丝、缝针等尖锐异物也可造成膀胱穿孔。

根据膀胱损伤的原因不同,膀胱损伤可分为闭合性损伤(钝挫伤)、开放性损伤(贯通伤)、医源性损伤三类。

1. 闭合性损伤

最常见,约占膀胱损伤的80%。多发生于膀胱膨胀时,因直接或间接暴力,使膀胱内压骤然升高或强烈震动而破裂,如撞击、踢伤、坠落或交通事故等。其他如骨盆骨折时骨片刺破膀胱或待产,膀胱被压于胎头或耻骨之间过长,造成膀胱三角区缺血性坏死,形成膀胱阴道瘘。酒醉后膀胱膨胀、壁薄,也易受伤破裂。另外,存在病变的膀胱如肿瘤、结核等不能耐受过度膨胀,发生破裂,则称之为自发性膀胱破裂。

2. 开放性损伤

多见于战时,以弹片和刺伤多见,常合并其他脏器损伤如直肠、阴道损伤,形成膀胱直肠瘘或膀胱阴道瘘。

3. 医源性损伤

也较常见,膀胱镜检查、尿道扩张、TURP、TURBT、膀胱碎石术等操作不慎,可损伤膀胱。下腹部手术如疝修补术、输卵管结扎术、剖宫产以及盆腔脏器手术等也易伤及膀胱。

由于膀胱位于腹膜间位,故膀胱破裂可根据裂口与腹膜的关系分为腹膜内型、腹膜外型和腹膜内外混合型。当膀胱膨胀时,其破裂部位多位于膀胱顶部及后壁,裂口与腹腔相通,尿液进入腹腔,可引起严重的尿性腹膜炎。而骨盆骨折所致的膀胱破裂,其破口多在膀胱的前侧壁或底部,尿液外渗均在腹膜外膀胱周围组织中。战时的火器伤,其损伤部位与弹道方向有关,腹膜内外破裂可同时存在,且多伴有其他脏器损伤。

二、诊断

(一)病史及体检

患者下腹部或骨盆受外来暴力后,出现腹痛、血尿及排尿困难,体检发现耻骨上区压痛,直肠指检触及直肠前壁饱满感,提示腹膜外膀胱破裂。全腹剧痛、腹肌紧张,压痛及反跳痛,并有移动性浊音,提示腹膜内膀胱破裂,行腹腔穿刺可抽出血性尿液。

(二)临床表现

膀胱壁轻度挫伤仅有下腹部疼痛,少量终末血尿,短期内自行消失。膀胱全层破裂时症状明显,腹膜外型与腹膜内型破裂有不同的表现。

1. 休克

骨盆骨折所致剧痛、大出血,膀胱破裂引起尿外渗及腹膜炎,伤势严重,常发生休克。

2. 腹痛

腹膜外破裂时,尿外渗和血肿引起下腹部疼痛、压痛及肌紧张,直肠指检可触及肿物且有触痛。腹膜内破裂时,尿液流入腹腔而引起急性腹膜炎症状,并有移动性浊音。

3. 血尿和排尿困难

有尿意,但不能排尿或仅排出少量血尿。当有血块堵塞或尿外渗到膀胱周围、腹腔时,则无尿液自尿道排出。

4.尿瘘

开放性损伤可有体表伤口漏尿;如与直肠、阴道相通,则经肛门、阴道漏尿。闭合性损伤在尿外渗感染后破溃,也可形成尿瘘。

(三)**辅助检查**

1.导尿检查

骨盆骨折时,常合并前列腺尖部尿道断裂。对此,应首先进行导尿检查。若能顺利将导尿管插入膀胱导出尿液,则应进一步在导出尿液后向膀胱内注入一定量的生理盐水。然后抽出,如抽出量与注入量相同,则表明膀胱壁是完整的。但若抽出量明显多于或少于注入量,则提示膀胱可能有破裂。

2.膀胱造影

自导尿管注入 15% 泛影葡胺 200~300mL,拍摄前后位 X 线片,抽出造影剂后再拍摄 X 线片,可发现造影剂漏至膀胱外。腹膜内膀胱破裂时,则显示造影剂衬托的肠袢。

3.腹腔穿刺

采用腹腔穿刺抽液,并测定抽出液中氨的含量。对诊断有无腹膜内型膀胱损伤有一定帮助。

4.手术探查

经检查证实有膀胱破裂、腹内其他脏器损伤或后尿道断裂者,应做好术前充分准备,及时施行手术探查。根据探查发现,分别进行适当处理。

三、治疗

膀胱挫伤一般不需要特殊处理,除卧床休息,多饮水,让其自行排尿或尿道置管引流外,必要时给予镇静、抗感染药物。血尿和膀胱刺激征可在短期内消失。

各种原因引起的腹膜内膀胱破裂和开放性膀胱损伤应手术治疗。

(一)**紧急处理**

抗休克治疗,如输液、输血、止痛、使用广谱抗生素预防感染。合并骨盆骨折时,行骨盆固定,防止加重损伤。

(二)**保守治疗**

膀胱挫伤或造影时仅有少量尿外渗,症状较轻者,可从尿道插入导尿管持续引流尿液 7~10 天,并保持通畅;使用抗生素,预防感染,破裂可自愈。

(三)**手术治疗**

膀胱破裂伴有出血和尿外渗,诊断明确后,立即手术修补,根据损伤部位和程度修补裂口,充分引流尿外渗,耻骨上留置膀胱造口管或者留置导尿。腹膜外膀胱破裂行修补术后,应放置引流管,充分引流外渗的尿液。腹膜内膀胱破裂则行剖腹探查,吸净腹腔内尿液,并处理其他脏器的损伤。

第四节 尿道损伤

尿道按其解剖结构可分为前尿道(包括尿道球部和阴茎部)及后尿道(包括尿道前列腺部和膜部)。尿道损伤中前尿道损伤多由骑跨伤引起;后尿道损伤往往为骨盆骨折所致。在成年男性,由于有致密的耻骨前列腺韧带将前列腺固定于耻骨,而膜部尿道在穿过尿生殖膈时被固定于坐骨耻骨支之间,典型的后尿道损伤常位于前列腺尖部。如骨折移位轻,尿道可为不完全断裂;严重者可为完全断裂,此时由于前列腺及膀胱周围血肿可将前列腺上抬而移位。在小儿,由于前列腺组织尚未发育,因此后尿道破裂可发生在尿道前列腺部或膀胱颈部。由于后尿道损伤多为暴力或挤压性骨盆骨折所致,因此临床上常合并有其他脏器或组织的损伤,这些合并伤增加伤情的复杂性及严重程度,如忽视全面检查,后尿道的损伤易被忽视,处理不当会增加并发症的发生,并可伴有膀胱或直肠等脏器的损伤。尿道损伤按伤情分挫伤、裂伤、完全性断裂等三种。平时闭合性损伤常见,而战时以贯通伤多见。因此在损伤的处理上必须按照损伤的部位、伤情及其程度而有不同。如果处理不当,极易发生尿道狭窄、梗阻、尿瘘、假道形成或性功能障碍等,因此早期诊断及正确处理非常重要。

一、诊断

(一)临床表现

1.前尿道损伤

(1)尿道出血:外伤后,即使不排尿时也可见尿道外口滴血。尿液可呈血尿。

(2)疼痛:受损伤处疼痛,有时可放射到尿道外口,尤以排尿时为剧烈。

(3)排尿困难:尿道挫裂伤时因疼痛而致括约肌痉挛,发生排尿困难。尿道完全断裂时,则发生尿潴留。

(4)局部血肿:尿道骑跨伤常引起会阴部及阴囊处肿胀、瘀斑。

(5)尿外渗:尿道断裂后,用力排尿时,尿液可以从裂口处渗入周围组织,形成尿外渗。尿外渗或血肿并发感染后,则出现脓毒血症。

2.后尿道损伤

(1)休克:骨盆骨折所致后尿道损伤,一般较严重;常合并大出血,引起创伤性、失血性休克。

(2)疼痛:下腹部痛,局部肌紧张,并有压痛。

(3)排尿困难:伤后不能排尿,发生急性尿潴留,而且导尿管无法插入膀胱,于后尿道处受阻。

(4)尿道出血:尿道口无流血或仅少量血液流出。

(5)尿外渗及血肿:会阴、阴囊部常出现血肿及尿外渗。

前尿道损伤的征象一般较为明显,诊断较易,后尿道损伤的诊断较困难,特别是伴有膀胱及直肠损伤时。对疑有骨盆骨折时,应行骨盆摄片检查。对于尿道损伤者,尿道造影检查是确诊的主要方法，一般多主张在X线透视下行逆行尿道造影。诊断性导尿有可能使部分损伤成为完全损伤，加重出血，增加感染机会，对怀疑有尿道破裂或断裂者，不宜使用。有指征者必须在严格无菌条件下轻柔地试插导尿管，如能顺利插入导尿管，则说明尿道损伤不重，可保留导尿管作为治疗，不要随意拔出；如一次插入困难，不应勉强反复试探，以免加重创伤和导致感染。直肠指检在判断有无肛管直肠合并伤的存在具有参考价值，可常规进行，但在判断时应慎重考虑。直肠指检是必要的，对于前列腺周围血肿不明显，且能清楚地扪及前列腺者，说明后尿道未完全断裂；若发现前列腺向上移位，表明后尿道完全断裂。在骨盆内有血肿时，在指检时可能误将血肿当作没有移位的前列腺而做出错误的判断；后尿道断裂而耻骨前列腺完整时，无前列腺的向上移位。对于严重休克者，不可只注意尿道损伤的诊断，应注意有无盆腔大血管损伤及其他内脏器官的合并伤，必要时应进行手术探查。对于开放性损伤，只要仔细检查局部一般都能得到明确诊断，但对于贯通性枪弹伤，应特别注意合并伤的存在，以防漏诊。

二、治疗

（一）处理原则

首先应纠正休克，然后再处理尿道损伤。如伴有骨盆骨折的患者须平卧，勿随意搬动，以免加重损伤。治疗尿道损伤的基本原则是引流尿液和尿道断端的重新衔接以恢复尿道的连续性。

（二）前尿道损伤的处理

对于症状较轻，尿道挫伤或轻度裂伤的患者，尿道的连续性存在，无排尿困难者，一般不需要特殊治疗。如果裂伤较重并有排尿困难或出血者，可留置导尿，一旦导尿成功，则保留导尿2~3周，如导尿失败应立即手术探查并行经会阴尿道修补术，术后留置导尿管2~3周。对于尿道完全断裂的患者应立即行经会阴尿道修补术，并同时彻底清除坏死组织、血肿。如病情严重不允许较大手术，可单纯行耻骨上膀胱造瘘术，3个月后再修补尿道。

（三）后尿道损伤的处理

目前后尿道损伤主要有三种治疗方法：单纯膀胱造瘘＋延期尿道修复、急诊Ⅰ期尿道吻合术以及开放或经内镜的尿道会师术。

1. 单纯膀胱造瘘＋延期尿道修复

当存在生命垂危、组织广泛受损、医疗条件有限或医师经验不足等情况时，都主张只进行膀胱造瘘。在3~6个月后再行后尿道修复。

2. 急诊Ⅰ期尿道吻合术

由于后尿道断裂多伴骨盆骨折，患者濒于休克，耻骨后及膀胱周围有大量出血，如行修复术，要清除血肿，碎骨片，有可能导致更严重的出血，故有一定的困难。但如患者伤情允许、血源充沛，有经验的医师可以选用且可得到较好的效果。

3. 尿道会师术

后尿道损伤时，常由于合并其他脏器严重外伤，病情危重，患者不能耐受大手术，此时可经耻骨上切口经膀胱行尿道会师术。目前由于内镜技术的进步，也可以在内镜下完成会师术。

三种方法各有优缺点，单纯膀胱造瘘不行耻骨后探查，可减少血肿感染机会，但术后尿道狭窄几乎是不可避免的，需再次手术修复，治疗时间长。急诊Ⅰ期尿道吻合可在手术同时清除血肿,但要在结构破坏严重的盆腔中控制出血,并进行尿道断端的吻合并非易事;在游离、修剪前列腺及尿道周围组织的过程中可能损伤血管神经束和尿道内括约肌,造成阳痿和尿失禁,并可能将尿道不完全断裂转变成完全性尿道断裂。尿道会师则无法完全保证尿道断端的解剖对合,如对合不当,尿道回缩,断端分离,瘢痕再次形成反而造成长段尿道缺损;如两个断端套叠则可造成人为的瓣膜,形成尿道梗阻。另外,会师过程中还可能加重尿道或血管神经损伤,导致术后阳痿的发生增多。总的来说,不管采取何种方法,治疗的目的均为尽可能减少尿道外伤后并发症的发生或力争将并发症的程度降至最低,尤其是避免尿失禁以及医源性的性功能损伤。

第六章 泌尿系统感染

第一节 泌尿系统感染总论

【概述】

致病微生物侵入泌尿系统内繁殖而引起的尿路上皮的炎症称为泌尿系感染,也称尿路感染,是一种很常见的临床疾病,在感染性疾病中的发病率仅次于呼吸道感染,其影响不仅限于泌尿外科,而且涉及内科、妇产科等多个科室的临床工作。尿路感染的发病率随年龄的增高而增加,尤其是女性在进入婚育年龄后有明显上升。有研究发现,在65岁以上人群中,至少有20%的女性及10%的男性有过尿路感染史。虽然不断出现的多种新型抗生素已极大地提高了对这类疾病的治疗效果,但如何减少发病率和进一步提高治愈率仍然是一个极具挑战性的课题。

尿路感染有多种分类方法:根据患病时间的长短可以分为急性感染和慢性感染;根据患病部位可以分为上尿路感染和下尿路感染,其中又可以根据具体的感染器官部位和程度而分为多种类型;根据有无并发症可以分为无并发症感染和有并发症感染;根据是否为初次发病可分为初发性感染和复发性感染;在复发性感染中又可分为由新的或是来自尿路以外的致病微生物引起的感染,以及由在尿路中的原致病微生物引起的感染,后一种感染也称感染再犯。尿路感染的复发是一个很严重的问题,至少有25%的患者会发生,而其中的绝大多数属于感染再犯。

值得注意的是,在泌尿系感染患者中有很大一部分属于医源性感染,由留置尿管、经尿道或经腔镜操作及手术引起。据统计,医源性尿路感染在医院内感染中占35%~50%,发生率仅次于医院内呼吸道感染,而且有较高的死亡率。医源性尿路感染的大多数是由留置尿管引起的,尿管留置时间越长,发生感染的机会就越大,有研究显示,超过10天者几乎都会被感染。目前,泌尿外科疾病的治疗正在朝经腔内微创技术方向发展,使高龄及有重要脏器并发症的患者也能够得到治疗,因此必须重视对医源性尿路感染的预防与治疗。

【病原体】

尿路感染的致病微生物绝大多数来源于正常存在于肠道的革兰氏阴性杆菌,因此可以看作是一种内源性感染。其中以埃希大肠杆菌最常见,其他的致病细菌有变形杆菌、克雷白杆菌、葡萄球菌、绿脓杆菌、粪链球菌等。可以引起尿路感染的致病微生物还有衣原体、支原体、真菌、滴虫和病毒等。肠道中数量较多的厌氧菌群,也存在于阴道及远端尿道,但却较少在尿路感染中出现。慢性及复杂尿路感染常有多种致病菌混合存在。

【发病机制】

尿路感染的主要途径为上行感染,肠道细菌先在会阴部定居、繁殖,然后污染尿道外口,经尿道进入膀胱。女性尿道短而直,并且靠近阴道和直肠,容易受到污染,性交时也容易将细菌带入尿道,因此女性尿路感染远多于男性。正常情况下,膀胱内的尿液不会逆行进入输尿管,但当膀胱内有感染时,炎症引起的黏膜水肿,造成输尿管膀胱入口处结构和功能的改变,使抗尿液反流机制遭到破坏,容易发生尿液上行反流,将细菌带入输尿管和肾,导致上尿路感染。血行性感染在尿路感染的发生中较少,可继发于皮肤、口腔、鼻咽部感染及细菌性心内膜炎等,多发生在肾实质部位,以金黄色葡萄球菌感染为主。当机体免疫力低下时,血行性感染的机会增加。少数情况下,周围器官的感染直接蔓延,也可造成尿路感染。经淋巴途径的感染在临床上较难得到证实。细菌进入泌尿系统后是否引起感染取决于细菌的数量和毒力以及机体的防御机能两个方面。在尿路感染的发病机制中,致病菌黏附于尿路黏膜的能力是非常重要的环节,这种黏附能力来自致病菌的菌毛,而绝大多数革兰氏阴性杆菌都有菌毛。菌毛能够产生黏附素,与尿路上皮细胞的受体结合,使细菌黏附于尿路上皮,进而开始生长繁殖,最终侵袭组织造成感染。宿主尿路上皮细胞受体的密度也是发病的重要环节,反复感染的患者的受体密度较高。另一方面,宿主本身对细菌的入侵有多方面的防御功能。正常尿液的酸碱度和高渗透压、尿液中所含的尿素和有机酸均不利于细菌的繁殖。尿路上皮细胞分泌的黏液、肾髓袢细胞分泌的 T-H 蛋白都具有抗细菌黏附的作用,而膀胱的排尿活动更可以将细菌冲刷出去。另外,机体的免疫系统也会对感染产生相应的特异性与非特异性免疫反应。如果这些防御机制遭到破坏,就会造成致病菌的入侵。除上面提到的因素外,梗阻和异物也是造成或加重尿路感染的重要因素。梗阻引起尿液滞留,尿路腔内压力升高,从而导致上皮细胞抵御细菌感染的能力下降。异物、尿路结石或留置的尿管除直接造成上皮细胞的损伤外,还为细菌提供了更大的附着面积,也是造成感染的原因之一。

【诊断】

根据临床症状、体征和实验室检查结果,尿路感染的诊断多无困难,但单纯做出尿路感染的诊断是不够的,还应做到定位诊断,并且了解有无导致尿路感染发生的易感因素存在,这样才能对治疗提供最大的帮助。

(一)**尿沉渣检查**

发现脓尿,即尿液中白细胞超过 5 个/高倍显微镜视野,是诊断尿路感染的一个重要指标。感染性尿液中常伴有红细胞存在,但对诊断尿路感染无意义,也不代表感染的严重程度。

(二)**尿涂片染色**

对未离心的新鲜尿进行涂片,做革兰氏染色,如每高倍视野可见一个细菌,表明有尿路感染。如果做尿沉渣涂片,则阳性率会提高。根据所见细菌属革兰氏阴性还是阳性,是球菌还是杆菌,可以对治疗提供很大帮助。

(三)**尿培养和菌落计数**

菌落计数是诊断尿路感染的关键性指标,菌落计数大于 $10^5/mL$ 称为有意义菌尿。在有阳性结果后还应继续进行抗生素敏感实验,为临床治疗提供指导。

(四)尿液标本的留取

原则上都应留取中段尿进行检查,必要时需分段留尿分别进行检查。在留取涂片或培养的尿标本时,原则上应该首先清洗消毒尿道外口及男性龟头或女性外阴。女性可通过导尿留标本,以减少被污染的可能。最严格的留取尿液标本的方法为耻骨上膀胱穿刺。留取的尿液标本放置时间不应过长,宜在1小时内处理。

(五)尿路感染的定位

一般而言,上尿路感染常有高热、寒战等毒血症症状和明显的腰痛、肾区叩击痛,而下尿路感染以膀胱刺激症状为主,少有全身症状。但仅根据临床症状和体征定位很不可靠,常还需要做进一步的检查,如免疫荧光检查、尿酶检查和膀胱冲洗后尿培养等。如果在尿标本中发现白细胞管型,则是上尿路感染的有力证据。

(六)影像学检查

对于反复发作或治疗效果差的尿路感染的患者,尤其是男性患者,应进行影像学检查,目的在于了解尿路情况,找出引起尿路感染反复发生的不利因素如畸形、梗阻、结石、反流等。具体检查手段包括尿路X线平片及造影、B超、CT和磁共振水成像(MRU)等。

【治疗原则】

尿路感染的治疗原则在于消除细菌,缓解症状,避免肾功能受到损害及感染扩散。新的更为有效的抗生素的不断问世,使尿路感染的治疗效果不断提高,但同时也带来了抗生素滥用的问题。合理地、有针对性地用药,是治疗成功的关键。在获得尿培养和抗生素敏感试验结果之前,应选用对革兰氏阴性杆菌有效的药物,对于初发的尿路感染,多数可以治愈。如果治疗三天后患者的症状及尿液检查结果没有改善,则需根据药物敏感试验结果更换抗生素。应注意选用在肾及尿液内浓度高、对肾损伤小的药物。

针对不同部位和类型的尿路感染,应给予不同的治疗。过去强调对尿路感染至少应进行7~10天的治疗,但近来的研究结果发现,对于仅以膀胱刺激症状为表现的下尿路感染患者,采用单剂或三天的短程抗生素疗法同样有效,对少数未能治愈者,再给予更积极的治疗也为时未晚。但对于复杂、合并器质性病变、妊娠、免疫力低下的下尿路感染,以及男性下尿路感染患者,仍应与上尿路感染一样,给予充分的长达14天的治疗。对于临床症状严重的患者,还应选择静脉给药。单一药物治疗失败、严重感染、混合感染及出现耐药菌株时,需联合使用两种或两种以上的抗生素。

如发现有导致尿路感染的局部或全身因素,应加以矫正。一般认为,糖尿病患者尿路感染的发生率并不很高,但一旦发生则病情较重,需在积极治疗感染的同时控制血糖。

对有发热等感染症状的急性尿路感染患者,应嘱其卧床休息,鼓励多饮水。对膀胱刺激症状重者,可给予黄酮哌酯、酒石酸托特罗定等膀胱解痉药物对症治疗。

治疗结束时临床症状消失,尿细菌学检查阴性,并在停药后第2、第6周复查时仍为阴性,方可视为治愈,否则应继续治疗。

坚持每天多饮水,保证足够的尿量,是预防尿路感染最有效的方法。女性患者应注意会阴部卫生,尤其在月经、妊娠和产褥期。感染与性生活有关者,应于性交后排尿并可服用单剂抗生素予以预防。绝经后反复发生尿路感染的女性,可在阴道内少量放置雌激素。需要进行尿路器械检查或治疗的患者,应在操作前预防性应用抗生素,操作时须注意严格执行无菌原则。需要长期留置导尿管的患者,应选用密闭式连续引流装置,保持尿液引流的通畅,但不宜采用预防药物,否则反而容易产生耐药菌株。

第二节 肾 感 染

根据不同的感染途径、细菌和病变部位,肾脏非特异性感染可分为:①肾盂肾炎;②肾乳头坏死;③肾皮质化脓性感染;④肾周围炎及肾周围脓肿;⑤脓肾。

一、肾盂肾炎

肾盂肾炎是常见病,女性多于男性,有两种感染途径:①上行性感染,细菌可由输尿管进入肾盂,再侵入肾实质。②血行性感染,细菌由血流到肾小管,从肾小管蔓延到肾盂。由于感染途径不同,因此炎症首发部位不一样,但肾实质和肾盂先后都发生炎性病变,所以,临床上均称为肾盂肾炎。而单纯性肾盂肾炎,实属罕见。

(一)急性肾盂肾炎

【病因】

肾盂肾炎感染的细菌主要来自尿路上行感染。当用各种器械检查或者经尿道手术时,细菌可由体外带入,经尿道上行感染。但更常见的是移居于会阴部的肠道细菌经尿道、膀胱、输尿管至肾脏。尿路梗阻和尿流停滞是急性肾盂肾炎最常见的诱因。尿路在梗阻以上部位扩张和积液,有利于细菌繁殖,引起肾盂肾炎。肾盂肾炎经常是由革兰氏阴性杆菌所引起,约占70%以上,其中大肠杆菌最为常见,其次是变形杆菌、克雷白杆菌、产气杆菌、绿脓杆菌等;革兰氏阳性细菌约占20%,常见的为链球菌和葡萄球菌。近年来研究发现有些大肠杆菌株表面有P纤毛,其黏附素与尿路上皮细胞特异性P纤毛大肠杆菌受体结合。黏附于尿路上皮引起急性肾盂肾炎。P纤毛的黏附素分为Ⅰ级、Ⅱ级、Ⅲ级,其中具有Ⅱ级黏附素的菌株与肾盂肾炎紧密相关。血行性感染仅约30%,多为葡萄球菌感染。

【病理】

急性肾盂肾炎可侵犯单侧或双侧肾脏,肾盂肾盏黏膜充血、水肿、表面有脓性分泌物,黏膜下可有细小的脓肿。于一个或几个肾乳头,可见大小不一,尖端指向肾乳头,基底伸向肾皮质的楔型炎症病灶。病灶内肾小管腔中有脓性分泌物,小管上皮细胞肿胀、坏死、脱落。间质内有白细胞浸润和小脓肿形成,炎症严重时可有广泛性出血。较大的炎症病灶愈合后可留下疤痕。合并尿路梗阻者,炎症范围常很广泛。肾小球一般无形态改变。

【临床表现】

常发生于生育年龄妇女,有两组症状群。①泌尿系统症状:包括尿频、尿急、尿痛等膀胱刺激症状,腰痛和(或)下腹部痛,肋脊角及输尿管点压痛,肾区压痛和叩痛。②全身感染症状:如寒战,发热、头痛、恶心、呕吐、食欲不振等,常伴有血白细胞计数升高和血沉增快。

【诊断】

急性肾盂肾炎的诊断,主要根据病史和体征,还需进行下列检查。

1. 实验室检查

血液白细胞总数和分叶核粒细胞升高,血沉较快。尿液中有少量蛋白,若干红细胞,大量脓细胞,偶见白细胞管型。尿沉渣涂片染色可找到致病细菌,细菌培养阳性,为了临床选用合适的抗菌药物,同时需做抗生素敏感试验和菌落计数。当患者有脓毒性症状时,需做血液细菌培养。

2. X 线检查

腹部平片有时可显示尿路结石阴影。静脉尿路造影可发现肾盏显影延缓和肾盂显影减弱。有时可见输尿管上段和肾盂轻度扩张,这并非由于梗阻,而是细菌内毒素麻痹了集合系统的缘故。在急性肾脏感染期间忌施逆行性尿路造影,以免炎症扩散。

3. B 型超声检查

显示肾皮质髓质界限不清,并有比正常回声偏低的区域。

4. CT 扫描

显示患侧肾外形肿大,增强扫描可见楔形强化降低区,从集合系统向肾包膜放散。

【鉴别诊断】

急性肾盂肾炎需要和急性膀胱炎、肾皮质化脓性感染或肾周围炎、急性胰腺炎、急性胆囊炎、肺底部炎症相鉴别。胰腺炎患者,血清淀粉酶升高,尿中不含脓细胞。肺底部肺炎刺激胸膜引起肋缘下疼痛,与急性肾盂肾炎的区别可予以胸部摄片明确诊断。急性胆囊炎时疼痛在腹部,伴有右上腹部肌肉紧张和反跳痛,尿中无脓细胞。

【并发症】

急性肾盂肾炎因诊断不及时,未能很好地控制感染,特别是革兰氏阴性杆菌若侵入血循环,可导致菌血症和中毒性休克。若治疗不适当,可发展为慢性肾盂肾炎,引起肾衰竭。在急性暴发性肾盂肾炎期间,除可引起败血症外,可造成对侧肾感染和多数皮质脓肿,亦可在其他脏器引起转移性脓肿。

【预防】

首先要早期发现尿路梗阻,及时治疗。应用泌尿系器械时,必须严格执行无菌操作。对于全身性感染和身体其他部位的感染病灶,积极治疗,防止血行扩散。日常应注意个人卫生,及时清除附着于外阴部的细菌。

【治疗】

1. 全身支持治疗

急性肾盂肾炎患者有高热,需卧床休息,给予足够营养,补充液体,保持体内水电解质平衡,应维持尿量每日在 1500mL 以上,以促进体内毒素排出。膀胱刺激症状明显者,可给予解痉药物泌尿灵。

2. 抗菌药物治疗

首先收集尿液做尿沉渣涂片、细菌培养和抗生素敏感试验。急性肾盂肾炎病情较急,需要及时处理,在细菌培养尚未明确前,根据尿涂片染色结果,采用毒性小的广谱抗生素治疗。如为革兰氏阳性球菌,可选用万古霉素;革兰氏阴性杆菌,可选用头孢菌素、广谱青霉素、氨基糖甙类抗生素或者给予复方新诺明、喹诺酮类合成药物。根据尿液细菌培养结果和对抗生素敏感情况,选用有效抗菌药物。病情较重者,可以几种抗菌药物联合应用。有的患者在治疗过程中,原发细菌经治疗后消失,但又产生一种新的细菌,或者细菌本身发生突变,对正在应用的抗菌药物产生耐药性,所以需反复进行细菌培养及药物敏感试验,根据检查结果,重新调整抗菌药物。伴有肾功能不良者,应使用对肾脏毒性小的抗生素,氨基糖甙类抗生素对肾脏有毒性反应,要慎重使用。抗菌药物的使用,应持续到体温正常,全身症状消失,细菌培养阴性后2周。若治疗后,症状未好转,则应考虑并发肾内或肾周围脓肿,需行B型超声或者CT检查,以明确炎症发展情况。

【预后】

急性肾盂肾炎虽然发病较急,病情严重,若处理及时,选用适当的抗菌药物,彻底治疗,预后良好。根据Mevrier近15年观察,若急性肾盂肾炎由于延误诊断和治疗不彻底,约20%患者有导致患侧肾萎缩或皮质瘢痕形成的危险。有一部分病例因尿路梗阻而未采取相应措施,反复感染,可以转为慢性肾盂肾炎。

(二)慢性肾盂肾炎

慢性肾盂肾炎是由于急性感染期间治疗不当或者不彻底而转入慢性阶段。有时因为重新感染而引起轻度炎症。慢性肾盂肾炎的特征是有肾实质瘢痕形成。

【病因】

慢性肾盂肾炎常见于女性,有的患者在儿童时期有过急性尿路感染,经过治疗,症状消失,但仍有"无症状菌尿",到成人时逐渐发展为慢性肾盂肾炎。大多数慢性肾盂肾炎是由于上行性感染引起。有些急性肾盂肾炎治愈后,因经尿道器械检查后而又激发感染。尿流不畅(如后尿道瓣膜、膀胱憩室、尿路结石和神经源性膀胱等),膀胱输尿管反流也是引起反复尿路感染、肾瘢痕形成、肾功能损害的主要原因。革兰氏阴性菌的尿路感染,可引起全身和局部反应,在反复感染的患者中抗体增加,这些抗体大多数为IgG和IgA,IgG抗体可能形成抗原抗体复合物,并能固定补体,从而造成肾脏损害。

【病理】

慢性肾盂肾炎的肾脏根据病程和病情的进展,可以正常或者缩小。肾包膜苍白,不易剥脱,肾外表因瘢痕收缩而凹凸不平,呈大小不等的结节状,肾漏斗部瘢痕收缩,肾盏呈钝性扩张;肾实质萎缩,皮质与髓质有时分界不清;肾盂黏膜苍白和纤维化。镜下可见肾实质内有浆细胞和淋巴细胞广泛浸润,部分肾实质被纤维组织所代替。早期肾小球尚正常,肾小球周围有纤维化改变。晚期肾小球有硬化,肾小管萎缩,管腔内有时可见白细胞和透明管型。叶间动脉和弓状动脉壁变厚,管腔变窄导致肾脏瘢痕形成。

【临床表现】

慢性肾盂肾炎的临床表现根据肾实质损坏和肾功能减弱的程度而有所不同,而肾脏变化是进行性的。当炎症在静止期,症状不明显,但有持续细菌尿,常有肾区轻微不适感,或伴有轻度膀胱刺激症状。当出现反复发作的急性炎症时,可伴有局部肾区疼痛、畏寒、发热和膀胱刺激症状。如果侵犯双侧肾脏,可表现为慢性肾衰竭,患者有高血压、面部、眼睑等处水肿、恶心、呕吐和贫血等尿毒症症状。

【诊断】

目前多数学者认为,其诊断标准应该严格。指影像学检查发现有肾皮质疤痕和肾盂肾盏变形,肾功能学检查有异常,且在病史中或尿细菌学检查有尿路感染的证据者。如无上述改变,则尿路感染的病史虽长亦不能诊断为本病。对慢性肾盂肾炎患者需做全面彻底检查,以明确:①致病菌;②单侧或双侧感染;③原发病灶;④肾实质损害范围及肾功能减损程度;⑤有无尿路梗阻。首先应行尿液细菌培养和抗生素敏感试验,菌落计数每毫升尿液超过 10^5 细菌可肯定为感染。慢性肾盂肾炎患者往往有贫血,除非急性发作时血液中白细胞数可升高,一般正常。腹部平片可显示一侧或双侧肾脏较正常为小,同时发现有无尿路结石存在。静脉尿路造影可见肾盏扩张,肾实质变薄,有时显影较差,输尿管扩张。逆行肾盂造影能显示上述变化。如行膀胱排尿造影,部分患者可显示膀胱输尿管反流。膀胱镜检查可能发现在患侧输尿管口有炎症改变,输尿管插管受阻,静脉注射靛胭脂证实患肾功能减弱。放射性核素扫描可测定患肾功能损害,显示患肾较正常小。动态扫描还可查出膀胱输尿管反流。

【鉴别诊断】

必须指出,有些肾盂肾炎患者的临床表现与膀胱炎相似,仅凭临床表现很难鉴别,需进一步做定位检查方能确诊。

1.输尿管导尿法

通过输尿管导管收集肾盂尿液标本做培养,查明感染部位是一侧或双侧肾。此项检查为损伤性检查法,不作为临床上常规使用。

2.膀胱冲洗试验

是尿路感染直接定位诊断方法,近年来常用此法来定位,认为比较简便和准确。将导尿管插入膀胱,行尿液培养计数,然后注入 0.2% 新霉素 100mL,20 分钟后排空膀胱,再用 2000mL 无菌生理盐水,反复冲洗,以后每 10 分钟收集尿 1 次,行尿菌培养及细菌计数,共计 3 次。经冲洗后,尿培养无细菌生长,说明为膀胱炎;如 3 次尿细菌培养为阳性,而每次菌落计数逐渐上升,说明为肾盂肾炎。

3.用免疫荧光技术检查

尿沉渣中抗体包裹细菌(ACB)肾盂肾炎为肾实质感染,机体可产生抗体将致病菌包裹;而膀胱炎为黏膜浅表感染,故细菌无抗体包裹。

4.尿沉渣镜检

如能发现白细胞管型则是肾盂肾炎的有力证据。

5.尿酶测定

肾盂肾炎时,尿 N-乙酰-β-氨基葡萄糖苷酶(NAG)排出量增多,而下尿路感染时多为正常,但也有学者认为其定位作用有限。

6.尿 β2 微球蛋白(β2-MG)测定

多数学者认为尿 β2-MG 含量升高提示肾盂肾炎,但少数膀胱炎患者的尿 β2-MG 也可能升高。

7.Tamm-Horsfall(TH)蛋白及其抗体测定

曾有报告血清抗 TH 蛋白抗体在急性肾盂肾炎时会上升,特别是有膀胱输尿管反流时。新近提出,尿 TH 蛋白包裹游离细胞在肾实质感染时呈阳性,膀胱炎时则阴性。

8.血清C-反应蛋白含量

Hellerstein 将 C-反应蛋白含量与 Fairley 试验多次比较,证实在肾盂肾炎患者中,存在C-反应蛋白量升高的倾向,但本试验假阳性较高。

9.尿乳酸脱氢酶(LDH)测定

LDH 以几种同功酶形式在体内存在。正常尿液内 LDH 的 5 个同工酶不显,在膀胱炎时尿内仅见 LDH1 但在肾盂肾炎时可见 LDHl-5。

慢性肾盂肾炎与泌尿系结核,临床症状有相似之处。在结核患者中,尿液可发现抗酸杆菌,结核菌培养可确诊。静脉尿路造影可发现典型的一侧肾肾小盏边缘如虫蛀状,有时出现空洞和钙化。

【并发症】

由于严重血管硬化、肾缺血,可导致高血压,还可出现尿毒症的征象。

【治疗】

慢性肾盂肾炎的治疗,应采用综合措施。

4.全身支持疗法

注意适当休息,增进营养和纠正贫血,中医中药治疗等以促进全身情况的改善,每日需要保持足够液体的摄入。

2.加强抗菌药物治疗

抗菌药物治疗在慢性期间具有非常重要的意义,需要达到彻底地控制菌尿和反复发作的目的。所以抗生素的选择,应根据尿液细菌和抗生素敏感试验结果,选用最有效和毒性小的抗生素。抗菌药物的应用至少 2～3 周,还需要继续长期应用小剂量口服抗生素来抑制细菌生长。有时需维持几个月以上。治疗期间反复检查尿液中的白细胞和细菌培养。

3.彻底控制和清除体内感染病灶

慢性前列腺炎、盆腔炎和尿道炎等感染病灶需彻底控制和清除。

4.外科治疗

及时纠正引起感染的原发病变,如尿路梗阻、结石、畸形和膀胱输尿管反流等。

【预防及预后】

在治疗过程中,应当防止反复感染,如能早期解除尿路梗阻和纠正膀胱输尿管反流,则预后较好。由于延误诊断或治疗不彻底,导致双侧肾脏瘢痕萎缩,病情恶化,需行血液透析治疗和肾移植。但一般在无梗阻、反流及其他并发症时,成年患者,肾盂肾炎很少引起肾衰竭。

(三)黄色肉芽肿性肾盂肾炎

黄色肉芽肿性肾盂肾炎是慢性细菌性肾盂肾炎的一种类型,其特征是肾实质破坏,出现肉芽肿、脓肿和泡沫细胞。

【病因】

目前病因仍不明了,可能与以下因素有关:①细菌感染,长期慢性炎症致肾组织持续破坏,脂质释放,被组织细胞吞噬而形成黄色瘤细胞。②尿路梗阻合并感染。③脂代谢异常。④免疫功能紊乱,特别是局灶型黄色肉芽肿性肾盂肾炎多由于宿主免疫功能低下,以致肾实质内轻度炎症性病变不能自行愈合。变形杆菌、大肠杆菌是最常见的病原菌。耐青霉素的金黄色葡萄球菌也可引起。尽管可以肯定本病由细菌感染引起且尿路梗阻可促进其发生,但发病机制尚不清楚。

【病理】

病理表现有两种类型,①局灶型:较少见,主要表现为肾内黄色瘤样肿物。②弥漫型:患肾明显增大,多数为脓肾,肾实质严重破坏,肾盂肾盏表面或肾实质内可见大小不等的黄色瘤样肿物。病变可扩展到肾周和肾外组织,肾周广泛粘连纤维化,并累及周围邻近组织器官。

Malek 临床分期 I 期肾内期:病变局限于肾实质,仅侵入 1 个肾盏或部分肾实质;II 期肾周期:肾内病变同 I 期,但已穿透肾实质侵犯肾周围脂肪;III 期肾旁期:病变弥漫于大部分或全部肾脏,并广泛累及肾周围组织及后腹膜。

镜下见橙黄色病变由炎症组织构成,其组成为大的泡沫巨噬细胞、细胞质呈颗粒状的小巨噬细胞、中性白细胞、淋巴细胞、浆细胞和成纤维细胞。肾盂黏膜周围可见大量的中性粒细胞和坏死组织碎片。偶尔可见异物巨细胞。泡沫巨噬细胞的胞浆,特别是颗粒小巨噬细胞的胞浆,PAS 染色呈强阳性。

【临床表现】

本病不常见,但近年来有增多趋势。可发生于任何年龄,最常见于 50～70 岁,女多于男(2:1)。本病仅仅累及一侧肾脏,极少双侧肾同时受累。临床表现多样复杂,缺乏特异性,绝大多数患者表现为肾区疼痛、发热、腹部肿块、乏力、厌食、体重下降和便秘。常合并有尿路结石、梗阻性肾病或糖尿病病史。常存在泌尿系感染,尿中有大量白细胞,中段尿细菌培养阳性率达 57%～78%。Ballesfercs 等报道尿中发现泡沫细胞阳性率达 80%,但其他报道阳性率不高。此外可有贫血、血沉增快、血白细胞增多等。部分病例表现为肝功能异常,是由于反应性肝炎所致,表现为 α-球蛋白升高,A/G 蛋白倒置,碱性磷酸酶升高,当肾切除后可恢复正常,这种肾原性肝功能改变是其重要特征。

【诊断】

黄色肉芽肿性肾盂肾炎临床表现缺乏特异性,应根据实验室和影像检查综合分析。静脉尿路造影检查无特异性,可表现患肾影增大,肾输尿管结石并肾积水、患肾不显影或肾盂肾盏受压、破坏。B 超对诊断黄色肉芽肿性肾盂肾炎无特异性,可表现为肾积水、肾输尿管结石,或肾内低回声病变。近年来有采用 B 超引导下细针穿刺活检而明确诊断的报道。CT 扫描对诊断黄色肉芽肿性肾盂肾炎有重要意义。局灶型,较少表现有泌尿系结石及梗阻,表现为肾实质内低密度软组织肿块,平扫密度低于肾实质,由于肿块内含有大量脂质的泡沫细胞,CT 值可为负值。增强扫描强化不明显或轻度强化:明显低于肾实质强化后密度。弥漫型,可显示肾输尿管结石,增大的肾内见多个水样低密度区(为扩张的肾盏及坏死液化的肉芽组织),增强扫描显示包绕低密度区域的周围肾组织轻度或中度强化,而低密度区并无强化。肾血管造影时,可见大多数黄色肉芽肿样肾病变区血管减少或完全无血管。虽可见肾内小动脉但无周围血管分支,然而,也有些病例显示血管增多。如尿中发现了泡沫细胞则可作出定性诊断。

【鉴别诊断】

黄色肉芽肿性肾盂肾炎常与尿路结石、梗阻和感染并存,而常被诊为尿路结石、脓肾、肾结核或肾肿瘤,术前需与这些疾病鉴别。其中与肾癌鉴别最为重要。肾癌多有肉眼血尿;肾癌CT 平扫与肾实质相近,CT 值 30~50Hu,增强扫描有强化;血管造影,肾癌表现为血管增粗紊乱,并出现病理性血管和动静脉瘘,有助于鉴别。肾结核是易与黄色肉芽肿性肾盂肾炎混淆的另一疾病,肾结核常有膀胱刺激症状,并进行性加重,尿沉渣可查到抗酸杆菌,静脉尿路造影、CT 有助于二者鉴别。

【治疗】

黄色肉芽肿性肾盂肾炎抗菌治疗效果不佳,但亦有报道小儿局灶型及弥漫型经长期抗感染治疗而痊愈者。因病变为单侧性,难与肾肿瘤鉴别,或肾功能完全破坏,大部分患者行肾切除术。近年来由于影像学发展,早期诊断率提高,主张根据临床分期决定治疗方案。Ⅰ、Ⅱ期可行肾部分切除术,Ⅲ期行患肾切除及肾周围病变组织切除术。

(四)肾乳头坏死

肾乳头坏死又称为坏死性乳头炎,是由肾乳头处髓质内层缺血性梗死而引起的一种疾病。在肾脏感染中为不常见类型。1877 年由 Friedreich 首先报道,多见于女性,发病年龄一般在 50 岁左右。

【病因】

肾乳头坏死病因复杂,常发生于其他疾病病程内,直接或间接侵害肾脏,如糖尿病、酒精中毒、肝硬化、镰状细胞血色素病、尿路梗阻、感染等。常继发于长期服用某些非甾体类镇痛消炎药,包括阿司匹林、非那西汀、消炎痛、布洛芬等。罕见于长期服用利福平等抗结核药物。动物实验表明富含咖啡因的物质如咖啡、茶等可增加消炎止痛药物对肾小管间质的破坏作用,增加肾乳头坏死的发病率。关于肾乳头坏死的发病机制仍有争论,研究资料表明肾乳头微血管改变和局部缺血性损伤是主要原因,局部缺血被认为是引发肾乳头坏死最终的直接原因。

【病理】

肾乳头坏死的病理改变一般是双侧性,可以几个或者全部肾小盏进行性受损。根据肾乳头坏死严重程度分为原位肾乳头坏死、部分肾乳头坏死和全肾乳头坏死。最初损伤发生在肾乳头附近的肾髓质部直小血管,引起不同程度的循环障碍,血流缓慢而淤滞,造成乳头缺血性坏死。肾乳头坏死由乳头顶端开始直至皮质和髓质交界处。坏死乳头有时可脱落,随尿液排出体外。肾切面可见一个或几个乳头消失,有时在肾盂内可见到游离的脱落坏死乳头,表面钙化。肾乳头脱落处镜下可见有分叶核粒细胞,小圆形细胞和浆细胞浸润,有典型慢性肾盂肾炎的病变,肾锥体严重缺血。

【临床表现】

1. 暴发型

少数患者表现为高热、寒战、肾区疼痛。病情迅速恶化出现中毒性休克、少尿和尿毒症,昏迷而死亡。

2. 慢性型

大多数患者呈比较长期慢性症状,少数患者症状不明显,静脉尿路造影发现乳头病变。多数患者有不同程度的症状,有时表现为慢性膀胱炎症状,有时并发为急性肾盂肾炎。由于脱落的坏死乳头引起输尿管梗阻,有时表现为反复发作肾绞痛。

【诊断】

急性型肾乳头坏死有高热、休克和肾区叩痛。慢性型症状较少,若急性发作体温可升高,肾区有叩痛。病史中有糖尿病、镰状细胞血色素病、尿路梗阻、感染和长期使用消炎镇痛剂者有助于本病的诊断。

急性暴发型白细胞计数显著升高,尿液检查有脓细胞和细菌尿,进行性尿毒症,尤其是在未完全控制的糖尿病患者,氮质血症不断加重。慢性型患者有感染尿,贫血和肾功不全表现,酚红排泄试验降低,1.5 小时内排出量小于 30%,尿素氮升高。

排泄性尿路造影是诊断肾乳头坏死的首选方法,原位肾乳头坏死尿路造影缺乏特异性。部分肾乳头坏死和全肾乳头坏死尿路造影较典型,表现为肾乳头萎缩,边缘不规整,肾盏扩大,髓质内空洞。如全肾乳头坏死,坏死乳头脱落游离于充满造影剂的小腔中形成典型的"印戒征"(ringshadow),通常为三角形充盈缺损。超声对肾乳头坏死的诊断敏感性较低,表现为肾窦周围髓质多个圆形或三角形囊腔,偶尔可在囊腔边缘见到弓状动脉产生的强回声。肾盂内脱落的乳头,表面有时钙化,可拟诊为肾盂结石。

【鉴别诊断】

急性肾乳头坏死与急性肾盂肾炎的区别在于后者不像前者突发和发展为急性肾衰竭;菌廊症引起双肾皮质脓肿与急性肾乳头坏死相似,两者都有进行性肾功能损害。初期,静脉尿路造影,两者都可无异常,2~3 周后当肾乳头坏死脱落时,可显示肾乳头髓质之间的空洞。肾皮质脓肿 B 超、CT 检查可显示肾内占位病变,以此可助鉴别。

【治疗】

治疗上应积极控制原发病,肾乳头坏死与多种原发病有关,最常见的是糖尿病,对伴有糖尿病者,应首先设法控制血糖。对长期服用镇痛剂患者,应立即停止使用。加强抗菌药物治疗,根据尿细菌培养和药物敏感试验选用合适的抗菌药物。同时加强全身支持疗法。肾乳头坏死位于一侧,是暴发型不能控制而危及生命者,如对侧肾脏正常,可考虑切除患肾,但必须慎重,因对侧肾也有可能有早期病变或在以后受损。坏死的肾乳头脱落下降到输尿管引起急性尿路梗阻,需行输尿管内插入导管,最好是双 J 管,或者肾造瘘解除梗阻。Abek 等采用前列腺素 E_1,40mg 每日 1 次静脉注射治疗糖尿病引起的肾乳头坏死,在静脉注射前列腺素 E_1 后,肾血流量增加,血浆肌酐清除率提高,而抗生素治疗和输尿管插管肾盂积液引流都不能有效改善肾功能。前列腺素 E_1 治疗肾乳头坏死可以改善肾脏微循环,缓解局部缺血和阻止组织损伤,改善肾脏功能。

【预后】

少数急性暴发型肾乳头坏死患者,病情发展迅速,可引起死亡。多数慢性肾乳头坏死患者,虽然肾功能有所下降,经长期治疗后,预后尚好。

(五)肾皮质化脓性感染

肾皮质化脓性感染为葡萄球菌经血运进入肾脏皮质引起的严重感染,在没有形成液化的肾脏炎性肿块称为急性局灶性细菌性肾炎,形成脓肿时称之为肾皮质脓肿或化脓性肾炎,几个脓肿融合则称为肾痈。在广谱抗生素发展的今天,由于及时应用抗生素控制原发感染灶,肾皮质化脓性感染的发生率较前减少,而且多数表现为急性局灶性细菌性肾炎。

【病因】

肾皮质化脓性感染的致病菌最常见的是金黄色葡萄球菌,细菌可由体内其他部位化脓性病灶,经血液循环进入肾脏。例如疖、痈、脓肿、感染的伤口、上呼吸道感染或者肾邻近组织感染,偶可继发于尿路梗阻如尿路结石,或者先天性畸形如儿童的膀胱输尿管反流。近来有报道艾滋病患者发生肾脓肿常为真菌感染。

【病理】

初期病变局限于肾皮质,表现为肾间质充血、水肿和白细胞浸润,炎症可扩散至肾周。肾实质病灶可以坏死、液化形成脓肿,这些多发微小脓肿可集合形成多房性脓肿。多数病例由于治疗及时,控制炎症,皮质感染能自行消失;一部分病例由于未及时治疗,小脓肿融合成大脓肿,成为肾痈;少数病例发展到晚期,可穿破肾被膜,侵入肾周围脂肪,形成肾周围脓肿。偶尔感染侵犯、穿破肾盂肾盏。病变愈合后局部可形成瘢痕。

【临床症状】

本病一般为突然发作,伴有寒战、高热、食欲不振和菌血症症状,初期无泌尿系刺激症状,因感染在皮质未侵入肾盂,尿液检查无脓尿。患侧腰部可触及肿大的肾脏,肌肉紧张,由于化脓性病灶局限于肾皮质,使肾被膜张力增高,出现患侧腰痛及压痛,肋脊角有明显叩痛。部分病例在病程开始时仅呈亚急性或慢性炎症的表现,以至诊断困难,延误治疗,所以病程往往维持较长时期。

【诊断】

除上述病史,临床症状体征外,血液中白细胞增多,以分叶核粒细胞增多为主,血液细菌培养可呈阳性。影像学检查根据病变程度而有不同的表现。

1.急性局灶性细菌性肾炎

腹平片常无明显异常,静脉尿路造影对诊断有一定帮助,少数患者可出现肾盂肾盏受压。B超检查示肾实质局灶性低回声区,边界不清。CT检查为低密度实质性肿块,增强后密度不均匀增强,仍低于正常肾组织,肿块边界不清,不同于肾皮质脓肿由新生血管形成的界限清楚的壁。有文献报道CT示肾实质局限性肿大并有多个层面肾筋膜增厚是该病定性诊断依据。

2.肾皮质脓肿

腹部平片显示患侧肾脏增大,肾周围水肿使肾影模糊,腰大肌阴影不清楚或消失。当脓肿破裂到肾周围时,腰椎侧弯。静脉尿路造影可显示肾盂肾盏受压变形。B 型超声显示不规则的脓肿轮廓,脓肿为低回声区,或混合回声区,肾窦回声偏移,稍向肾边缘凸出。CT 肾扫描显示肾皮质不规则低密度病灶,CT 值介于囊肿和肿瘤之间,增强 CT 扫描边缘增强明显,中心部无增强。肾被膜、肾周筋膜增厚,与邻近组织界面消失。放射性核素肾扫描显示肾占位病变,肾缺损区与肾囊肿相似,用 67Ga 可提示感染组织。

【鉴别诊断】

本病应与急性肾盂肾炎区别,因为两者症状和体征相似。急性肾盂肾炎在尿路造影中无肾盂肾盏受压移位改变,B 超、CT 无肾内占位病变。应注意与急性胆囊炎区别,急性胆囊炎患者尿液常规正常,右上腹可触及有压痛的胆囊,胆囊造影和尿路造影可助鉴别。与伴有发热的肾癌区别,肾癌不同于肾皮质化脓性感染的血白细胞,分叶核粒细胞明显增高,而血白细胞常为正常高值,肾区无明显叩痛,与急性局灶性细菌性肾炎相比较肾癌肿物较大,边界较清楚,经抗炎治疗后急性局灶性细菌性肾炎症状消退,复查 B 超、CT 肿块缩小,可助鉴别。肾肿瘤内液化坏死与肾皮质脓肿难以区别.CT 增强扫描脓肿壁呈壳状增强,而肿瘤不具有此特征。

【并发症】

本病治疗不及时,可发展为败血症,肾皮质脓肿可穿透肾包膜进入肾周围引起肾周围脓肿。

【治疗】

肾皮质化脓性感染一旦确诊为金黄色葡萄球菌引起,应立即应用耐青霉素酶及对 β 内酰胺酶有抵抗力的抗生素治疗。例如羧苄青霉素或先锋霉素等。对急性局灶性细菌性肾炎,局限于肾实质内小于 5cm 的脓肿采取抗菌药物治疗常能治愈,疗程 3~5 周,并定期 B 超、CT 检查监测肿物的变化。肾皮质脓肿如药物治疗无效时,脓肿直径大于 5cm,中心部液化明显,突向肾外者可行脓肿切开引流。

肾皮质化脓性感染继发于慢性肾盂肾炎,治疗可根据血液、尿液或脓肿穿刺液细菌培养和抗生素敏感试验结果,选用合适的抗生素。若伴有尿路结石,则需行取石术。如脓肿引流不畅,肾脏破坏严重,必要时可行肾切除术。并发肾周围脓肿时,应施行肾周围脓肿切开引流术。

【预后】

肾皮质化脓性感染若能早期获得诊断,选用对金黄色葡萄球菌有效的抗生素,预后良好,一般病程为 1~2 周,急性炎症症状逐渐消失。个别病例因严重脓毒症偶可死亡,但由于目前广谱抗生素的应用,已极为罕见。若延误诊断,内科治疗无效,并发肾周围脓肿,如早期手术切开引流,亦可获得治愈。

(六)**肾周围炎与肾周围脓肿**

肾周围炎是指炎症位于肾包膜与肾周围筋膜之间的脂肪组织中,如感染未能及时控制,则可发展成为脓肿,称为肾周围脓肿。以单侧多见,双侧少见,右侧多于左侧。男性较多。发病年龄常见于 20~50 岁之间。

【病因】

肾周围炎、肾周围脓肿可由多种致病菌引起,近年来由于广泛应用广谱抗生素,血运感染日趋减少,致病菌昔日以金黄色葡萄球菌为主,转为大肠杆菌及变形杆菌为主,金黄色葡萄球菌次之。其他致病菌还包括许多革兰氏阴性杆菌,如克雷白杆菌、肠杆菌、假单孢菌和绿脓杆菌等。肠球菌和链球菌在文献上也有过报道。某些厌氧菌如梭状芽孢杆菌、多形杆菌和放线菌也可致病,而且常规细菌培养为阴性。肾周脓肿约25％为混合性感染。约25％既往有糖尿病病史。

感染途径包括:①肾内感染蔓延至肾周间隙。多数肾周脓肿由此途径感染,包括肾皮质脓肿、慢性或复发性肾盂肾炎(由于存在尿路梗阻)、肾积脓、黄色肉芽肿性肾盂肾炎等。②血源性感染。体内其他部位感染病灶,经血运侵入肾周围间隙。常见有皮肤感染、上呼吸道感染等。③经腹膜后淋巴系统侵入。来自膀胱、精囊、前列腺、直肠周围、输卵管或其他盆腔组织的感染,由淋巴管上升到肾周围。④来自肾邻近组织的感染,包括肝、胆囊、胰腺、高位盲肠后阑尾炎和邻近肋骨或椎骨骨髓炎等。有时为肾外伤以及肾、肾上腺手术后引起的感染。

肾周围炎如原发病灶经抗菌药物控制感染后,炎症可在数周内逐渐消失,仅遗留纤维组织。如炎症继续发展,则形成脓肿。脓肿如在肾上部周围,离膈肌较近,可引起病侧胸膜腔积液、肺基底部炎症,或穿破横膈、胸膜和支气管形成支气管胸膜瘘。肾旁间隙脓肿,可向上形成膈下脓肿,如脓肿位于肾下后方,刺激腰肌,脓液沿腰大肌向下蔓延,可破入髂腰间隙、腹腔或肠道。

【临床症状】

如继发于严重慢性肾感染,则有持续和反复发作尿路感染病史。如为金黄色葡萄球菌感染,常有体内其他部位感染病灶(如皮肤感染等)。肾周围炎症进展缓慢,患侧肾区有叩痛。2周后当肾周围脓肿开始形成时,患者有寒战、发热等症状,患侧腰部和上腹部疼痛,患侧肋脊角叩痛,患侧腰部肌肉紧张和皮肤水肿,并可触及肿块。当患侧下肢屈伸及躯干向健侧弯曲时,均可引起剧痛。

【诊断】

肾周围炎的诊断除根据病史和体征外,还应行实验室检查。有贫血、白细胞总数和分叶核粒细胞升高。如为金黄色葡萄球菌感染,因系血运扩散,尿中无白细胞和细菌。如继发于肾脏本身感染,则尿中可找到脓细胞和细菌,血液培养可发现细菌生长。X线检查,腹部平片显示肾外形不清,肾区密度增加,腰椎向一侧弯曲,凹向患侧,腰大肌阴影模糊;静脉尿路造影显示患侧肾显影差或不显影,摄片时如令患者做吸气动作,由于肾脏固定显影不受影响,相反,健侧肾由于可自由活动反而影像变模糊。有时可见肾盂或输尿管移位,肾盏拉长,如有结石则伴有尿路梗阻、积水;胸片有时可见患侧肺下叶浸润,胸膜腔积液,膈肌升高,胸部透视可发现膈肌运动受限。近年来B型超声检查和CT扫描对肾周围脓肿诊断和定位具有特殊意义。B型超声检查可显示肾周围有一低回声的肿块,壁常不规则。如脓肿由产气菌引起,肿块内可能有强回声区。可在超声引导下行穿刺诊断,并可放入导管引流作为治疗手段。一项研究表明与CT比较超声检查有36％的假阴性率。CT是确定诊断的首选方法,CT肾区扫描可见肾移位和肾周围有低密度肿块及密度稍高的炎性壁,患侧肾增大,肾周围筋膜增厚,有时可见病变内气体和气液面。CT还能够确定脓肿累及范围及判断周围解剖关系。MRI与CT在肾周脓肿诊断上没有太大差别,但MRI对判断脓肿与周围脏器界限敏感度较高,因而对因造影剂过敏或肾功能不全而不能做增强 CT 检查的患者,MRI 有其优越性。

【鉴别诊断】

肾周围脓肿与急性肾盂肾炎的区别在于后者经抗生素治疗后,病程较前者为短,B 超和 CT 检查可区别肾内和肾周围感染。肾周围脓肿有时容易误诊为胸膜炎、膈下脓肿、腹膜炎和腰椎结核引起腰大肌脓肿等。

【并发症】

肾周围脓肿若延误治疗,向上穿过横膈,进入胸腔形成支气管瘘。脓肿向下延伸可到髂嵴或腹股沟部,偶尔脓肿越过脊椎侵入对侧肾周围间隙。脓肿压迫输尿管可导致肾积水,脓肿引流后,在愈合过程中,由于纤维组织生长可引起输尿管狭窄。

【治疗】

早期肾周围炎在脓肿未形成前,若能及时应用合适的抗生素和局部理疗,炎症可以吸收。一旦脓肿形成,自行吸收而愈合的机会较少,应行切开引流术。也有学者认为对小于 5cm 肾周脓肿应首先考虑严格的抗生素治疗,如临床疗效不满意再考虑手术引流。目前由于腔内泌尿外科发展,也可在 B 超或 CT 指引下置管引流,引流术后继续配合有效的抗菌药物。症状好转,体温和血液中白细胞逐渐下降至正常范围,引流管内无分泌物,复查 B 超或 CT 扫描,证明脓肿消失,可作为拔除引流管的适应证。肾周脓肿位于肾周围疏松脂肪组织中,感染不易局限,且常呈分隔的多房脓肿,因此早期确切充分的手术切开引流是治疗成功的关键。手术切口部分缝合,脓腔凡士林油纱填塞,术后脓腔换药,使脓腔自内向外愈合,引流充分,避免和减少术后复发。肾周围脓肿若继发于尿路结石而引起脓肾,或者继发于感染的肾积水,该侧肾功能严重损害,应考虑做肾切除术。切开引流术和肾切除术是否同时进行,还是分两期进行,应根据病情决定。

【预后】

如不是继发于肾脏疾病的肾周围脓肿,早期进行切开引流术,预后良好。若延误诊断和治疗,预后欠佳,死亡率可高达 57%。

(七) 脓肾

脓肾为肾脏严重化脓性感染,肾实质全部破坏,形成一个充满脓液的"肾囊"。

【病因与病理】

以上尿路结石引起梗阻,继发感染最为常见;其次是肾和输尿管畸形引起感染性肾积水;亦可继发于肾盂肾炎。致病菌以大肠杆菌属为多见。肾组织遭到严重损坏,肾全部或一部分成为脓性囊。

【临床表现】

临床表现有两大类型,一类为急性发作型,以寒战、高热、全身无力、呕吐和腰部疼痛为主。另一类为慢型病程型,患者常有长期感染病史,或有上尿路结石病史,反复发作腰痛,腰部可扪及肿块。血液中白细胞升高,患者均有不同程度的贫血,如尿路有不完全梗阻,尿液常规检查有大量脓细胞,尿液细菌培养阳性。若尿路已完全梗阻,尿液常规检查改变不显著,尿液细菌培养可呈阴性。

【诊断与鉴别诊断】

脓肾的诊断除根据病史、体征和实验室检查外,还可进行以下检查:腹部平片显示肾影不清,有时可发现上尿路结石。静脉尿路造影显示患侧肾显影差或不显影。B型超声检查对脓肾的诊断比尿路造影更有帮助。CT肾扫描可显示肾脏内有脓液聚积及肾实质破坏程度。

脓肾的急性发作型需与急性肾盂肾炎、肠梗阻和胆石症等区别。脓肾慢性病程型需与肾结核、肾积水和肾肿瘤等区别。

【并发症】

脓肾如不及时治疗,可穿透肾包膜而形成肾周围脓肿。

【治疗】

根据全身情况,如对侧肾功能良好者,应行患侧肾切除术,术中密切注意脓肾与周围重要脏器和大血管之间粘连情况,仔细分离,以免损伤,必要时可行肾包膜内切除术。有时因脓肾与肾周围粘连较紧,肾体积过大,估计肾切除有困难,且手术分离易引起感染扩散,甚至出现败血症,可先行肾造瘘引流,以后再行肾切除术。

第三节 膀 胱 炎

膀胱炎常伴有尿道炎,统称之为下尿路感染。许多泌尿系统疾病可引起膀胱炎,而泌尿系统外的疾病(如生殖器官炎症、胃肠道疾患和神经系统损害等),亦可使膀胱受到感染。

【病因】

膀胱炎的高发人群包括4种,学龄期少女、育龄妇女、男性前列腺增生者、老年人。膀胱炎有多种因素引起:①膀胱内在因素,如膀胱内有结石、异物、肿瘤和留置导尿管等,破坏了膀胱黏膜防御能力,有利于细菌的侵犯。②膀胱颈部以下的尿路梗阻,引起排尿障碍,失去了尿液冲洗作用,残余尿则成为细菌生长的良好培养基。③神经系统损害,如神经系统疾病或盆腔广泛手术(子宫或直肠切除术)后,损伤支配膀胱的神经,造成排尿困难而引起感染。

膀胱感染的途径以上行性最常见,发病率女性高于男性,因女性尿道短,尿道外口解剖异常,常被邻近阴道和肛门的内容物所污染,即粪便—会阴—尿路感染途径。性交时摩擦损伤尿道,尿道远段1/3处的细菌被挤入膀胱;也可能因性激素变化,引起阴道和尿道黏膜防御机制障碍而导致膀胱炎。另外阴道内使用杀精子剂会改变阴道内环境,致使病菌易于生长繁殖,成为尿路感染的病原菌。男性前列腺精囊炎、女性尿道旁腺炎亦可引起膀胱炎。尿道内应用器械检查或治疗时,细菌可随之进入膀胱。最近青少年男性膀胱炎发病率有增高趋势,主要危险因素是包皮过长,性伴侣患有阴道炎症,以及男性同性恋者。下行性感染是指膀胱炎继发于肾脏感染。膀胱感染亦可由邻近器官感染经淋巴传播或直接蔓延所引起,但较少见。

膀胱炎致病菌以大肠杆菌属为最常见,其次是葡萄球菌、变形杆菌、克雷白杆菌等。

【病理】

膀胱炎分为急性膀胱炎和慢性膀胱炎。急性膀胱炎时,黏膜弥漫性充血、水肿,呈深红色。

黏膜下层有多发性点状出血或淤血,偶见表浅溃疡,表面有时附着脓液或坏死组织,肌层很少受侵犯,病变以膀胱三角区为最明显。镜下所见除黏膜水肿外,还有黏膜脱落,毛细血管明显扩张,白细胞浸润可延伸至肌层。慢性膀胱炎黏膜苍白、粗糙、增厚,表面有时有滤泡,膀胱容量由于黏膜固有层和肌层有广泛纤维组织增生而降低,膀胱周围纤维化是罕见的并发症。镜下可见黏膜固有层和肌层有纤维母细胞、小圆形细胞和浆细胞浸润。

【临床表现】

急性膀胱炎可突然发生或缓慢发生,排尿时尿道有烧灼痛,尿频,往往伴尿急,严重时类似尿失禁。尿混浊,尿液中有脓细胞,有时出现血尿,常在排尿终末时明显。耻骨上膀胱区有轻度压痛。单纯急性膀胱炎,无全身症状,不发热。女性患者急性膀胱炎发生在新婚后,称之为"蜜月膀胱炎"。急性膀胱炎的病程较短,如及时治疗,症状多在1周左右消失。

慢性膀胱炎轻度的膀胱刺激症状,且经常反复发作。

【诊断与鉴别诊断】

急性膀胱炎的诊断,除根据病史及体征外,需做中段尿液检查,尿液中有脓细胞和红细胞。为及时治疗,先将尿涂片行革兰氏染色检查,初步明确细菌的性质,同时行细菌培养、菌落计数和抗生素敏感试验,为以后治疗提供更准确的依据。血液中白细胞升高。在急性膀胱炎时,忌行膀胱镜检查。对慢性膀胱炎的诊断,需详细进行全面的泌尿生殖系统检查,以明确有无慢性肾脏感染,男性患者需除外阴茎头包皮炎、前列腺精囊炎;女性患者应排除尿道炎、尿道憩室、膀胱膨出、阴道炎和尿道口处女膜伞或处女膜融合等情况。

急性膀胱炎需与急性肾盂肾炎区别,后者除有膀胱刺激症状外,还有寒战、高热和肾区叩痛。结核性膀胱炎发展缓慢,呈慢性膀胱炎症状,对抗菌药物治疗的反应不佳,尿液中可找到抗酸杆菌,尿路造影显示患侧肾有结核所致改变。膀胱炎与间质性膀胱炎的区别,后者尿液清晰,极少部分患者有少量脓细胞,无细菌,膀胱充盈时有剧痛,耻骨上膀胱区可触及饱满而有压痛的膀胱。嗜酸性膀胱炎的临床表现与一般膀胱炎相似,区别在于前者尿中有嗜酸粒细胞,并大量浸润膀胱黏膜。膀胱炎与腺性膀胱炎的鉴别诊断,主要依靠膀胱镜检查和活体组织检查。

【并发症】

少数女孩患急性膀胱炎伴有膀胱输尿管反流,感染可上升而引起急性肾盂肾炎,成年人中比较少见。

【治疗】

急性膀胱炎需卧床休息,多饮水,避免刺激性食物,热水坐浴可改善会阴部血液循环,减轻症状。用碳酸氢钠或枸橼酸钾碱性药物,降低尿液酸度,缓解膀胱痉挛。黄酮哌酯盐(泌尿灵)可解除痉挛,减轻排尿刺激症状。根据致病菌属,选用合适的抗菌药物。喹诺酮类抗菌药为广谱抗菌药,对多种革兰氏阴性、阳性菌均有效,耐药菌株低,是目前治疗单纯性膀胱炎的首选药物。单纯性膀胱炎国外提倡单次剂量或3日疗程,目前采用最多的治疗方案是3日短程疗法,避免不必要的长期服药而产生耐药细菌和增加副作用,但要加强预防复发的措施。若症状不消失,尿脓细胞继续存在,培养仍为阳性应考虑细菌耐药或有感染的诱因,要及时调整更换合适的抗菌药物,延长应用时间以期早日达到彻底治愈。对久治不愈或反复发作的慢性膀胱炎,在感染控制后则需做详细全面的泌尿系检查,对有尿路梗阻者应解除梗阻,控制原发病灶,使尿路通畅。对神经系统疾患所引起的尿潴留和膀胱炎,根据其功能障碍类型,进行治疗。

要注意个人卫生,使致病细菌不能潜伏在外阴部。由于性生活易引起女性膀胱炎,建议性交后和次日晨用力排尿;若同时服磺胺药物 1g 或呋喃妥因 100mg,也有预防作用。

急性膀胱炎经及时而适当治疗后,都能迅速治愈。对慢性膀胱炎,如能清除原发病灶,解除梗阻,并对症治疗,大多数病例能获得痊愈,但需要较长时间。

第四节 尿 道 炎

尿道炎是一种常见的疾病,临床上可分为急性和慢性两类。

【病因】

尿道炎多见于女性。致病菌以大肠杆菌属、链球菌和葡萄球菌为最常见。尿道炎常因尿道口或尿道内梗阻所引起,如包茎、后尿道瓣膜、尿道狭窄、尿道内结石和肿瘤等;或因邻近器官的炎症蔓延到尿道,如前列腺精囊炎、阴道炎和宫颈炎等;有时可因机械或化学性刺激引起尿道炎,如器械检查和留置导管等。近年来男性尿道炎发病率增高主要与不洁性交有关。

【病理】

尿道急性炎症时,尿道外口红肿,边缘外翻,黏膜表面常被浆液性或脓性分泌物所黏合,有时有浅表溃疡。镜下可见黏膜水肿,其中有白细胞、浆细胞和淋巴细胞浸润,毛细血管明显扩张,尿道旁腺体充血或被成堆脓细胞所填塞。,

慢性尿道炎病变主要在后尿道、膀胱颈和膀胱三角区,有时蔓延整个尿道。尿道黏膜表面粗糙呈暗红色颗粒状,因有瘢痕收缩,尿道外口较正常小。镜下可见淋巴细胞、浆细胞和少数白细胞,纤维母细胞增加。

【临床表现】

急性尿道炎在男性患者中的主要症状是有较多尿道分泌物,开始为黏液性,逐渐变为脓性,在女性患者中尿道分泌物少见。无论男女,排尿时尿道均有烧灼痛,出现尿频和尿急,尿液检查有脓细胞和红细胞。慢性尿道炎分泌物逐渐减少,或者仅在清晨第一次排尿时,可见在尿道口附近有少量浆液性分泌物。排尿刺激症状已不如急性期显著,部分患者可无症状。

【诊断与鉴别诊断】

尿道炎的诊断除性根据病史及体征外,需将尿道分泌物涂片染色检查或细菌培养,以明确致病菌。男患者若无尿道分泌物,应行三杯试验。急性期尿道内忌用器械检查。慢性尿道炎需行尿道膀胱镜检查以便明确发病的原因。有时可用金属尿道探条试探尿道,必要时行尿道造影,明确有否尿道狭窄。

鉴别诊断首先与淋菌性尿道炎区别,淋菌性尿道炎是一种特异性感染的性病,尿道有脓性分泌物,脓液涂片染色检查可见在分叶核粒细胞内有革兰氏阴性双球菌。其次应与非淋菌性尿道炎及滴虫性尿道炎区别,女性容易在阴道内找到滴虫,而男性不易找到滴虫,常需在包皮下、尿道口分泌物、前列腺液以及尿液中检查有无滴虫,做出诊断。Reiter症候群除尿道炎外,同时有结膜炎和关节炎。

【并发症】

尿道内感染可直接蔓延到膀胱或前列腺而引起膀胱炎或前列腺炎。急性尿道炎若处理不当可并发尿道旁脓肿,脓肿可穿破阴茎皮肤成为尿道瘘。在尿道炎症愈合过程中纤维化则可引起尿道狭窄。

【治疗】

急性尿道炎采用抗生素与化学药物联合应用,疗效较好。采用氟哌酸与磺胺药物联合应用,临床效果满意。近年来,喹诺酮类抗菌药物,由于对革兰氏阴性、阳性菌均有效,耐药菌株低,常作为治疗的首选药物。全身治疗应注意休息,补充足够液体,在急性期间,短期内避免性生活,否则会延长病程,慢性期间,若尿道外口或尿道内有狭窄,应作尿道扩张术。

第五节 尿路软斑症

软斑症(Malacoplakia)是一种罕见的炎症性疾病,可发生在身体各部位,最好发部位在泌尿系统。

【病因】

本症病因复杂,常伴有营养不良和其他疾病。尿路软斑症与大肠杆菌感染密切相关,而在众多的大肠杆菌感染患者中,只有少数并发软斑症。目前一致认为尿路软斑与宿主免疫缺陷有关。然而体液免疫异常对软斑症的发病没有明显影响,主要是细胞免疫功能低下,使吞噬细胞吞噬细菌功能降低。实验证明受环核苷酸控制的微管功能有缺陷,导致细胞内杀菌能力丧失。

【病理】

Michaelis-Gutmann小体是软斑症病理诊断特征性标记物,电镜下可见组织细胞的吞噬溶酶体中含有不同时期的细菌分解碎片,最终的分解碎片形成$4\sim10/Lun$同心圆晶状小体,它是由钙化的黏多糖和脂类组成。

肾软斑症分为单发和多发两种类型。单发病例表现为肾肿块,肉眼呈灰黄色,光滑,边界清楚,偶可见囊性或中心坏死钙化。肾多发软斑症表现为肾肿大,肾皮质多发小肿块,偶可见病灶累及肾髓质。仅局限于肾髓质或肾乳头的病例罕见。镜下所见分三期:①炎症早期:在水肿的间质有浆细胞和PAS阳性的大嗜伊红组织细胞。②肉芽肿期:可见典型的Michaelis-Gutmann小体和组织细胞,偶见巨细胞和纤维母细胞。③愈合期:可见组织细胞周围有纤维母细胞,成胶质和极少量的Michalis-Gutmann小体。

膀胱软斑症病变分布在两侧壁,膀胱镜可见分散或群集的浅黄色或黄灰色至褐色柔软天鹅绒样或轻度隆起的斑块,大小为$0.1\sim3.0cm$,斑块一般被未受损害的黏膜覆盖,有时有浅表溃疡,局部可见凹陷,邻近组织有炎症或出血。镜下可见黏膜固有层有大量组织细胞和多少不等的淋巴细胞、浆细胞、分叶核粒细胞浸润,在一些组织细胞装内可见 Michaelis-Gutmaim 小体,小体呈圆形或卵圆形,苏木精浓染,PAS反应阳性、铁钙反应阳性。病变中毛细血管扩张、淤血或伴有出血,表面覆以完整的移行上皮细胞,部分区域有程度不等的坏死。周围有轻度纤维组织增生,肌层小血管四周有少量圆形细胞浸润。

【临床表现】

尿路软斑症常见于成年妇女,男女比例为1∶4,发病年龄女性在30岁以上,而男性在50岁以上。常见症状是血尿和反复发作的尿路感染,尿液培养最常见的是大肠杆菌,其次是变形杆菌、克雷白菌或混合感染。病变进一步发展可引起尿路梗阻。

肾软斑症常伴有发热、腰痛和腰部肿块。如果病变位于双侧或孤立肾,可导致尿毒症。膀胱软斑症患者可有尿痛、尿频、血尿和排尿困难等。有时症状不典型,可无临床症状而被偶然发现。

【诊断】

除病史中有尿路感染外,主要根据尿液显微镜检查发现典型的 Machaelis-Gutmann 小体组织细胞。肾软斑症影像学表现缺乏特异性,不易与肾恶性肿瘤鉴别,在腹部X线摄片中可显示增大的肾轮廓,静脉尿路造影显示肾盂肾盏受压,根据病情发展程度,肾排泄功能可减弱,甚至无功能,患肾不显影。B型超声检查显示肾脏增大,皮髓质界限不清,肾区多灶性强回声区,偶有弥漫性低回声区,不易与脓肿鉴别。肾CT检查通常显示为密度不均匀肿块,因常伴有坏死,CT增强扫描显示肾病变部位有低密度区。肾脏血管造影显示肾内动脉分支受压外展,有时可见新生血管。肾盂、输尿管、膀胱软斑症尿路造影显示有充盈缺损影,膀胱软斑症膀胱镜检查表现为膀胱肿物和炎症改变。

鉴别尿路软斑症与泌尿系感染和肿瘤,主要根据尿液中或活体组织中找到典型的尿路软斑组织细胞。

【治疗】

尿路软斑症属于炎症性病变,需要长期应用抗生素治疗,能改善症状,但易于复发。有的学者曾提出应用多种抗菌药物治疗,可以使尿液中细菌消失,但不能阻止病程的进展,因为一般抗生素对软斑症患者只能消灭细胞外间隙的细菌,却不能杀灭进入细胞内的细菌。实践证明,有的抗菌药物如利福平和磺胺异噁唑能进入吞噬细胞,帮助杀死细胞内细菌。近年来喹诺酮类药以其独有的组织渗透性越来越受到重视,喹诺酮类药物在巨噬细胞内的高浓度对清除细胞内病原菌非常有利。多项研究表明以环丙沙星500mg,每日2次口服单纯治疗肾软斑症,效果良好,有效率达90%。对于膀胱软斑症除了长期应用抗菌药物治疗外,还可以经尿道将膀胱内病变进行电灼治疗,对病变愈合有利。由于本症容易复发,需定期随诊做膀胱镜检查。对肾软斑症患者,虽然有的学者建议长期应用抗菌药治疗,但大多数学者认为单侧肾病变,一旦临床确诊为软斑症,需做患侧肾切除术。

近年来有些学者研究证明胆碱能药物和维生素C能纠正体内吞噬细胞的功能缺陷,临床应用氨甲线胆碱10~25mg,每日4次,与维生素C治疗软斑症有不同程度的疗效,但尚需密切观察病情,若临床无缓解而有发展趋势,还需做肾切除术。

【预后】

尿路软斑能侵犯整个尿路上皮,若一旦重要器官受侵,死亡率可高达50%。单侧肾软斑肾切除后治疗效果良好,双侧肾软斑易合并肾衰,有效的抗生素治疗可以改善肾功能,但肾功能恢复较困难,死亡率高。文献上只有1例肾软斑症伴急性肾功衰竭的患者恢复了肾功能的报道。

第六节 前列腺炎

前列腺炎,尤其慢性前列腺炎是常见的疾病,青春期前男孩很少发生,男性成人经常发生。确切的发病率资料很少,1977年和1978年美国国家健康中心健康统计研究,1000名男性生殖尿道疾病中25%是前列腺炎。至今,大多数慢性前列腺炎的病因仍不清楚,疗效亦不甚满意。

现在已认识到"前列腺炎"不是一个病:前列腺炎以不同形式或综合征发生,这些综合征有其独立的原因、临床表现和结果。因此,临床医生必须根据不同情况做出不同诊断和进行适当处理。

【分型】

Drach 等(1978)对前列腺炎最普遍的形式的新的分类法:①急性和慢性细菌性前列腺炎;②急性和慢性非细菌性前列腺炎;③前列腺痛(Prosta-todynia)。

细菌性前列腺炎伴有尿路感染(UTI),在前列腺分泌物中有大量炎性细胞,局部分泌物细菌病原体培养阳性。急性细菌性前列腺炎(ABP)有突然发病和发热病史,明显的尿生殖道体征和症状;慢性细菌性前列腺炎(CBP),其特点是尽管用抗生素治疗,在前列腺分泌系统中存在的病原体仍可引起再发性复发。而非细菌性前列腺炎(NBP)的患者尽管没有尿路感染历史和培养阴性,在前列腺分泌物中有大量炎性细胞。前列腺痛,没有尿路感染历史,培养阴性。前列腺分泌物正常。

【病因与发病机制】

细菌性前列腺炎的感染途径可能是:①上行性尿道感染;②排到后尿道的感染尿液反流到前列腺管;③直肠细菌直接扩散或通过淋巴管蔓延侵入前列腺;④血源性感染。

插入尿道导尿管和阴茎避孕管能够导致前列腺感染。细菌尿道已感染而未经治疗的患者,在做经尿道前列腺切除后常立即发作细菌性前列腺炎。

前列腺炎的感染有时由性生活引起,随着性交,男性尿道口被阴道细菌接种,而后产生感染,常常在前列腺液和阴道培养出同样的病原菌。没有保护的肛门直肠插入性交,造成由大肠杆菌引起尿道炎、尿路感染和急性附睾炎。毋庸置疑这种性行为同样能导致细菌性前列腺炎。

前列腺内尿反流发生普遍,在细菌性前列腺炎发病机制中可能占有最重要的作用。有人用晶体学研究前列腺结石,注意到许多结石含有仅在尿中才有的成分,而不是前列腺分泌物中成分。

细菌性前列腺炎的常见菌株是:大肠杆菌占主要地位,变形杆菌、克雷白杆菌、肠杆菌、假单胞菌属、沙雷菌属和其他少见的革兰氏阴性菌属较少发生。大多数前列腺感染是单个致病菌引起，偶尔也可由2个或多个菌株或类型的细菌引起。

革兰氏阳性菌在前列腺炎病因学中的作用尚有争论，大多数研究者同意肠球菌引起慢性前列腺炎，然而其他革兰氏阳性菌如葡萄球菌属、链球菌、细球菌、类白喉菌对前列腺炎的致病作用，许多学者还持有疑问。大多数研究者相信革兰氏阳性细菌除肠球菌外，很少引起前列腺炎。在国内，患者前列腺液培养中金黄色葡萄球菌还是常见的细菌，是否菌种上与国外情况不同，还是属于尿道菌的污染，需待进一步阐明。

非细菌性前列腺炎病因和发病机制仍未确定，然而，此综合征既可由仍未识别致病菌引起，也可代表非感染性疾病。有种观念即前列腺内尿反流引起"化学性前列腺炎"，可能在前列腺痛和非细菌性前列腺炎发病机制中具有病因作用。

【诊断方法】

急性细菌性前列腺炎由于其临床表现明显和典型，易做出诊断；慢性前列腺炎综合征的临床特点变异较大，且不确切，许多症状、体征和病理学检查在慢性细菌性前列腺炎、非细菌性前列腺炎和前列腺痛中经常无法鉴别，放射学和尿道膀胱镜检查，对诊断可能有一些帮助，但也不能肯定诊断。前列腺组织学检查只在一些少见类型的前列腺炎，如肉芽肿型前列腺炎才需要。在慢性细菌性前列腺炎组织学改变对确定炎症为细菌病因并无特异性，因此前列腺活检在前列腺炎处理上很少有指导意义。

1.前列腺按摩液检查

前列腺按摩液显微镜检对前列腺炎的诊断和分类是重要的，但能造成假象。例如：前列腺按摩液中大量白细胞可能发生在尿道疾病（尿道炎、尿道狭窄、湿疣和憩室），同样也可发生在非感染的前列腺病变，健康男性在性交和射精后数小时，前列腺液中白细胞数也可显著增多。

临床医生必须经常做前列腺按摩液检查，前列腺按摩前立即排出的最初10mL尿液（尿道标本）以及中段尿（膀胱标本）的离心沉淀物涂片显微镜检比较，以确定炎症的局部位置。前列腺液中既有大量白细胞又有大量含有脂肪（卵磷脂小体）的巨噬细胞可确信为前列腺炎，正常男性前列腺液巨噬细胞含有脂肪很少。

2.精液检查

孤立做射精分析和培养而不结合尿道膀胱标本的研究比孤立做前列腺液检查更易误诊。因为精液不仅通过尿道，而且含有多个附属腺分泌的液体。由于很难区分未成熟的精子和白细胞而使细胞学检查变得复杂。Mobley提倡用精液培养来诊断细菌性前列腺炎，在收集精液前立即收集尿道（前段尿）和膀胱（后段尿）标本，所有标本都做定量细菌培养，比较3个培养的细菌数量。

3.免疫反应的测定

早在1963年在正常人前列腺液中定量测出免疫球蛋白G和A（IgG，IgA），随后有些学者用不同技术证明对前列腺细菌感染的全身和局部免疫反应。这些研究者观察到前列腺液一种独特的局部抗体反应，主要分泌IgA，是一种独立的血清反应，对感染病原菌有抗原-特异抗体。在用药物已治愈的急性细菌性前列腺炎中当感染初发时，在血清和前列腺液两者中抗原—特异IgG水平都升高，随后6～12个月慢慢下降。与之对照，在前列腺液中抗原—特异IgA

水平在感染后立即升高,只在12个月后开始下降,而最初升高的血清IgA仅1个月后即消失。在慢性细菌性前列腺炎(CBP)中虽然前列腺液中抗原—特异IgA和IgG两者水平都升高,在血清中两者都不升高。已用药物治愈的CBP,每种免疫球蛋白开始下降前,前列腺液中IgA仍然高几乎2年,而IgG水平高为6个月。没有治愈的细菌性前列腺炎,前列腺液抗原—特异IgA和IgG水平仍然持续升高。这显示前列腺液抗原—特异IgA和IgG测定不仅有助于确定诊断,同样有助于对细菌性前列腺炎患者治疗反应的判断。

4.细菌学诊断

只有定量培养出能清楚表明对前列腺局部致病的细菌才能确定细菌性前列腺炎的诊断。最简单准确鉴别细菌性和非细菌性前列腺炎和确诊慢性前列腺炎的方法是同时在前列腺按摩前做尿道、膀胱尿液、前列腺按摩液和按摩后尿液的细菌定量培养(Stamet四杯法)。收集尿前令患者多饮水,上翻包皮清洗阴茎头和尿道口,令患者做连续排尿,收集最初排出的尿10mL(VB_1即尿道尿),再排尿约200mL时取中段尿(VB_2即膀胱尿),按摩前列腺取前列腺液(EPS),然后排尿约10mL(VB_3含有前列腺液的尿),将以上标本分别做镜检及培养。比较各标本中细菌菌落数量,可区别感染的来源,有助于确认前列腺炎的性质。在慢性细菌性前列腺炎中通常发现前列腺液培养细菌生长数量少,认识到这点很重要,因为慢性细菌性前列腺炎一般是局灶性,不是弥散性,组织感染,没有绝对诊断的细菌数量即菌落形成单位/mL。

一、细菌性前列腺炎

(一)急性细菌性前列腺炎

1.病因

疲劳、感冒、过度饮酒、性欲过度、会阴损伤及痔内注射药物均能诱发急性细菌性前列腺炎。

2.病理

急性细菌性前列腺炎导致部分或整个前列腺明显炎症,大致分三个阶段:

(1)充血期:后尿道、前列腺管及其周围间质组织表现充血、水肿及圆细胞浸润,有成片分叶核粒细胞,腺管上皮细胞时有增生及脱屑。

(2)小泡期:炎症继续发展,前列腺管和小泡水肿及充血更明显,前列腺小管和腺泡膨胀,形成许多小型脓肿。

(3)实质期:微小脓肿逐渐增大,侵入更多的实质和周围基质,这种情况以葡萄球菌感染较多见。

3.临床表现

突然发热、寒战、后背及会阴痛,伴有尿频、尿急、尿道灼痛及排尿困难。夜尿多,全身不适并有关节痛和肌肉痛。上述症状并非全都出现,有的早期只有发热、尿道灼感,常被误认为感冒。直肠指诊前列腺肿胀、触痛明显,发热,整个或部分腺体坚韧不规则。前列腺液有大量白细胞或脓细胞以及含脂肪的巨噬细胞,培养有大量细菌生长。但急性期不应做按摩,以免引起菌血症。急性细菌性前列腺炎通常伴有不同程度膀胱炎,做尿培养可了解致病菌及药敏。

4.治疗

急性细菌性前列腺炎患者通常对抗菌药物治疗反应良好。这些药物正常情况下从血浆弥散到前列腺液较差。正像急性脑膜炎一样,弥漫性炎症反应可提高从血浆进入前列腺管和腺泡的药物的浓度。细菌性前列腺炎应采用快速有效的抗菌药物,迅速控制炎症,且不能满足体温正常、症状消失,用药应持续一段时间,以防迁延转成慢性和反复发作。用药之前应先做中段尿细菌培养和药敏,复方新诺明进入前列腺组织和分泌物中浓度高,常作为首选药物。但若体温较高、下尿路症状重、血中白细胞增高,应以静脉给药为佳,可静脉滴入青霉素 80 万~160 万 U,1 次/6~8h;或庆大霉素 8 万 U,1 次/12h(20~50 岁患者);或 4 万 U,1 次/12h(50 岁以上)。亦可静脉滴入氨苄西林 1.5~2g,1 次/6h;或先锋霉素 V0.5g,静脉滴入,1 次/6~8h,严重者用菌必治 1.0g,1 次/8h 至体温正常后改为肌肉注射 1 周。若用药效果不好,即改用培养细菌敏感的药物。肌肉注射 1 周后改为口服药,持续 2~3 周。呋喃咀啶、吡哌酸、氟哌酸、环丙氟哌酸等,效果都较好,每种 7~10 天,交替应用。

同时,应给予全身支持疗法,补液利尿,退热止痛,卧床休息。若有急性尿潴留,最好做耻骨上膀胱穿刺吸尿或穿刺后细管造瘘。定时开放引流,尽量避免器械导尿或经尿道留置尿管,因患者耐受性差,易产生其他并发症,如尿道炎、急性附睾炎等。

(二)慢性细菌性前列腺炎(CBP)

1.病理

慢性细菌性前列腺炎组织学检查无特异性病变,与急性前列腺炎相比炎症反应较轻。在腺泡内和其周围有不等的浆细胞和巨噬细胞浸润,而这些改变也常见于无菌尿及无细菌感染的前列腺炎。因此,不能以此作为慢性细菌性前列腺炎的诊断依据。

2.临床表现

慢性细菌性前列腺炎的临床表现变异较大,其可由急性细菌性前列腺炎迁延而来。多数患者先前无急性前列腺炎病史,有些患者仅因偶尔发现无症状菌尿而诊断。大多数有不同程度的排尿刺激症状:尿痛、尿急、尿频、夜尿多,有些患者尿末流出白色黏液,会阴、肛周、耻骨上、下腹部、腰骶部、腹股沟、阴囊、大腿内侧及睾丸、尿道内有不适感或疼痛。偶有射精后疼痛、血精、早泄和阳痿。有时有急性发作。膀胱镜检查和泌尿系造影皆无异常发现。CBP 患者 PSA 可升高。

(三)感染的前列腺结石

前列腺结石多数不能被直肠指诊或以简单的骨盆 X 线平片中正确判定。经直肠前列腺超声扫描发现前列腺结石大小、数目及发病率和患者年龄有关,中年人为 75%,老年人为 100%。而且超声扫描发现的结石 70%X 线平片不能发现,手术和尸检标本中常可发现 X 线片不易发现的小结石,几乎每个成人前列腺中都有,这些结石小而成堆,多发大结石常见于慢性细菌感染的前列腺;无感染的前列腺结石往往不表现症状亦无害。但发生于慢性细菌性前列腺炎时,前列腺结石可成为细菌持续存在和尿路复发感染的病源,前列腺增生伴有前列腺管阻塞易使前列腺发生结石、感染。观察到前列腺内尿反流是某些前列腺结石的重要原因。原发或"内源性"结石主要成分为前列腺分泌物,而继发或"外源性"结石主要成分为尿。虽然适当的抗生素治疗通常能控制症状和使尿液无菌,但已感染的前列腺结石用内科治疗不能根除细菌,只有将已感染的结石和前列腺组织行手术切除,感染才能治愈,特别是"根治性"经尿道前列腺切除。

(四)非手术治疗

1. 抗菌治疗

复方新诺明2片,1日2次,可达到最好的治愈率。长期持续治疗(4~6周),治愈率为30%~40%,明显超过短期治疗。Pfau(1986年)报告用卡那霉素(kanamycin)1.0g,2次/d,用3天,而后0.5g,2次/d,用11天,44%CBP患者治愈。治疗慢性细菌性前列腺炎的其他抗菌药物有红霉素、强力霉素、先锋霉素Ⅳ、头孢唑啉、环丙沙星、依诺沙星、氧氟沙星(ofloxacin)、吡哌酸、氟哌酸、呋喃咀啶效果较佳。有经会阴把抗菌药物直接注入前列腺内,但由于前列腺解剖结构为分叶状,药物不能弥散至所有腺管和腺泡。曾用抗生素离子导入前列腺或黄连大蒜液直肠灌肠作离子导入前列腺,获得一些效果。

2. 中药治疗

中药治疗原则是活血化淤,通经活络,疏肝理气,清热解毒,利湿利尿,如黄芩、黄柏、连翘、车前子、王不留行、滑石、茴香、橘核、荔枝核、红花、赤芍、桃仁等。成药有前列腺丸、茴香橘核丸、六味地黄丸、肾气丸、窿闭舒、前列舒乐,也可行耳针、穴位艾灸和针刺。会阴和肛门胀坠者可肛门置入野菊花栓或前列安栓等治疗,皆可不同程度的缓解症状。

3. 对症治疗

泌尿灵、尿多灵、膀胱灵、优必达可部分缓解症状,高特灵和哈乐效果更显。

4. 其他治疗

传统疗法有定期前列腺按摩,排挤前列腺液:前列腺区超短波、微波照射等,皆有一定疗效。45℃~50℃热水坐浴,每日1~2次,每次30分钟,坚持半年,效果显著。

患CBP的患者应终身禁酒,防止会阴部受凉。

(五)手术治疗

对于非手术治疗不能治愈和难以控制的慢性细菌性前列腺炎和有感染的前列腺结石,前列腺精囊全切除术是有效的方法,但因有后遗症,很少被选用。如果切除者能成功地切除所有感染组织和结石,经尿道前列腺切除术能够治愈。但要达到此目的是困难的。因为前列腺周围常含有大量感染灶和结石。对某些患者由于切除了狭窄梗阻的腺管,利于残存腺体的引流,或改善了排尿情况,可能有一定效果。Meais等选择一些CBP患者做"根治性"经尿道切除。

二、非细菌性前列腺炎

【病因】

非细菌性前列腺炎(NBP)的病因尚不肯定,已排除霉菌、专性厌氧菌、毛滴虫和病毒作为致病因素。许多学者研究认为,脲原体属(Ureaplasmas)和支原体(Mycoplasma)不是非细菌性前列腺炎的致病原因。因为Shortliffeh和其同事发现在NBP患者中对抗脲原体属抗原-特异抗体没有明显升高,因此这些细菌在前列腺炎的病因作用是可疑的。男性40%非淋菌性尿道炎和35岁以下多数急性附睾炎均因沙眼衣原体(Chlamydiatra-chomatis)感染引起,因此,它可能为非细菌性前列腺炎的病因,但不少研究证明即使有一定关系,也不是重要的因素。Shortliffeh等在NBP患者的前列腺分泌物中发现对抗沙眼衣原体(Chlamydia)抗原-特异抗体无明显升高,因此,衣原体在前列腺炎的病因作用不明显。

【临床表现】

非细菌性前列腺炎,又称无菌性前列腺炎,这种最普通的前列腺炎综合征是一种原因不明的炎症病变。临床表现各不相同,主诉有尿频、尿急、夜尿多、尿痛。感觉骨盆区、耻骨上或会阴生殖区疼痛或不适。有时射精后痛和不适是突出特征。病理学检查无特殊发现。柔软、烂泥样前列腺并非这种前列腺炎的可靠表现。

虽然细菌性和非细菌性前列腺炎临床特征有很多相似之处,但非细菌性前列腺炎患者前列腺液细菌培养阴性,也无尿路感染史。然而非细菌性前列腺炎的前列腺按摩液中白细胞和含有脂肪的巨噬细胞同样较正常多。非细菌性前列腺炎可能是一种还未查清致病菌的感染疾病。

【治疗】

由于非细菌性前列腺炎的根本病因不清,很难达到肯定有效的治疗。当培养证明没有感染病菌,而解脲脲原体和衣原体是可疑致病因素时,临床可试用全量二甲胺四环素(Minocycline)、强力霉素(Doxycycline)或红霉素 2~4 周。辛辣食物和含有酒精的饮料可引起或加剧症状,应予限制。前列腺按摩是医生常用之法,热水坐浴能有效地缓解症状。α-阻滞剂,例如哈乐、高特灵等和抗胆碱能药,如普鲁本辛对刺激性的排尿不适有作用。

三、前列腺痛

前列腺痛是一个定义不很明确的疾病概念,病因不明,可能与盆底张力性肌痛、盆腔交感神经系统原发异常、前列腺内尿液反流及精神等多种因素有关。患者多为青壮年,具有类似前列腺炎的症状,但没有尿路感染的病史。

【临床表现】

前列腺痛是非细菌性前列腺炎的特殊类型。典型前列腺痛患者可能有前列腺炎的症状,但无尿路感染的病史,前列腺液培养无细菌生长,前列腺液中无大量炎症细胞,主要见于 20~45 岁的男性。主要症状是与排尿无关的"盆腔"痛,如会阴坠胀,阴茎、阴茎头、尿道痛,耻骨上下腹坠胀,腹股沟、阴囊、睾丸抽痛,下腰背痛,大腿内侧痛,个别甚至脚或肩痛,轻重不一,有的只有 2~3 个症状,少数几乎所有这些疼痛都有,精神痛苦很大,以致失眠。有些患者主诉间歇性尿急、尿频、夜尿多和排尿困难。刺激性排尿困难不是主诉。许多患者意识到有不同的梗阻性排尿障碍症状。

泌尿生殖系和神经系统检查无特殊异常,有些患者指检时肛门括约肌有些紧,前列腺和其周围组织有触痛。前列腺液细菌培养阴性,前列腺液镜检正常,膀胱镜检查常有轻中度梗阻和不同程度的膀胱小梁。前列腺痛的患者 PSA 不升高。

【治疗】

前列腺痛可以说是世界上最难治的泌尿生殖系疾病之一。因为前列腺痛是非感染性疾病,用抗生素是无根据的,也是无效的。对典型排尿困难的患者用 α 肾上腺素能受体阻滞剂酚苄明 10~20mg 口服每日 1~2 次。现在许多医生改用哌唑嗪 2~4mg 每日 1~2 次。有些前列腺痛的患者可单用安定 5mg,一日 3 次,也可和 α 肾上腺素能受体阻滞剂合用,症状多有改善。用泌尿灵 400mg,一日 2 次或尿多灵(Ditropan)5mg 一日 3 次,也能缓解症状。

对那些经过长期多种抗生素治疗无效,具有上述症状的 NBP/前列腺痛的患者施行 1 套治疗和预防复发方法：终身禁酒，会阴勿受凉，坐位超过 2~3 小时稍事走动，这些主要是防止前列腺区充血和受刺激。热水坐浴，每次半小时，1 日 2 次，坚持 3~6 个月；同时口服哈乐 0.2mg（或高特灵 2mg）1 次/d；癃闭舒 3 片，3 次/d 持续服 3 个月，这些主要解除膀胱颈痉挛和前列腺尿道不松弛以及盆底肌肉痉挛引起的下腰背痛。若有下腹坠、腹股沟和睾丸抽痛，予以茴香橘核丸 6g，3 次/d，2~3 个月。若会阴坠，可用前列安栓或野菊花栓剂 1 粒塞入肛门内，每日 1~2 次，持续 2~3 个月。

四、非特异性肉芽肿性前列腺炎

非特异性肉芽肿性前列腺炎不常见。多见于 50~69 岁，有两种形式：非嗜酸性类和嗜酸性类，嗜酸性类很少。两种在临床上都很重要，因为直肠指诊时易与前列腺癌相混淆，故应引起重视。

【分类】

1. 非嗜酸性类

非嗜酸性类肉芽肿性前列腺炎，表现为对已外渗异物型的组织反应。膀胱外口急性体征和症状伴有前列腺大而坚韧，临床表现像恶性性质。可有或无发烧和明显刺激性排尿障碍症状。尿培养常常无菌，但可有大肠杆菌生长。主要诊断依靠组织活检或手术切除标本。培养和其他方法以排除其他形式的感染性肉芽肿性前列腺炎。有些患者对抗生素、皮质类固醇和临时导尿膀胱引流有良好反应。也有要求做经尿道前列腺切除者。

2. 嗜酸性类

特别当伴有纤维蛋白样坏死和全身血管炎，嗜酸性肉芽肿性前列腺炎是一种严重的疾病。这些患者几乎排除了过敏性疾病特别是哮喘，已知前列腺过敏性肉芽肿实际上是存在的。一般患者情况严重，高热，周围血象嗜酸性细胞明显增加，其前列腺明显增大、变硬，常发生完全尿潴留。确诊需做前列腺组织病理学检查。用皮质激素治疗常可获得良好效果。无需做手术解除膀胱出口梗阻。若伴有全身血管炎，最初的治疗反应决定其预后。

【病理】

肉眼可见小而坚硬的黄色颗粒状结节。镜检有丰富的非干酪性肉芽肿（有或没有中心液化坏死），这些肉芽肿局限在腺泡周围区，亦可广泛地侵及整个腺体，病变充满上皮样细胞，以组织细胞的泡沫样细胞占优势，易和癌细胞混淆。前列腺泡可被密集的分叶核粒细胞和嗜酸粒细胞浸润所取代，腺管常常扩张破裂，充满炎症细胞，病变早期可以有极度水肿，为除外特异型肉芽肿性反应，需行酵母菌、真菌和结核菌染色。

【诊断和鉴别诊断】

1. 症状和体征

83% 的患者有严重的下尿路感染症状，如发热、寒战、尿频、尿烧灼感、尿痛，偶见血尿、会阴痛、耻骨不适。实验室和放射学检查无特殊帮助。65% 尿中有明显感染，1/3 患者血白细胞增多。血酸、碱性磷酸酶值正常。

直肠指诊：早期前列腺癌直肠指诊时，结节一般深在，中晚期浸润扩大或成块，一般呈弥散性。高低不平，无弹性。非特异性前列腺肉芽肿的肿块一般发展较快，硬结较大，有弹性，不规则，软硬不一致。

2.诊断性试验治疗

依据病史、直肠指诊的特点以及 X 线片和血生化结果,可进一步判断前列腺癌的可能性。若无条件做活检,可用抗生素或消炎药,必要时加用强的松 2.5mg,1 次/d,2～4 周治疗观察,每 2 周行直肠指诊 1 次,2 个月后,1～2 月 1 次,若硬结变小,其他正常,即可确诊。也可用抗雄性激素或 LHRH-A(抑那通或诺雷德)试验治疗 1～2 个月,硬度不变,PSA 又不升高,可排除前列腺癌的可能。

3.前列腺穿刺活检

经会阴用 Travenal Tru-Cut 活检穿刺做组织学检查或经直肠超声引导下细针穿刺做组织学检查,能明确诊断。

【治疗】

以消炎药为主,辅以中药治疗。抗生素和消炎药交替使用 2～3 个月,治疗及时则肿块迅速消炎。中药治疗原则为:补肾阴、软坚、活血化淤、清热解毒,化湿利水。胎盘组织液肌肉注射亦有显著疗效。皮质类固醇治疗可能获得良好效果,但时间不宜过长,剂量不宜过大,建议口服强的松 2.5mg,1 次/d,1～2 个月为宜,避免发生副作用。

五、前列腺脓肿

大多数是上行性尿道感染和感染尿前列腺内反流引起的急性细菌性前列腺炎的并发症。多发生在 50～60 岁,最小发病年龄 46 岁。多发于有糖尿病,特别是有肾衰用透析维持的糖尿病患者。那些由于不同原因免疫耐受的患者,以及经尿道器械检查治疗和导尿的患者也易发生。半数患者有急性尿潴留、尿频、排尿困难、直肠不适、血尿、尿道流脓、背痛,有的伴有附睾、睾丸炎。直肠指诊检查前列腺病侧增大,触之软,有波动感。偶尔前列腺可自然向尿道破溃,也可向直肠破溃,常被误认为直肠周围脓肿。因此,前列腺影像学(CT、MRI 或经直肠超声图像)在前列腺脓肿诊断上很重要。

一旦确立诊断,应有针对性地给予抗菌药。行脓肿引流,引流可在局麻下经会阴穿刺抽吸,但常需经尿道切开引流,经会阴切开引流现已少用。及时诊断治疗,预后较好。

第七节 附睾非特异性感染

一、概述

附睾与睾丸炎症有时为单个器官,有时则为二者同时受累。因此,在泌尿外科临床工作中,根据两个器官炎症累及程度的多寡而分为附睾炎、睾丸炎或附睾睾丸炎。有单侧性或双侧性,急性或慢性炎症的分类。文献有众多的讨论涉及致病菌如何进入附睾或睾丸。因此对附睾及睾丸的基本解剖学、两个器官的连接以及其附件的认识是十分重要的,并有助于鉴别诊断。

附睾、睾丸的解剖特点:附睾的结构较狭窄。仅有 4.5cm 长,源自睾丸的上端。附睾头为一扩大的部分,通过 12～15 条睾丸输出小管,与睾丸相连,前者流入睾网后聚合而成附睾主管。这是一条弯曲的管,约有 50cm 长,由柱状上皮及非横纹肌组成,与输精管相连。在肾动脉水平之下的主动脉分出睾丸动脉,并有一分支进入附睾,因此进入睾丸的主要动脉是不通过附睾的。附睾、睾丸动脉周围有致密的淋巴管,将淋巴引流至主动脉旁及主动脉前淋巴结。附睾、睾丸的静脉均流入蔓状静脉丛。

二、急性附睾炎

由于附睾炎仅有极少数患者住院治疗,因此不能统计确切的发病率。从新生儿到老年人均可发生。小儿期的发病率在各年龄期很少波动,但在青春期前略有增多。在青春期的男性有阴囊肿胀及疼痛时,1/3 病例为附睾炎,1/3 为睾丸扭转,另 1/3 为睾丸附睾附件扭转所致。发病最高年龄为 19～35 岁,中、老年男性发病率偏低。

【病因】

1.致病菌入侵机制

直到最近,大多数年轻人的附睾炎还认为是"特发性",医生们设想是患者用力对抗关闭的外括约肌,无菌尿被挤入输精管所致,然而军队中附睾炎患者有用力历史的<10%,在平民中 50 例患者中仅 2 人有用力历史。导致附睾炎及睾丸炎的致病菌一般认为通过输精管管腔进入附睾,亦有人认为是通过淋巴系统入侵。致病菌通过尿道进入尿路可以导致尿道炎、膀胱炎或前列腺炎,由此穿过淋巴系统或输精管侵入附睾及睾丸。细菌或病毒可通过扁桃体、牙齿感染或全身感染(肺炎、感冒等)进入血流导致附睾炎,如免疫能力下降,可发生睾丸炎。Moller 等将致病菌直接注入猴腹股沟部输精管可以产生真正的附睾睾丸炎。35 岁以下性活动期男性附睾炎发生的主要原因是性传播、小儿和老人主要是普通尿道致病菌。

2.尿液逆流进入射精管及输精管

正常男性在腹部用力情况下不能将尿液压入射精管。当膀胱内压为 7.23～7.8kPa,后尿道压力达到 9.0～9.6kPa 时,则可观察到,是肛提肌收缩所致。在精阜射精管开口处有瓣膜机制,防止逆流正常输精管充满分泌物及精子,不易通过液体。加上正常情况下输精管的蠕动波通向精囊亦可防止逆流。输精管的纤毛上皮亦有助于防止逆流。在有附睾炎患者的输精管内不能发现细菌。前列腺手术后进行双侧输精管结扎,不能完全防止附睾炎。综上所述,附睾炎入侵途径淋巴系统占有重要地位。因此,抗生素是一个有效的疗法。在小儿伴有后尿道瓣膜、肛门闭锁的结肠前列腺尿道瘘,新生儿伴有尿道狭窄者,常出现尿液从射精管逆流,导致反复发作的附睾炎。

3.损伤患者常主诉急性附睾炎前有阴囊损伤史

创伤后可有阴囊及附睾、睾丸血肿,但不多见。在临床实践中受损伤较多的男性(足球、田径及拳击运动员)附睾炎的发病率在伤后并不高。

4.导尿管及器械

脊髓损伤后,长期应用导尿管引流 21%～33%发生附睾炎或附睾睾丸炎。后者是由于长期尿路感染、细菌性膀胱炎、前列腺炎及尿道炎形成细菌病灶,不断地通过淋巴系统到达附睾或睾丸。暂时性膀胱引流发生附睾炎机会较少。毫无疑问在尿路感染时,短期导尿或器械操作如尿道扩张术,亦可诱发附睾炎。因此,对易感患者,应当用抗生素预防为妥。

5.致病菌

主要致病菌为大肠杆菌、变形杆菌、葡萄球菌、肠球菌及绿脓杆菌等。

【病理】

附睾炎早期是一种蜂窝织炎,一般在输精管开始再延伸至附睾尾部。在急性期,附睾肿胀高低不平。感染一般从附睾尾延至附睾头。此时如切开附睾可见小脓肿,鞘膜分泌液可呈脓状。精索变厚。睾丸的肿胀是继发于被动充血,极少数病例睾丸同时发生炎症。

早期组织学见水肿及中性白细胞、浆细胞及淋巴细胞浸润,以后即出现脓肿。感染在后期可完全消失而无损害,但附睾管周围的纤维化可使管腔阻塞。如为双侧附睾炎,可发生男性不育症。

【临床表现】

1. 症状

不少患者在睡眠时突然发生附睾炎,发病数小时后形成急性炎症,附睾有局限疼痛与压痛,可放射至腹股沟区及腰部。附睾肿胀进展较快,可在3~4小时内使附睾体积成倍增大。此时体温可达40℃,亦可出现膀胱炎、前列腺炎症状。

2. 体征

在腹股沟处(精索)或下腹部有压痛。阴囊增大,皮肤有红肿。如已有脓肿形成,皮肤呈干性、变薄,脓肿亦可自行破溃。发病早期肿大附睾可与睾丸分开,但在数小时后两个器官即形成一硬块,精索因水肿而增厚,数日内出现继发性睾丸鞘膜积液。前列腺触诊发现有急性或慢性前列腺炎体征,但不能做前列腺按摩,因可使附睾炎加剧。

3. 实验室检查

血白细胞增多,核左移。儿童附睾炎常伴有大肠杆菌或绿脓杆菌引起的尿路感染,因此尿液分析及尿培养是重要的。附睾炎患者的中段尿及尿道分泌物可做革兰氏染色或培养来测定是哪一类细菌。年龄大于35岁者主要是大肠杆菌,小于35岁者主要是衣原体与淋病奈瑟菌所致的特异性附睾炎。

4. 超声检查

超声检查可显示阴囊内容物的解剖影像。可将附睾与睾丸肿胀及炎症范围显示出来。

【鉴别诊断】

1. 结核性附睾炎

很少有疼痛及体温升高,附睾在触诊时可与睾丸分清。输精管呈串珠状。前列腺高低不平,同时精囊增厚。尿液与前列腺液培养可找到结核杆菌。

2. 睾丸肿瘤

是一个无痛肿块,有时在肿瘤内有急性出血,可使睾丸附睾发生疼痛。触诊时可将睾丸块质与正常附睾相区别。前列腺液及尿液分析均正常。阴囊超声有助于鉴别诊断。如诊断不能肯定时应行手术探查。

3. 睾丸精索扭转

鉴别必须及时准确,否则会丧失睾丸。睾丸和精索扭转常见于青春期前儿童,有时亦见于年轻成人。35岁以上男子常易误诊,因附睾炎和扭转都有。但附睾炎多见,扭转较少见。若同时有尿道炎,一般为附睾炎,而不是扭转。

体检附睾炎肿胀局限于附睾尾,但15%患者早期扭转肿胀也仅限于附睾。早期扭转附睾可在睾丸前侧扪及,睾丸常向上收缩。后期,附睾及睾丸均增大,并有压痛。可用 Doppler 血流图或核素扫描来确定附睾炎。有疑问时,必须不失时机进行手术探查。

4.附睾、睾丸附件扭转

见于青春期前男孩。早期附件扭转后发生局限疼痛及肿胀。一旦进入后期即不能区别附睾炎或精索扭转,此时早期外科探查是必需的。

5.睾丸附睾损伤

不易与急性附睾炎区别。但损伤史、无脓尿及不正常尿道分泌物可以帮助鉴别。

6.流行性腮腺炎

引起的附睾睾丸炎,常伴有腮腺炎,无尿路症状,尿液分析无大量白细胞及细菌。

【并发症】

附睾脓肿可延伸并破坏睾丸(附睾睾丸炎)。急性附睾炎可演变为慢性附睾炎。

【预防】

非特异性附睾炎的预防应将尿路感染及前列腺炎予以彻底治疗,必要时为了防止反复发作,可行同侧输精管结扎。

【治疗】

1.内科治疗

由于附睾炎的病因是细菌性而不是尿液逆流,所以应采用药物治疗。非特异性附睾炎的致病菌常由肠道细菌或绿脓杆菌引起,多见于中老年男性。抗菌药物的选择应按细菌培养以及抗菌药物敏感试验来决定。如对复方新诺明敏感,应每日口服 2 次,共 4 周,特别是伴有细菌性前列腺炎者更为有用。若局部红肿明显,血白细胞增多,体温上升,应静脉滴入抗生素,至体温正常,改口服抗生素。均应对这些患者的泌尿生殖道进行检查。在急性附睾炎期间应卧床休息。阴囊用人工托,可以减轻疼痛。如附睾疼痛较重,可用1%利多卡因 20mL 由睾丸上端处精索行局部注射,减轻不适,亦可用口服止痛及退热药。在早期可将冰袋放在附睾处,防止肿胀。晚期可用热敷,加速炎症消失,减轻患者不适。有时应用消炎痛亦可减轻症状。急性期间避免性生活、体力活动,二者均可加重感染症状。

2.外科治疗

绝大多数急性附睾炎经药物治疗后自行消失,但有3%~9%病例在急性期 1 个月发生脓肿。少数急性附睾炎(1%)发展为睾丸梗死而行睾丸切除。有人主张对不能控制的急性附睾睾丸炎进行手术探查,如没有累及睾丸可仅做附睾切除。

【预后】

如对急性附睾炎做出正确诊断并治疗,一般均可恢复而不发生并发症。约需 2 周症状与疼痛消失,4 周或更长时间才能使附睾恢复正常大小和质地。所以并发症是少见的。但两侧急性附睾炎后可使患者生育力下降或不育。

三、慢性附睾炎

慢性附睾炎一般是严重急性附睾炎不可逆的终末期。慢性附睾炎由于纤维增生使整个附睾硬化。组织学上看到广泛的疤痕与附睾管闭塞。组织被淋巴细胞与浆细胞浸润。

慢性附睾炎除了在急性发作时有症状外,常无特异症状。患者也仅观察到阴囊内有一肿块。附睾增厚并增大,无压痛。触诊时极易将附睾与睾丸区别。精索增粗,其中输精管的直径增宽。前列腺发硬并有纤维化。如慢性附睾炎伴有慢性前列腺炎时,前列腺液可发现较多脓细胞。中段尿培养时可有各种引起前列腺炎或尿路感染的细菌。

诊断取决于病理学检查。

如慢性附睾炎是双侧的,可导致男子不育。

当慢性炎症有急性发作时,应当用适当的抗菌药物,但附睾的瘢痕往往阻碍抗生素进入附睾组织。反复发作来源于尿路炎症的慢性附睾炎,可行同侧输精管结扎,或附睾及附着的输精管切除。

除了疼痛和生育问题外,慢性附睾炎无其他严重后果。

第八节 睾丸非特异性感染

一、急性非特异性睾丸炎

【病因】

急性非特异性睾丸炎多发生在尿道炎、膀胱炎、前列腺炎、前列腺增生切除术后及长期留置导尿管的患者。感染经淋巴或输精管扩散至附睾引起附睾睾丸炎,常见的致病菌为大肠杆菌、变形杆菌、葡萄球菌、肠球菌及绿脓杆菌等。细菌也可经血行播散到睾丸,引起单纯的睾丸炎,但睾丸血运丰富,对感染有较强的抵抗力,故这种情况较少见。

【病理】

从肉眼观察,非特异性睾丸炎有不同程度的睾丸增大、充血、紧张。切开睾丸时见有小脓肿,组织学观察有多数局灶性坏死,结缔组织水肿及分叶核粒细胞浸润,细精管有炎症、出血、坏死,严重者可形成睾丸脓肿及睾丸梗死。

【临床表现】

多为单侧性,患者高热、寒战、睾丸疼痛并向腹股沟处放射,常有恶心、呕吐、阴囊皮肤发红、水肿、睾丸肿大,常伴有鞘膜积液。

急性非特异性睾丸炎应与急性附睾炎、腮腺炎睾丸炎、精索扭转、睾丸及附睾附件扭转及嵌顿斜疝相鉴别。超声扫描有助于鉴别诊断。

【治疗】

主要用药物治疗,卧床休息,托高阴囊,局部可用冷敷或热敷以减轻症状,由于抗生素的早期应用,特别是静脉点滴抗生素,化脓性睾丸炎及睾丸脓肿已较少见。同时用中药如意金黄散香油调匀后,敷于阴囊上,同样能取得良好效果。

急性非特异性睾丸炎实际上多为附睾睾丸炎,故治疗与急性附睾炎相同,在药物控制下,必要时可将附睾切除,继发的睾丸感染可逐步恢复。睾丸炎治愈后,由于纤维化及细精管的损害,可引起睾丸萎缩。

因长期尿道内留置导尿管而引起睾丸炎者,应尽早将导尿管除去。

二、急性腮腺炎睾丸炎

【病因与病理】

流行性腮腺炎是最常见的睾丸炎发病原因。多见于青春期后期的男性。肉眼可看到睾丸高度增大并呈蓝色。切开睾丸时,由于间质的反应和水肿,睾丸小管不能挤出。组织学观察到水肿与血管扩大,大量分叶核粒细胞、淋巴细胞和巨噬细胞浸润,细精管细胞有不同程度的变性。在睾丸炎愈合时,睾丸变小、质软。细精管有严重萎缩,但保存睾丸间质细胞。在炎症过程中,附睾可同样受累,有附睾炎者高达85%,并在睾丸炎前发生。

【临床表现】

1. 症状

流行性腮腺炎引起的睾丸炎发病快,一般在腮腺炎发生后3~4日出现。阴囊呈红斑与水肿。与附睾炎不同,无排尿症状,体温可有显著虚脱。

2. 体征

可查到腮腺炎或其他感染病灶,一侧或双侧睾丸增大并有高度压痛。触诊时可区别睾丸与附睾。阴囊皮肤呈红色,如有急性鞘膜积液时透光试验阳性。

3. 实验室检查

血白细胞增高。尿液分析一般正常,有时有蛋白或镜下血尿。急性期可在尿液内发现致病病毒。

【鉴别诊断】

1. 急性附睾炎

在发病早期附睾炎较易与睾丸炎区别。至后期时睾丸已有被动充血,不易与附睾炎鉴别。如有尿道分泌物、脓尿、不正常尿液发现,前列腺液培养阳性而无全身感染疾病可认为有急性附睾炎。

2. 精索扭转

有时亦可使鉴别诊断发生困难。在扭转早期,附睾于睾丸前方被扪及,此时如无实验室及体征证实有感染性疾病,可以排除睾丸炎。

3. 创伤性睾丸破裂和睾丸内急性出血

应与睾丸炎相鉴别。睾丸内出血有时是由于结节性多动脉炎引起。由于上述病变不易与睾丸肿瘤区别,常需进行睾丸切除术。

【并发症】

流行性腮腺炎引起的睾丸炎约有30%患者的精子发生不可逆的破坏。受累睾丸高度萎缩。如为双侧睾丸炎,导致男性不育症,但雄激素水平一般是正常的。

【预防】

活的减弱流行性腮腺炎病毒疫苗是一强有力预防流行性腮腺炎及并发的睾丸炎的制剂,一般对1岁以下易感儿童可以进行接种。亦可用流行性腮腺炎超免疫球蛋白20mL,在疾病潜伏期注射,可以减轻疾病的发展。常规应用雌激素或肾上腺糖皮质激素对流行性腮腺炎患儿可能有预防睾丸炎的作用,但目前尚有争论。

【治疗】

1.特异治疗

抗菌药物治疗对流行性腮腺炎引起的睾丸炎是无效的。为了使睾丸肿胀及疼痛得到缓解,可用1%利多卡因20mL做低位精索封闭注射。后者亦有改善睾丸血流,保护生精功能的作用。

2.一般治疗

卧床休息,局部冷敷均可减少疼痛,抬高睾丸可减少不适。缓解疼痛和退热药是需要的。

【预后】

双侧病变可以引起生精活动不可逆的破坏,导致不育。流行性腮腺炎引起的睾丸炎的急性期,一般为期1周。在发病后1~2月时即可观察到睾丸萎缩。

第九节 男性生殖系统软斑病

男性生殖系统软斑病是发生于男性生殖器官的一种非特异性肉芽肿性疾病。其表现为黄褐色圆形或椭圆形肿块,病理特征为vonHansemann细胞和软斑小体(Michaelis-Gutmann体)。

【发病率】

软斑病少见,在2万例尸检中仅发现2例。软斑病主要见于泌尿生殖系,以膀胱软斑病最多见。男性生殖系软斑病主要见于睾丸和前列腺。附睾软斑病罕见,常合并其他器官受累。

【病理】

软斑病肉眼观为质软黄褐色斑块,单发或多发。镜下可见大量泡沫状嗜酸性巨噬细胞(vonHansemarm细胞)积聚,伴不同程度浆细胞和淋巴细胞浸润。间质及vonHansemann细胞胞浆内可见直径$2\sim10\mu$软斑小体(Michaelis-Gutmann体)。此小体呈圆形或卵圆形,边界清楚,均质或具环状结构。

【病因与发病机制】

病因不明,泌尿生殖系软斑患者多有慢性大肠杆菌感染,80%以上患者尿、前列腺液培养有大肠杆菌生长,认为感染是该病的病因之一。软化斑小体是被巨噬细胞吞噬的革兰氏阴性杆菌经溶酶体包裹后磷酸钙和含铁血黄素沉着而成。此外约40%患者有免疫缺陷综合征、自身免疫性疾病或全身性疾病免疫机能受到抑制,认为免疫缺陷是软斑病的又一病因。

【临床表现与诊断】

软斑病的临床表现取决于其发生部位。睾丸软斑病与急性附睾睾丸炎相似,急性发作时阴囊肿胀、充血、局部压痛,睾丸增大,透光试验阴性,可触及结节,与睾丸肿瘤难以区别。前列腺软斑病表现为下尿路炎症和因前列腺增生引起的梗阻症状。患者常出现尿频、尿急、尿痛、夜尿增多,可出现尿潴留。肛门指诊检查前列腺增大并有结节。附睾软斑病常因附睾切除标本病理检查而发现。实验室检查尿、前列腺液中白细胞增多,培养有革兰氏阴性杆菌生长,特别是大肠杆菌。腔内 B 超前列腺有低密度结节。临床上不易诊断,需活检或病理检查才能确诊。

【治疗】

目前前列腺软斑病及睾丸软斑病难以与相应肿瘤鉴别,常需外科手术治疗。前列腺软斑病可行经尿道或开放前列腺摘除术,睾丸软斑病行睾丸切除术。药物治疗是针对慢性细菌感染,在术前及术后应用磺胺药、利福平、甲氧苄氨嘧啶(TMP)、四环素等抗菌药,疗程应长。其他药物如维生素 C 及胆碱能制剂如氨基甲酸甲基胆碱,可刺激巨噬细胞的杀菌能力,据报道效果好。

第七章 呼吸系统疾病

第一节 肺炎

一、社区获得性肺炎

社区获得性肺炎(community acquired pneumonla,CAP)是指在医院外罹患的感染性肺实质(含肺泡壁,即广义上的肺间质)炎症,包括具有明确潜伏期的病原体感染而在入院后潜伏期内发病的肺炎。CAP是威胁人类健康的常见感染性疾病之一,尽管抗微生物化学治疗等技术不断进步,但其病死率并没有下降。近年来,由于社会人口的老龄化、免疫损害宿主增加、病原体变迁和抗生素耐药率上升等原因,使CAP的诊治更为困难。此外,正确评价CAP的病情严重性,对选择治疗场所、抗生素的使用、是否给予呼吸及循环支持也十分重要。

(一)诊断标准

1.临床表现

(1)发热:绝大多数CAP可出现发热,甚至高热,多呈急性起病,并可伴有畏寒或寒战。

(2)呼吸道症状:咳嗽是最常见的症状,大多伴有咯痰;病情严重者可有呼吸困难,病变累及胸膜时可出现胸痛,随深呼吸和咳嗽加重,少数患者出现咯血,多为痰中带血,或少量咯血。一般细菌引起的肺炎咯痰量较多,且多为黄脓痰,并可伴有异味,而病毒和非典型病原体引起的肺炎多为干咳。真菌引起的肺炎咯血较其他病原菌常见,且可出现大咯血。个别CAP患者可完全没有呼吸道症状。

(3)其他症状:常见症状包括头痛、乏力、纳差、肌肉酸痛、出汗等。相对少见症状有咽痛、恶心、呕吐、腹泻等。老人肺炎呼吸道症状少,而精神不振、神志改变、活动能力下降、食欲不振、心悸、憋气及血压下降多见。

(4)体征:常呈热性病容,重者有呼吸、脉搏加快,甚至出现紫绀及血压下降。典型者胸部检查可有患侧呼吸运动减弱、触觉语颤增强、叩诊浊音、听诊闻及支气管呼吸音或支气管肺泡呼吸音,可有湿啰音。如果病变累及胸膜可闻及胸膜摩擦音,出现胸腔积液则有相应体征。胸部体征常随病变范围、实变程度、是否累及胸膜等情况而异。CAP并发中毒性心肌炎或脑膜炎时出现相应的异常体征。

2.实验室检查

(1)血常规:白细胞总数及嗜中性粒细胞计数多升高,可出现红细胞沉降率加快、C反应蛋白升高,细菌引起的CAP血清降钙素原(PCT)多升高。部分患者可出现心肌酶、肝酶增高、肌酐、尿素氮升高及电解质紊乱。

(2)病原学检查:CAP患者的病原学检查应遵循以下原则。

1)门诊治疗的轻、中度患者不必普遍进行病原学检查,只有当初始经验性治疗无效时才需进行病原学检查。

2)住院患者应同时进行常规血培养和呼吸道标本的病原学检查。凡合并胸腔积液并能够进行穿刺者,均应进行诊断性胸腔穿刺,抽取胸腔积液行胸液常规、生化及病原学检查。

3)侵袭性诊断技术,包括经支气管镜或人工气道吸引的下呼吸道标本,保护性支气管肺泡灌洗标本(BALF),保护性毛刷下呼吸道采集的标本(PSB)和肺穿刺活检标本,仅选择性地适用于以下 CAP 患者:①经验性治疗无效或病情仍然进展者,特别是已经更换抗菌药物 1 次以上仍无效时;②怀疑特殊病原体感染,而采用常规方法获得的呼吸道标本无法明确致病原时;③免疫抑制宿主罹患 CAP 经抗菌药物治疗无效时;④需要与非感染性肺部浸润性病变鉴别诊断者。

有关 CAP 病原体检测的标本、采集方法、送检、实验室检测方法及结果判定请参考中华医学会呼吸病学分会制订的社区获得性肺炎诊断和治疗指南。值得提出的是,呼吸道标本,尤其是痰标本容易受到口咽部细菌的污染,且不同的病原菌对培养基及培养方法的要求也不同,培养的阳性率也差别很大,故普通培养结果应密切结合临床进行判断。此外,考虑病毒和非典型病原体(肺炎支原体、军团菌及肺炎支原体)感染者应进行急性期和恢复期双份血清抗体检测,怀疑真菌感染者应进行 1,3-β-D 葡萄糖抗原检测试验(G 试验)和半乳甘露糖抗原检测实验(GM 试验)。

3.辅助检查

影像学形态表现为肺部浸润性渗出影,呈片状或斑片状,实变及毛玻璃样阴影,个别患者可出现球型阴影,伴或不伴有胸腔积液,出现实变征者实变影内可见支气管充气征。其他 X 线表现尚可有间质性改变、粟粒或微结节改变、团块状改变、空洞形成等,但均少见。不同病原体所致肺炎其 X 线可以有一些不同的表现,但缺乏特异性,不能作为病原学诊断的依据。CAP 病变范围不一,轻者仅累及单个肺段或亚段,重者整个肺叶或多肺叶受累、甚至累及双侧肺脏;个别白细胞缺乏及严重肺气肿、肺大泡患者肺部可没有浸润影。

(二)诊断标准

1.CAP 的临床诊断依据

(1)新近出现的咳嗽、咯痰或原有呼吸道疾病症状加重,并出现脓性痰,伴或不伴胸痛。

(2)发热。

(3)肺实变体征和(或)闻及湿性啰音。

(4) WBC $>10\times10^9/L$ 或 $<4\times10^9/L$,伴或不伴细胞核左移。

(5)胸部 X 线检查显示片状、斑片状浸润性阴影或间质性改变,伴或不伴胸腔积液。

以上 1~4 项中任何 1 项加第 5 项,并除外肺结核、肺部肿瘤、非感染性肺间质性疾病、肺水肿、肺不张、肺栓塞、肺嗜酸性粒细胞浸润症及肺血管炎等后,可建立临床诊断。

2.CAP 病情严重程度的评价及治疗场所选择

满足下列标准之一,尤其是两种或两种以上条件并存时病情较重,建议住院治疗。

(1)年龄≥65 岁。

(2)存在以下基础疾病或相关因素之一:①慢性阻塞性肺疾病;②糖尿病;③慢性心、肾功能不全;④恶性实体肿瘤或血液病;⑤获得性免疫缺陷综合征(AIDS);⑥吸入性肺炎或存在容易发生吸入的因素；⑦近1年内曾因CAP住院；⑧精神状态异常；⑨脾切除术后；⑩器官移植术后；⑪慢性酗酒或营养不良；⑫长期应用免疫抑制剂。

（3）存在以下异常体征之一：①呼吸频率≥30次/分；②脉搏≥120次/分；③动脉收缩压<90mmHg(1mmHg=0.133kPa)；④体温≥40℃或<35℃；⑤意识障碍；⑥存在肺外感染病灶如败血症、脑膜炎。

（4）存在以下实验室和影像学异常之一。①WBC>20×10^9/L或<4×10^9/L，或中性粒细胞计数<1×10^9/L；②呼吸空气时PaO_2<60mmHg，PaO_2/FiO_2<300，或$PaCO_2$>50mmHg；③血肌酐(SCr)>106μmol/L或血尿素氮(BUN)>7.1mmol/L；④血红蛋白<90g/L或红细胞压积(HCT)<30%；⑤血浆白蛋白<25g/L；⑥有败血症或弥散性血管内凝血(DIC)的证据，如血培养阳性、代谢性酸中毒、凝血酶原时间(PT)和部分凝血活酶时间(APTT)延长、血小板减少；⑦X线胸片显示病变累及1个肺叶以上、出现空洞、病灶迅速扩散或出现胸腔积液。不具备上述条件的患者为轻-中度肺炎，可门诊治疗，以节约医疗资源。

出现下列征象中1项或以上者可诊断为重症肺炎，病死率高，需密切观察，积极救治，有条件时，建议收住ICU治疗：①意识障碍；②呼吸频率≥30次/分；③PaO_2<60mmHg，PaO_2/FiO_2<300，需行机械通气治疗；④动脉收缩压<90mmHg；⑤并发感染中毒性休克。

3.CAP耐药菌或特定病原菌感染的危险因素

（1）耐青霉素的肺炎链球菌易发生于下列患者：①年龄<65岁；②近3个月内应用过β-内酰胺类抗生素治疗；③酗酒；④多种临床合并症；⑤免疫抑制性疾病(包括应用糖皮质激素治疗)；⑥接触日托中心的儿童。

（2）军团菌属感染多见于吸烟、细胞免疫缺陷(如器官移植)、肾功能衰竭或肝功能衰竭、糖尿病及恶性肿瘤患者。

（3）肠道革兰阴性菌感染多发生于居住在养老院，有心、肺基础病，有多种临床合并症，近期应用过抗生素治疗的患者。

（4）结构破坏性肺疾病(如：支气管扩张、肺囊肿、弥散性泛细支气管炎等)，应用糖皮质激素(泼尼松>10mg/d)，过去1个月中广谱抗生素应用>7天，营养不良，外周血中性粒细胞计数<1×10^9/L的患者容易感染铜绿假单胞菌。

（5）接触鸟类者应想到鹦鹉热衣原体、新型隐球菌感染的可能。

（6）有吸入因素者多并发症厌氧菌感染。

（三）治疗原则

1.初始经验性抗菌治疗

经验性抗菌药物治疗应覆盖CAP常见病原菌，并根据患者年龄、有无基础疾病及病情的严重性，结合本地、本医院常见病原菌及对抗菌药物的敏感性合理选药。中华医学会呼吸病分会推荐CAP经验性抗菌药物治疗原则见表7-1。

CAP的诊断确定后应尽快给予抗菌药物治疗。对于需要住院或入住ICU的中、重度患者，入院后4~6小时内开始治疗可提高临床疗效，降低病死率，缩短住院时间。

2.针对性抗菌治疗

明确CAP感染的病原菌后，应参考体外抗菌药物敏感性试验结果及时调整抗菌药物。由于呼吸道标本易受口咽部定植菌的污染,培养结果应密切结合临床,如初始经验性治疗效果显著,即使培养出的细菌对所选抗生素耐药,也不应更改治疗方案。

表 7-1　不同人群 CAP 患者初始经验性抗感染治疗的建议

不同人群	常见病原体	初始经验性治疗的抗菌药物选择
青壮年、无基础疾病患者	肺炎链球菌、肺炎支原体、流感嗜血杆菌、肺炎衣原体等	①青霉素类(青霉素、阿莫西林等);②多西环素(强力霉素);③大环内酯类;④第一代或第二代头孢菌素;⑤呼吸喹诺酮类(如左旋氧氟沙星、莫西沙星等)
老年人或有基础疾病患者	肺炎链球菌、流感嗜血杆菌、需氧革兰阴性杆菌、金黄色葡萄球菌、卡他莫拉菌等	①第二代头孢菌素(头孢呋辛、头孢丙烯、头孢克洛等)单用或联用大环内酯类;②β-内酰胺类/β-内酰胺酶抑制剂(如阿莫西林/克拉维酸、氨苄西林/舒巴坦)单用或联用大环内酯类;③呼吸喹诺酮类
需入院治疗、但不必收住 ICU 的患者	肺炎链球菌、流感嗜血杆菌、混合感染(包括厌氧菌)、需氧革兰阴性杆菌、金黄色葡萄球菌、肺炎支原体、肺炎衣原体、呼吸道病毒等	①静脉注射第二代头孢菌素单用或联用静脉注射大环内酯类;②静脉注射呼吸喹诺酮类;③静脉注射卢-内酰胺类/p-内酰胺酶抑制剂(如阿莫西林/克拉维酸、氨苄西林/舒巴坦)单用或联用注射大环内酯类;④头孢噻肟、头孢曲松单用或联用注射大环内酯类
需入住 ICU 的重症患者		
A组:无铜绿假单胞菌感染危险因素	肺炎链球菌、需氧革兰阴性杆菌、嗜肺军团菌、肺炎支原体、流感嗜血杆菌、金黄色葡萄球菌等	①头孢曲松或头孢噻肟联合静脉注射大环内酯类;②静脉注射呼吸喹诺酮类联合氨基糖苷类;③静脉注射β-内酰胺类/β-内酰胺酶抑制剂(如阿莫西林/克拉维酸、氨苄西林/舒巴坦联合静脉注射大环内酯类;④厄他培南联合静脉注射大环内酯类
B组:有铜绿假单胞菌感染危险因素	A组常见病原体+铜绿假单胞菌	①具有抗假单胞菌活性的β-内酰胺类抗生素(如头孢他啶、头孢吡肟、哌拉西林/他唑巴坦、头孢哌酮/舒巴坦、亚胺培南、美罗培南等)联合静脉注射大环内酯类,必要时还可同时联用氨基糖苷类;②具有抗假单胞菌活性的β-内酰胺类抗生素联合静脉注射喹诺酮类;③静脉注射环丙沙星或左旋氧氟沙星联合氨基糖苷类

3.其他治疗

在抗菌治疗的同时应给予休息、对症支持治疗,痰液黏稠不易咳出者应给予祛痰药,并发呼吸、循环衰竭者应给予相应治疗。

4.疗效评价

初始治疗后 48～72 小时应对治疗效果进行评价,治疗后一般状况改善,体温下降,呼吸道症状好转,白细胞总数及嗜中性粒细胞计数逐渐恢复表明治疗有效,X线胸片病灶吸收一般出现较迟。凡症状明显改善,不一定考虑痰病原学检查结果如何,仍可维持原有治疗。症状显著改善后,胃肠外给药者可改用同类或抗菌谱相近、或对致病原敏感的制剂口服给药,采用序贯治疗。初始治疗 72 小时后症状无改善或一度改善又恶化,视为治疗无效,其常见原因和处理如下。

(1)药物未能覆盖致病菌或细菌耐药,结合实验室痰培养结果并评价其意义,审慎调整抗感染药物,并重复病原学检查。

(2)特殊病原体感染,如分支杆菌、真菌、肺孢子菌、包括 SARS 和人禽流感在内的病毒或地方性感染性疾病。应重新对有关资料进行分析并进行相应检查,包括对通常细菌的进一步检测,必要时采用侵袭性检查技术,明确病原学诊断并调整治疗方案。

(3)出现并发症(脓胸、迁徙性病灶等)或存在影响疗效的宿主因素(如免疫损害),应进一步检查和确认,进行相应处理。

(4)CAP 诊断有误时,应重新核实 CAP 的诊断,明确是否为非感染性疾病。

5.疗程及出院标准

CAP 治疗的疗程取决于患者的基础疾病、病情严重性及致病菌,不宜将肺部阴影完全吸收作为停用抗菌药物的指证。对于普通细菌性感染,如肺炎链球菌,用药至患者热退后 72 小时即可;对于金黄色葡萄球菌、铜绿假单胞菌、克雷伯菌属或厌氧菌等容易导致肺组织坏死的致病菌所致的感染,建议抗菌药物疗程≥2 周。对于非典型病原体,疗程应略长,如肺炎支原体、肺炎衣原体感染的建议疗程为 10～14 天,军团菌属感染的疗程建议为 10～21 天。经有效治疗后,患者病情明显好转,同时满足以下 6 项标准时,可以出院(原有基础疾病可影响到以下标准判断者除外)。

(1)体温正常超过 24 小时。

(2)平静时心率≤100 次/分。

(3)平静时呼吸≤24 次/分。

(4)收缩压≥90mmHg。

(5)不吸氧情况下,动脉血氧饱和度正常。

(6)可以接受口服药物治疗,无精神障碍等情况

(四)预防

合理饮食、锻炼身体、增强体质、避免过度劳累和受凉,以及健康的生活方式,如戒烟、避免酗酒有助于减少肺炎的发生。预防接种肺炎链球菌疫苗可减少肺炎链球菌肺炎的发生,接种流感疫苗可减少流感及并发肺炎的可能性。

二、医院获得性肺炎

医院获得性肺炎(hospital acquired pneumonia,HAP;nosocomial pneumonia,NP)是指在入院时不处于潜伏期而入院≥48 小时后发生的肺炎,包括在医院内获得感染而于出院后 48 小时内发病的肺炎。呼吸机相关性肺炎(ventilator associated pneumonia,VAP)和医疗保健相关性肺炎(healthcare associated pneumonia,HCAP)也包括在 HAP 范畴内。VAP 是指气管插管/切开(人工气道)和机械通气(mechanical ventilation,MV)后 48～72 小时发生肺炎。HCAP 包括感染前 90 天内入住急性病医院 2 天以上的患者;在护理院或长期护理机构中生活者;最近 30 天内接受过静脉抗菌药物治疗、化疗或伤口护理;在医院或门诊接受血透治疗者。此外,一些重症 HAP 需要插管机械通气的患者,虽然不属于 VAP,也应当按 VAP 类似的方法处理。发病时间<5 天者为早发性 HAP 或 VAP,≥5 天者为晚发性 HAP 或 VAP,二者在

病原体分布和治疗上有明显区别。

(一)诊断标准

由于临床的复杂性,HAP的诊断比较困难,迄今为止,并无公认的金标准。主要根据临床症状、影像学资料、实验室检查,以及下呼吸道分泌物细菌培养结果,并分析多重耐药致病菌(MDR)感染的风险,寻求合理的临床和病原学诊断策略,目的是尽早给予足量恰当的抗菌药物治疗,同时根据微生物学培养和患者的临床治疗效果,及时降阶梯治疗,将疗程缩短到最短有效时间,从而避免过量使用抗菌药物。

1.临床表现

(1)急性起病为主,但因应用糖皮质激素/免疫抑制剂或因基础疾病导致机体反应性削弱者,起病可以比较隐匿。

(2)呼吸道症状咳嗽、脓痰为基本症状,但也常因咳嗽反射受抑制而很少表现咳嗽和咳脓痰。在接受MV患者可以仅表现为紫绀加重、人机不协调等。

(3)全身症状和肺外症状发热最常见,亦因人而异。重症HAP患者并发急性肺损伤和急性呼吸窘迫综合征以及合并左心衰竭、肺栓塞等。在接受MV患者一旦发生肺炎容易并发间质性气肿、气胸。

(4)体征 HAP患者可有肺实变体征和湿啰音,但视病变范围和类型而定。VAP患者则因人工通气的干扰致体征不明显或不典型。

2.辅助检查

(1)血常规常 WBC$>10\times 10^9$/L,中性粒细胞百分比增高,伴或不伴核左移。

(2)胸片出现新的或渐进性渗出影,有的仅表现为支气管肺炎。VAP患者可以因为MV肺泡过度充气使浸润和实变阴影变得对比不强,也可以因为合并肺损伤、肺水肿或肺不张等而变得难以辨认,故需结合临床综合考虑。

(3)争取在抗菌药物治疗前收集下呼吸道分泌物进行培养。

3.诊断要点

(1)初步临床诊断目前并无公认的金标准。①胸片提示新出现的或渐进性渗出灶;②体温>38℃;③近期出现的咳嗽、咯痰,或原有呼吸道症状加重,并出现脓痰;④肺部实变体征和(或)湿性啰音;⑤WBC$>10\times 10^9$/L,中性粒细胞百分比增高,伴或不伴核左移。

临床诊断标准:①+②~⑤任何2条,是开始抗菌药物经验治疗的指征。①肺部实变体征和(或)湿啰音对于VAP的诊断意义较小;②X线征象诊断HAP特异性较低,同时正压通气模式对肺部影像学表现可能产生一定不良影响;③接受MV患者出现气道脓性分泌物而X线阴性,临床上不一定诊断肺炎,可诊断为化脓性气管-支气管炎。

(2)病原学诊断:①下呼吸道分泌物定量培养有助于明确肺炎诊断及病原菌;疑似VAP者均应采取下呼吸道标本进行培养,并除外肺部感染,才能进行抗菌治疗;②如高度怀疑肺炎,无论下呼吸道标本涂片是否发现细菌,需要积极抗菌治疗。延迟初始抗菌治疗可增加HAP的病死率,因此不能为了明确诊断而延误治疗。

4.分析是否存在多重耐药致病菌(MDR)感染的危险因素

MDR主要包括:铜绿假单胞菌、不动杆菌、克雷伯杆菌、肠杆菌、耐甲氧西林金黄色葡萄球菌。

(1)近 3 个月内使用过抗菌药物。

(2)住院时间≥5 天。

(3)所在社区或医院病房存在高发耐药菌。

(4)有 HCAP 的危险因素,包括以前 90 天内有过≥2 天的住院、居住在护理院或长期疗养院中、家庭输液治疗(包括抗菌药物)、30 天内有长期透析、家庭伤口护理、家庭成员携带 MDR。

(5)免疫抑制(疾病或药物所致)。

(二)治疗原则

1.经验性抗菌治疗

由于延迟初始适当抗菌药物治疗将增加 HAP 的病死率,而不适当治疗不但增加病死率和延长住院时间外,还可能造成细菌耐药,所以一旦高度怀疑 HAP,无论是否有细菌学结果,都应尽早开始经验性治疗。

选择抗菌药物时主要考虑以下几方面的因素。

(1)患者是否存在 MDR 病原菌感染的危险因素。

(2)对于晚发 HAP/VAP/HCAP 以及有 MDR 病原菌感染危险因素者,应使用广谱抗生素。

(3)无 MDR 病原菌感染危险因素的患者考虑使用窄谱抗菌药物。

2.针对性抗菌治疗

铜绿假单胞菌:主张联合用药。传统的联合抗菌方案是抗假单胞菌 β-内酰胺类(包括不典型 β-内酰胺类)联合氨基糖苷类。如果有效,5~7 天即可停用氨基糖苷类。另一种联合用药方案是抗假单胞菌 β-内酰胺类联合抗假单胞菌的喹诺酮类。喹诺酮类药物在安全范围内可适当提高剂量。由于容易产生耐药,喹诺酮类在医院感染治疗中不宜作为一线用药,也不应单一使用。泛耐药菌株可选择黏菌素或多黏菌素。

(1)不动杆菌比较有效的抗菌药物是亚胺培南、美罗培南、含舒巴坦的氨苄西林/舒巴坦、头孢哌酮/舒巴坦复方制剂多黏菌素或黏菌素。对于耐亚胺培南耐药或泛耐药不动杆菌所致 VAP 可选择含舒巴坦制剂联合氨基糖苷类,亦推荐黏菌素或多黏菌素,后者需要警惕其肾毒性,在全身应用受限时亦可经呼吸道雾化吸入。此外,新上市的替加环素为四环素类衍生物,对耐炭青烯酶不动杆菌有确定疗效,可单用或联合应用,但需注意其消化道不良反应。

(2)产 ESBLs 肠杆菌科细菌最有效的治疗药物是碳青霉烯类(包括无抗假单胞菌的帕尼培南和厄他培南),头霉素类亦有一定作用。

(3) MRSA 治疗 MRSA 肺炎可考虑使用标准剂量的万古霉素和利奈唑胺。

3.疗程

已接受适当初始治疗、无非发酵菌革兰阴性感染证据、且无并发症的 HAP、VAP 或 HCAP,若治疗效果良好者推荐短程治疗(7 天),但需注意,对于铜绿假单胞菌或不动杆菌属菌则短疗程治疗的复燃率较高。

4.对症处理

包括退热、止咳、化痰、吸氧或机械通气等处理。

5.合并症的处理

对肺脓肿、胸腔积液等并发症的处理,积极穿刺抽液体。

6.经验治疗无效的常见原因

表现为类似肺炎的非感染性疾病(如肺不张、肺栓塞、肺出血或肿瘤等);未知病原或耐药病原菌;抗菌药物剂量不足;并发肺外感染,如脓胸、肺脓肿等并发症。

7.预防

(1)强化医院感染控制措施。

(2)开展ICU医院感染监测。

(3)减少口咽部和上消化道细菌定植与吸入(优选经口气管插管,做好口腔护理,半卧位,声门下分泌物引留等)。

(4)维护胃黏膜完整性与功能(尽可能采用肠内营养,应用胃黏膜保护剂预防消化道应激性溃疡,治疗休克和低氧血症等)。

(5)减少外源性污染。

(6)控制高血糖、合理输血。

三、肺炎链球菌肺炎

肺炎链球菌肺炎(streptococcus pneumoniae)是由肺炎链球菌(亦称肺炎球菌或肺炎双球菌)引起的急性肺部炎症,病变常呈叶、段分布,通常称大叶性肺炎。肺炎链球菌常寄生在人体鼻咽部,根据荚膜多糖的抗原特性,肺炎链球菌可分为86个血清型,其中部分菌株致病力很强。这种细菌引起的肺炎在当前社区获得性肺炎中仍占首位。近年由于抗菌药物的广泛应用,致使本病的起病方式、症状及X线改变均不典型。

(一)诊断标准

1.临床表现

(1)发病前常有受凉、淋雨、疲劳或上呼吸道感染等诱因,多有上呼吸道感染的前驱症状。发病急骤,高热(38.0~40.0℃)、寒战,伴全身肌肉酸痛、乏力等。可有患侧胸痛,放射至肩部或腹部,咳嗽或深呼吸时加剧。咳嗽,咯黏痰或脓性痰,血性痰或呈铁锈色痰。病变广泛者可有呼吸困难。部分患者可有消化道症状及神经系统症状。严重病例可发生感染性休克及中毒性心肌炎。

(2)体检:急性病容,呼吸急促,部分患者口角可有疱疹,病变广泛时可出现发绀。有败血症者,可出现皮肤、黏膜出血点,巩膜黄染。早期肺部体征常无明显异常。肺实变时叩诊呈浊音、语颤、语音增强,有支气管呼吸音。消散期可闻及湿啰音。严重感染时可伴休克、急性呼吸窘迫综合征及神经精神症状。

2.辅助检查

(1)血常规:白细胞计数(10~20)×10^9/L,中性粒细胞多在80%以上,可有核左移,细胞内可见中毒颗粒。血小板减少,凝血酶原时间延长。

(2)痰涂片及痰培养:可查见肺炎链球菌。部分患者血培养阳性。聚合酶链反应(PCR)及荧光标记抗体检测可提高病原学诊断率。如合并胸腔积液,可抽取积液进行细菌培养。

(3)血生化检查:可见血清酶学升高,部分患者可有血胆红素增高。动脉血气分析可正常,

严重病例可有 PaO_2 及 $PaCO_2$ 减低，pH 增高，呈低氧及呼吸性碱中毒。休克合并代谢性酸中毒则 pH 降低。

(4)胸部 X 线检查：早期肺部有均匀淡片状阴影，典型表现为大片均匀致密阴影，可见支气管充气征，呈叶、段分布。可有少量胸腔积液。老年患者容易形成机化性肺炎。

(二)治疗原则

1.抗菌药物治疗

目前首选仍然是青霉素，耐青霉素的肺炎链球菌在我国虽然已达 20%，但高耐药株小于 2%，因此，对于普通耐药株通过提高青霉素剂量，依然有效。青霉素剂量可用至 1 000 万～2 000 万 U/d。对青霉素过敏、耐青霉素者可用喹诺酮类（左氧氟沙星、莫西沙星）、头孢噻肟、头孢曲松或厄他培南等药物，多重耐药菌株感染者可用万古霉素、替考拉宁、利奈唑胺等。

由于目前我国大多数地区肺炎链球菌对大环内酯耐药率高达 70%，故对于已明确诊断的肺炎链球菌肺炎不推荐应用大环内酯类药物。

抗菌药物标准疗程通常为 7～10 天或更长，或在退热后 3 天停药或由静脉用药改为口服，维持数日。

2.支持治疗

患者应卧床休息，注意补充足够蛋白质、热量、水及维生素。

3.积极防治并发症

如肺外感染（脓胸、心肌炎、关节炎等）及感染性休克。

(三)预后与预防

1.预后

大部分病例经过治疗可痊愈，甚至还能自愈。发生感染性休克者，病死率较高，经过积极治疗，大部分仍可治愈。合并菌血症的病死率为 30%～76%，极少数发生 ARDS 者，病死率高。

2.预防

我国使用的肺炎球菌疫苗为"多价肺炎球菌疫苗"（纽莫法 23）。该疫苗经一次注射后，2～3 周产生保护性抗体，保护期至少持续 5 年，必要时，在一次注射后第 6 年再注射一次。

四、葡萄球菌肺炎

葡萄球菌肺炎（staphyoococcal pneumonia）是由葡萄球菌引起的急性肺部化脓性炎症。主要为原发性金黄色葡萄球菌肺炎和血源性金黄色葡萄球菌肺炎。金黄色葡萄球菌是葡萄球菌属中最重要的致病菌，致病力极强，其耐药菌株逐渐增多。人体是金黄色葡萄球菌在自然界的主要宿主之一，通常葡萄球菌主要定植于鼻前庭黏膜、腋窝、阴道、皮肤破损处及会阴等部位。近年来，不但金黄色葡萄球菌肺炎呈增多趋势，而且其他葡萄球菌肺炎亦有增加。葡萄球菌肺炎一般病情重，病死率高，尤其是耐甲氧西林的金黄色葡萄球菌（MRSA）引起的肺炎，治疗困难，预后差，应引起临床的重视。

(一)诊断标准

1.临床表现

(1)常发生于有基础疾病，如糖尿病、血液病、艾滋病、肝病、营养不良、酒精中毒、静脉吸毒或原有支气管肺疾病者。起病多急骤,寒战,高热,体温多高达39.0～40.0℃,咳嗽,咯脓痰,带血丝或脓血痰,胸痛,呼吸困难等。毒血症状明显时,全身肌肉、关节酸痛,体质衰弱,精神萎靡,病情重者可早期出现周围循环衰竭。院内感染病例通常起病较隐袭,但亦有高热、脓痰等。老年人症状多不典型。

(2)体检:体征在早期不明显,其后可出现两肺散在湿啰音。病灶较大或融合时可有肺实变体征,气胸或脓气胸时则有相应体征。

(3)血源性葡萄球菌肺炎:常有皮肤伤口、疖痈和中心静脉导管置入等,或有静脉吸毒史,咳脓痰较少。应注意肺外病灶,静脉吸毒者多有皮肤针口和三尖瓣赘生物,可闻及心脏病理性杂音。

2.辅助检查

(1)血常规:白细胞计数明显升高,中性粒细胞比例增加,核左移并出现毒性颗粒。

(2)痰涂片:可见成堆的葡萄球状菌及脓细胞,痰培养发现葡萄球菌,如凝固酶阳性,可诊断为金黄色葡萄球菌。血行感染时血培养阳性率高。

(3)胸部X线检查

①多发性肺段浸润或肺叶实变,可形成空洞,或呈小叶样浸润,其中有单个或多发的液气囊腔。

②肺部浸润、肺脓肿、脓胸、脓气胸为金黄色葡萄球菌肺炎的四大X线征象。

③X线阴影的易变性是金黄色葡萄球菌肺炎的另一重要特征。表现为一处炎性浸润消失而另一处出现新病灶,或很小的单一病灶发展为大片阴影。

(二)治疗原则

早期清除引流原发病灶,选用敏感的抗菌药物。

1.抗菌治疗

金黄色葡萄球菌多为凝固酶阳性葡萄球菌,近年来对青霉素G耐药率已高达90%左右。对甲氧西林敏感株(MSSA)首选耐青霉素酶的半合成青霉素或头孢菌素,如苯唑西林、氯唑西林(C10xacillin)单用或联合利福平、阿米卡星。替代:头孢唑啉、头孢呋辛、克林霉素、呼吸喹诺酮类,联合氨基糖苷类如阿米卡星等。β-内酰胺类/β-内酰胺酶抑制剂:阿莫西林/克拉维酸,氨苄西林/舒巴坦。对甲氧西林耐药株(MRSA)可用万古霉素、去甲万古霉素、替考拉宁、利奈唑胺等。万古霉素每日1～2g静脉滴注,不良反应有静脉炎、皮疹、药物热、耳聋和肾损害等,替考拉宁首日800mg静点,以后400mg/d,偶有药物热、皮疹、静脉炎等不良反应。利奈唑胺600mg,每日2次,静脉滴注,注意监测血小板。近年来在院内感染中,凝固酶阴性葡萄球菌感染逐渐增多,如表皮葡萄球菌、溶血性葡萄球菌等,这些凝固酶阴性葡萄球菌所致肺炎发病及症状虽不如金黄色葡萄球菌凶险,但其对抗菌药物的耐药率则有过之而无不及,抗菌治疗原则同金黄色葡萄球菌肺炎。并发脓胸、脑膜炎、心内膜炎以及肾、脑、心肌转移性脓肿时,可选用上述药物,并要对脓腔做适当引流。

临床选择抗菌药物时可参考细菌培养的药物敏感试验。

抗菌治疗的疗程视病情而定,一般疗程2～4周,如严重感染或有脓胸等并发症需4～8周,甚至更长。

2. 其他治疗

包括吸氧以及对症处理,营养支持治疗及对脓胸、脓气胸、循环衰竭等并发症的处理。血源性金黄色葡萄球菌肺炎需要积极治疗原发病以消除感染灶。

(三)预后与预防

1. 预后

一般病死率为30%~40%,大多数患者有严重的合并症。部分健康成人在流感后患葡萄球菌肺炎,病情发展快,最后导致死亡,抗菌药物疗效起效慢,恢复期长。

2. 预防

医护人员应严格无菌操作技术,做好病区内消毒隔离,接触每一患者后要洗手。

五、肺炎克雷伯杆菌肺炎

肺炎克雷伯杆菌肺炎(klebsiellar pneumoniae)是由肺炎克雷伯杆菌引起的肺部炎症,亦称肺炎杆菌肺炎。克雷伯杆菌在自然界普遍存在,是机会致病菌。多发生于中老年、慢性阻塞性肺疾病、酗酒、糖尿病、大手术、静脉置管、气管插管、鼻饲及全身衰竭等患者,是常见的医院获得性肺炎之一,病原传播迅速,可导致医院内爆发感染。该菌的耐药问题日益严重,成为防治中的难点。病死率较高。

(一)诊断标准

1. 临床表现

(1)常有慢性肺部疾病及近期手术史。急性发病者起病急骤,寒战、高热、咳嗽、痰黏稠,呈黄棕色脓性,可带血,典型者为棕红色黏稠胶陈状痰,伴胸痛、气急、心悸。严重病例有呼吸衰竭,周围循环衰竭。慢性病程者表现为咳嗽、咯痰、衰弱、贫血等。

(2)体检:呈急性病容,严重者有发绀,血压下降。典型病例肺部有实变体征,有时仅有呼吸音减弱和湿啰音。

2. 辅助检查

(1)血常规:白细胞计数增高,中性粒细胞数多有增高,可有中毒颗粒及核左移现象。但约1/4的患者白细胞总数正常或减少,白细胞减少症常是预后不良的征兆,患者常合并有贫血。

(2)痰涂片:可见革兰阴性带荚膜的杆菌,痰培养连续2次或2次以上阳性有助于诊断。但它受到很多因素的影响。

1)病理情况下,肺炎克雷伯杆菌的咽部定植率很高,易形成口咽部的标本污染。

2)单一肺炎克雷伯杆菌肺炎减少,多种菌混合感染增多(尤其是院内感染),常无法确定主要病原菌。血培养或胸腔积液培养获得阳性,可确立肺炎克雷伯杆菌肺炎诊断。

(3)胸部X线检查:有大叶实变、小叶浸润、脓肿形成。大叶实变,内有不规则透光区,以右上叶、双肺下叶多见,由于炎性渗出物量多,黏稠且重,叶间裂呈弧形下坠。炎症浸润中见脓肿、胸腔积液,少数呈支气管肺炎。

(二)治疗原则

1. 抗菌治疗

及早使用有效抗菌药物是治愈的关键。社区获得性肺炎克雷伯杆菌肺炎一般首选头孢菌素,第二、第三代头孢菌素均有较好疗效。也可联合氨基糖苷或氟喹诺酮类。如头孢噻肟钠或头孢他定静滴合并阿米卡星或妥布霉素肌肉注射或静滴。但对于院内获得性肺炎克雷伯杆菌肺炎,该菌多产生超广谱β-内酰胺酶(ESBLs),因此可能对所有头孢菌素类都耐药。对于产ESBLs的肺炎克雷伯杆菌,可选用β-内酰胺抗生素/β-内酰胺酶抑制剂(哌拉西林/他唑巴坦)或碳青霉烯类抗菌药物治疗,或根据药敏试验结果来选择其他抗菌药物。

由于感染易于复发,抗菌药物治疗至少持续2~3周,主要取决于X线和临床治疗反应。对于肺脓肿和脓胸的治疗应持续4~6周或更长时间。

2.支持治疗

肺炎克雷伯杆菌肺炎患者一般病情危重,应给予吸氧,排痰等对症处理,必要时可给予机械通气辅助呼吸治疗等。

3.并发症的防治

并发症包括脓胸、气胸、慢性肺炎、感染性休克及脑膜炎,应给予积极防治。重症多有肺组织损伤,慢性病例有时需行肺叶切除。

(三)预后与预防

1.预后

本病预后较差,因其多为院内感染,并且对多种抗菌药物耐药,治疗棘手。在有效抗菌药物治疗前,其病死率为50%~97%,强有力抗菌药物治疗后仍有20%~50%死亡。血源性感染者病死率高达80%。当混有其他革兰阴性菌感染时,预后更差。

2.预防

(1)医务人员应严格执行无菌操作及消毒与隔离制度。

(2)保护患者胃部酸性屏障。

六、铜绿假单胞菌肺炎

铜绿假单胞菌肺炎(pseudomonas aeruginosa pneumonia)是由铜绿假单胞菌(又称绿脓杆菌)引起的肺部炎症。铜绿假单胞菌是一种条件致病菌,在正常人皮肤、呼吸道和肠道均存在。铜绿假单胞菌肺炎常发生于免疫功能低下或有基础疾病的患者,是一种严重而又常见的医院获得性肺炎,治疗棘手,病死率很高,已成为临床肺部感染中的一大顽症。

(一)诊断标准

1.临床表现

(1)常为医院内感染。多见于原有慢性心肺疾病,长期使用抗菌药物、肾上腺糖皮质激素、抗癌药物以及免疫功能低下的患者,或有应用呼吸机、雾化器的治疗史。起病可急可慢,有的呈隐匿起病。重症者全身中毒症状明显、寒战、高热,体温波动大,部分患者伴相对缓脉。咳嗽,咯大量黄脓痰,典型者咯翠绿色脓性痰。呼吸困难、进行性发绀。严重可出现呼吸衰竭、周围循环衰竭、意识障碍。

(2)体检:体征不典型。肺部可闻及湿性啰音。部分患者可并发脓胸。

2.辅助检查

(1)外周血白细胞计数轻度增高,中性粒细胞增多不明显,可有核左移或胞质内出现中毒颗粒。血生化可出现低钾、钠、氯。

(2)痰涂片:可见成对或短链状排列的革兰阴性杆菌,并经培养及生化试验鉴定为铜绿假单胞菌,或连续3次以上痰培养阳性,且药敏试验相同,估计为同一株铜绿假单胞菌时才有助于诊断。痰培养为铜绿假单胞菌,不一定是铜绿假单胞菌感染,而可能是定植,尤其是在长期建立人工气道患者。血、胸水培养可阳性。

(3)胸部X线检查:多为弥散性双侧支气管肺炎,可累及多个肺叶。病变呈结节状浸润,后期可融合成直径更大的模糊片状实变阴影,其间可见小透亮区并可有多发性小脓肿,以下叶常见。少数患者可有胸腔积液征象。

(二)治疗原则

1.抗菌治疗

轻症患者可单独选用抗生素治疗,重症患者联合用药。一旦获得细菌学培养及药敏试验结果后,可据此调整用药。

铜绿假单胞菌耐药情况比较严重,建议选用如下抗菌药物治疗:首选氨基糖苷类,抗假单胞菌β-内酰胺类(哌拉西林/他唑巴坦、替卡西林/克拉维酸、美洛西林、头孢他啶、头孢哌酮/舒巴坦钠等)及氟喹诺酮类(氧氟沙星,左氧氟沙星,环丙沙星,其中环丙沙星敏感性最高)。替代:氨基糖苷类,可联合氨曲南、亚胺培南、美罗培南。

抗菌治疗的疗程根据病情严重程度、基础疾病而定,一般疗程3～4周。

2.其他治疗

铜绿假单胞菌肺炎多见于院内感染,合并基础疾病及重症患者较多。因此,除抗感染治疗外,应加强营养支持及其他各项对症治疗措施。

(三)预后与预防

1.预后

本病预后差,病死率高。目前文献报道病死率多在50%～81%。

2.预防

(1)严格执行各项操作和规章制度,切断交叉感染的途径。

(2)加强对昏迷患者口咽部护理,必要时可定期用2%多黏菌素软膏涂布颊部和口咽部黏膜,以防铜绿色假单胞菌上呼吸道感染。

(3)严格消毒医用器械,包括人工呼吸器、雾化器、气管插管等。

(4)合理使用广谱抗生素,严格掌握使用糖皮质激素的指证。

七、军团菌肺炎

军团菌肺炎是嗜肺军团菌(legionella pneumophila)引起的以肺炎表现为主,可能合并肺外其他系统损害的感染性疾病,是军团菌病的一种临床类型。军团菌肺炎在非典型肺炎中是病情最重的一种,未经有效治疗者的病死率高达45%。目前已发现军团菌有50种70个血清型,接近50%已经证明对人类有致病性。中国曾发现有小规模流行,几乎在全国各省市都有散发病例报道。军团菌为水源中常见的微生物,暴发流行多见于医院、旅馆、建筑工地等公共场所。吸烟、患有慢性肺疾病和免疫低下是发生军团菌肺炎的三大危险因素。

(一)诊断要点

1.临床表现

军团菌肺炎除有高热、寒颤、咳嗽等肺部表现外,尚伴有全身其他系统的表现:如20%患者可有相对缓脉,25%可有恶心、呕吐和水样腹泻,25%~50%患者有蛋白尿、30%有血尿,半数患者有低钠血症。严重者有神经精神症状,如感觉迟钝、谵妄,并可出现呼吸衰竭和休克。

本病的临床症状无特异性,但某些线索有提示作用:①持续高热超过40℃;②痰革兰染色可见较多中性粒细胞而细菌很少;③低钠血症;④β内酰胺类药物治疗无效。当临床肺炎患者出现上述情况时,应考虑军团菌感染的可能。

2.影像学检查

胸部X线检查主要表现为迅速进展的非对称性、边缘不清的肺实质性浸润阴影,胸腔积液见于约30%的患者。

3.诊断标准

参照1992年中华医学会呼吸病分会制订的诊断标准如下。

(1)临床表现:发热、寒战、咳嗽、胸痛等呼吸道感染症状。

(2)X线胸片具有浸润性性阴影或胸腔积液。

(3)呼吸道分泌物、痰、血或胸水在活性炭酵母浸液琼脂培养基(BCYE)或其他特殊培养基培养有军团菌生长。

(4)呼吸道分泌物直接荧光法(DFA):检查阳性。

(5)血间接荧光法(IFA):查前后2次抗体滴度呈4倍或以上增高,达1:128或以上;血试管凝集试验(TAT):测前后2次抗体滴度呈4倍或以上增高,达1:160或以上;微量凝集试验(MAA):测前后2次抗体滴度呈4倍或以上增高,达1:64或以上。

凡具有1、2项,同时以具有3、4、5项中任何一项者,诊断为军团菌肺炎。

(二)治疗原则

临床可用于治疗军团菌肺炎的药物,首选大环内酯类或氟喹诺酮类,四环素类、利福平等也有效。

1.大环内酯类

(1)红霉素:250~500mg口服,每6~8小时一次;或1~2g分次静脉滴注。重症2~4g/d,先静脉滴注,后可改口服,疗程至少3周。常见不良反应有胃肠道反应、静脉炎、可逆性耳聋、Q-T间期延长。

(2)阿奇霉素:500mg,每日1次,口服或静脉滴注,连用3~5天。

(3)罗红霉素:150mg,每日2次,疗程2~3周。

2.氟喹诺酮类

(1)左氧氟沙星:200mg,每日2次,口服或静脉滴注。

(2)莫西沙星:400mg,每日1次,口服或静脉滴注。

(3)环丙沙星:200mg,每日2次,口服或静脉滴注,疗程2~3周。

3.四环素类

(1)多西环素:100mg,口服,每日1次。

(2)米诺环素:100mg,口服,每日2次。

4.利福平

一般和上述药物联合应用,400~600mg口服,每日1次。

八、支原体肺炎

支原体有100多种,与人类疾病关系最大的有三种支原体,即肺炎支原体、人型支原体和解脲支原体。肺炎支原体是明确的人类病原体,人型支原体和解脲支原体一般认为是机会性感染病原体。我国有关社区获得性肺炎的流行病学调查中,肺炎支原体肺炎是重要的致病原。

(一)诊断要点

1. 临床症状

肺炎支原体肺炎的突出症状是干咳或刺激性咳嗽。发热、有时可伴畏寒,但很少有寒战。有些患者可有肺部以外的并发症,如皮疹、心包炎、溶血性贫血、关节炎、脑膜脑炎和外周神经病变。

2. 影像学检查

X线显示双肺斑片状浸润影,中下肺野明显,有时呈网状、云雾状,而且多变。仅有5%~20%的肺炎支原体感染者有胸膜渗出。肺炎支原体肺炎有时表现为X线胸片与临床症状不相符合,X线胸片表现重而临床症状轻。

3. 病原学检查

(1)培养:肺炎支原体培养较为困难,需要特殊营养培养基,且生长需要4~24天。急性感染后数月内上呼吸道仍可排出肺炎支原体,故培养阳性并不能确定就是急性感染。

(2)间接血凝抗体试验:主要是IgM,晚期可见IgG。间接血凝抗体阳性可保持1年以上。抗体阳性是支原体感染的指标,但阴性时不能排除支原体感染。酶联免疫吸附试验(ELISA)检测血清抗体有重要诊断价值。

(3)急性期恢复期双份血清进行抗体测定:补体结合试验:起病10天后出现,恢复期效价1∶64或以上,或恢复期抗体效价与前相比有4倍或以上升高,有助于确诊。

(4)冷凝集反应:效价1∶32或以上为阳性,肺炎支原体感染时有30%~80%的阳性率,感染后第1周末或第2周初效价上升,第4周达高峰,此后下降。但其他感染和非感染性疾病也可以引起升高,应注意鉴别。

(二)鉴别诊断

1. 细菌性肺炎

临床表现较肺炎支原体肺炎重,X线的肺部浸润阴影也更明显,且白细胞计数及中性值一般明显升高。

2. 病毒性肺炎

如流感病毒性肺炎发生在流行季节,起病较急,肌肉酸痛明显,可能伴胃肠道症状;腺病毒肺炎多见于军营,常伴腹泻。

3. 军团菌肺炎和肺炎衣原体肺炎

临床鉴别诊断较为困难,应通过病原学加以鉴别。

(三)治疗原则

1. 抗菌药物

临床可用于肺炎支原体肺炎治疗的药物包括大环内酯类、氟喹诺酮类、四环素类等。

(1)首选大环内酯类。①红霉素:250~500mg口服,每6~8小时一次,或1~2g,分次静脉滴注,疗程 2~3 周;②阿奇霉素:500mg,每日 1 次,口服或静脉滴注,因半衰期长,连用 5 天后停 2 天再继续,疗程一般为 10~14 天;③罗红霉素:150mg,每日 2 次,疗程常为 10~14 天。

(2)氟喹诺酮类。①左氧氟沙星:200mg,每日 2 次,口服或静脉滴注;②莫西沙星:400mg,每日 1 次,口服或静脉滴注;③环丙沙星:200mg,每日 2 次,口服或静脉滴注,疗程常为 7~14 天。

(3)四环素类。①多西环素:100mg,口服,每日 1 次;②米诺环素:100mg,口服,每日 2 次。

(4)红霉素和四环素虽然有效,但用药后痰内肺炎支原体仍可持续存在达数月之久,约 10%肺炎可复发,故少数症状迁延、肺阴影反复发生者,应延长抗菌药物疗程,或换用另一种抗生素。

2.对症治疗

镇咳药物,化痰药物,雾化吸入治疗。发生严重肺外并发症,给予相应处理。

九、衣原体肺炎

衣原体属,包括 4 个衣原体种,即沙眼衣原体、鹦鹉热衣原体、肺炎衣原体和家畜衣原体。沙眼衣原体引起人类沙眼、包涵体性结膜炎、非淋球菌尿道炎、宫颈炎等。鹦鹉热衣原体引起人类的鹦鹉热,表现为呼吸道感染或以呼吸系统为主的全身性感染。家畜衣原体尚无引起人类疾病的报道。血清流行病学调查显示,人类的肺炎衣原体感染是世界普遍性的,成人有一半以上感染过肺炎衣原体,即血清存在肺炎衣原体特异性 IgG 抗体。

(一)诊断要点

1.病史

追问鹦鹉、家禽、鸟类饲养或接触史。

2.临床症状

肺炎衣原体肺炎的症状无特异性,有时表现为无症状,有时症状较重。表现为发热、咳嗽等。有些患者可出现喘息或哮喘,成人肺炎患者多较严重,可发生呼吸衰竭。

3.影像学

X 线显示双肺片状浸润,胸膜渗出不常见。鹦鹉热衣原体肺炎患者肺内阴影吸收缓慢,有报道治疗 7 周后尚有 50%患者病灶不能完全吸收。

4.病原学检查

(1)微生物学培养:肺炎衣原体培养需要通过细胞培养,细胞内包涵体在 72 小时以后出现,可通过特异性荧光抗体检测加以证实。

(2)微量免疫荧光法:IgG≥512 和(或)IgM≥1∶32,在排除类风湿因子影响后提示近期感染。

(3)急性期恢复期(发病后第 2~3 周):双份血清进行抗体测定后者抗体效价与前者相比有 4 倍或以上升高,有助于确诊。

(二)治疗原则

1.抗菌药物

(1)首选四环素类或大环内酯类。

1)多西环素:首剂 200mg,以后 100mg,口服,每日 2 次。

2)红霉素:500mg 口服,每 6 小时一次。疗程均为 3 周。复发者可进行第 2 疗程。阿奇霉素:在细胞内半衰期更长,胃肠道不良反应少,逐渐取代红霉素的治疗。首剂 500mg,每日 1 次,以后 4 天每次 250mg,每日 1 次口服。或罗红霉素 150mg,每日 2 次。疗程常为 21 天。

(2)氟喹诺酮类对肺炎衣原体也有效。

2.注意隔离和对症治疗。

十、病毒性肺炎

病毒是引起呼吸道感染的常见病原体,病程通常为自限性。病毒性肺炎患者多为婴幼儿、免疫功能缺陷患者和老年人,健康成人少见。引起病毒性肺炎的病毒:原发性引起呼吸道感染的病毒:包括流感病毒、呼吸道合胞病毒、副流感病毒、麻疹病毒、鼻病毒、冠状病毒、腺病毒;机会性引起呼吸道感染的病毒:包括巨细胞病毒、水痘-带状疱疹病毒、单纯疱疹病毒和 EB 病毒。病毒性肺炎的临床表现和 X 线影像学改变无特异性。上呼吸道感染咳嗽加重和进行性呼吸困难提示肺炎的发生。病毒性肺炎的诊断依靠流行病学、影像学特征,排除细菌性、支原体和衣原体等其他病原体引起的肺炎。病原学检查,包括病毒分离、血清学检查、病毒及病毒病原检测是确诊的依据。本节重点介绍见于成人的病毒性肺炎,包括流感病毒肺炎、单纯疱疹病毒肺炎及巨细胞病毒肺炎。

Ⅰ、流感病毒肺炎

(一)诊断标准

1.流行病学

在流感流行季节,会出现一个单位或地区发生大量上呼吸道感染患者,或医院门诊、急诊上呼吸道感染患者明显增加。流感病毒是成人病毒性肺炎最常见病因。

2.临床表现

单纯的原发性病毒性肺炎少见,易累及有心脏病的患者,尤其是二尖瓣狭窄患者。常表现为持续高热,进行性呼吸困难,肺部可闻及湿性啰音。少数病例病情进展迅速,出现休克、心力衰竭、急性呼吸窘迫综合征(ARDS)、多脏器功能障碍综合征。患者原有的基础疾病亦可被诱发加重,呈现相应的临床表现。X 线显示双肺弥散性间质性渗出性病变,重症者两肺中下野可见弥散性结节性浸润,少数可有肺实变。抗生素治疗无效。患者常因心力衰竭或呼吸衰竭死亡。

3.病原学检查

(1)病毒特异抗原及其基因检查:取患者呼吸道标本,采用免疫荧光或酶联免疫法检测甲、乙型流感病毒型特异的核蛋白(NP)或基质蛋白(Ml)及亚型特异的血凝素蛋白。RT-PCR 法检测编码上述蛋白的特异基因片段。

(2)病毒分离:从患者呼吸道标本中分离到流感病毒。

(3)将呼吸道标本接种到马达犬肾细胞过夜增殖后,进行病毒特异抗原及其基因检查。

(4)血清学检查:急性期(发病后 7 天内采集)和恢复期(间隔 2~3 周采集)双份血清进行抗体测定。后者抗体效价与前者相比有 4 倍或以上升高,有助于确诊。

(二)治疗原则

1.及早应用抗流感病毒药物治疗

抗流感病毒药物治疗只有早期(起病1~2天内)使用,才能取得最佳疗效。

(1)离子通道M阻滞剂:包括金刚烷胺及金刚乙胺,对甲型流感病毒有活性。

1)金刚烷胺:成人100mg,每日2次。65岁及以上老人每天不超过100mg。

2)金刚乙胺:成人100mg,每日2次。65岁及以上老人每天100mg或200mg。

3)肌酐清除率≤50ml/min时酌情减少用量,必要时停药。

(2)神经氨酸酶抑制剂:能有效治疗和预防甲、乙型流感。奥司他韦75mg,每天2次,连服5天,应在症状出现2天内开始用药。肾功能不全患者肌酐清除率<30ml/min时,应减量至75mg,每天1次。

2.其他治疗

(1)要注意流感病毒肺炎可能同时合并有细菌性肺炎,根据情况选用相应的抗菌药物。

(2)对于重症流感病毒肺炎,合并呼吸衰竭时应给予呼吸支持,首选无创正压通气。

(3)合并休克时给予相应抗休克治疗。出现其他脏器功能损害时,给予相应支持治疗。

(4)中医中药辨证治疗。

Ⅱ、单纯疱疹病毒肺炎

(一)诊断标准

1.成人单纯疱疹病毒肺炎

主要见于免疫功能缺陷患者,如骨髓抑制及实体脏器移植应用免疫抑制剂的患者,一般发生在移植后的2个月内。咳嗽和呼吸困难是最常见的症状,大多数患者有发热,胸部X线表现为多灶性浸润病变,常伴有口腔和面部疱疹。严重患者有低氧血症。

2.病原学检查

(1)病毒分离是诊断单纯疱疹病毒感染的主要依据。

(2)通过支气管镜毛刷、灌洗和活检取得下呼吸道样本进行细胞学和组织学检查,发现多核巨细胞和核内包涵体有助于诊断。

(3)抗体检测有助于原发性感染的诊断,对复发性感染的诊断价值不大。

(二)治疗原则

阿昔洛韦和阿糖腺苷对单纯疱疹病毒感染有效,首选阿昔洛韦。免疫缺陷者单纯疱疹病毒感染时,阿昔洛韦的剂量为5mg/kg,静脉注射,8~12小时一次,根据肾功能调整剂量,疗程至少7天。

Ⅲ、巨细胞病毒肺炎

(一)诊断标准

成人巨细胞病毒(CMV)肺炎多发生于器官移植后数月内,诊断要点如下。

(1)体温超过38℃,持续3天以上。

(2)干咳、呼吸困难及低氧血症进行性加重。

(3)X线胸片或CT有磨玻璃影伴结节影及斑片状渗出等改变。

(4)病原学检测阳性肺泡灌洗液分离到CMV病毒;酶联免疫吸附法(ELISA)检测血清中

CMV IgM 阳性;定量 CMV~DNA 含量≥104/ml 基因拷贝数;CMV pp65 抗原阳性。

(5)细菌、真菌、支原体、衣原体、肺孢子菌及结核菌等检查均为阴性。

(二)治疗原则

(1)调整或停用免疫抑制剂。

(2)抗病毒治疗:首选更昔洛韦。

1)诱导期:静脉滴注 5 mg/kg,每 12 小时 1 次,每次静滴 1 小时以上,疗程 14~21 日,肾功能减退者剂量应酌减。

2)维持期:静脉滴注 5 mg/kg,每日 1 次,静滴 1 小时以上,维持期的时间应根据患者的病情。与 CMV 免疫球蛋白联用可提高疗效。阿昔洛韦、阿糖腺苷或干扰素的疗效不确切。

(3)根据病情甲泼尼龙 40~80mg 静脉注射,每天 1~2 次。

(4)合并呼吸衰竭时应给予呼吸支持,首选无创正压通气。

第二节 肺真菌病

由真菌引起的疾病统称为真菌病。近年来,真菌感染的发病率呈明显上升趋势,真菌感染所致死亡在感染性疾病中不断攀升,成为临床十分关注的问题。大气中的真菌随呼吸进入肺部,其他部位脏器遭受真菌感染后,病原菌也易随血流进入肺部,所以深部真菌感染中以肺真菌病最为常见,占内脏真菌感染的首位,约为 50%~60%。

一、肺念珠菌病

念珠菌包括白色念珠菌、光滑念珠菌、近平滑念珠菌、热带念珠菌、克柔念珠菌、季也蒙念珠菌和葡萄牙念珠菌等。广泛存在于自然界,还是人体正常菌群,常寄生于人类皮肤、口腔、上呼吸道、胃肠道和阴道等处。因此,念珠菌病(candidiasis)多为机会(条件)致病,常可侵入下呼吸道而迅速繁殖生长致病。除呼吸道外,还可侵入血循环引起血行播散,致心内膜、中枢神经、泌尿系统等器官感染。

(一)诊断标准

1.临床表现

(1)根据病情和发展情况不同,可分为以下两种类型。

1)支气管炎型:咳嗽、咯痰,阵发性刺激性咳嗽,痰量多时为白泡沫塑料状稀痰,痰稠如干浆糊,偶有血丝痰,多不发热。

2)肺炎型:咳白色泡沫黏痰或呈胶冻状且黏稠易拉长丝,偶有咯血,可伴有呼吸困难、胸痛等。全身症状主要表现为原因不明的发热,抗菌治疗无效或者症状好转后再次出现发热,尤其伴有中性粒细胞减少时。常伴有鹅口疮、皮疹、肌肉酸痛,严重感染时可伴休克、急性呼吸窘迫综合征及神经精神症状。

(2)体征:往往较少,部分患者口咽部可见鹅口疮或散在白膜,早期肺部体征常无明显异常,双肺呼吸音粗,可有干鸣音,少数可闻湿啰音。肺实变时叩诊呈浊音、语颤、语音共振增强,有支气管呼吸音。重症患者出现急性病容,呼吸急促,病变广泛时可出现发绀。

2.辅助检查

(1)气道分泌物培养:上气道念珠菌定植常见,气道分泌物包括痰和支气管肺泡灌洗液(BALF)培养阳性不能作为肺部侵袭性感染的证据。怀疑念珠菌肺炎的患者在呼吸道标本检测的同时应做血液真菌培养,若血培养分离出念珠菌与呼吸道分泌物培养结果相一致,有助于肺念珠菌病并发念珠菌血症的诊断。

(2)血浆 1,3-β-D-葡聚糖检测(G 实验):可作为早期临床诊断肺部念珠菌感染的微生物学依据,在临床实践中必须连续动态检测,据以制订相应的治疗方案及对治疗效果作出判断。

(3)影像学表现:肺念珠菌病的影像表现多种多样,无特异性。支气管炎型X线常有双肺中下野肺纹理增粗。肺炎型可见两肺中下野呈弥散性点片状阴影,有时融合成较大斑片阴影或广泛的实变阴影,可形成空洞,偶并发渗出性胸膜炎。少数患者影像学表现为肺间质性病变,胸部 CT 可以提高检查的阳性率,但同样没有特异性。

(4)组织病理学检查:是诊断肺念珠菌病的金标准。经皮肺穿刺活检或经支气管镜黏膜活检和肺活检,直接取得肺组织标本做病理学检查和特殊染色,可以明确是否为肺念珠菌病。

(二)治疗原则

1.消除诱因

轻症患者,给予消除诱因(如广谱抗生素、激素、免疫抑制剂和体内放置的导管),治疗原发病和提高免疫功能后,多可自行缓解。

2.肺念珠菌病药物治疗原则

(1)对于确诊肺念珠菌病的患者应尽快进行抗真菌治疗。对于存在肺念珠菌病危险因素,临床有不明原因发热和肺部出现新的浸润阴影的重症患者,无论有无病原学依据,应考虑经验性抗真菌治疗,特别是合并血流动力学不稳定者更应采取积极的抗真菌治疗策略。

(2)非中性粒细胞减少患者的治疗原则首选氟康唑(剂量>400mg/d)或棘白菌素类药物;对于已使用过三唑类药物的中重度患者或光滑念珠菌或克柔念珠菌感染的高危患者首选棘白菌素类药物;如果对上述药物不能耐受或不能获取这些药物者可选用两性霉素 B。

(3)中性粒细胞减少患者的治疗原则应选择棘白菌素类、伏立康唑或两性霉素 B;没有使用过唑类者也可选用氟康唑或者伊曲康唑。

(4)疗程抗真菌治疗疗程应持续至症状消失,或支气管分泌物真菌培养连续 2 次阴性,或者肺部病灶大部分吸收、空洞闭合。

3.其他

积极治疗原发病和加强支持疗法及对症治疗。

二、肺曲霉病

曲霉包括烟曲霉、黄曲霉、黑曲霉、白曲霉、棒曲霉、灰绿曲霉、土曲霉、构巢曲霉和聚多曲霉等。曲霉广泛存在于自然界,空气中到处有其孢子,在大量吸入时可能引起肺曲霉病。本病是常见的机会性真菌感染,仅次于念珠菌。

(一)诊断标准

1.临床表现

肺曲霉病按临床表现分为 5 种不同的类型。

(1)变应性支气管肺曲霉病(ABPA):由曲霉引起的一种慢性气道变态反应性疾病,以哮喘、血清总 IgE 和曲霉特异性 IgE (IgG)升高、曲霉抗原皮试速发反应阳性、中心型支气管扩张等为特征。

(2)腐生型肺曲霉病(曲菌球):为曲霉在肺原有空腔病变中繁殖形成的团块球状物,常继发于支气管囊肿、支气管扩张、肺脓肿和肺结核空洞、癌性空洞等病变。常有刺激性咳嗽,反复咯血,甚至发生威胁生命的大咯血。但也可无任何症状。曲菌球可增大、缩小、消失,也可演变为侵袭性或半侵袭性,故亦需适当治疗。

(3)慢性坏死性肺曲霉病(亚急性侵袭性肺曲霉病):1982 年 Binder 首先提出它是一个独立的疾病,能局部侵袭肺组织,可有空洞或曲菌球形成,一般病程 30 天以上,临床容易误诊为肺结核。

(4)侵袭性肺曲霉病(IPA):发生于免疫功能正常者,谓之原发性 IPA,多因职业关系长期暴露于大量曲霉孢子的环境中吸入过量的曲霉孢子,超过机体防御能力时发病。继发性 IPA 常发生于全身情况差、免疫功能低下,如粒细胞缺乏或接受广谱抗生素和糖皮质激素治疗的患者,病情往往十分严重,典型表现为发热、咳嗽、咯黏液脓性痰及血性痰、胸痛、呼吸困难等,对血管侵袭性很强,咯血被认为是本病最普遍的症状;严重者可引起血栓形成,导致急性坏死性化脓性肺炎,也可侵入胸膜引起胸膜炎及脓胸。一旦致病,发展迅速,为肺曲霉病中致病力最强的一型。

(5)肺曲霉也可以通过血液播散至其他器官,其中以脑最常见,可引起癫痫、脑梗死、颅内出血、脑膜炎和硬膜外脓肿等;此外,还可累及心脏、骨关节、眼、皮肤、食管、胃肠道、腹膜、肝脏、肾、甲状腺等,引起相应症状。

2.辅助检查

(1)气道分泌物涂片及培养:痰涂片及培养是确诊肺曲霉病的可靠依据,但痰中找到菌丝或孢子不一定就是肺曲霉病。若多次培养阳性,则有助于诊断。因 IPA 患者痰检阴性率高达 70%,建议采用支气管肺泡灌洗液(BALF)涂片或对周围性浸润性病变行穿刺作组织培养均有助于发现病原体。

(2)血清半乳甘露聚糖(GM)抗原检测(GM 实验):ELISA 法检测血清 GM 的诊断阈值为 0.5ng/ml。GM 实验也能用于脑脊液、尿液和 BALF 曲霉抗原的检测,是近年诊断 IPA 的最重要进展。血清 GM 可在出现临床症状,胸片异常表现和培养阳性前数天即开始升高,从而更早地确诊 IPA,系列观察血清 GM 值可有助于治疗期间评估疗效。应用 β-内酰胺类抗生素(如哌拉西林/他唑巴坦)等药物可引起假阳性反应。GM 实验阴性不能排除镰刀霉、接合菌和着色真菌的感染。

(3)G 实验:对于各种真菌系统感染的诊断具有很高的敏感性和特异性,包括念珠菌、镰刀霉和曲霉感染等,适用于免疫功能缺陷患者。

(4)影像学表现:胸片敏感性较低,早期改变缺乏特征性。常见表现有结节影,胸膜下肺浸润;后期出现肺空洞性病变和含气新月体;胸水很少见。胸部 CT 具有较高诊断价值,典型表现为多发结节影;晕轮征:中心密度较高而周围密度较低的阴影;新月征:在块影的偏上方有新月状透光区;病变基底靠近胸壁的楔形阴影,中心有空洞,胸膜渗出或任何新的肺内病变。

(5)组织病理学检查:通过胸腔镜或开胸肺活检取得肺组织获得组织学诊断仍然是诊断 IPA 的金标准。镜下可见侵袭肺组织的菌丝粗细一致,菌丝有许多横隔,常分支、呈锐角,常呈定向排列。活检的组织标本曲霉培养阳性。

(二)治疗原则

(1)侵袭性曲霉病的预后差,病死率高,对于高度怀疑 IPA 的患者,在进行诊断性评估的同时,应尽早开始抗真菌治疗。早期诊断和早期治疗能明显改善 IPA 的预后。近年来临床专家提出侵袭性真菌感染的治疗策略,分为预防性治疗、先发治疗、经验性治疗和针对性治疗(目标治疗)。

(2)侵袭性肺曲霉病和播散型曲霉病:首选伏立康唑和两性霉素 B。还可选用卡泊芬净、米卡芬净、伊曲康唑、泊沙康唑作为替代药物。不推荐联合用药作为初始治疗,个别患者考虑补救治疗时,在当前治疗的基础上另外添加抗真菌药物,或者联用不同种类抗真菌药物。成功治疗 IPA 的关键在于免疫抑制状态的逆转(如皮质醇用量的减少或停用)或中性粒细胞减少症的恢复。

(3)反复咯血、病变与大血管或心包相邻、单个病灶引起的咯血以及病变侵及胸腔或肋骨时,外科切除曲霉感染组织可能是有效的。手术有禁忌者可全身和局部并用抗真菌药物。

(4)治疗原发病,应尽力减少诱发因素的影响,对肺结核、慢性支气管炎、支气管哮喘、支气管扩张等原发病应予积极治疗。同时还应注意加强支持疗法,提高免疫功能。

三、肺隐球菌病

肺隐球菌病(pulmonarycry ptococcosis)是由隐球菌引起的肺部感染,它可以单独存在于肺,也可以是全身播散性隐球菌感染的肺部表现。隐球菌属有 37 个种和 8 个变种,但致病菌主要是新型隐球菌,该菌广泛存在于土壤与鸽粪中。对于免疫功能正常的宿主,肺隐球菌病可以仅有影像学异常,而无症状。但对于免疫抑制状态如恶性肿瘤的放化疗、器官移植、获得性免疫缺陷综合征(AIDS)的患者,肺部损害通常为全身播散性隐球菌病的局部表现,偶尔还可出现严重的呼吸系统症状甚至呼吸衰竭。

(一)诊断标准

1.临床表现

隐球菌病虽为全身性感染,但以中枢神经系统感染最为多见。肺部感染虽也多见,但常因症状不明显而被忽视,皮肤、骨骼或其他内脏的损害则较少见。

(1)肺隐球菌病在临床表现上无特异性,症状轻重不一。通常根据临床表现的轻重缓急可以分为下列三种情况。

1)无症状型:正常宿主中绝大多数的病例是在接受胸部 X 线透视时偶然发现的。这些患者中大部分没有任何临床症状。

2)慢性型:常为隐匿性起病,表现为咳嗽、咯痰、胸痛、发热、盗汗、气急、体重减轻、全身乏力和咯血。查体一般无阳性发现。

3)急性型:这种情况尤其多见于 AIDS 患者,临床上表现为高热、显著的气促和低氧血症。

(2)体征:查体除了气促和紫绀外,有时双肺可闻及细湿啰音,极少数患者并发胸腔积液而出现相应临床体征。

(3)少见临床表现：上腔静脉阻塞、Pancoast 综合征、Homer 综合征、嗜酸性粒细胞性肺炎、气胸、纵隔气肿以及累及胸壁等。肺隐球菌病可以发生全身播散，出现中枢神经系统、皮肤和骨、关节症状，肾、肾上腺、肝、脾、淋巴结、肌肉、胰腺、前列腺等的隐球菌病常为全身性感染的一部分，均较少见。

2.辅助检查

(1)血常规：白细胞计数可以正常，也可轻度或中度增高，部分患者红细胞沉降率可加快及C反应蛋白升高，中后期可出现血红蛋白及红细胞数减少。G实验阴性。

(2)脑脊液检查：70%的脑膜炎患者脑脊液压力升高，一般为 200～400mmH$_2$O，外观清澈、透明或微混。白细胞计数轻至中度增多，少数可超过 500/mm^3，常以淋巴细胞占优势。蛋白含量呈轻至中度增高，糖定量和氯化物含量轻至中度减低。病原学检查墨汁染色涂片阳性率可达 85%以上。

(3)呼吸道标本：传统的真菌镜检和培养是肺部隐球菌感染诊断的重要依据，但痰培养和涂片阳性率一般低于 25%。

(4)免疫学检查：抗体检测特异性不强，假阳性率高，临床价值不高。临床常用的是乳胶凝集试验检测新型隐球菌荚膜多糖抗原，是一种简便、快捷而有效的诊断方法。抗原滴度超过 1:4提示有隐球菌感染，滴度越高对于诊断的价值亦越大。患者体内若存在类风湿因子，则可出现假阳性。

(5)影像学表现：变化多样，且非特异性，可有如下几种表现。

1)结节或团块状损害：可为单个或多个，也可以为单侧或双侧，常位于胸膜下，结节大小不一，直径为 1～10cm。边界可以清楚锐利，也可模糊或带有小毛刺。这种表现主要见于免疫功能正常的患者。

2)肺实质浸润：可以为单侧或双侧性，这种表现绝大多数见于免疫功能低下的宿主，合并有急性呼吸衰竭的患者或 AIDS 患者在 X 线上通常都为这种表现。

3)空洞性病变：空洞内壁一般较光滑，局灶性空洞是隐球菌性肺炎的放射学特征之一。

4)胸腔积液，常伴随胸膜下结节，以免疫功能低下的宿主多见。

5)肺门淋巴结肿大，表现与肺门淋巴结结核相似，但一般没有钙化。

6)间质性改变，在少数患者，可表现为磨玻璃样改变和微小结节性损害与粟粒型肺结核很相似。

(6)组织病理学检查：如标本取自肺穿刺活检或细针抽吸，或经支气管镜防污染毛刷标本，镜检和(或)培养出新型隐球菌则具有诊断价值。

(二)治疗原则

1.药物治疗

肺隐球菌病的危险不在肺部病变本身，而是有可能发生全身播散，特别是引起中枢神经系统的感染。因此，对肺隐球菌病患者，必须首先就机体免疫状态和有无全身播散进行评估，然后再根据呼吸系统症状的轻重程度进行分级治疗。

(1)对于免疫功能正常的肺隐球菌病患者

1)症状轻到中度，口服氟康唑 400mg/d，6～12 个月，氟康唑不耐受可口服伊曲康唑、伏立康唑。

2)重症患者,按照中枢神经系统隐球菌感染方案治疗。

(2)对于免疫功能低下的肺隐球菌病患者

1)对肺部感染合并中枢神经系统或播散至其他脏器的感染以及重症肺隐球菌病患者按照中枢神经系统隐球菌感染方案治疗。

2)呼吸道症状属于轻到中度、无弥散性肺浸润、免疫功能轻度抑制以及无播散的肺隐球菌病者,口服氟康唑400mg/d,6~12个月。

(3)中枢神经系统隐球菌感染治疗方案

1)初始治疗(包括诱导和巩固治疗)首选两性霉素B脱氧胆酸0.7~1mg/(kg·d),或两性霉素B脂质体3~4mg/(kg·d),或两性霉素B脂质复合物5mg/(kg·d)联用氟胞嘧啶100mg/(kg·d),2~4周,然后口服氟康唑400~800mg/d,至少8周。还可选择单用两性霉素B 4~6周;或两性霉素B联用氟康唑2周,然后口服氟康唑至少8周;氟康唑联用氟胞嘧啶口服6周;或单用大剂量氟康唑口服10~12周;或口服伊曲康唑10~12周作为替代治疗。

2)维持治疗氟康唑200mg/d或伊曲康唑400mg/d口服,维持治疗6~12个月。

2.手术治疗

开胸切除病变组织能够有效治愈孤立性的肺部结节。但手术切除的主要原因往往是为了排除肺部恶性疾病。目前,除了怀疑有肿瘤的可能性以外,并不推荐手术治疗。对于肺部隐球菌病,一旦确诊,即使当时未出现中枢感染的症状,也必须进行脑脊液的常规检查,并在手术后给予足够疗程的系统抗真菌药物治疗,以免出现隐球菌性脑膜炎。

四、肺孢子菌病

肺孢子菌病曾被称为卡氏肺孢子虫病(pneumocystis Carini pneumonia,PCP)。近年研究发现肺孢子虫基因及其编码的蛋白与真菌特别接近,2001年国际原生生物会议将感染人的肺孢子虫更名为伊氏肺孢子虫(pneumocystis jirovecii),又称为伊氏肺孢子菌,明确其为真菌属性。肺孢子菌感染多见于免疫缺陷症、艾滋病、器官移植、肿瘤及长期肾上腺皮质激素治疗等免疫功能低下的患者,重症病例可播散累及肝脾、淋巴结、骨髓等。

(一)诊断标准

1.临床表现

临床表现一般分成两种类型。

(1)流行型:亦称经典型或婴幼儿型。此型患者目前比较少见,发病者多为早产儿、营养不良、体质虚弱或患先天性免疫缺陷综合征的婴幼儿,高发于出生后6个月内。起病缓慢,初期出现全身不适,体温正常或轻度升高、呼吸快、干咳、进行性呼吸困难、鼻翼翕动、紫绀、心动过速等表现。本型特征为全身症状虽重,但肺部体征相对较轻。严重时出现呼吸困难和紫绀,常因呼吸衰竭而死亡。

(2)散发型:亦称现代型或儿童-成人型。患者多为成人和儿童。本型的高危人群包括艾滋病患者、器官移植术后长期接受免疫抑制剂者、接受放(化)疗的恶性肿瘤患者以及因其他原因引起的体弱和免疫力下降者,其中艾滋病患者最为常见。潜伏期多为1~2个月,为亚急性或急性起病,多数患者以干咳、少痰为起病的重要临床特征,体温正常或低热,进而出现高热不退,80%有呼吸困难,伴有严重的低氧血症。10%的肺孢子菌病病程呈急进性,最终可进展为呼吸衰竭,需要呼吸机治疗,未治疗者数日内死亡,病死率约为50%。体格检查肺部的体征往往十分轻微或呈阴性,或可闻及散在的干湿啰音,体征与疾病症状的严重程度往往不成比例,这是本病的重要特征。

2.辅助检查

(1)血液学检查:白细胞正常,少数可以偏高。乳酸脱氢酶(LDH)及血管紧张素转换酶升高。血清KL-6抗原水平升高及G实验阳性,对诊断有一定提示意义。

(2)病原学检测:确诊仍依靠检出肺孢子菌。取材可用痰液、BALF和经皮肺穿刺或开胸肺组织活检等。痰液检查简便安全,无损伤,但肺孢子菌病患者多为干咳,较难收集足量的痰液标本,检出率低仅30%左右。诱导痰的方法可使病原体检出率达到60%～70%。经气管镜获取BALF检出阳性率可达75%。经皮肺穿刺活检阳性率约60%,开胸肺组织活检可达95%,但两法均对患者有一定损伤,并发症亦较多,一般不宜首先采用。

1)细胞化学染色方法:通过细胞化学染色方法使肺孢子菌包囊和(或)滋养体着色后进行病原学检测,特异性好,操作简单,费用低廉。常用的染色方法包括六甲基四胺银(GMS)染色、甲苯胺蓝(TBO)染色、吉姆萨(Giemsa)染色以及瑞氏(Wrights)染色等。其中GMS和TBO染色使肺孢子菌包囊着色,菌体容易辨认,因而应用最广。荧光染色法简便易行,耗时短,是一种很有价值的肺孢子菌检测法。

2)免疫学检查:免疫学方法近年来已开始用于检测痰液、BALF及肺活检组织中的肺孢子菌滋养体和包囊,亦用于检测血清中的肺孢子菌特异性抗体。但假阳性和假阴性率高,同传统细胞化学染色法相比具有耗时、费用高等缺点,未能在临床上广泛开展。

3)分子生物学检查:利用PCR的方法可检测痰液、血液、BALF中的肺孢子菌DNA。但不同的标本肺孢子菌检出的阳性率和敏感性不同。虽然具有较高的敏感性和特异性,但假阳性的可能性有所增加。

(3)影像学表现:肺孢子菌病初期,胸片不易发现肺实质浸润,往往在起病1周以后肺门周边区域出现双侧、对称的细网格状间质浸润影,随感染的加重,病变由肺门向外扩展,迅速融合形成弥散、均一的蝶状阴影,但很少累及肺尖和肺底部。10%～40%的患者X线胸片无异常改变。高分辨CT(HRCT)较普通胸片更敏感。典型的HRCT扫描示两肺弥散对称性分布的磨玻璃影,主要分布在肺门周围,而边缘肺野及肺尖清晰。较为少见的表现为斑片状、颗粒结节状阴影及实变影,可融合成大片致密阴影。10%～35%的患者可出现双侧多发的肺气囊,严重病例可发生自发性气胸、纵隔气肿。

(二)治疗原则

1.常用的抗肺孢子菌的治疗药物

(1)磺胺甲基异噁唑-甲氧苄胺嘧啶(SMZ-TMP,复方新诺明):TMP 15～20mg/(kg·d),SMZ 75～100mg/(kg·d),分3～4次口服,疗程14～21天。SMZ-TMP是目前临床最常用的防治肺孢子菌病一线药物。对艾滋病并发肺孢子菌病的治疗有效率为80%～95%,治疗非艾滋病肺孢子菌病患者有效率为60%～80%。主要不良反应:皮疹、口炎、胃肠反应和骨髓抑制,可有血清转氨酶、肌酐升高,偶发Steven-Johnson综合征、中毒性表皮融解坏死(TEN)等。

(2)戊烷脒:3~4mg/(kg·d),深部肌肉注射;重症者静脉滴注,4mg/(kg·d),疗程14~21天。有效率60%~70%,主要不良反应:发热、出汗、胃肠反应,肝肾功能损害,白细胞减少,低血糖,高血钾及心律失常,注射局部疼痛,肿块或脓肿形成。应慎用此药。

(3)苯胺砜:100mg/d,口服,一天1次,同时口服TMP。不良反应:溶血性贫血、高铁血红蛋白症、粒细胞减少、肝功能异常等。

(4)三甲曲沙:1.0~1.5mg/(kg·d),静滴,同时加用甲酰四氢叶酸,疗程21天。主要不良反应:骨髓抑制,肝肾功能损害等。

(5)氯林可霉素+伯氨喹啉氯林可霉素:400~600mg,静滴,6~8小时1次;伯氨喹啉15~30mg/d,口服,一天1次,疗程21天。主要不良反应:胃肠反应、皮疹、骨髓抑制、高铁血红蛋白血症等。

(6)阿托喹酮:750mg,口服,一天2~3次,疗程21天。主要不良反应:胃肠道反应、皮疹、肝肾功能损害及骨髓抑制等。

2.糖皮质激素的应用

对于中至重度HIV感染并发肺孢子菌病的患者,若PA-aO$_2$≥35mmHg或PaO$_2$≤70mmHg,在抗肺孢子菌治疗3天内提倡开始应用糖皮质激素,推荐方案为第1~5天:泼尼松40mg,口服,一天2次;第6~10天:泼尼松40mg,口服,一天1次;第11~21天:泼尼松20mg,口服,一天1次。

3.全身支持疗法

肺孢子菌病患者一般表现为呼吸困难,应注意根据不同病情给予不同流量的氧气;输液、补充水电解质,纠正酸碱平衡紊乱。对喘重者可考虑给予20%甘露醇,以缓解肺间质水肿状态。必要时应用机械通气给予呼气末正压来维持PaO$_2$≥60mmHg。

第三节 支气管扩张症

支气管扩张症(bronchiectasis)是慢性气道损伤引起支气管管壁肌肉和弹力支撑组织破坏所导致的一支或多支支气管不可逆性扩张。本病多见于儿童和青年,主要临床表现为慢性咳嗽、咳大量脓痰和反复咯血。本病过去发病率较高,仅次于肺结核,自抗菌药物和疫苗问世以来,该病的发病率已有明显下降。统计资料表明,20世纪80年代与40年代相比,美国儿童支气管扩张症的发病率基本相近,推测其原因可能为新生儿和儿童肺炎的发病率仍居高不下之故。

一、病因

支气管扩张症并非一种独立的疾病,临床上,多种直接或间接影响支气管壁防御功能的疾病均可导致支气管扩张症。因此,支气管扩张症的发病因素较多,其病因可为一种或多种病因同时存在,见表7-2。根据其作用机制的不同,可将支气管扩张症的病因分为支气管,肺部感染和支气管阻塞两大类,且二者之间存在相互影响,最终导致支气管管壁结构破坏而发生支气管扩张。

表 7-2 支气管扩张症的病因

一、呼吸道感染
    1. 麻疹
    2. 百日咳
    3. 腺病毒感染
    4. 细菌感染,如克雷伯杆菌、葡萄球菌,或假单孢菌
    5. 流感
    6. 结核病
    7. 真菌感染,如曲霉菌、荚膜组织包浆菌
    8. 支原体感染

二、支气管阻塞
    1. 异物吸入
    2. 淋巴结肿大
    3. 肺部肿瘤
    4. 黏液栓塞

三、吸入性损伤
    1. 有毒烟雾、气体或粉尘的损伤
    2. 胃酸和食物的误吸

四、遗传性疾病
    1. 囊性纤维化
    2. 纤毛运动障碍,包括卡塔格内综合征
    3. α_1-抗胰蛋白酶缺乏症

五、免疫功能异常
    1. 免疫球蛋白缺乏综合征
    2. 白细胞功能异常
    3. 补体缺乏症
    4. 自身免疫性疾病,如类风湿关节炎,溃疡性结肠炎

六、其他疾病
    1. 药物滥用,如海洛因滥用
    2. 人类免疫缺陷病毒(HIV)感染
    3. 杨氏综合征
    4. 马方综合征

1. 支气管-肺感染因素

(1)病毒感染:麻疹病毒是过去引起支气管扩张症的常见病因。目前,腺病毒,流感病毒,单纯疱疹病毒等常导致病毒性细支气管炎,尤其在儿童更为常见,病毒感染尚可诱发支气管-肺细菌感染,损害支气管壁各层组织,使支气管弹性减弱,导致支气管扩张。

(2)细菌感染:结核杆菌,金黄色葡萄球菌,克雷伯杆菌,流感嗜血杆菌是支气管-肺感染的

常见病因,近年来铜绿假单胞菌等革兰阴性杆菌感染所致支气管扩张亦有增加的趋势。结核杆菌或金黄色葡萄球菌等致病菌可导致坏死性支气管肺炎,从而造成支气管壁破坏,且结核病灶愈合后的纤维组织牵张亦可引起支气管扩张。由于临床上耐药结核杆菌的增多,对结核及其并发症所致的支气管扩张症应引起临床医师的足够重视。

(3)真菌和支原体感染:真菌感染如组织胞浆菌病或支原体感染也是支气管扩张症的常见病因,变态反应性肺曲菌病亦可损害支气管壁组织,导致段支气管近端的扩张。

2.支气管阻塞因素

(1)肺脏疾病:吸入异物,肺脏肿瘤,肺门淋巴结肿大,慢性阻塞性肺疾病以及支气管淀粉样变等疾病常可导致支气管阻塞。儿童常发生异物吸入,神志障碍、支配咳嗽或吞咽的神经-肌肉疾病和胃-食管括约肌功能障碍患者常发生反复的口咽和胃内容物的吸入。支气管肺癌、结核和结节病所致肺门淋巴结肿大,可压迫支气管引起管腔阻塞,伴或不伴肺不张,均可发生阻塞远端支气管扩张。虽阻塞本身并不导致支气管扩张,但它一方面可引起支气管廓清功能减弱,促进细菌感染,另一方面可增加受累气道周围的肺泡内压力,促进支气管扩张的发生。

(2)遗传性缺陷:黏液-纤毛功能障碍、α_1-抗胰蛋白酶缺乏、囊性纤维化(CF)等均可导致支气管管腔阻塞。纤毛不动综合征(immotile cilia syndrome)为常染色体隐性遗传疾病,该病患者的支气管纤毛存在动力臂缺失或变异等结构异常。杨氏综合征(Young's syndrome)患者,由于呼吸道的纤毛无节拍运动或不运动,常导致支气管廓清功能下降,易出现支气管反复感染而发生支气管扩张;该病男性患者还因精子不活动,女性患者因排卵功能障碍而合并生殖能力低下或完全丧失;此外,由于黏液-纤毛系统对细菌的吞噬和碎片的清除功能受抑制,该病患者可合并慢性鼻窦炎。卡塔格内综合征(Kartagener syndrome)是纤毛不动综合征的一个亚型,除表现有慢性鼻窦炎和支气管扩张外,还存在内脏转位。囊性纤维化亦为常染色体隐性遗传疾病,由于全身外分泌功能障碍而导致支气管扩张,但这种疾病在欧美一些国家较多见,国内尚未见报道。

(3)先天性解剖学缺陷:肺隔离症为先天性发育异常,其隔离肺组织与正常肺组织相连,隔离肺一般没有支气管与正常肺组织相通,出现感染时则可与之相通而发生支气管扩张。此外,支气管软化、支气管囊肿、软骨缺陷、支气管内畸胎瘤、巨大气管-支气管,异位支气管、气管-食管瘘等疾病,由于先天性支气管壁组织发育异常,常导致支气管扩张。一种非常罕见的疾病"黄甲综合征"(yellow-nail syndrome),可发生下肢淋巴水肿,复发性肺炎和指(趾)甲变黄,常合并支气管扩张。

(4)免疫缺陷:支气管扩张亦与免疫系统缺陷有关,且体液免疫缺陷比细胞免疫缺陷更易发生支气管扩张。体液免疫缺陷者,由于其气管-支气管分泌物中缺乏针对病毒的IgA和(或)IgG中和抗体,或缺乏针对荚膜细菌的IgG调理抗体,易导致反复病毒或细菌感染。其中,低γ球蛋白血症患者因全身和气道分泌物中缺乏免疫球蛋白易致复发性细菌感染,常见反复的鼻旁窦和支气管肺感染,其患支气管扩张的危险亦明显增加。

二、发病机制

吸入异物,感染或支气管黏液-纤毛廓清功能异常均可造成支气管阻塞,阻塞又可诱发感染或引起感染持续存在,二者相互作用均可导致支气管局部发生炎症反应,出现白细胞特另 4

是中性粒细胞浸润、聚集,并释放髓过氧化物酶(MPO)、弹性蛋白酶、胶原酶等各种蛋白溶解酶和毒性氧自由基及其他炎症介质。上述蛋白酶、氧自由基及介质可导致支气管黏膜上皮细胞损害,出现肿胀、脱落和坏死,黏液腺增生和黏液分泌增多,支气管壁组织破坏,最终形成支气管扩张。对支气管扩张、肺炎、特发性肺间质纤维化(IPF)患者及正常人的支气管肺泡灌洗(BAL)液进行对比研究,发现支气管扩张患者的 MPO 含量最高达 7951ng/ml,弹性蛋白酶抑制力(elastase inhibition capacity,EIC)最低,肺炎患者 MPO 为 692ng/ml,IPF 患者 MPO 为 332ng/ml,而正常人 MPO 仅为 0.12ng/ml,提示 MPO 在支气管受损过程中起重要作用;此外,存在铜绿假单胞菌感染的支气管扩张患者,其 BALF 中的中性粒细胞计数最高,弹性蛋白酶活性最强,说明支气管分泌物中中性粒细胞的活化与保护性分子之间的不平衡可能在支气管扩张的发生和发展中起着非常重要的作用,慢性铜绿假单胞菌感染可能为触发中性粒细胞活化的重要刺激因素。

三、病理改变

1. 好发部位

支气管扩张可以是弥散性发生于双侧肺脏的多个肺叶,亦可仅出现一两处局限性病灶。约半数以上的支气管扩张发生于一个肺段,多见于引流不畅的支气管。因此,支气管扩张多发生于双肺下叶,且左肺多于右肺,推测其原因为左侧支气管与气管分叉角度较右侧为大,加上左侧支气管较右侧细长,这种解剖学上的差异导致左侧支气管引流效果较差。由于受心脏和大血管的压迫,左侧支气管扩张多发生于左肺下叶,几乎总会累及后基底段支气管,舌叶支气管开口接近下叶背段,易受下叶感染波及,因此,临床上常见到左下叶与舌叶支气管扩张同时存在,而左肺上叶一般很少发生。通常情况下,支气管扩张发生于中等大小的支气管,其下更小的支气管则形成瘢痕而闭塞。有时较大的支气管亦可受累,见于过敏性支气管肺曲菌病。

2. 形态学改变

正常情况下,支气管壁可分为数层,在气道不同的部位,各层的厚度和成分均有差异。黏膜及黏膜下层的细胞,具有保护气道和肺组织免受有害物质损伤的作用。这些细胞包括黏液分泌细胞,纤毛细胞及参与免疫反应和其他防御机制的细胞。弹力和肌肉纤维及软骨层等气道结构,具有调节气道口径的作用。血管和淋巴样组织具有气道营养和防御作用。

支气管扩张形成过程中,受损部位的支气管壁由于慢性炎症而遭到破坏,纤毛细胞受损或消失,黏液分泌增多。此外,由于支气管壁的正常张力丧失,受累支气管变得更大而松弛,向外突出,或形成囊状。黏液分泌增多有利于细菌滋生,常可阻塞支气管,导致感染性分泌物积聚而进一步损害支气管壁。炎症亦可扩展至肺泡,引起支气管肺炎,瘢痕形成,以及具有功能的肺组织减少。严重患者,肺内瘢痕形成和血管减少最终可加重心脏负担,形成肺源性心脏病。此外,支气管壁的炎症和血管增多又可引起咯血。受累的气道闭塞将导致血氧含量异常降低。

3. 病理分型

根据解剖学部位和形态学改变可将支气管扩张分为三类,即:①柱状或梭状支气管扩张;②静脉曲张状支气管扩张;③袋状或囊状支气管扩张。兹将三类支气管扩张的特征总结于表 7-3。但上述分类中的不同表现,在某些患者可只出现一种,但亦可为多种病变类型的叠加。此外,这种分类对病因诊断、预后评定的价值可能不大,且对其能否评估临床病情严重程度尚存在争议。

表 7-3 三种病理类型支气管扩张的特征

类型	发生部位	病理特征	痰量	病情程度
柱状或梭状	多发生于 6~8 级支气管	扩张的支气管相对较直,内径增大不明显	痰少,又称干性支气管扩张	重度
静脉曲张状	介于柱状与囊状之间	扩张的支气管呈典型的"串珠状"改变,不规则,末梢气道扭曲,支气管腔可被纤维组织堵塞,远端气道由上皮组织覆盖并充满黏液	痰量较多	中度
袋状或囊状	4 级支气管以上	扩张的支气管呈"气球样"改变,空腔内充满脓液,末梢支气管称之为囊泡,鳞状上皮化生常见,支气管壁炎症波及附近支撑结构和肺组织	大量脓痰	轻度

四、临床表现

支气管扩张症可发生于任何年龄,但以青少年为多见。大多数支气管扩张症患者幼年曾有麻疹、百日咳或支气管肺炎的病史,一些支气管扩张症患者可能伴有慢性鼻窦炎或家族性免疫缺陷病史。

支气管扩张早期,多数患者无明显症状;其症状有时在疾病晚期始出现,甚或不出现症状。其症状通常在呼吸道感染后出现,并随时间推移而逐渐加重。大多数(约 90%)的支气管扩张症患者有慢性咳嗽、咳大量脓痰和反复咯血。咳痰的量和性状取决于病情轻重及是否合并感染。咳嗽通常发生于早晨和晚上,患者晨起时由于体位变化,痰液在气道内流动而刺激气道黏膜引起咳嗽和咳痰,痰液为脓性或黏液脓性。当合并急性感染时,咳嗽和咳痰量明显增多,每天痰量可达 100~600ml,痰液常呈黄绿色脓性,伴有厌氧菌感染者,常有臭味和呼出气恶臭。收集全日痰量并静置于玻璃瓶中,数小时后痰液可分离成四层:上层为黏液泡沫,下层为脓液,中层为混浊浆液,最下层为坏死沉淀组织,此为典型支气管扩张的痰液改变。反复发作者,常可出现咯血,随病情的发展,咯血量由少到多,咯血间隔时间由长到短;一些患者可以咯血为首发表现;另一些患者无咳嗽和咳痰,而以咯血为唯一表现,称为干性支气管扩张症,可出现反复大量咯血。由于抗生素的应用和体位引流,支气管扩张症患者的痰量明显减少,上述典型的临床表现已较少见。

支气管扩张症患者若反复继发感染,可有发热、咳嗽、咳痰、气急和咯血等症状。支气管扩张迁延不愈而反复发作者,每有食欲减退、消瘦和贫血。研究证实,由于支气管的持续性炎症反应,部分患者可出现可逆性的气流阻塞和气道高反应性,表现为喘息、呼吸困难和发绀。此外,重症支气管扩张症患者由于支气管周围肺组织化脓性炎症和广泛的肺组织纤维化,可并发阻塞性肺气肿,亦可产生上述症状。极其严重者,可导致心脏负担加重,甚或右心功能衰竭而发生下肢水肿、腹水形成和呼吸困难加重等。

支气管扩张症患者体格检查时常有异常发现,局限性支气管扩张在受累区域可闻及持续性中、粗湿性啰音,湿性啰音常在吸气早期出现,持续至吸气中期,吸气末减弱或消失。一些患者存在呼气期弥散性干性啰音。当病情发展至肺纤维化和阻塞性肺气肿时,则可出现相应的体征,慢性反复发作者可有杵状指(趾)。支气管扩张症患者并发化脓性支气管炎时,可通过局部蔓延引起化脓性胸膜炎(脓胸)或心包炎,或病菌经血液循环导致转移性脑脓肿。由于抗生素的广泛应用,支气管扩张症合并化脓性支气管炎及其严重的并发症已非常少见;由支气管扩张症所致慢性肺源性心脏病的发病率亦明显降低。

五、实验室和特殊检查

1.胸部X线检查

普通胸部X线检查对支气管扩张症的敏感性较差。胸部前后位X片在疾病早期常无特殊发现,仅表现为受累区域出现非特异性肺纹理增多。在疾病后期,X线胸片上呈现典型的卷发样或蜂窝状改变;有时可见肺段不张或肺叶不张;囊状支气管扩张可表现为多数小液平形成。

2.支气管造影术

支气管造影可明确支气管扩张的部位、性质和范围,为外科手术提供重要的资料。但这一检查对一般情况较差、造影剂过敏、伴有气流阻塞或气道高反应性的支气管扩张症患者则不适宜,且可引起明显咳嗽等不良反应。因此,目前该项检查已很少应用。

3.胸部CT扫描

胸部CT扫描,特别是胸部超薄层CT(0.5mm)扫描,是诊断支气管扩张症的一项非常敏感的检查方法,能清晰地显示扩张的支气管肺段及其病变范围,且无支气管造影术检查的不良反应。目前,CT扫描几乎在所有方面取代了支气管造影术。研究证实,CT扫描亦可粗略评价患者的通气功能,对超薄层CT片进行半定量图形分析,发现支气管扩张症患者的气流阻塞与中小气道管壁阴影的多少呈正相关。薄层CT扫描对大多数患者可确定有无柱状支气管扩张,支气管失去逐渐变细征以及支气管/肺动脉管径比大于1见于95%的患者,纵隔胸膜下1cm范围内见到支气管见于80%的患者,但这两类改变亦可见于10%~20%的正常人;最可靠的CT征象为肋胸膜或椎旁胸膜下1cm内见到支气管,以及支气管紧贴胸膜,这类改变仅见于支气管扩张患者。

4.纤维支气管镜检查

纤维支气管镜(FOB)检查对支气管扩张症的诊断价值不大,但可明确支气管扩张症患者的支气管阻塞或出血部位以及一些特殊的诱发因素。此外,经FOB刷检和冲洗检查对确定支气管扩张症感染的病原学有重要价值,且经支气管冲洗可清除气道内分泌物,对支气管扩张的病情控制有一定帮助,并可确定是否存在异物吸入或肿瘤病灶。

5.其他检查

周围血白细胞计数和分类升高提示支气管扩张症患者存在急性细菌感染。痰培养及药敏试验可准确判断致病微生物,并对抗生素的选择具有重要的指导意义。血气分析可助于评价支气管扩张症患者肺功能的受损程度。鼻旁窦片检查有助于明确支气管扩张症患者是否合并鼻窦炎。汗液氯离子的测定对囊性纤维化患者具有诊断价值。疑有免疫缺陷者应进行免疫球蛋白定量测定。若怀疑纤毛不动综合征,须进行鼻和支气管黏膜活检,以及精液检查。

六、诊断

根据患者的症状、体征及相关疾病的表现,可作出支气管扩张症的初步诊断。然而,尚需进行胸部X线检查以明确诊断和判断病变的部位和程度。高分辨CT扫描通常可确定诊断,对确定需手术治疗者的病变范围,具有重要的价值。

支气管扩张症是一种不可逆性的肺损害,其诊断需与具有可逆性病变的一些疾病以及其他不可逆性病变相鉴别,这些疾病包括肺炎、支气管哮喘、慢性阻塞性肺疾病、先天性肺囊肿、肺发育不全、肺不张、肺结核和肺脓肿等。结核性和非结核性支气管扩张症具有各自的特征,可参照表7-4进行鉴别。

表7-4 结核性和非结核性支气管扩张的鉴别要点

鉴别指标	结核性	非结核性
发病基础	肺结核所致	支气管或肺化脓性感染所致
发病年龄	多在30岁以上	多在30岁以下
CT征象	多在较大支气管	可在肺细支气管,位于肺边缘
病灶部位	大多数位于双肺上叶	大多数位于双肺下叶叶基底段
痰中结核菌	可为阳性	阴性

七、治疗

1.内科治疗

支气管扩张症出现的结构损害是不可逆的,多继发于其他疾病,对原发病应及时治疗,对合并的鼻炎和鼻窦炎等应进行根治。因此,内科治疗的目的是控制症状,阻止病程进展。可采取以下措施进行治疗。

(1)控制感染:支气管扩张症由于反复细菌感染,多有经常使用抗生素史。因此,其呼吸道感染的耐药致病菌较多。对急性感染发作者,应尽可能根据痰培养及药敏试验结果选择抗生素。对痰培养未发现致病菌生长者,可选择与β-内酰胺酶抑制剂联合的抗生素作为经验性治疗,如氨苄西林/克拉维酸等,对感染严重者应考虑静脉用药治疗,疗程为1~3周。如果痰培养出现致病菌生长,可根据药敏试验选择相应敏感的抗生素静脉给药进行治疗。对支气管扩张症呼吸道感染采用定期雾化吸入抗生素进行治疗虽存在争议,但大多数学者认为有效。对伴有铜绿假单胞菌感染的支气管扩张症患者采用干粉吸入和小容量雾化吸入庆大霉素,可明显降低患者痰中铜绿假单胞菌密度,疗效优于静脉用药,有更多研究提示选择妥布霉素300mg,每日2次吸入具有更佳的疗效。另有前瞻性随机对照试验表明,口服左氧氟沙星每次200mg,每日2次,与静脉注射头孢他啶每次1g,每日2次相比,对伴有细菌感染的支气管扩张急性发作,两种治疗具有相同的治疗效果。对稳定期重症支气管扩张症患者,小剂量红霉素500mg,每日2次,治疗8周,具有减少痰量,改善肺功能和减少巨噬细胞促黏液分泌因子分泌的作用。对活动性结核或真菌感染所致者,应积极进行抗结核治疗或抗真菌治疗。

(2)排痰治疗:支气管扩张症患者排痰通畅时自感轻松,若痰液排出不畅,则胸闷不适,全身症状亦趋明显。痰液顺利排出可有效控制感染并缩短住院时间。因此,促进支气管扩张症患者排痰具有重要的治疗作用。有效的排痰的方法有:物理治疗、药物祛痰以及经纤维支气管镜吸引等。

1)物理治疗:尽管一些研究认为物理排痰的效果不确切,但国内外多数学者仍强调对支气管扩张症患者应采取支气管-肺物理卫生治疗（BHPT），以促进患者有效排痰。具体方法包括体位引流、胸腔叩击、胸腔振荡、胸腔摇动、辅助性咳嗽和用力呼气锻炼等，具有较为明显的疗效。对有较多分泌物的患者，每天进行数次体位引流和胸部叩击有助于排出黏液，对支气管扩张症的治疗具有重要价值。体位引流的效果与所选择的体位正确与否有关，一般根据扩张支气管所在的部位选择不同的引流体位，其原则为将病变部位抬高，引流支气管开口向下，使痰液流入大气道而咳出，一般每次引流15～30分钟，每日2～3次。在体位引流时，辅以祛痰药物和胸部叩击则效果更佳。

2）药物祛痰：祛痰剂可使痰液稀薄，便于排出，如蛋白分解酶制剂能使黏液糖蛋白裂解，对支气管扩张症患者的脓痰有效，临床常用多糖纤维分解剂，如溴己新，每次口服8～16mg，每日3次；或氨溴索，每次口服30mg，每日3次，亦可将氨溴索经雾化吸入；或稀化粘素，每次口服300mg，每日3次。

3）纤维支气管镜吸痰：经体位引流效果不佳者，可用纤维支气管镜进行吸痰，并进行生理盐水冲洗，可使黏稠痰液易于排出，且在冲洗后可向支气管黏膜喷入1∶1 000的肾上腺素，以消除黏膜水肿，有助于减轻支气管阻塞和促进排痰，并可局部使用抗生素以增强抗感染效果。

（3）舒张支气管：研究发现，支气管扩张症患者亦存在可逆性气流阻塞和气道高反应性，这类改变对痰液引流可产生一定的影响，因此，可考虑使用支气管扩张剂进行治疗，不仅可缓解气急等症状，亦有利于痰液的排出。有研究证实，采用定量雾化吸入非诺特罗和异丙托溴胺可使支气管扩张症患者肺功能明显改善。

（4）治疗咯血：若支气管扩张症患者少量咯血，可给予卡巴克络每次口服10mg，每日3次；或维生素K4每次口服4mg，每日3次；若支气管扩张症患者出现大咯血，应紧急入院救治。具体措施请参阅咯血的治疗部分。

（5）预防支气管扩张急性发作：支气管扩张症患者应戒烟，每年应定期接种流感疫苗和（或）肺炎球菌疫苗，或使用一些免疫调节剂如胸腺肽或卡介菌多糖核酸等，以增强机体抵抗力，有助于减少呼吸道感染和预防支气管扩张急性发作。

2.外科手术

由于抗生素的推广应用，多数支气管扩张症可获得良好的控制，进行外科手术治疗已较为少见。极少数患者可进行肺组织部分切除，该法仅适用于病灶局限于一侧肺脏，最好是局限于一个肺叶或肺段的患者。经治疗而反复感染或大量咯血的患者，可考虑手术切除以求治愈。但双侧弥散性、进展性支气管扩张患者不适宜外科手术治疗，单独内科保守治疗可获得比较满意的效果。

八、预防

针对麻疹和百日咳的儿童免疫有助于减少支气管扩张症的发生。每年接种流感疫苗可预防流感所致的气道阻塞性病变。肺炎疫苗可预防特定类型的肺炎及其严重并发症。对支气管-肺感染患者，早期应用抗生素治疗可预防支气管扩张或降低其严重程度。免疫球蛋白缺乏者，应用免疫球蛋白可预防复杂的反复感染。适当应用抗炎症药物，如糖皮质激素，尤其对过敏性支气管肺曲菌病患者，可预防支气管受损而避免发生支气管扩张。

避免吸入有毒气体、烟雾及有害粉尘，具有预防支气管扩张或降低其严重程度的作用。对气道异物吸入患者应进行仔细检查,避免药物和饮酒过量,积极治疗神经疾病、胃肠道疾病。同样,睡眠时不应在口腔或鼻腔内使用油性滴剂或矿物油,因可被吸入肺内。在出现严重损害之前,可行支气管镜检查以确定和治疗支气管阻塞。

第四节 肺脓肿

肺脓肿是由多种病原菌引起的肺部化脓性炎症,组织坏死、液化继而形成空洞,在影像学上可表现为空洞伴液平。肺脓肿多发生于存在误吸危险因素或免疫状况低下的病人。抗生素应用以来,肺脓肿的发病率和死亡率呈持续的下降趋势,新近的一些研究显示其死亡率不超过1%~5%。

一、病因

1.肺脓肿大多为吸入口腔的正常菌群(尤其是寄生在牙齿间与齿龈的厌氧菌)所致

常为各种菌的混合感染。厌氧菌为主要致病菌,约占60%~80%,通常包括G^+球菌如消化球菌、消化链球菌,G^-杆菌如脆弱类杆菌、产黑色素类杆菌和坏死梭状杆菌等。需氧菌和兼性厌氧菌也占一定比例,主要包括金葡菌、肺炎链球菌、溶血性链球菌等革兰阳性球菌和克雷伯杆菌、大肠杆菌、变形杆菌以及铜绿假单胞菌等革兰阴性杆菌。

2.血源性肺脓肿中病原菌

以金葡菌最为常见;肠道手术后并发的肺脓肿以大肠杆菌和变形杆菌等多见;厌氧菌也可引起血源性肺脓肿,多继发于腹腔或盆腔感染。

3.免疫抑制宿主

如长期应用糖皮质激素、恶性肿瘤、器官移植、HIV感染、糖尿病等是肺脓肿的易感人群。需氧菌为其主要致病菌。此外,诺卡菌和红球菌几乎皆见于免疫功能障碍宿主,而呼吸道样本中分离出多个致病菌也大多出现于此类人群。

二、发病机制

肺脓肿可根据发病机制分为以下三种类型。

1.吸入性肺脓肿

大约60%的肺脓肿是由于吸入口腔或上呼吸道分泌物、呕吐物或异物所致。齿槽流脓、鼻窦炎、扁桃体炎、拔牙或扁桃体摘除术均可促使感染性分泌物直接吸入。意识障碍如昏迷、醉酒、全麻、癫痫发作、镇静安眠药过量可使会厌和咳嗽反射减弱或消失,胸腹部手术后因伤口疼痛呼吸受限制,易致吸入。未能发现明显诱因的患者,可能由于受寒、极度疲劳等诱因致使全身免疫状态与呼吸道防御功能减低,在深睡时吸入口腔的污染分泌物而发病。吸入性肺脓肿常常单发,其位置往往与体位及解剖结构相关。患者仰卧时好发于上叶后段或下叶背段,在坐位时好发于下叶后基底段,右侧卧位时好发于右上叶的腋亚段。与吸入有关的不同类型肺部感染即局限性肺炎、坏死性肺炎、肺脓肿应看作是一个病变的连续过程。

2.血源性肺脓肿

身体其他部位的感染灶如皮肤创伤、疖痈、心内膜炎、骨髓炎和腹腔、盆腔感染等引起的菌血症,菌栓经血道播散到肺。导致小血管栓塞、肺组织化脓、坏死终至形成脓肿。血源性肺脓肿常多发，叶段分布无一定，但常发生于两肺的边缘部，部分可伴发脓胸。

3.继发性肺脓肿

多继发于其他肺部疾病，如支气管扩张、支气管囊肿、支气管肺癌、肺结核空洞等。而肺部邻近器官化脓性病变或外伤感染、膈下脓肿、肾周围脓肿、脊柱旁脓肿、食管穿孔等，亦可穿破至肺形成脓肿。

三、病理

细支气管受感染物阻塞、小血管炎性栓塞，肺组织化脓性炎症、坏死，继而形成肺脓肿。液化的脓液积聚在脓腔内引起脓肿张力增高，最终致使脓肿破溃到支气管内，咳出大量脓痰，并在肺内形成有液平的脓腔，空洞壁表面常见残留坏死组织。镜检可见有大量中性粒细胞浸润。若脓肿靠近胸膜，可发生局限性纤维蛋白性胸膜炎，发生胸膜粘连；若为张力性脓肿破溃到胸膜腔，可形成脓胸或脓气胸。急性肺脓肿如果积极治疗且气道引流通畅，脓腔逐渐消失，病变完全吸收或仅剩少量纤维瘢痕。如果急性期治疗不彻底或支气管引流不畅，病程迁延3个月以上不能愈合，则转为慢性肺脓肿。病理变化为大量坏死组织残留脓腔，脓肿壁纤维组织增生，脓肿壁增厚伴肉芽组织形成。在肺脓肿形成的过程中坏死组织中残存的血管失去肺组织的支持，管壁损伤部分可形成血管瘤，腔壁表面肉芽组织血管较丰富，以及肺脓肿周围细支气管引起变形和扩张等因素，可引起咯血。

四、临床表现

急性肺脓肿多为起病急骤，患者畏寒，高热，体温达39～40℃，伴有精神萎靡、纳差、乏力等。咳嗽常见，咳黏液痰或黏液脓性痰。炎症累及胸膜可引起胸痛。病变范围较广时可出现气急。如感染不能及时控制，起病后第10～14天可突然咳出大量脓臭痰，每日可达300～500ml，体温旋即下降，全身毒性症状亦随之减轻。臭痰多为厌氧菌感染所致。约1/3患者有不同程度的咯血。肺脓肿破溃到胸膜腔，出现脓气胸，临床表现为有突发性的胸痛、气急。慢性肺脓肿患者可有咳嗽、咳脓痰、反复发热和咯血等，并常有贫血、消瘦等消耗症状。血源性肺脓肿多先有原发病灶引起的畏寒，高热等全身脓毒血症的表现。经数日或数周后才出现咳嗽，咳痰，痰量不多，极少咯血。

体征与肺脓肿的大小和部位有关。病变较小或位于肺脏深部，多无异常体征；病变较大，脓肿周围有大量炎症，叩诊呈浊音或实音，因气道不畅使呼吸减低，有时可闻及湿啰音；并发胸膜炎时，可闻及胸膜摩擦音或胸腔积液的体征。慢性肺脓肿常伴有杵状指（趾）。血源性肺脓肿体征大多阴性。

五、辅助检查

1.周围血常规

急性肺脓肿患者血白细胞明显升高，总数可高达$(20\sim30)\times10^9$/L，中性粒细胞在90%以上，核左移，常有毒性颗粒。慢性患者血白细胞稍升高或正常，可有轻度贫血。血沉、CRP通常是增高的。

2.影像学检查

（1）X线：吸入性肺脓肿在急性早期呈大片浓密模糊性阴影，边缘不清，分布在一个或数个肺段,与细菌性肺炎相似。脓肿形成后,大片浓密炎性阴影中出现圆形或不规则透亮区及液平面。在消散区,脓腔周围炎症逐渐吸收,脓腔缩小而至消失,或最后残留少许纤维条索阴影。慢性肺脓肿脓腔壁增厚,内壁不规则,周围炎症略消散,伴纤维组织显著增生,并有程度不等的肺叶收缩,胸膜增厚。纵隔向患侧移位,健肺发生代偿性肺气肿。血源性肺脓肿在一侧或两侧肺边缘部见多发的、散在的小片状炎症阴影,或边缘呈整齐的球形病灶,其中可见脓腔及液平面或液化灶。炎症吸收后可呈现局灶性纤维化或小气囊。

(2)CT:表现为浓密球形病灶,其中有液化,或呈类圆形的厚壁脓腔,脓腔内可出现液平面的出现,脓腔内壁常呈不规则状,周围有模糊炎性影。伴脓胸者尚有患侧胸腔积液改变。

3.病原学检查

肺脓肿的病原学检查方法大致分为非刨伤性和创伤性检查两大类。

(1)非创伤性检查包括痰培养、血培养和胸水培养。由于口腔中存在大量厌氧菌,重症或住院病人的口咽部也常有可引起肺脓肿的需氧或兼性厌氧菌如肺炎杆菌、铜绿假单胞菌、金葡菌等定植,咳痰用于肺脓肿的病原学诊断是不合适的。血培养是很好的无污染标本,尤其是在血源性肺脓肿。但是,由于厌氧菌引起的菌血症较少,故血培养分离的细菌往往仅反映肺脓肿的部分病原体。在肺脓肿合并有脓胸的时候,胸腔积液是最佳的病原学检查标本。

(2)有创的方法多用于重症、疑难病例或免疫抑制宿主的肺部感染,可避开上呼吸道直接在脓肿部位或引流的支气管内采样,包括有经环甲膜穿刺经气管吸引(ITA),经胸壁穿刺肺吸引(LA)、防污染样本毛刷(PSB)、防污染支气管肺泡灌洗(PBAL)等方法。由于它们具有一定的创伤性,临床上应正确选用。在条件允许时,可考虑进行胸腔镜或开放性肺活检。

4.支气管镜检查

除上诉病原学检查外,纤维支气管镜检查有助于发现某些引起支气管阻塞的病因,如气道异物或肿瘤,及时解除气道的阻塞,并同时行纤维支气管镜抽吸引流支气管内脓性分泌物。

六、诊断与鉴别诊断

1.细菌性肺炎肺脓肿

早期的炎变阶段与细菌性肺炎在症状和X线胸片表现相似,但常见的肺炎链球菌肺炎多伴有口唇疱疹,铁锈痰,不会有大量脓臭痰;X线胸片示肺叶或段性实变,或呈片状淡薄炎症病变,边缘模糊不清,没有空腔形成。其他有化脓性倾向的葡萄球菌、肺炎克雷伯杆菌肺炎等可借助下呼吸道分泌物和血液细菌分离作出鉴别。

2.空洞型肺结核

空洞型肺结核发病缓慢,病程长,常有呼吸道和全身症状,而无严重急性毒性症状和咳较多脓痰,胸片可见慢性结核病的多形性变化,痰中找到结核杆菌可确诊。空洞性肺结核如果并发化脓性感染时,其临床表现可酷似肺脓肿,可有急性感染症状和咳较多脓痰,且痰中难以查出结核杆菌,如一时难以鉴别,可按急性肺脓肿治疗控制急性感染后,胸片可显示纤维空洞及周围多形性的结核病变。痰结核菌可阳转。

3.支气管肺癌

支气管肺癌阻塞支气管常引起远端肺化脓性感染,但形成肺脓肿的病程相对较长,因有一个逐渐阻塞的过程,毒性症状多不明显,脓痰量亦较少。阻塞感染由于支气管引流不畅,抗生素不易控制炎症和发热,因此在 40 岁以上出现肺局部反复感染,且抗生素疗效差的患者,要考虑有支气管肺癌所致阻塞性肺炎可能。支气管鳞癌病变亦可发生坏死液化,X 线胸片示空洞壁较厚,多呈偏心空洞,残留的肿瘤组织使内壁凹凸不平,空洞周围亦少炎症浸润,肺门可见肿大的淋巴结,故不难与肺脓肿区分。经纤维支气管镜肺组织活检,或痰液中找到癌细胞,肺癌的诊断得以确立。

4.肺囊肿继发感染

囊肿继发感染时,囊肿内可见液平,但周围炎症反应相对轻,无明显中毒症状和咳较多的脓痰。当感染控制,炎症吸收,则呈现光洁整齐的囊肿壁。如有以往的 X 线片作对照,更易鉴别。

七、治疗

肺脓肿的治疗原则是选择敏感药物抗感染和选取适当方法引流。

1.一般治疗

卧床休息。由于肺脓肿患者病程相对较长,机体处于负氮平衡状态,宜选用易消化、富含营养的食物。高热者给予物理或药物降温。

2.抗感染治疗

(1)吸入性肺脓肿多有厌氧菌感染存在,治疗可选用青霉素、克林霉素和甲硝唑,表 7-5 所示。

表 7-5 厌氧菌感染的常用药物治疗方法

常用药物	剂量及用法	备注
青霉素	可用至 1 000 万 U/d,分 4~6 次/日,静脉注射	脆弱类杆菌对青霉素不敏感
甲硝唑	1~2g/d,静脉注射	与青霉素联合覆盖脆弱类杆菌
克林霉素	1.8~3.6g/d,静脉注射	与青霉素联合覆盖脆弱类杆菌

(2)血源性肺脓肿多为金黄色葡萄球菌所致,易选用第一代头孢菌素类,耐青霉素酶青霉素及克林霉素等;MRSA 可选用万古霉素,利奈唑胺。

(3)如果为革兰阴性杆菌感染,可选择第二代、第三代头孢菌素、氟喹诺酮,必要时联合氨基糖苷类。

(4)阿米巴引起的肺脓肿应选择甲硝唑治疗。

一般初始治疗 48~72 小时后病情应有所改善,体温大约一周左右可降至正常,病情缓解。抗生素疗程一般为 8~12 周左右,或直至临床症状完全消失,X 线片显示脓腔及炎性病变消散,或残留条索状纤维阴影为止。如果患者抗生素疗效不佳,应进一步寻找可能的原因,以便进一步针对性的治疗。

3.痰液引流

(1)祛痰:痰液黏稠者可选用祛痰药如盐酸氨溴索、溴己新等,亦可采用雾化以稀释痰液。

(2)体位引流:患者一般状况较好时,可采用体位引流排脓。使脓肿部位处于高位,轻拍患部,每日 2~3 次,每次 10~15 分钟。但对大量脓痰且体质虚弱的患者应进行监护,防止大量脓痰涌出时因无力咳出而窒息。

(3)经纤维支气管镜冲洗法：此种方法用于肺脓肿是非常有效的。必要时也可于病变部位注入抗生素。一般用于抗生素和体位引流难以控制感染或脓腔在扩大的患者。应注意纤维支气管镜冲洗中脓肿破溃有造成窒息的危险。

(4)经皮导管引流：此方法对于难治性肺脓肿，尤其是靠近胸壁的脓肿不失为一有效、安全的治疗方法。对于抗感染治疗10～14天仍无效、有中毒症状、脓腔大于6cm、老年患者或免疫抑制、可能有支气管阻塞的肺脓肿可考虑使用。可在X线、CT或超声引导下进行穿刺，以提高成功率、降低并发症的产生。

4.外科手术

急性肺脓肿经有效抗生素治疗，绝大多数可治愈，少数患者疗效不佳，在全身状况和肺功能允许的情况下可考虑外科手术。手术指征：①慢性肺脓肿经内科治疗3个月以上，脓腔仍不缩小，感染不能控制或反复发作；②并发支气管胸膜瘘或脓胸经抽吸冲洗脓液疗效不佳者；③大咯血经内科治疗无效或危及生命时；④支气管阻塞疑为支气管肺癌至引流不畅的肺脓肿。

第八章 循环系统疾病

第一节 心力衰竭

一、慢性心力衰竭

(一)概述

心力衰竭是一种复杂的临床症状群,是由于任何原因的初始心肌损伤(如心肌梗死、心肌病等)引起心肌结构和功能的变化,最后导致心室泵血和(或)充盈功能低下,是各种心脏病严重阶段常见的病理生理改变。心力衰竭发病率高,正逐渐成为21世纪最重要的心血管病症,有临床症状患者的5年生存率与恶性肿瘤相仿。

心衰的病理生理改变有以下三方面:①初始心肌损伤:由心肌梗死、心肌病、血流动力学负荷过重、炎症等各种因素所致,是心衰的启动因素。②心肌重构:指心室结构的改变,临床上可见心肌肌重和心室容量的增加以及心室形状的改变,横径增加呈球状。心室重构是心衰发生发展的基本机制。③神经内分泌过度激活:在初始的心肌损伤后,交感神经系统和肾素-血管紧张素-醛固酮系统(RAAS)兴奋性增高,多种内源性的神经内分泌和细胞因子激活促进心肌重构,加重心肌损伤和心功能恶化,又进一步激活神经内分泌和细胞因子等,形成恶性循环。因此,治疗心衰的关键就是阻断神经内分泌的过度激活,阻断心室重构。

心衰按发生部位可分为左心衰竭、右心衰竭和全心衰竭。左心衰竭的循环障碍是以肺瘀血为主,临床表现为劳累性气促、端坐呼吸及阵发性夜间呼吸困难、肺底部啰音、心脏扩大及舒张期奔马律等。右心衰竭则因体循环瘀血及静脉压增高表现为颈静脉充盈、肝脏大、下肢水肿等。左右心衰最终都将发展为全心衰竭。其中左心衰竭又可进一步分为收缩性(射血分数低)、舒张性(射血功能正常或保留)及混合性心力衰竭。收缩性心力衰竭是指因心脏收缩功能障碍致收缩期排空能力减弱而引起的心力衰竭。临床特点为心腔扩大、心室收缩末期容积增大、射血分数降低。多数心力衰竭患者有收缩功能障碍。舒张性心力衰竭是指心室舒张期主动松弛能力受损和心肌僵硬度增加致左室在舒张期的充盈受损而出现的心搏出量减少,临床特点为有心力衰竭表现、心肌显著肥厚、心腔大小正常、射血分数正常、左室舒张末期容积指数<97 mL/m²。舒张性心力衰竭与收缩性心力衰竭同时出现时为混合性心力衰竭。

传统的心力衰竭分级是按美国纽约心脏病学会(NYHA)心功能分级标准,根据患者自觉症状分为:Ⅰ级:体力活动不受限,一般体力活动不引起过度或不相应的乏力、心悸、气促和心绞痛。Ⅱ级:体力活动轻度受限,静息时无不适,日常体力活动可致乏力、心悸、气促或心绞痛。Ⅲ级:体力活动明显受限,静息时无不适,但低于日常活动量可出现乏力、心悸、气促或心绞痛。Ⅳ级:不能无症状地进行任何体力活动,休息时可有心力衰竭或心绞痛症状,任何体力活动都加重不适。

2001年美国心脏病协会/美国心脏学会(ACC/AHA)提出新的心力衰竭划分阶段方法。该方法强调心力衰竭的预防,将心力衰竭分为4个阶段:阶段A包括有进展为心力衰竭的危险,但心脏无结构性病变,也没有心力衰竭的症状,这一阶段的人群主要指高血压病、冠心病、糖尿病等的患者;阶段B为已有心脏结构性病变,但无心力衰竭症状,可能有左室肥厚、左室收缩异常或无症状心脏瓣膜疾病;阶段C为过去或目前有心力衰竭症状并有心脏结构的改变(大多数心衰患者属于此类);阶段D为顽固性心力衰竭需要特殊干预治疗的患者,如应用机械循环支持、持续静脉正性肌力药物、心脏移植等。

(二)治疗

慢性心衰的治疗已从短期血流动力学/药理学措施转为长期的、修复性的策略,目的是缓解症状、提高生活质量,防止和延缓心肌重构的发展,从而降低心衰的死亡率和住院率。对于仅有各种危险因素(如高血压、高血脂、糖尿病)的阶段A患者,应积极控制危险因素,可给予血管紧张素转换酶抑制剂或血管紧张素Ⅱ受体拮抗剂治疗,以防止疾病发展至阶段B。阶段B患者须应用上述药物联合β受体阻断药治疗,以防止进展至阶段C。阶段C或D患者应使用下述治疗策略。

1.病因治疗

有明确病因的心脏病,针对病因经内科或外科治疗后,心力衰竭即可得到缓解或根除。如高血压、风湿性心瓣膜疾患、先天性心脏病(如动脉导管未闭、房间隔缺损、室间隔缺损等)、感染性心内膜炎、甲状腺功能亢进性心脏病、甲状腺功能减低性心脏病、贫血性心脏病、合并心肌缺血或心肌梗死需行冠脉造影和介入治疗。

此外尚需处理和纠正诱发心力衰竭的因素。常见的诱因为感染(特别是呼吸道感染)、过度体力劳动、情绪激动、妊娠与分娩、严重的心律失常(如阵发性心动过速及房颤)、输血或输液过量过快、摄盐过多、强心药物如洋地黄的剂量不足或中毒、严重贫血或大量失血、进入高原地区等。

2.减轻心脏负荷

休息是减轻心脏负荷和治疗心力衰竭的重要而基本的措施。休息时肌肉活动减少,静脉回流亦减少,从而降低心脏的前负荷;此外,休息时血压降低,心脏的后负荷亦降低;且静息时心率减慢,心脏工作相应减少。因此,仅仅通过休息,一些轻度心力衰竭的患者症状可得到好转或控制。休息程度的掌握应随病情而定:Ⅰ级无症状的心衰患者,应鼓励病人做适当运动,运动锻炼可提高运动耐量和生活质量;Ⅱ级轻度心衰患者,应避免日常的重体力劳动,限于室内或轻的体力活动,适当增加午间及夜间睡眠时间;Ⅲ及Ⅳ级患者应卧床休息,并取半坐卧位,下肢下垂,减少静脉回心血量,减轻前负荷,有利于减轻呼吸困难。多做被动运动以防深部静脉血栓形成。临床情况改善后,应鼓励在不引起症状的情况下进行体力活动。

脑力休息也很重要。对病情较重且情绪不安或烦躁的病人,可选用适当的镇静剂如地西泮等,使得患者身心得到充分休息。

3.纠正体内钠水潴留

(1)调节饮食:心衰患者宜低脂饮食、戒烟。肥胖患者应减轻体重。对严重心衰伴明显消瘦(心脏恶病质)者,除调节饮食外还应给予营养支持,包括给予人血白蛋白。

(2) 限盐:心衰患者的潴钠能力明显增强,应限制钠盐摄入。轻度心衰患者钠盐摄入应限制在 2～3 g/d,中至重度心衰患者应<2 g/d。盐代用品因富含钾盐应慎用,与血管紧张素转换酶抑制剂(ACEI)合用时可致高钾血症。心衰患者输液原则上首选葡萄糖溶液,若不得不予以盐溶液时可考虑加用扩张静脉血管药物,如硝酸酯类,且速度要慢。严格限盐不宜过久,以免发生低钠血症。

(3) 限水:当血钠<130 mmol/L 时,液体摄入量应<2 L/d。

(4) 利尿剂的应用:利尿剂是唯一能充分控制心衰患者液体潴留的药物,是标准治疗中必不可少的组成部分。利尿剂通过抑制肾小管特定部位钠或氯的重吸收,遏制心衰时的钠潴留,减少静脉回流和降低前负荷,从而减轻肺瘀血;同时减轻其他脏器的充血及水肿,器官的功能亦相应改善和恢复,故利尿剂缓解心力衰竭症状迅速而明显。合理使用利尿剂是其他治疗心衰药物取得成功的关键因素之一。

利尿剂的慎用情况:①肺心病心力衰竭;②右室心肌梗死的单纯右心衰竭;③大量心包积液;④合并低血压、休克者;⑤阶段 A、B 的心衰患者。

利尿剂使用原则:①所有心衰患者有液体潴留的证据,均应给予利尿剂,且应在出现水钠潴留的早期应用;②一般应与 ACEI 和 β 受体阻断药联合应用,应用利尿剂后即使心衰症状得到控制,亦不能将利尿剂作为单一治疗;③利尿剂缓解症状最为有效,数小时或数天内即见效,而 ACEI 和 β 受体阻断药则需数周或数月,故应该尽早应用;④剂量由小到大,逐渐加量。一旦病情控制,以最小有效量长期维持;⑤长期维持期间,应根据液体潴留情况随时调整剂量;⑥长期、大剂量及合用多种利尿剂时,应严密观察不良反应(如电解质紊乱、症状性低血压及肾功能不全);⑦出现利尿剂抵抗(常伴有心衰症状恶化)时,使用呋塞米静脉注射 40 mg,继以持续静脉滴注(10～40 mg/h),可联合使用 2 种或 2 种以上利尿剂;或短期应用小剂量增加肾血流的药物(如多巴胺 100～250 μg/min)。

利尿剂的制剂选择:①袢利尿剂如呋塞米或托拉塞米作为首选,特别适用于有明显液体潴留或伴有肾功能受损的患者;呋塞米的剂量与效应呈线性关系,故可给予较大剂量;②噻嗪类仅适用于轻度液体潴留、伴高血压和肾功能正常的心衰患者;氢氯噻嗪 100 mg/d 已达最大效应,再增量也无效。

利尿剂的不良反应:①电解质丢失:利尿剂可引起低钾血症、低镁血症,合用 ACEI 或给予保钾利尿剂常能预防钾、镁的丢失。出现低钠血症时应注意区别缺钠性低钠血症和稀释性低钠血症,二者治疗原则不同;前者发生于大量利尿后,属容量减少性低钠血症,患者可有直立性低血压,尿少而比重高,治疗应予以补充钠盐;后者又称难治性水肿,见于心衰进行性恶化者,此时钠、水有潴留,而水潴留多于钠潴留,故称高容量性低钠血症,患者尿少而比重低,治疗应严格限水,并按利尿剂抵抗处理。②神经内分泌激活:利尿剂的使用可激活内源性神经内分泌系统,特别是 RAAS,因而利尿剂应与 ACEI 和 β 受体阻断药合用。③低血压和氮质血症:心衰患者如无液体潴留,出现低血压和氮质血症可能与容量减少有关,应减少利尿剂用量;若患者持续液体潴留,则低血压和氮质血症可能是心衰恶化和外周有效灌注量降低的反映,应针对病情进行处理,同时加用增加肾灌注的药物(如多巴胺)。

(5) 监测体重:每日测定体重以早期发现液体潴留非常重要。在 3 天内体重突然增加 2 kg

以上,应考虑患者已有钠、水潴留,需加大利尿剂剂量。

4.阻断神经内分泌激活

(1)血管紧张素转换酶抑制剂(ACEI):ACEI治疗心衰有两个机制:①抑制RAAS。组织RAAS在心肌重构中起关键作用,ACEI能竞争性地阻断血管紧张素Ⅰ转化为血管紧张素Ⅱ,从而降低循环和组织的血管紧张素Ⅱ水平,起到扩张血管及抗增生作用。②作用于激肽酶Ⅱ,抑制缓激肽的降解,提高缓激肽水平,通过缓激肽-前列腺素-NO通路而发挥有益作用。

ACEI使用禁忌证和慎用情况:①对ACEI有致命性过敏反应(如血管性水肿导致喉头水肿)者、无尿性肾衰竭患者和妊娠妇女绝对禁用。②双侧肾动脉狭窄者禁用。③高钾血症(>5.5 mmol/L)者禁用。④有症状性低血压者禁用。⑤左室流出道梗阻患者禁用。⑥血肌酐显著升高(> 265.2 μmol/L,即3 mg/dL)者慎用。禁用是指这些患者应先接受其他抗心衰药物治疗,待上述指标改善后再决定是否应用ACEI。

ACEI使用原则:①所有慢性心衰患者必须应用ACEI,包括阶段A、B无症状性心衰患者和LVEF<40%~45%者,除非有禁忌证或不能耐受,ACEI需终身服用;②ACEI一般与利尿剂合用,如无液体潴留亦可单独应用;③ACEI与β受体阻断药合用有协同作用;④尽量选择循证医学中证实有效的制剂;⑤据患者具体情况选择药物剂量,尽可能达到目标剂量,如不能耐受,可应用中等剂量或患者能够耐受的最大剂量;⑥从极小剂量开始,如能耐受则每1~2周剂量加倍,一旦达到最大耐受剂量可长期使用;⑦起始治疗后1~2周内应监测血压、血钾和肾功能,以后定期复查。

ACEI的不良反应:①低血压:常见,在治疗开始或增加剂量时易发生,可调整或停用其他有降压作用的药物、利尿剂减量、停用或ACEI减量;②肾功能恶化:ACEI治疗初期肌酐或血钾可有一定程度增高,若肌酐增高30%~50%为异常反应,ACEI应减量或停用;使用ACEI同时停用某些肾毒性药物(如非甾体类抗炎药);肾功能异常患者可选择经肝肾双通道排泄的ACEI;③高血钾:ACEI阻断RAAS而减少钾的丢失,可能导致高钾血症,服用ACEI一般不应同时加用钾盐。合用醛固酮受体拮抗药时,ACEI应减量,并注意监测血钾水平;④咳嗽:于治疗开始的几个月内出现干咳,停用后咳嗽消失符合ACEI所致的咳嗽,可耐受者鼓励继续服用,不能耐受者改用血管紧张素Ⅱ受体拮抗药(ARB);⑤血管性水肿:较罕见,可出现喉头水肿等严重情况,多见于首次用药或治疗最初24小时内,一旦发生,终身禁止服用ACEI。

(2)血管紧张素Ⅱ受体拮抗药(ARB):可阻断所有经ACE途径或非ACE途径生成的血管紧张素Ⅱ与其受体结合,从而阻断心衰发生发展的病变过程。ARB对缓激肽的代谢无影响,一般不引起咳嗽。

ARB的使用原则:①可用于A阶段患者,以预防心衰发生;亦可用于不能耐受ACEI的B、C、D阶段患者,作为一线治疗;对于常规治疗(包括ACEI)后心衰症状持续存在且LVEF低下者,可考虑加用ARB;②各种ARB剂型无显著差别,但坎地沙坦、缬沙坦证据较明确;③需在开始应用及改变剂量的1~2周内监测血压、肾功能及血钾;④从小剂量开始,在患者耐受基础上逐步加量至目标剂量或可耐受的最大剂量。

(3)β受体阻断药:慢性心衰时,肾上腺素能受体通路的持续、过度激活对心脏有害。β受体阻断药具有改善内源性心肌功能的"生物学效应",其虽为负性肌力药物,初期对心功能有明显抑制作用,但长期治疗(多于3个月)则改善心功能,LVEF增加;治疗4～12个月,能降低心室肌重和容量、改善心室形状,使得心肌重构延缓或逆转。因而β受体阻断药已成为心衰常规治疗的一部分。

β受体阻断药使用禁忌证:①支气管痉挛性疾病、心动过缓(心率<60次/分)、二度及以上房室传导阻滞(除外已安装起搏器)者;②心衰患者有明显液体潴留,需大量利尿者暂时不能应用,应先利尿,达到干体重后再开始应用。

β受体阻断药的使用原则:①所有慢性收缩性心衰、NYHA Ⅱ～Ⅲ级病情稳定以及阶段B、无症状性心衰或NYHA Ⅰ级(LVEF<40%)的患者均必须应用β受体阻断药,而且终身使用,除非有禁忌证或不能耐受。NYHA Ⅳ级者需待病情稳定(4天内未静脉用药、已无液体潴留并体重恒定)后,在严密监护下由专科医师指导应用;②β受体阻断药应尽早开始应用,不要等到其他治疗方法无效时才用,因患者可能在延迟用药期间死亡;③症状改善常在治疗2～3个月后才出现,即使症状不改善,亦能防止疾病的进展;④不良反应常发生在治疗早期,一般不妨碍长期用药;⑤一般应在利尿剂和ACEI的基础上加用β受体阻断药。在β受体阻断药起始治疗前和治疗期间,患者须达干体重,且利尿剂已维持在最合适剂量。如果患者液体不足,易发生低血压;如有液体潴留则心衰易恶化。

β受体阻断药剂型、剂量的选择:①选用大型临床试验证实有效的选择性$β_1$受体阻断药比索洛尔、琥珀酸美托洛尔和兼具$α_1$受体阻滞作用的β受体阻断药卡维地洛;国内亦建议使用酒石酸美托洛尔;②清晨静息心率55～60次/分、不低于55次/分即认为β受体阻断药的使用剂量已达到目标剂量或最大耐受量;③β受体阻断药的使用必须从极低剂量开始,如琥珀酸美托洛尔12.5～25 mg,每天1次;酒石酸美托洛尔6.25 mg,每天3次;比索洛尔1.25 mg,每天1次;卡维地洛3.125 mg,每天2次。如患者能耐受前一剂量,每隔2～4周将剂量加倍;如前一较低剂量出现不良反应,可延迟加量直至不良反应消失。起始治疗时,β受体阻断药可引起液体潴留,需每日测体重,一旦出现体重增加即应加大利尿剂用量,直至恢复治疗前体重,再继续加量。④β受体阻断药的最大剂量为:琥珀酸美托洛尔200 mg每天1次,酒石酸美托洛尔50 mg,每天3次,比索洛尔10 mg,每天1次,卡维地洛25 mg,每天2次。

β受体阻断药的不良反应:①低血压:应用含α受体阻滞作用的β受体阻断药尤易发生,一般出现在首剂或加量的24～48小时内,一旦发生首先停用硝酸酯类制剂、钙离子拮抗药(CCB)或其他不必要的扩血管药物。如低血压伴随低灌注的症状,则β受体阻断药应减量或停用,并重新评定患者的临床情况。②液体潴留和心衰恶化:起始治疗前应确认患者已达到干体重状态。如有液体潴留,常在β受体阻断药起始治疗3～5天出现体重增加,如不处理,1～2周后常致心衰恶化,故应告知患者每日称体重,如在3天内体重增加多于2 kg,立即加大利尿剂用量。如果用药期间心衰轻度或中度加重,首先加大利尿剂和ACEI用量,以达到临床稳定。如病情恶化,可将β受体阻断药暂时减量或停用,但应避免突然撤药,引起病情显著恶化。减量过程应缓慢,每2～4天减1次量,2周内减完。病情稳定后,需再加用β受体阻断药。心衰加重时可短期使用静脉正性肌力药。③心动过缓和房室传导阻滞:与β受体阻断药剂量相关,低剂量不易发生,但在增量过程中危险性亦逐渐增加,如心率低于55次/分或伴有眩晕等症状或出现二至三度房室传导阻滞应减量。此外,还应注意药物相互作用的可能性,停用其他可引起心动过缓的药物。④无力:应用β受体阻断药时可伴有无力,多数可在数周内自行缓解,某些患者症状严重需减量。如无力伴外周低灌注,则需停药,稍后再重新应用或换用其他类型β受体阻断药。

(4)醛固酮受体拮抗药:醛固酮有独立于血管紧张素Ⅱ和相加于血管紧张素Ⅱ对心肌重构的不良作用,特别是对心肌细胞外基质。人体衰竭心脏中,心室醛固酮生成及活化增加且与心衰严重程度成正比,虽然短期使用 ACEI 或 ARB 均可降低循环中醛固酮水平,但长期使用时,循环醛固酮水平不能持续降低,即出现"醛固酮逃逸"现象。因此,在 ACEI 基础上加用醛固酮受体拮抗药可进一步抑制醛固酮的有害作用。

醛固酮受体拮抗药的禁忌证和慎用情况:高钾血症和肾功能异常禁用,如有发生这两种情况的潜在危险者应慎用。为减少心衰患者发生致命性高钾血症的危险,患者血肌酐低于 176.8(女性)~ 221.0(男性) μmol/L,且近期无恶化,同时血钾低于 5.0 mmol/L 且近期无严重高钾血症时方能使用醛固酮受体拮抗药。

醛固酮受体拮抗药的使用原则:①适用于 NYHA Ⅲ~Ⅳ级的中、重度心衰患者及急性心肌梗死后合并心衰且 LVEF<40% 的患者;②螺内酯起始剂量为 10 mg/d,最大剂量为 20 mg/d,有时也可隔日给予;依普利酮 25~50 mg/d;③开始使用醛固酮受体拮抗药后即停止使用补钾制剂。除非有明确低钾血症,否则也应让患者避免食用高钾食物;④同时使用襻利尿剂;⑤同时使用大剂量 ACEI 可增加高钾血症发生的风险;⑥使用醛固酮受体拮抗药的同时避免使用非甾体抗炎药和 COX-2 抑制剂,尤其是老年人,因可引起肾功能恶化和高血钾;⑦使用醛固酮受体拮抗药治疗的前3天和1周时监测电解质和肾功能,前3个月为每月监测1次,以后每3个月1次,如血钾高于 5.5 mmol/L,即停用或减量;⑧及时处理可致脱水的因素,如腹泻等,以免血容量不足。

螺内酯可出现男性乳房增生症,为可逆性,停药后消失。

5.增强心肌收缩力,提高心排出量

目前认为,正性肌力药物不能延长心力衰竭患者寿命,故该类药物在心衰的治疗中已从占主导地位降为综合治疗的一部分,但其能改善心衰的临床症状,作用不可忽视。

(1)洋地黄:长期以来,洋地黄对心衰的治疗均归因于正性肌力作用,即洋地黄通过抑制衰竭心肌细胞膜 Na^+/K^+-ATP 酶,使细胞内 Na^+ 水平升高,促进 Na^+-Ca^{2+} 交换,提高细胞内 Ca^{2+} 水平,从而发挥正性肌力作用。然而,洋地黄的有益作用可能部分是与非心肌组织 Na^+/K^+-ATP 酶的抑制有关。副交感传入神经的 Na^+/K^+-ATP 酶受抑制,提高了位于左室、左房与右房入口处、主动脉弓和颈动脉窦压力感受器的敏感性,抑制性传入冲动的数量增加,进而使中枢神经系统下达的交感兴奋性减弱。此外,肾脏的 Na^+/K^+-ATP 酶受抑制,可减少肾小管对钠的重吸收,增加钠向远曲小管的转移,导致肾脏分泌肾素减少,因而提示洋地黄并非仅仅是正性肌力药物,还能通过降低神经内分泌系统的活性起到治疗心衰的作用。

洋地黄的禁忌证和慎用情况:①伴窦房传导阻滞、Ⅱ度或高度房室传导阻滞患者禁用洋地黄,除非已置入心脏起搏器;②急性心肌梗死后患者特别是有进行性心肌缺血者慎用;③与能抑制窦房结或房室结功能的药物(如胺碘酮、β受体阻断药)合用时必须谨慎;④与能影响洋地黄代谢的药物(如维拉帕米、克拉霉素、红霉素等)合用时应调节剂量。

洋地黄的使用原则：①适用于已应用 ACEI(或 ARB)、β受体阻断药和利尿剂治疗而仍持续有症状的慢性收缩性心衰患者；重症患者将地高辛、ACEI(或 ARB)、β受体阻断药和利尿剂同时使用；②亦可在醛固酮受体拮抗药、ACEI、β受体阻断药和利尿剂联用的基础上仍有症状时加用地高辛；③如患者已经使用地高辛，不必停用，但需加用神经内分泌抑制剂 ACEI 和 β 受体阻断药；④地高辛适用于心衰伴有快速心室率的房颤患者，但加用β受体阻断药对控制运动时的心率效果更佳；⑤由于地高辛不能降低心衰患者病死率，故不主张早期应用，亦不推荐用于 NYHA Ⅰ级心功能的患者；⑥急性心衰时房颤并快速心室率可应用地高辛，否则首选其他治疗措施。

洋地黄的应用方法：①地高辛是唯一经过临床试验评估的洋地黄制剂，也是唯一被确认能有效治疗慢性心衰的正性肌力药物。地高辛为中速口服制剂，服用后经小肠吸收，2～3 小时血清浓度达高峰，4～8 小时获最大效应，85%由肾脏排出，半衰期为 36 小时，连续服用同剂量 5 个半衰期(7 天)后，血清浓度达高峰；②剂量：目前多采用维持量疗法(0.125～0.25 mg/d)，即自开始便使用固定剂量，并继续维持；对于 70 岁以上或肾功能受损者，地高辛宜用小剂量 0.125 mg 每天 1 次或隔日 1 次。如为控制房颤的心室率，可采用较大剂量 0.375～0.5 mg/d，但这一剂量不适用于心衰伴窦性心律患者；③地高辛的血清浓度与疗效无关，建议血清地高辛的浓度范围为 0.5～1.0 μg/L。

洋地黄的不良反应：①心律失常：如期前收缩、房性心动过速伴房室传导阻滞、双向性室性心动过速和房室传导阻滞；②胃肠道症状：如厌食、恶心、呕吐等；③神经精神症状：视觉异常、定向力障碍、昏睡及精神错乱。不良反应常出现在血清地高辛浓度高于 2.0 μg/L 时，在低血钾、低血镁、甲状腺功能低下时更易发生。

(2)cAMP 依赖性正性肌力药物：包括β受体激动药和磷酸二酯酶抑制剂。指南认为由于缺乏有效的临床试验证据并考虑到药物的毒性，对慢性心衰患者即使在进行性加重阶段，也不主张长期间歇静脉滴注正性肌力药物。对阶段 D 难治性终末期心衰患者可作为姑息疗法应用，对心脏移植前终末期心衰、心脏手术后心肌抑制所致的急性心衰，可短期使用 3～5 天。

使用方法：多巴酚丁胺剂量 100～250 μg/min，多巴胺剂量 250～500 μg/min，米力农负荷量为 2.5～3 mg，继以 20～40 μ/min，均为静脉给药。

6.血管扩张药

钙通道阻滞药不宜于治疗慢性收缩性心衰，即使合并高血压或心绞痛的心衰患者需要使用钙通道阻滞药时，应选择氨氯地平或非洛地平。维拉帕米和地尔硫草具有负性肌力作用，对心肌梗死后伴 LVEF 下降及无症状的心衰患者不宜使用。目前，联合应用肼苯达嗪和硝酸酯类得到推荐。适应证为应用利尿剂、ACEI 和 β 受体阻断药的优化治疗下仍有症状的中至重度心衰患者，但仅适用于非洲裔患者。

7.抗凝和抗血小板药

心衰时，由于心腔扩张且低动力，心腔内血液瘀滞、局部室壁运动异常及促凝因子活性提高，理论上认为有较高血栓栓塞事件发生风险，但临床研究并未证实。因而心衰患者抗凝、抗血小板治疗并未得到肯定。

应用原则：①心衰伴有明确动脉粥样硬化疾病如冠心病、心肌梗死后、糖尿病和脑卒中而有二级预防适应证者必须应用阿司匹林 75~150 mg/d;②心衰伴房颤的患者应长期应用华法林抗凝治疗,并调整华法林剂量以维持国际标准化比值(INR)在 2~3 之间;③抗凝治疗风险高但又必须抗凝的心衰患者,推荐抗血小板治疗;④窦性心律患者不推荐常规抗凝治疗,但可疑或明确有心室内血栓时可考虑抗凝治疗;⑤仅仅在急性冠脉综合征时才抗血小板、抗凝联合治疗;⑥单纯扩张型心肌病患者不需要阿司匹林治疗;⑦大剂量的阿司匹林可能使病情不稳定的心衰患者加重。

8.心衰的非药物治疗

(1)心脏再同步化治疗(CRT):NYHA Ⅲ~Ⅳ级伴低 LVEF 的心衰患者,其中 1/3 有 QRS 时间延长>120 ms,提示存在心室收缩不同步。心衰患者左右心室及左心室内收缩不同步时,可致心室充盈减少、左室收缩力或压力的上升速度降低、时间延长,加重二尖瓣返流及室壁逆向运动,使心室排血效率下降,导致心衰患者病死率增加。CRT 可恢复正常的左右心室及心室内的同步激动,减轻二尖瓣返流,从而增加心排出量,减轻患者症状,改善预后。

使用原则:①LVEF≤35%,窦性心律,左室舒张末期内径≥55 mm,心脏不同步(目前标准为 QRS≥120 ms),经过正规、合理抗心衰药物治疗,仍为 NYHA Ⅲ~Ⅳ级者均应给予心脏再同步化治疗;②植入 CRT 后继续合理抗心衰药物治疗。

(2)埋藏式自动转复除颤器(ICD)治疗:临床试验发现中度心衰患者一半以上死于室性心律失常,因而 ICD 对预防心衰患者猝死非常重要。

使用原则:①心衰伴低 LVEF 者,曾有心脏停搏、心室颤动或伴有血流动力学不稳定的室速,植入 ICD 可延长生存期;②缺血性心脏病,心肌梗死后至少 40 天,LVEF≤30%,长期优化药物治疗后 NYHA Ⅱ~Ⅲ级,预期生存期超过 1 年且功能良好,应植入 ICD 作为一级预防减少心脏性猝死;③非缺血性心肌病,LVEF≤30%,长期最佳药物治疗后 NYHA Ⅱ~Ⅲ级,合理预期生存期超过 1 年且功能良好,推荐植入 ICD 作为一级预防减少心脏性猝死;④对于 NYHA Ⅲ~Ⅳ级、LVEF≤35%且 QRS>120 ms 的症状性心衰,可植入 CRT-D,以改善发病率和死亡率;⑤重度心衰患者的预期存活时间和生活质量不高,不推荐植入 ICD。

(3)心脏移植:心脏移植可作为终末期心衰的一种治疗方式,主要适用于无其他治疗方法可选择的重度心衰患者。但目前存在供体短缺及术后排斥问题。联合应用 ACEI 和 β 受体阻断药以及近年的 CRT 治疗,显著改善了重度心衰患者的预后和生活质量,使许多患者免于心脏移植。

二、急性心力衰竭

(一)概述

急性心力衰竭是一种伴有心输出量减少、组织低灌注、肺毛细血管楔压增加和组织充血的临床综合征,分为慢性心衰急性加重、急性左心衰竭、急性右心衰竭。急性右心衰竭的常见病因为急性心肌梗死或损伤、急性血流动力学障碍(如急性瓣膜大量返流)。

(二)治疗

1.急性左心衰竭的治疗

(1)临床评估:对患者应根据以下方面进行动态评估,及时调整治疗方案:①基础心血管疾病;②急性心衰发生的诱因;③病情严重程度并估计预后;④治疗的效果。

(2)控制基础病因和矫治心衰诱因:患者有高血压、冠心病、甲亢、贫血等基础疾病时应积极控制病因;因感染、影响血流动力学的心律失常、大量补液等原因诱发心衰时,应尽快去除诱因。

(3)一般处理:

①体位:患者应半卧位或端坐位,双腿下垂以减少回心血量,降低心脏前负荷。

②饮食:进易消化食物,宜少量多餐(6~8次/天)。应用袢利尿剂情况下不要过分限制钠盐摄入,避免低钠血症。利尿剂应用时间较长者要补充维生素和微量元素。

③出入水量管理:严格限制饮水量和静脉输液速度,每天液体摄入量一般宜在 1500 mL 以内,不超过 2000 mL。保持水出入量负平衡 500 mL/d,严重肺水肿者的水负平衡为 1000~2000 mL/d,甚至可达 3000~5000 mL/d,以减少水钠潴留、缓解症状。3~5 天后,如瘀血、水肿明显消退,应减少水负平衡量,逐渐过渡到出入水量大体平衡。在水负平衡下应注意防止发生低血容量、电解质紊乱等。

(4)氧疗与通气支持:指端血氧饱和度< 90%的患者应尽早吸氧,使患者 $SaO_2 \geqslant 95\%$。可采用鼻导管吸氧,如仅为低氧血症,无 CO_2 潴留,采用高流量给氧 6~8 L/min。在氧气通过的湿化瓶中加 50%~70%的酒精或有机硅消泡剂可使肺泡内的泡沫表面张力降低而破裂改善肺泡的通气,用于肺水肿患者。伴呼吸性碱中毒患者应给予面罩吸氧。

经常规吸氧和药物治疗患者仍存在Ⅰ型或Ⅱ型呼吸衰竭应及早采用无创呼吸机辅助通气,如患者不能合作、有严重认知障碍和焦虑或呼吸急促、呼吸微弱和呼吸道分泌物多者,尤其是出现明显的呼吸性酸中毒和代谢性酸中毒并影响意识状态的患者,可采用气道插管和人工机械通气。

(5)药物治疗:

①镇静剂:主要应用吗啡,2.5~5.0 mg 静脉缓慢注射,亦可皮下或肌肉注射。伴低血压、休克、意识障碍、COPD 等患者忌用。老年患者慎用或减量。也可应用哌替啶 50~100 mg 肌肉注射。

②利尿剂:应采用静脉利尿制剂,首选呋塞米,先静脉注射 20~40 mg,继以静脉滴注 5~40 mg/h 总量在最初 6 小时不超过 80 mg,24 小时不超过 200 mg。亦可应用托拉塞米 10~20 mg 或依那尼酸 25~50 mg 静脉注射。袢利尿剂疗效不佳,应加用噻嗪类,氢氯噻嗪 25~50 mg,每日 2 次,或螺内酯 20~40 mg/d。

③血管扩张药物:主要有硝酸酯类、硝普钠、重组人 BNP(rhBNP)、乌拉地尔、酚妥拉明。硝酸酯类在不减少心输出量和不增加心肌氧耗情况下能减轻肺瘀血,特别适用于急性冠脉综合征伴心衰患者。硝酸甘油静脉滴注起始剂量 5~10 μg/min,每 5~10 min 递增 5~10 μg/min,最大剂量 100~200 μg/min。硝酸异山梨酯静脉滴注剂量 5~10 mg/h。

硝普钠适用于严重心衰、原有后负荷增加以及伴心源性休克患者。宜从小剂量 10 μg/min 开始,逐渐增加至 50~250 μg/min,静脉滴注,疗程不超过 72 小时。

rhBNP 属内源性激素物质。国内制剂商品名为新活素,国外同类药名为奈西立肽(nesiritide)。该药并非单纯的血管扩张剂,还有一定的排钠利尿作用;还可抑制 RAAS 和交感神经系统,阻滞急性心衰演变中的恶性循环。应用方法:先给予负荷剂量 1.5 μg/kg,静脉缓慢推注,继以 0.0075~0.015 μg/(kg·min)静脉滴注,也可不用负荷剂量而直接静脉滴注。疗程一般3天,不超过7天。

乌拉地尔具有外周和中枢双重扩血管作用。适用于高血压、冠心病和扩心病引起的急性左心衰竭。通常静脉滴注100～400 μg/min,可逐渐增加剂量,根据血压和临床状况予以调整。伴严重高血压者可缓慢静脉注射12.5～25.0 mg。

④支气管解痉剂:一般应用氨茶碱0.125～0.25 g以葡萄糖水稀释后静脉推注,4～6小时可重复一次;或以0.25～0.50 mg/(kg·h)静脉推注。此类药物不宜用于冠心病患者。

⑤正性肌力药物:此类药物适用于伴症状性低血压或心输出量降低伴有循环瘀血的患者。对血管扩张药物及利尿剂不耐受或反应不佳的患者尤其有效。

洋地黄类,一般应用毛花苷C 0.2～0.4 mg缓慢静脉注射,2～4小时后可再用0.2 mg,伴快速心室率的房颤患者可酌情适当增加剂量。

多巴胺的使用个体差异较大,应从小剂量开始,逐渐增加剂量,短期使用。一般250～500 μg/min静脉滴注。

多巴酚丁胺亦为短期使用药物。100～250 μg/min静脉滴注,使用时注意监测血压。常见不良反应有心律失常、心动过速。

磷酸二酯酶抑制剂,以米力农为代表,首剂25～50 μg/min静脉注射(长于10分钟),继以0.25～0.50 μg/(kg·min)静脉滴注。常见不良反应有低血压和心律失常。

左西孟旦是一种钙增敏剂,其正性肌力作用独立于β肾上腺素能刺激,可用于正在接受β受体阻断药治疗的患者。用法是首剂12～24 μg/kg静脉注射(长于10分钟),继以0.1 μg/(kg·min)静脉滴注,可酌情减半或加倍。对于收缩压<100 mmHg的患者,不需要负荷剂量,可直接用维持量,以防发生低血压。

(6)非药物治疗:

①主动脉内球囊反搏(IABP):适用于:A.急性心肌梗死或严重心肌缺血并发心源性休克且药物治疗不能纠正;B.伴血流动力学障碍的严重冠心病;C.心肌缺血伴顽固性肺水肿。禁忌证有:A.存在严重的外周血管疾病;B.主动脉瘤;C.主动脉瓣关闭不全;D.活动性出血或其他抗凝禁忌证;E.严重血小板缺乏。

②血液净化治疗:适用于:A.高容量负荷且对襻利尿剂和噻嗪类利尿剂抵抗;B.低钠血症且有相应临床表现如神志障碍、肌张力减退等;C.肾功能进行性恶化。

③心室机械辅助装置:用于急性心衰常规药物治疗无改善时,包括体外模式人工肺氧合器、心室辅助泵等。心室辅助装置可短期辅助心脏功能,可作为心脏移植或心肺移植的过渡。

2.急性右心衰竭的治疗

(1)右心室梗死伴急性右心衰竭:监测中心静脉压的基础上大量补液,可应用羧甲淀粉、低分子右旋糖酐等,直至肺毛细血管楔压上升为15～18 mmHg,血压回升和低血压症状改善。24小时输液量在3500～5000 mL。充分扩容后血压仍低者,可给予多巴胺或多巴酚丁胺。禁用利尿剂、吗啡和硝酸甘油等血管扩张剂,以避免进一步降低右心室充盈压。

(2)急性大块肺栓塞所致急性右心衰:①止痛:吗啡或哌替啶;②吸氧:大流量给氧(6～8 L/min);③溶栓治疗:常用尿激酶或重组人组织型纤溶酶原激活剂。停药后继续肝素治疗。用药期间监测凝血酶原时间,使之延长至正常对照的1.5～2.0倍;④内科治疗无效的危重患者,可介入或外科手术取栓。

急性心力衰竭患者渡过急性期后,其治疗参见慢性心力衰竭治疗。

三、射血分数正常性心衰的治疗

(一)概述

射血分数正常性心衰又称舒张性心衰,是由于左心室舒张期主动松弛能力受损和心肌顺应性降低,亦即僵硬度增加,导致左心室在舒张期的充盈受损、心搏量(即每搏量)减少、左室舒张末期压增高而发生的心衰。多见于老年女性,有高血压、糖尿病、左室肥厚者,并常有冠状动脉疾病或房颤。射血分数正常性心衰可与收缩功能障碍同时出现,亦可单独存在,其预后优于收缩性心衰。符合下列条件者可诊断舒张性心衰:①有典型心衰的症状和体征;②LVEF正常(>45%),左心腔大小正常;③有创性心腔内压力测定或超声心动图有左室舒张功能异常的证据;④超声心动图检查无心瓣膜疾病,可排除心包疾病、肥厚型心肌病或限制型心肌病。

(二)治疗

(1)积极控制血压:舒张性心衰患者的达标血压宜低于单纯高血压标准,即收缩压<130 mmHg,舒张压<80 mmHg。

(2)控制房颤心室率和心律:心动过速时舒张期充盈时间缩短,心搏量降低。故房颤患者尽可能转复并维持窦律,永久性房颤时应控制心室率。

(3)应用利尿剂:可缓解肺瘀血和外周水肿,但不宜过度,以免前负荷过度降低而致低血压。

(4)血运重建治疗:由于心肌缺血可以损害心室的舒张功能,冠心病患者如有症状性或可证实的心肌缺血,应考虑冠状动脉血运重建。

(5)逆转左室肥厚,改善舒张功能:可选用ACEI、ARB、β受体阻断药等。维拉帕米可用于肥厚型心肌病。

(6)舒张性心衰不使用地高辛。

(7)若舒张性心衰合并收缩性心衰,以治疗后者为主。

四、瓣膜性心脏病合并心衰的治疗

瓣膜性心脏病患者病理基础是瓣膜本身的器质性损害,因此内科治疗仅能一定程度上改善症状,而尽早修复瓣膜损害的手术是治疗的关键,目前认为所有有症状的瓣膜性心脏病心衰(NYHA Ⅱ级及以上),以及重度主动脉瓣病变伴有晕厥或心绞痛者,必须进行手术置换或修补瓣膜,最新观点更将手术治疗扩展应用于部分无症状的瓣膜性心脏病患者。应用神经内分泌抑制剂(如ACEI、β受体阻断药、醛固酮受体拮抗药)治疗慢性收缩性心衰的长期临床试验均未纳入瓣膜性心脏病心衰患者,因此没有证据表明上述治疗可以改变瓣膜性心脏病心衰患者的自然病程或提高存活率,更不能代替已有肯定疗效的手术治疗。

五、心衰合并心律失常的治疗

心衰患者可合并不同类型心律失常。室上性心律失常以房颤最常见,与预后密切相关;室性心律失常中可包括频发室性期前收缩、非持续性室速和持续性室速。

心衰合并心律失常的处理首先要治疗基本疾病,改善心功能,纠正神经内分泌过度激活,如β受体阻断药、ACEI及醛固酮受体拮抗药等,同时积极纠正其诱发因素如感染、电解质紊乱(低血钾、低血镁、高血钾)、心肌缺血、高血压、甲状腺功能亢进症等。

(一)合并室性心律失常的治疗

心衰伴快速室性心律失常死亡率高,急性发作的持续性室速、室颤可用电复律和药物治疗,发作终止后,按个体化原则给予预防性药物治疗。β受体阻断药可降低心衰患者的猝死率,同时降低总死亡率,是预防持续性和非持续性心律失常发作的首选药物。抗心律失常药物仅适用于严重、有症状的室速,胺碘酮可作为首选,但它不能改善心衰患者预后,故不宜常规或预防性应用于心衰伴频发室早或无症状性、非持续性室速治疗。

(二)合并房颤的治疗

慢性心衰患者中10%~30%可并发房颤,后者使心功能进一步恶化,与心衰互为因果,同时脑栓塞年发生率达16%。目前认为心衰合并房颤患者对其进行频率控制可减少住院率,而积极采用节律控制并不能改善病残率和死亡率,故目前控制心室率和预防血栓栓塞并发症是心衰伴房颤患者治疗主要目标。

地高辛和β受体阻断药均用于房颤心室率的控制,地高辛对休息状态的心室率控制更有效,在症状性心衰患者中为首选;β受体阻断药对运动时的心室率控制更好,二者可联合应用。如β受体阻断药无效或有禁忌,可适用胺碘酮降低心室率,而非使用维拉帕米或地尔硫䓬,因后二者有负性肌力作用,心衰患者不宜使用。药物治疗无效时可考虑房室结消融治疗。不论何种治疗方式,都应把心室率控制在休息状态80~90次/分以下,中度运动时为100~130次/分以下。

房颤患者栓塞事件增加,长期抗凝是心衰伴房颤患者基本且重要的治疗,可用华法林维持治疗,并调整剂量,使国际标准化比值在2~3之间。

第二节 心律失常

心律失常指心脏冲动的起源部位、频率、节律、传导速度、激动秩序等异常,在临床上很常见,可见于各类心脏病患者,也可见于正常人。有些心律失常如偶性室早可不影响健康,不需特殊处理;但有些心律失常如快速房颤、室性心动过速可严重降低心搏出量,需迅速纠正,而室扑、室颤则可危及生命,应立即抢救。

引起心律失常的原因很多,包括心脏本身病变、电解质紊乱、药物过量或中毒、缺氧、情绪激动、吸烟、喝浓茶或酗酒等。少数无病因可查。心律失常病因繁多,病情复杂,临床上分为功能性和器质性两大类,后者多见。按其发作时心率的快慢,可分为快速型和缓慢型两大类。

一、期前收缩(早搏)

(一)诊断提示

1. 病因

(1)期前收缩是最常见的心律失常,分为房性、房室交界性和室性三类。见于正常人或无器质性心脏病的期前收缩,称功能性期前收缩,室早最多见。功能性期前收缩以青年人居多,常无明显诱因,有时与精神紧张、情绪波动、疲劳、消化不良、吸烟、酗酒、喝浓茶及咖啡等有关。

(2)器质性见于多种心脏病,如心肌炎、冠心病、风湿性心脏病、肺心病、心脏瓣膜病变、充血性心力衰竭及心肌病等。

(3)药物引起,如洋地黄、奎尼丁、肾上腺素、锑剂等。

(4)机械性刺激,如心脏手术、心导管检查及起搏器的使用等。

(5)其他:迷走及交感神经兴奋、胸腔及腹腔手术、急性感染、胃肠道及胆道疾病,以及电解质紊乱等。

2.临床表现

有心悸,心前区不适,自觉心律不规则,乏力、头晕等,冠心病时可有心绞痛。发作一次心搏突然提早而其后有较长的间歇。功能性期前收缩常发生于安静时,运动后可消失。器质性心脏病者,运动后期前收缩增多。

3.期前收缩的类型

(1)配对型:期前收缩与前一心动周期有固定的联律间距,可形成二联、三联或四联律。

(2)平行收缩型:心脏内同时存在两个节律点,各自独立地发放激动。期前收缩的间歇有一定的规律,每一长的异位搏动间歇是最短的异位搏动间歇的倍数,可有融合波。

4.心电图检查

心电图检查可以明确是何种类型期前收缩。

(二)治疗措施

1.一般处理

(1)消除各种期前收缩的病因和诱因。

(2)偶发期前收缩、功能性期前收缩无自觉症状时,可不予治疗或用少量镇静药。

2.药物治疗

(1)房性和交界性期前收缩:可选用维拉帕米 40～80 mg,每天 3 次;或普罗帕酮(心律平)150～200 mg,每 8 小时 1 次;或普萘洛尔(心得安)10～20 mg,每天 3 次。频发多源房性期前收缩可用胺碘酮 0.2 g,每天 3 次,1 周后或病情控制后,改为 0.2 g,每天 1 次维持。

(2)室性期前收缩:选用美西律(慢心律)100～150 mg,每 8 小时 1 次;或妥卡尼(室安卡因)0.2～0.4 g,每天 3 次;或改用普罗帕酮、胺碘酮、普萘洛尔、莫雷西嗪(乙吗噻嗪)等;情况紧急或不能口服者可静脉滴注利多卡因(1 mg/kg),1～2 min 注完,有效后继以 1～4 mg/min 维持,病情稳定后改为口服药物治疗。

(3)洋地黄中毒引起者停用洋地黄制剂,口服或静脉滴注氯化钾 2～4 g/d,或苯妥英钠 0.1 g,每天 3 次;或苯妥英钠 125～250 mg 溶于 5% 葡萄糖液 20 mL 静脉滴注。

(4)心力衰竭出现的室早,如非洋地黄引起者,可用洋地黄类药物治疗,需要时可加服美西律或普罗帕酮等。

(5)心动过缓时出现室性期前收缩,宜给予阿托品、山莨菪碱等。

二、阵发性室上性心动过速

(一)诊断提示

1.病因

常见于无器质性心脏病的青年人,也可见于风湿性心脏病(风心病)、冠心病、甲状腺功能亢进(甲亢)、预激综合征、心肌炎、洋地黄中毒和低血钾等。

2.临床表现

(1)阵发性发作,心率可达每分钟160～250次,一般<200次/分钟,心律规则,发作及消失均急骤,每次发作可数分钟至数小时,有时可持续数日。

(2)发作时常有心悸、胸闷、气急、心前区不适、头晕、乏力、血压下降、晕厥。原有心脏病者可诱发心力衰竭或心绞痛。

(3)压迫颈动脉窦或其他兴奋迷走神经的方法(如深呼吸,吞咽动作,快速摄入高渗葡萄糖溶液等)可恢复窦性心律。

3.心电图特点

①室率每分钟160～250次,一般<200次/分钟;②心律规则;③QRS形态同窦性(除非伴有室内差异性传导);④P波形态异常,如P波在Ⅱ、Ⅲ、aVF导联中直立,P-R>0.12 s为房速,如P波逆行,P-R<0.12 s或在QRS之后为房室交界性心动过速,如无法辨认,统称室上性心动过速;⑤无夺获或心室融合波。

(二)治疗措施

1.防治措施

防治病因及祛除诱因。

2.终止发作的方法

(1)兴奋迷走神经:深吸气后屏气,压迫眼球,刺激咽部引发呕吐反射,压迫颈动脉窦(不能双侧同时压迫,每侧压10 s左右)。针刺内关、通里、神门穴。

(2)药物疗法:毛花苷C 0.4 mg加25%葡萄糖溶液20 mL,>5 min静脉滴注,如无效,2 h后可再给0.2 mg,总量不超过1.2 mg/d,适用于心脏明显扩大或心功能不全者,不宜用于预激综合征所致的阵发性室上性心动过速;或用维拉帕米5 mg加5%葡萄糖溶液5～10 mL,3～5 min静脉滴注,如有效,即停止注射。注射中要进行心电监护,心功能不全及病态窦房结综合征者禁用;或用普罗帕酮35～70 mg加5%葡萄糖溶液20 mL,>10 min缓慢静脉滴注;也可用三磷腺苷(ATP)20 mg加生理盐水5 mL,1～2 s内快速静脉注射,老年人及病态窦房结综合征、冠心病患者不宜用;或用胺碘酮150 mg加生理盐水20 mL缓慢静脉滴注。

(3)同步直流电转复:上述治疗无效时,可行电转复术,但洋地黄所致者及低血钾者不宜用。

3.预防发作

(1)药物:维拉帕米40 mg,每天2～3次;或普罗帕酮100～150 mg,每8小时1次;或胺碘酮0.2 g,每天1次。

(2)导管射频消融术:适用于药物治疗不理想,发作时对血流动力学有明显影响及预激综合征并反复发作室上速者。此法可达根治目的。

三、阵发性室性心动过速

(一)诊断提示

1.病因

多见于器质性心脏病,如冠心病、高血压心脏病、风湿性心脏病、心肌病、洋地黄中毒、奎尼丁过量,电解质紊乱或发生在心脏插管术、心血管造影术、二尖瓣分离术等过程中。

2.临床表现

(1)阵发性发作,心率可达每分钟120~200次,心律大致规则,发作及消失均急骤,发作可达数分钟,部分可长达数日甚至数月。

(2)发作时可出现心绞痛、心衰、休克,特别是并发于心肌梗死者,也可发展为室颤、心脏停搏及急性心源性脑缺血综合征。听诊第1心音强弱不等。

(3)采用兴奋迷走神经的方法不能终止发作。

3.心电图特点

①室率每分钟120~200次;②心律大致规则,可有0.02~0.03 s的微小差别;③QRS波群畸形,时间>0.12 s,T波与主波方向相反;④P波为窦性,常埋于心室波内,不易发现,P波与QRS之间无固定关系;⑤如P波能传入心室,则形成夺获或心室融合波。

(二)治疗措施

1.防治措施

防治病因及祛除诱因。

2.终止发作

(1)心前区叩击,连续1~3次。

(2)同步直流电转复。洋地黄中毒者禁用。

(3)药物治疗:利多卡因静脉滴注(用法同期前收缩治疗);或用胺碘酮、普罗帕酮(用法同室上性心动过速治疗);或用溴苄胺250 mg加入5%葡萄糖溶液20 mL,缓慢(5~10 min)静脉滴注;氯化钾1 g、硫酸镁5 g加入5%葡萄糖溶液500 mL中静脉滴注,适用于洋地黄中毒、低血钾所致的室速;扭转性室速宜用25%硫酸镁20 mL加入5%葡萄糖溶液250 mL静脉滴注或异丙肾上腺素0.5~1 mg加入5%葡萄糖溶液250~500 mL中静脉滴注。亦可选用小剂量洋地黄治疗。

3.预防发作

(1)可口服上列药物,根据静脉用药的疗效选用。

(2)导管射频消融术:用于特发性及折返引起的室速。

四、心房颤动

(一)诊断提示

1.病因

多见于器质性心脏病,如冠心病、高血压性心脏病、风湿性心脏病、甲亢、病态窦房结综合征、充血性心力衰竭,还可见于急性感染、胸腔手术、洋地黄中毒等,少数阵发性房颤者原因不明,部分患者与遗传有关。

2.临床表现

(1)心悸、气急、焦虑、胸闷,自觉心搏不规则,阵发性发作或心室率较快。急性者可伴心衰、心绞痛、头晕或晕厥。持续性房颤或心室率缓慢者,可无症状。少数因血栓脱落而致脑栓塞。

(2)心律绝对不齐,心音强弱不等,第二心音可消失或出现短绌脉。

3.心电图特点

①无P波,代之以一系列细小而不规则的小f波,房率为每分钟350~600次;②QRS呈

室上性波型;③心室律完全不规则,快室率型心室率在每分钟100~200次,慢室率型心室率在每分钟100次以下。

(二)治疗措施

1.病因治疗

治疗原发病及消除诱发因素。

2.阵发性房颤的治疗

(1)发作时心室率不快又无明显症状者,仅需对症用药,可用谷维素、维生素 B_6、地西泮等,使其自行缓解。

(2)发作时心室率≥每分钟120次,症状明显者,应尽快控制心室率。可用毛花苷 C 0.2~0.4 mg加10%葡萄糖溶液 20 mL缓慢静脉滴注(预激综合征并发房颤者禁用);或美托洛尔 25~50 mg 或阿替洛尔 12.5~25 mg 口服(伴有心功能不全者慎用);必要时用同步直流电复律。

(3)防止复发:可选用胺碘酮、地高辛、维拉帕米、普罗帕酮、奎尼丁或β受体阻滞药,用量为常规用药量的 1/3~1/2。

3.持续性房颤的治疗

(1)心室率不快且无心力衰竭者,仅需对症治疗。

(2)心室率快而无心衰者,以控制心室率为主,多用地高辛、阿替洛尔或维拉帕米等药,将静息心室率控制在<110次/分。

(3)伴心力衰竭者,按心力衰竭治疗(见心力衰竭节)。

(4)服用华法林抗凝治疗,使国际标准化比值(INR)的范围为 2.0~3.0。年龄≥70岁者INR目标值为1.6~2.5。对于拒服或有华法林禁忌证的患者,双联抗血小板药物(阿司匹林+氯吡格雷)可以作为华法林的替代治疗。

(5)对于症状严重、药物治疗失败的阵发性或持续性房颤可行房颤导管消融。

五、心房扑动

(一)诊断提示

(1)病因与症状:与房颤相似。心房扑动与心房颤动在短时间内可相互转变,称为不纯扑动或扑动-颤动。

(2)当房扑伴有固定的 2∶1、3∶1 房室传导阻滞时,室律可规则,易漏诊;如呈 3∶2,4∶3 或变化不定的房室传导阻滞时,易误诊为房颤或期前收缩。极少数呈 1∶1 房室传导,尤其在伴有预激综合征时易误为心动过速。

(3)心电图特点:①无 P 波,代之以锯齿样 F 波,F 波形态大小相同,频率规则,房率为250~350次/分钟;②QRS-T 波呈室上性波型;③F 波与 QRS 往往呈 2∶1,3∶1 或 4∶1 等传导,当传导比例不变时,室律规则,反之则室律不规则。

(二)治疗措施

除治疗病因外,要尽快终止发作。

(1)同步直流电心脏复律。

(2)β受体阻滞药和钙拮抗药能够有效地控制心室率,索他洛尔、胺碘酮可维持转复后的窦律。

(3)用洋地黄使心室率变慢或使之转为房颤,然后停用洋地黄,有时可恢复为窦性心律。

(4)奎尼丁,适用于洋地黄治疗无效或转为房颤已持续1周未能转为窦性心律者。

(5)预防发作可选用奎尼丁或地高辛。导管消融是根治的方法。

六、房室传导阻滞(AVB)

(一)诊断提示

1.病因

多见于冠心病、急性下壁心肌梗死、急性心肌炎、高血压病、风湿性心脏病、先天性心脏病、洋地黄或奎尼丁中毒、电解质紊乱等。少数系迷走神经张力过高、颈动脉窦综合征及病窦综合征引起。

2.临床表现

(1)有各种原发病的症状和体征。

(2)可短暂发作或呈持久性。

①一度 AVB:无自觉症状,可仅有第一心音减弱。

②二度 AVB:心室率较慢时,可有心悸、头晕、乏力。其中又可分为两型。Ⅰ型(又称文氏现象或莫氏Ⅰ型)较多见,常为短暂性,预后好。Ⅱ型(又称莫氏Ⅱ型)多为持续性,较严重,心律规则或不规则,可发展为三度 AVB。

③三度 AVB:即完全性房室传导阻滞。先天性者,心率多在每分钟40~60次,无心肌病变及明显症状;后天性者多有心肌病变,心率常在每分钟40次以下,常有心悸、头晕甚至发生心衰及急性心源性脑缺血综合征。表现为第一心音强弱不等,偶可出现大炮音(即响亮清晰的第1心音),脉压增大,运动试验及注射阿托品后心室率不增加或增加甚少。

3.心电图特点

一度:P-R 间期>0.20 s,P-R 间期相等,每个 P 波后均有 QRS 波群。

二度Ⅰ型:P-R 间期逐渐延长,R-R 间期逐渐缩短,直到 P 波下能传入心室而发生心室漏搏,QRS 波群脱落的 R-R 间期较任何其他两个 R-R 间期短,周而复始,形成5∶4,4∶3,3∶2等周期。

二度Ⅱ型:P-R 间期固定,突然发生心搏脱落,呈4∶3,3∶2,2∶1等周期。有时仅有少数 P 波下传,形成不同比例关系的 AVB。

三度:P-P 与 R-R 间期各有其固定的节律,但 P 波与 QRS 波各不相关,P-P 频率较 R-R 为快。异搏节律点在束支分叉以上时,QRS 波群时间、形态均正常,在分叉以下时,QRS 波群宽大畸形,时间>0.12 s。

(二)治疗措施

1.一般处理

(1)治疗原发病。

(2)轻度 AVB 或无自觉症状、心率在每分钟50次以上者,可不进行特殊治疗。

2.药物治疗

重度阻滞或心室率<40次/分钟或症状明显者可选用以下药物治疗。

(1)麻黄碱 25 mg,每天 3~5 次。

(2)阿托品注射或口服。口服,0.3～0.6 mg,每天 2～3 次;肌肉注射或静脉滴注 0.5～1 mg,2～3 次/天。

(3)山莨菪碱 5～10 mg,口服、肌肉注射或静脉滴注,每天 1～2 次。

(4)氨茶碱 0.1～0.2 g,每天 3 次,口服。

(5)硝苯地平 10～20 mg,6～8 小时 1 次,口服。

(6)异丙肾上腺素 10 mg,舌下含化,2～6 小时 1 次,或 1 mg 加入 5%葡萄糖溶液 500 mL 缓慢静脉滴注。

(7)可用糖皮质激素。

3.其他

上述治疗无法防止阿-斯综合征发作时,应安装临时或永久性人工心脏起搏器。

七、病态窦房结综合征(病窦)

(一)诊断提示

1.临床表现

常有头晕、乏力、胸闷、心悸、一过性黑蒙,甚至因长时间窦性停搏而发生阿-斯综合征及猝死。

2.心电图特点

(1)持续严重的窦性心动过缓(心率<45～50 次/分钟),且不因运动、发热而相应增加。

(2)窦性停搏或窦房阻滞伴或不伴有结性逸搏性心律。

(3)心动过缓-心动过速综合征(窦性心动过缓、窦性停搏或窦房阻滞后,继之出现房性心动过速、房颤、房扑或室性心动过速)。

(4)慢性房颤伴缓慢心室率。

(5)房室交界性逸搏心律。

(二)治疗措施

1.治疗原发病

2.药物治疗

维持一定的心室率(>50 次/分钟)和有效心排血量。选用:

(1)阿托品 0.3～0.6 mg,每天 3 次,口服,或 1～2 mg 加入 5%葡萄糖溶液 500 mL 中静脉滴注。

(2)异丙肾上腺素 0.5～2 mg 加入 5%葡萄糖溶液 500 mL 中缓慢静脉滴注,使心室率维持在 45 次/分钟以上。

(3)近期发病者可用地塞米松 5～15 mg/d 静脉滴注。

(4)避免使用减慢心率及延缓传导的药物。伴有心衰时,慎用洋地黄及一切抑制心肌的药物。

3.人工起搏器治疗的适应证

(1)有症状的窦性心动过缓、窦房阻滞、窦性停搏、快慢综合征及药物治疗无效者。

(2)频发晕厥或有阿-斯综合征者。

(3)房扑、房颤伴有缓慢心室率及心力衰竭不能控制者。

八、预激综合征

(一)诊断提示

1.临床表现

(1)多数无器质性心脏病,少数伴发埃勃斯坦(Ebstein)畸形、室间隔缺损、主动脉瓣狭窄、二尖瓣脱垂等。

(2)多无症状,可伴发室上性心动过速、房颤、房扑。

2.典型心电图特点

(1)P-R 间期<0.12 s,P 波为窦性。

(2)QRS 时限>0.11 s。

(3)QRS 波群起始部粗钝或有切迹,称预激(delta)波。

(4)P-J 间期<0.25 s。

(5)常有继发性 S-T 段、T 波改变,通常 T 波与预激波的方向相反。

(6)常有阵发性室上性心动过速。

(二)治疗措施

(1)预激征一般不需特殊治疗。

(2)并发阵发性室上性心动过速、快速房颤或房扑者,可选用普罗帕酮,静脉注射,每次 70 mg,稀释后 3～5 分钟注完,如无效 20 分钟后可再注射 1 次,也可口服 100～200 mg,每天 3～4 次;胺碘酮静脉注射 5～10 mg/kg,以葡萄糖溶液稀释后缓慢注射(>5 分钟),亦可 600～1000 mg 溶于葡萄糖溶液中静脉滴注,口服每次 0.2 g,每天 3～4 次,不宜选用洋地黄类及维拉帕米等药物。药物治疗无效时,行同步直流电转复。

(3)导管射频消融治疗:对合并快速性心律失常影响日常生活及药物治疗无效者,可行导管射频消融予以根治。

第三节 冠状动脉粥样硬化性心脏病

冠状动脉粥样硬化性心脏病指冠状动脉粥样硬化使血管腔狭窄或阻塞,或(和)因冠状动脉功能性改变(痉挛)导致心肌缺血缺氧或坏死而产生的一组临床症候群,统称冠状动脉性心脏病,简称冠心病,亦称缺血性心脏病。非冠状动脉本身的病变所导致的心肌缺血不属于冠心病的范畴。

(一)冠心病临床分型

1.无症状心肌缺血

2.心绞痛

(1)劳力型心绞痛。

(2)初发劳力型心绞痛。

(3)恶化劳力型心绞痛。

(4)自发型心绞痛:包括静息型和卧位型心绞痛。

(5)心肌梗死后心绞痛。

(6)变异型心绞痛。

其中劳力型心绞痛为稳定型心绞痛,其余均为不稳定型心绞痛。

3.心肌梗死

急性心肌梗死包括:ST段抬高型心肌梗死和非ST段抬高型心肌梗死。

急性心肌梗死可转为陈旧性心肌梗死。

4.缺血性心肌病

又称为心力衰竭和心律失常型冠心病。

(二)诊断

1.病史

病史对诊断冠心病相当重要。

(1)心绞痛的诊断主要依靠症状:典型的心绞痛通过症状分析诊断即可成立。询问时应注意掌握胸痛发作的四大要素:①诱因:运动、饱食、寒冷、情绪激动。②性质:压迫、紧缩感、窒息感等多见,可有濒死、恐惧感。很多患者强调的只是"不适"而不是"疼痛"。③部位:胸骨后,向左肩、左上肢放射。有的表现为上腹疼痛,喉头疼痛或紧缩感,牙齿及下颌等部位疼痛。下颌以上、肚脐以下或局限于左侧胸壁很小区域的疼痛,一般不是心绞痛。④持续时间:一般为3~5分钟,休息或服药后(硝酸甘油等)缓解。如超过30分钟不能缓解多发展为心肌梗死。

(2)心绞痛严重度分级及危险度分级见表8-1、表8-2。

表8-1 加拿大心血管学会心绞痛分级(CCSC)

Ⅰ级	一般体力活动不引起心绞痛,例如行走和上楼。费力、快速或长时间用力才引起的心绞痛
Ⅱ级	日常体力活动稍受限制,即以一般速度在一般的条件下平地步行200~400 m以上距离,或上一层以上楼梯时受限
Ⅲ级	日常体力活动明显受限制,即以一般速度在一般的条件下平地步行100~400 m距离,或上一层楼梯时受限
Ⅳ级	不能无症状地进行任何体力活动,休息时即可以出现心绞痛综合征

表8-2 不稳定型心绞痛患者发生死亡或非致死性mL的近期危险度

高度危险	中度危险	低度危险
至少具有以下任一项特征:	无高度危险因素但是具有以下任一项特征:	无高度或中度危险因素,但是具有以下任一项特征:
静息时胸痛发作时间延长(>20 min)	持续的静息型心绞痛(>20 min)已缓解,但是伴有中度或高度CAD的可能性	心绞痛的频度、严重度和持续时间增加
与心肌缺血相关的肺水肿	静息型心绞痛(>20 min,或经含服硝酸甘油而缓解)	心绞痛的阈值降低

续表

高度危险	中度危险	低度危险
静息型心绞痛合并心电图ST段动态性改变≥1 mm	夜间发生心绞痛	近2周~2个月新发作的心绞痛
心绞痛伴有新出现加重的二尖瓣关闭不全杂音	伴有T波动态演变的心绞痛	心电图可以正常或与前相比无变化
心绞痛伴有第3心音或新出现/加重的肺部啰音心绞痛伴低血压	近2周新近发作ccscⅢ级或Ⅳ级心绞痛伴有中度或高度CAD的可能性在心电图多组导联(前壁、下壁、侧壁)出现病理性Q波或静息时ST段压低≤1 mm,年龄>65岁	

注:中、高度危险的患者近期有冠状动脉斑块破裂。

(3)确定冠心病危险因素吸烟、高脂血症、糖尿病、高血压及早发冠心病的家族史等。脑血管或外周血管疾病也有助于冠心病的诊断。

(4)排除其他原因的胸痛(表8-3)

表8-3 胸痛其他原因

非缺血性心血管疾病	肺	胃肠道	胸壁	精神性疾病
主动脉夹层	肺栓塞	食管炎	肋软骨炎	过度换气
心包炎	气胸	食管痉挛	纤维组织炎	惊吓性疾病
	肺炎	食管返流	肋骨骨折	原发性焦虑
	胸膜炎	胆绞痛	胸锁骨关节炎	
		胆囊炎	带状疱疹	抑郁症
		胆管炎		躯体型精神病
		消化性溃疡		思维型精神病
		胰腺炎		(例如:混合型妄想)

2.体格检查

稳定型心绞痛患者体检通常是正常的。但是,当心绞痛发作期间出现S_3、S_4或奔马律、二尖瓣返流性杂音、S_2反常分裂或双肺底啰音随胸痛缓解而消失的喘息,均提示冠心病。仔细检查可以明确冠心病易患因素,也可以提示其他类型的心绞痛,如:心脏瓣膜病或肥厚型心肌病等。

3.静息心电图

50%以上的慢性稳定型心绞痛患者静息心电图是正常的。但是,所有提示存在心绞痛的患者,均应记录12导联静息心电图。胸痛发作时,心电图异常发现率较高。

4.负荷心电图

本项检查并非每个患者都可以做。

运动心电图的绝对禁忌证有:急性心肌梗死(少于2天),药物治疗未稳定的不稳定型心绞痛,有症状或引起血流动力学改变的未控制的心律失常,有症状的重度主动脉缩窄,未控制的心力衰竭,急性肺栓塞或梗死,急性心肌炎或心包炎,急性夹层动脉瘤破裂。

相对禁忌证有:中度的心脏瓣膜狭窄疾病,SBP≥200 mmHg 和(或)DBP≥110 mmHg,心动过速或心动过缓,肥厚型心肌病,高度房室传导阻滞。

如何判断运动心电图:分成下列两部分,只要其中一部分为阳性反应,则表示心肌缺血。

(1)BP:收缩期血压运动时反而比休息时下降 20 mmHg 以上者,表明发生低血压。

(2)ST 段改变:若为下斜形或水平形 ST 段压低,则 J 点后 80 ms(心率≥130 次/分时,J 点后 60 ms)ST 段压低≥1 mm 阳性,若为上斜形压低,则 J 点后 80 msST 段压低≥1.5 mm 才算阳性。

运动心电图检查若为阴性,但未达预计最大心率(220－年龄)的 85%者,称为不确定的运动试验。运动心电图检查冠状动脉疾病的敏感性为 65%～75%,特异性为 75%～85%。下列情况会出现运动试验假阳性:高血压、心肥大、贫血、高血钾、严重缺氧、使用洋地黄、过度通气、二尖瓣脱垂、室内传导阻滞、预激综合征、主动脉瓣返流/二尖瓣返流、室上性快速心律失常。

5.多层螺旋 CT(mutislice spiral computed tomography,MSCT)

对于直径≥1.5 mm 的冠状动脉,多层螺旋 CT 显示冠状动脉狭窄(≥50%)的敏感度为 83%～87%,特异度为 95%～97%,阳性预测值为:71%～82%,阴性预测值为 95%～98%。

6.^{201}铊心肌灌注成像

一般有静息、负荷两种方法。比较延迟图像和即刻图像会出现几种情况:

(1)延迟图像有缺损,即刻图像也有缺损:说明有固定的缺损,代表瘢痕形成。

(2)延迟图像有缺损,即刻图像有吸收:存在可逆性缺损或再分布,代表缺血或存活心肌。

(3)延迟图像有吸收,即刻图像却缺损:有再分布,常见于刚接受过溶栓治疗或介入治疗的心肌梗死患者,因为有再灌注时,血流增加,铊清除增快。

肺摄取^{201}铊增加时代表负荷导致的左室功能不全,严重的冠心病,与预后有很大关系,^{201}铊心肌灌注成像诊断冠状动脉疾病的敏感性为 83%～98%,特异性为 53%～90%。下列情况提示高危:多处灌注缺损,大的严重的灌注缺损,肺摄取增加,运动后一过性左室腔扩张。

7.24 小时 Holter 监测

判断缺血性心脏病时,即 ST 段水平或下斜形压低大于 1 mm,持续 1 分钟以上,每次发作相距至少 1 分钟以上,称为缺血性发作。

8.多巴胺负荷超声心动图

使用多巴胺使心跳加快,心肌收缩力增加,以致氧需求量增加,进而诱发心肌缺血。在低剂量时,缺氧但仍存活的心肌会有收缩力增加的现象。但当剂量增大时,缺氧的部分即出现收缩力减弱。所以借助剂量由低而高,可清楚地看到缺氧部分收缩力由强而弱。至于已是瘢痕的心肌,其收缩力不会随剂量而变动。

下列情况提示高危:严重的可逆性室壁运动异常,严重的可逆性心室腔扩张,静息左室收缩功能减弱(LVEF≤0.35)。

9.超声心动图检查与放射性核素心腔造影

目的在于测量心室壁运动,特别是左室射血分数,在冠状动脉疾病治疗的效果评价上非常重要。

10.冠状动脉血管造影

可表现病变解剖学上的位置及程度,若加上血管内超声(IVUS),更可了解血管壁上的变化。病变血管≥50%狭窄判为有病理意义,≥70%为严重狭窄,可影响相应心肌的血液供应。

(三)治疗

主要是指稳定型心绞痛的治疗,不稳定型心绞痛的治疗见后。

1.药物治疗

(1)预防心肌梗死和猝死

①抗血小板:所有急性或慢性缺血性心脏病患者,无论有无症状,只要没有禁忌证,就应当常规每天应用阿司匹林75～150 mg。

②降脂治疗:积极降脂治疗并达到相应标准(详见有关章节)。

(2)抗心绞痛和抗缺血治疗减轻缺血和心绞痛最有效的药物是β受体阻滞剂、钙通道阻滞剂和硝酸酯类。首先选用β受体阻滞剂,治疗稳定型心绞痛患者时,静息心律应达到55～60次/分;严重的患者,可将心律减慢到50次/分以下。

如有禁忌或发生严重不良反应或效果不佳,改用钙离子拮抗剂,或改用长效硝酸酯类。

如果患者有静息或夜间心绞痛或变异型心绞痛病史提示血管痉挛,应首选长效硝酸酯类或钙离子拮抗剂开始治疗。

2.介入治疗

(1)介入治疗一般适应证:稳定型心绞痛经药物治疗效果不好或不稳定型心绞痛具有:①心肌缺血的客观证据;②左室功能正常或轻度减退;③单支或多支冠状动脉局限狭窄大于50%。

(2)介入治疗的禁忌证

①狭窄小于50%。

②左主干狭窄>50%并多支非局限病变。

③严重左心功能不全。

3.外科治疗

冠状动脉搭桥术适应证。

(1)左主干严重狭窄(>50%)。

(2)左主干等危症:左前降支和回旋支近段重度狭窄(>75%)。

(3)三支病变,特别是当左室功能不全时(LVEF<50%)。

第四节 心脏瓣膜病

心脏瓣膜病(valvular heart disease)是由于炎症、黏液样变性、退行性改变、先天性畸形、缺血性坏死、创伤等原因引起单个或多个心脏瓣膜(瓣叶、腱索、乳头肌)结构、功能发生异常,导致瓣膜口狭窄或(及)关闭不全,最终造成一系列血流动力学改变。

在我国,虽然风湿性心瓣膜病呈下降趋势,但非风湿性心瓣膜病却有所增加,因此,心脏瓣膜病仍是我国常见的心脏病之一。

一、二尖瓣疾病

（一）二尖瓣狭窄

二尖瓣狭窄（mitralstenosis）绝大多数是风湿热的后遗症，极少数为先天性瓣膜狭窄或老年性二尖瓣环及环下钙化。风湿性二尖瓣狭窄在风心病中最为常见，通常情况下，从初次风湿性心肌炎到出现明显二尖瓣狭窄的症状可长达 10 年，此后 10～20 年逐渐丧失活动能力。40% 的风湿病患者为单纯二尖瓣狭窄，其中 2/3 为女性。正常二尖瓣口面积为 4～6 cm^2，当瓣口面积减小为 1.5～2.0 cm^2 为轻度狭窄；1.0～1.5 cm^2 为中度狭窄；＜1.0 cm^2 为重度狭窄。

患者早期可无症状，或表现为程度不同的呼吸困难、咳嗽、咯血、心房颤动或血栓栓塞，甚至急性肺水肿。典型体征为心尖区局限舒张中晚期递增型隆隆样杂音，左侧卧位明显，可伴舒张期震颤。可伴心尖区第一心音亢进，呈拍击样，心尖区尚可闻及二尖瓣开瓣音。胸部 X 线检查主要为左房右室增大，超声心动图是最敏感而特异的无创性诊断方法，对于确定瓣口面积和跨瓣压力阶差、判断病变程度、决定手术方式以及评价手术疗效均有很大价值。

对于瓣膜性心脏病患者，其主要问题是瓣膜本身存在机械性损害，任何药物或内科保守治疗均不能使其消除或缓解，因而治疗瓣膜性心脏病的关键在于修复瓣膜损害。

目前国际上较一致的意见是：对于所有有症状的瓣膜性心脏病心力衰竭（NYHA Ⅱ级及以上），以及重度主动脉瓣病变伴有晕厥、心绞痛者，均应尽早进行介入治疗或手术置换瓣膜；严重主动脉瓣或二尖瓣狭窄或返流的病人，即使心室功能已经受损，也应考虑外科瓣膜置换手术。已有充分证据表明介入或外科手术治疗是有效和有益的，可提高长期存活率。

1. 内科治疗

二尖瓣狭窄的内科药物治疗方法非常有限。迄今为止，没有证据表明，应用神经内分泌拮抗剂，如 ACE 抑制剂、β 受体阻断药、醛固酮受体拮抗药可以改变瓣膜性心脏病心力衰竭患者的自然病史或提高存活率，更不能用来替代已有肯定疗效的介入或手术治疗。

（1）一般治疗：低盐饮食，戒除烟酒，注意劳逸结合，避免过度体力劳动和剧烈运动，积极预防链球菌感染、风湿活动及感染性心内膜炎。

（2）处理心力衰竭：单纯二尖瓣狭窄合并急性肺水肿的病理生理基础是左心房衰竭，在处理上与左心室衰竭肺水肿既有相同点也有不同点。二尖瓣狭窄所致肺水肿，应尽量避免使用以扩张小动脉为主减轻心脏后负荷的血管扩张药物，首选以扩张静脉为主的药物，以减少回心血量，改善肺瘀血。由于单纯二尖瓣狭窄患者，其左心室并无压力负荷或容量负荷加重，因此应用正性肌力药物无益，仅在合并快速心房颤动时静脉滴注毛花苷 C 以降低心室率。ACE 抑制剂具有血管扩张作用，应慎用于瓣膜狭窄的患者，以免前负荷过度降低致心排出量减少而引起低血压、晕厥等，利尿剂和硝酸酯类药物可改善循环瘀血症状。

（3）处理心房颤动：二尖瓣狭窄患者出现阵发性心房颤动或持续心房颤动在一年以内，左心房直径＜50 mm，无高度或完全房室传导阻滞和病态窦房结综合征者，可在严格抗凝之后考虑药物或电复律治疗，复律后应用药物维持窦律，同时在复律之前 3 周和成功复律后 4 周需服用华法林（使 INR 达到 2～3 之间）以预防血栓栓塞；如患者无复律条件或复律失败或复律后不能维持窦律，心率快时可应用地高辛和（或）β 受体阻断药控制心室率并缓解症状，因其发生中风的危险性高,应给予华法林预防血栓栓塞。

(4)咯血的处理:咯血是二尖瓣狭窄常见的并发症之一。大咯血时应尽快降低肺静脉压,除给予适量镇静剂如地西泮或小剂量吗啡外,应使用利尿剂和静脉滴注硝酸甘油类药物;也可酌情应用酚磺乙胺、维生素K和6-氨基己酸等,但不宜使用垂体后叶素,因其强烈的血管收缩作用使血压升高,增加血管阻力,加重心脏负荷。对于内科治疗无效者,应考虑紧急二尖瓣手术。

2.介入和外科手术治疗

二尖瓣中、重度狭窄伴有症状,尤其是症状进行性加重时,应尽快考虑介入或手术方法扩大瓣口面积以缓解狭窄;出现肺动脉高压时,即使症状轻,也应及早干预。

(1)经皮球囊二尖瓣成形术:是通过介入方法治疗二尖瓣狭窄病变的非手术手段,可部分替代开胸手术,具有创伤小、相对安全等特点,能使瓣膜面积扩大至 2.0 cm² 以上,目前已成为治疗单纯二尖瓣狭窄的首选方法。国内外的随机或临床随访研究都证实其疗效与直视二尖瓣分离术相当,而优于二尖瓣闭式分离术。其适应证为年龄小于 50 岁、病程较短、窦性心律的中重度单纯二尖瓣狭窄的病人,要求瓣膜条件好无明显钙化,有 S1 亢进、开瓣音,未合并其他瓣膜病变以及左心房内无血栓等。

(2)二尖瓣分离术:分闭式和直视分离两种,多采用经左心室进入使用扩张器进行分离,手术适应证基本同二尖瓣球囊分离术,但对年龄无明显限制。对合并有中度二尖瓣关闭不全、瓣膜有明显钙化、心腔内有血栓形成或腱索明显融合缩短的患者,应在直视下进行分离。

(3)人工瓣膜置换术:二尖瓣膜严重钙化,或伴有明显的关闭不全,心功能在 3~4 级者,可考虑行人工瓣膜置换术。有生物瓣和机械瓣可供选用。生物瓣置换后不需长期抗凝,但耐久性远不如机械瓣。机械瓣不致钙化,且经久耐用,但需终身抗凝治疗。一般在术后 2 天开始口服华法林,使凝血酶原时间维持在正常对照的 1.5~2 倍之间,或国际标准比值 2.5~3.5 之间。

二尖瓣狭窄患者无论进行了上述何种手术,均应继续预防链球菌感染,防止风湿活动,这是防止二尖瓣术后再度狭窄的关键。

(二)二尖瓣关闭不全

二尖瓣关闭不全(mitral insufficiency)可分为急、慢性两大类,病因远较二尖瓣狭窄复杂。二尖瓣及其瓣下结构包括四个成分:瓣叶、瓣环、腱索和乳头肌,其中任何一个成分发生结构异常或功能失调,均可导致二尖瓣关闭不全。慢性起病者中,因风湿热引起的瓣叶损害最多见,多伴有二尖瓣狭窄或主动脉瓣疾病。急性二尖瓣关闭不全多因腱索断裂、瓣膜毁损或破裂、乳头肌坏死或断裂以及人工瓣膜置换术后开裂而引起,可见于急性心肌梗死、感染性心内膜炎、穿通性或闭合性胸外伤及自发性腱索断裂等。

通常情况下,从初次风湿性心肌炎到出现明显二尖瓣关闭不全的症状可长达 20 年,早期可无症状,一旦发生心力衰竭,则进展迅速。严重的二尖瓣关闭不全可有疲乏、活动耐力下降和劳力型呼吸困难,合并右心衰时可出现体循环瘀血症状。咯血、栓塞相对于二尖瓣狭窄少见,但感染性心内膜炎较多见。而急性二尖瓣关闭不全患者则很快出现心力衰竭或急性肺水肿。二尖瓣关闭不全患者心脏听诊在心尖区可闻及全收缩期 3/6 级以上吹风性杂音,常伴有收缩期震颤。二尖瓣前叶受损为主时杂音向左腋下或左肩胛下传导,后叶受损时杂音向心底部传导。同时伴心尖区第一心音减弱或被杂音掩盖,肺动脉瓣区第二心音亢进或伴分裂。心电图和 X 线检查均示左心房、左心室增大。超声心动图是检测和定量二尖瓣返流的最准确的无创性诊断方法,二维超声心动图可见二尖瓣前后叶反射增强、变厚,二尖瓣口在收缩期不能完全闭合。腱索断裂时可见连枷状二尖瓣叶在收缩期呈鹅颈样钩向左心房,舒张期呈挥鞭样漂向左心室,多普勒超声显示左心房收缩期。

1. 内科治疗

原则与二尖瓣狭窄基本相同。但二尖瓣关闭不全的患者更宜选用血管扩张药;只要患者有心力衰竭,不论是否伴有心房颤动,均可考虑使用洋地黄制剂;ACE 抑制剂可改善二尖瓣关闭不全患者左室增大或心衰症状;应特别注意感染性心内膜炎的预防。但目前没有试验证实在无症状的严重二尖瓣返流病人中使用血管扩张药的疗效。对于无症状、心功能正常者无须特殊治疗,但应定期随访。

对于急性二尖瓣关闭不全患者,内科治疗一般为术前过渡措施,治疗目的在于尽快确定病因并稳定其血流动力学,为下一步紧急手术做好准备。应尽可能在 Swan-Ganz 导管床旁血流动力学监测下进行,血管扩张药的使用至关重要,它通过扩张动、静脉迅速降低心室前、后负荷。可予硝普钠静脉滴注,从小剂量开始,逐渐加量,如伴有低血压,可同时使用多巴胺,剂量为 $2\sim 10\mu/(kg\cdot min)$。同时酌情应用洋地黄类药物和利尿剂。如患者出现心源性休克,应积极予以主动脉内气囊反搏以增加体动脉血压,同时完成必要的检查如超声和导管检查。

2. 手术治疗

长期随访研究表明,手术治疗后二尖瓣关闭不全患者心功能的改善明显优于药物治疗,即使在合并心力衰竭或心房颤动的患者中,手术治疗的优势亦十分明显。

(1) 术前准备:术前应进行详细的血流动力学检查和选择性左心室造影,确定二尖瓣关闭不全的严重程度,有否合并其他瓣膜病变和冠状动脉疾病,以及排除原发性心肌病。

(2) 手术适应证:

①重度二尖瓣关闭不全经内科治疗后,心功能仍为 3~4 级;

②无明显临床症状,但辅助检查证实心脏进行性增大,左室射血分数下降,左室收缩末内径达 50 mm 者;

③慢性中重度二尖瓣关闭不全合并感染性心内膜炎,抗生素治疗无效;

④急性二尖瓣关闭不全。

(3) 手术种类:

①二尖瓣(修复)成形术:优点是手术死亡率低,远期效果较好,因保存了天然瓣膜,左心室功能恢复较好,不易发生感染性心内膜炎和血栓栓塞,故不需长期抗凝治疗。适用于二尖瓣松弛脱垂、腱索过长或断裂、风湿性二尖瓣关闭不全病变较局限或前叶柔软无皱缩,感染性心内膜炎二尖瓣赘生物或穿孔较局限或前叶轻度损害者。

②二尖瓣置换术:凡无法进行二尖瓣成形术者,均应进行二尖瓣置换术,可选择机械瓣或生物瓣。较内科药物治疗,可明显提高存活率。

(三) 二尖瓣脱垂综合征

二尖瓣脱垂(mitral valve prolapse)是指各种原因使二尖瓣叶在心脏收缩时向左心房脱垂,导致二尖瓣关闭不全的一系列临床表现。曾被称为收缩期喀喇音-杂音综合征、Barlow 综合征、瓣膜松弛综合征等。原发性二尖瓣脱垂综合征是一种先天性结缔组织疾病,确切病因尚未明了。多见于年轻女性,亦可见于马方综合征、系统性红斑狼疮、结节性多动脉炎等患者。其病理特征是二尖瓣黏液样变性,瓣叶心房面局限性增厚,表面有纤维素和血小板沉积。乳头肌、腱索、瓣环的病变亦可致二尖瓣脱垂,常继发于冠心病心肌梗死、心肌病、风湿性心肌炎、房间隔缺损、甲状腺功能亢进和直背综合征等。

患者可有不同的临床症状,如胸痛,通常服硝酸甘油不缓解;心悸、心律失常如多发性室性期前收缩、室上性或室性心动过速;呼吸困难、疲乏、头晕甚至晕厥,猝死和脑栓塞少见。继发性二尖瓣脱垂可有原发病的临床表现。典型体征是心尖区可闻及收缩中晚期喀喇音和收缩晚期杂音。胸部 X 线检查多数患者心影无明显异常。显著二尖瓣关闭不全者左心房、左心室明显增大。心电图可正常或Ⅱ、Ⅲ、aVF 导联 T 波双向或倒置,以及非特异性 ST 段改变。可见 QT 间期延长,预激综合征和各种心律失常。超声心动图检查发现收缩期二尖瓣前或后叶突向左心房,并超过瓣环水平具有重要的诊断价值。

1.内科治疗

(1)对无症状或症状轻微的患者,预后良好,多无须治疗,可正常工作生活。有晕厥史、复杂的心律失常、马方综合征者,均应避免过度的体力劳动。

(2)胸痛者可用 β 受体阻断药,减慢心率,减少心肌氧耗,减轻二尖瓣脱垂的程度。可用普萘洛尔 5~10 mg,每日 3 次;或美托洛尔 12.5~25 mg,每日 2~3 次。

(3)心律失常的治疗二尖瓣脱垂患者可发生各种心律失常,一般首选 β 受体阻断药进行治疗。必要时可选用心律平、胺碘酮等药物(详见"心律失常"章节)。

(4)预防感染性心内膜炎伴有二尖瓣关闭不全者,在手术、拔牙、分娩或侵入性检查前后,应给予抗生素预防感染性心内膜炎发生。

(5)预防脑栓塞出现一过性脑缺血者,应使用阿司匹林或噻氯匹定;有反复脑缺血发生,或有严重二尖瓣关闭不全、房性心律失常、心力衰竭,需长期应用华法林抗凝治疗,使凝血酶原时间维持在国际正常比值(INR)2~3 之间。

2.手术治疗

严重的二尖瓣关闭不全合并充血性心力衰竭者,常需手术治疗。对于瓣叶过大、腱索过长或断裂、瓣环扩大,应尽早做二尖瓣成形术。仅于二尖瓣无法修补时行人工瓣膜置换术。

二、主动脉瓣疾病

(一)主动脉瓣狭窄

主动脉瓣狭窄(aortic stenosis)最常见的原因包括风湿热、先天性狭窄或老年性主动脉瓣钙化,其中男性占 80%。单纯风湿性主动脉瓣狭窄罕见,常常合并二尖瓣病变和(或)主动脉瓣关闭不全。其病理变化为瓣膜交界处粘连、融合、纤维化,导致钙质沉着及瓣口进一步狭窄。老年性主动脉瓣钙化是一种退行性改变,占老年患者 18%,一般瓣口狭窄相对较轻,部分患者合并关闭不全。正常主动脉瓣口面积超过 3 cm^2,当瓣口面积减小为 1.5 cm^2 为轻度狭窄,1.0 cm^2 中度狭窄,小于 1.0 cm^2 为重度狭窄。

由于左心室代偿能力较强,主动脉瓣狭窄患者往往代偿期很长,直至中度狭窄才出现症状。临床表现为劳力型呼吸困难、端坐呼吸甚至急性肺水肿,50%~70% 的患者死于充血性心力衰竭；还可出现心绞痛、晕厥、血栓栓塞等表现。听诊时于胸骨右缘第2肋间闻及粗糙、响亮的收缩期喷射性杂音，向颈部甚至心尖传导，常伴有震颤。主动脉瓣第二心音减弱，亦可出现第二心音逆分裂。心电图示左室肥大劳累。X线检查可见主动脉瓣钙化，左心房、左心室增大。多普勒二维超声心动图检查可确定主动脉瓣狭窄及其严重程度，同时计算瓣口面积和主动脉跨瓣压力阶差。先天性主动脉瓣狭窄或疑有左心室流出道梗阻者，应考虑行左心导管检查；对于老年性主动脉瓣钙化，还应在瓣膜手术前行冠状动脉造影确定是否合并冠心病。

1. *内科治疗*

无症状的轻度狭窄患者每2年随访一次，中、重度狭窄患者应避免剧烈体力劳动，每6～12个月复查一次；发生心绞痛者可使用硝酸酯类药物；应谨慎应用β受体阻断药等负性肌力药物；心力衰竭的处理详见有关章节，注意不宜使用小动脉的血管扩张药及小心使用利尿剂。

2. *手术治疗*

(1) 经皮球囊主动脉瓣成形术目前认为不是主动脉瓣狭窄患者的主要治疗手段。相对于其他瓣膜成形术，主动脉瓣成形术使主动脉瓣狭窄的瓣口面积增加有限，再狭窄发生早，出血和栓塞等严重并发症发生率较高，死亡率高，术后血流动力学、左心室功能和生存率均不如外科瓣膜置换术。现在主要用于儿童、年轻或年龄大有明显左心功能衰竭不能耐受换瓣手术的主动脉瓣狭窄患者，常常作为一种过渡手术。

(2) 直视下主动脉瓣交界分离术可很大程度改善血流动力学，危险度较低，但10年后主动脉瓣又可发生变形、钙化和再狭窄。主要适用于儿童和年轻人作为过渡办法，一旦他们发育完成，主动脉根部长大，即可行主动脉瓣置换术。

(3) 主动脉瓣置换术是重度或钙化主动脉瓣狭窄、主动脉瓣狭窄合并关闭不全伴血流动力学严重障碍时的主要方法，在临床症状出现前施行手术远期疗效较好。年长者以生物瓣为宜，年龄40岁以下者宜换机械瓣，术后终身抗凝。

(二) 主动脉瓣关闭不全

主动脉瓣关闭不全病因较多，可因主动脉瓣和瓣环以及升主动脉的病变引起。其中大多数为男性患者，占75%。慢性病因中，以风湿热造成的瓣叶损害最为多见，主要是由于炎症和纤维化使瓣叶挛缩、变形，常常合并二尖瓣病变；另外，先天性畸形如二叶式主动脉瓣、室间隔缺损伴主动脉瓣脱垂等以及一些结缔组织疾病如系统性红斑狼疮、类风湿关节炎等均可引起主动脉瓣关闭不全；升主动脉病变可造成主动脉根部扩张，导致主动脉瓣环的扩大的主动脉瓣闭合不全引起返流，常见病因有：马方综合征、升主动脉粥样硬化、梅毒性主动脉炎、严重高血压及特发性主动脉扩张。急性主动脉瓣关闭不全多见于感染性心内膜炎、外伤、主动脉夹层等。

主动脉瓣关闭不全患者的心力衰竭的代偿期可长达10～15年，轻度主动脉瓣关闭不全患者多年可无症状，而一旦出现心力衰竭则进展迅速。患者常有心悸、劳力型呼吸困难、胸痛和晕厥较少见。急性主动脉瓣关闭不全很快即出现急性左心衰或肺水肿。患者主动脉瓣区可闻及高调递减性哈气样杂音，坐位前倾呼气末明显。如杂音带音乐性质，常提示瓣膜的一部分翻转、撕裂或穿孔。脉压明显增大，可出现点头运动、颈动脉搏动、水冲脉、枪击音、杜氏二重音以及毛细血管搏动等周围血管征。急性主动脉瓣关闭不全时,舒张期杂音较柔和、短促,伴第一心音减弱或消失,脉压可接近正常。心电图和 X 线示左心室增大,升主动脉和主动脉结扩张,心影呈"主动脉心型"。超声心动图检查可见左室腔及其流出道和升主动脉根部内径扩大,舒张期二尖瓣前叶快速高频振动;超声心动图对判定主动脉瓣关闭不全严重程度及评价左室功能、病因诊断均很有价值,可显示二叶式主动脉瓣、瓣膜脱垂、破裂、赘生物形成或主动脉夹层分离等。

1.内科治疗

目的与治疗二尖瓣关闭不全相同,主要是控制心力衰竭,预防感染性心内膜炎,同时积极治疗原发病,内科治疗是急性主动脉瓣关闭不全术前准备过渡措施。

主动脉瓣关闭不全是唯一一种可以通过药物降低后负荷而改变自然病程的瓣膜病。研究最多的药物是硝苯地平。在一项与地高辛的比较研究中,硝苯地平可以延缓严重无症状主动脉瓣关闭不全病人做主动脉瓣置换术的时机。另外,采用硝苯地平的病人可缩小心室腔并提高射血分数。严重主动脉瓣返流不能进行外科手术的病人可以考虑长期使用血管扩张药物。几项研究显示严重主动脉瓣返流而左室功能完好的病人,长期使用肼屈嗪和硝苯地平可以减慢心室的结构改变而延缓对手术的需求。但是,病人对于这些药物的耐受性常常较差,而且没有试验证实这些血管扩张药可以降低心力衰竭或死亡的危险。

血管扩张药包括 ACE 抑制剂主要适用于慢性主动脉瓣关闭不全患者,目的是减轻后负荷,增加前向心排出量而减少返流。无症状的慢性主动脉瓣关闭不全患者,射血分数正常时,常无须治疗,但建议病人每半年至一年进行临床随访或行超声心动图检查,行侵入性检查或治疗时须给予抗生素预防感染性心内膜炎。有症状的患者则适用于手术治疗,药物治疗不能替代手术治疗。

2.手术治疗

人工瓣膜置换术是治疗主动脉瓣关闭不全的主要手段,适用于有症状、左心室功能不全(EF<50%),左心室明显扩大以及重度主动脉瓣关闭不全且有症状,无明显禁忌证和并发症者。对于急性主动脉瓣关闭不全者,应在积极内科治疗改善血流动力学的同时及早采取手术治疗,以挽救患者生命。

三、三尖瓣和肺动脉瓣疾病

(一)三尖瓣狭窄

风心病最常见,其病理生理与二尖瓣狭窄相似,但损害较轻,极少单独出现,常伴关闭不全及二尖瓣、主动脉瓣损害。临床主要表现为疲乏、腹胀,可并发心房颤动和肺栓塞。

内科治疗:限制钠盐,应用利尿剂,合并心房颤动时控制心室率。

手术治疗:合并血流动力学改变时可选择人工瓣膜置换术,经皮球囊三尖瓣成形术虽易行,但适应证尚不明确。

(二)三尖瓣关闭不全

功能性常见而器质性少见,严重三尖瓣关闭不全者表现为右心衰竭症状,亦可并发心房颤动以及肺栓塞。对于无肺动脉高压患者常无须手术,主要处理右心衰竭(详见心衰章节)。中、重度三尖瓣关闭不全者可酌情选择瓣环成形术或人工瓣膜置换术。

(三)肺动脉瓣狭窄

最常见病因为先天性畸形,风湿性极少见,且严重者极少,常常合并其他瓣膜损害,且临床表现被后者遮盖。类癌综合征为罕见病因。

(四)肺动脉瓣关闭不全

多继发于肺动脉高压的肺动脉干根部扩张,引起瓣环扩大,见于二尖瓣疾病或艾森曼格综合征等情况。治疗多以治疗导致肺动脉高压的原发病为主,仅在严重的肺动脉返流导致难治性右心衰竭时,方考虑进行瓣膜手术。

四、多瓣膜病

多瓣膜病常见于一种病因损害几个瓣膜或一个瓣膜损害引起近端瓣膜功能受累或不同疾病分别导致不同瓣膜损害。其血流动力学特征和临床表现取决于受损瓣膜的组合形式和各瓣膜受损的相对严重程度,一般说来,严重损害掩盖轻损害,近端瓣膜损害较显著,总的血流动力学异常明显。

多瓣膜病外科手术治疗为主要措施,但死亡危险高,其预后取决于术前确诊和明确相对严重程度对治疗决策至关重要。

第五节　感染性心内膜炎

一、概述

感染性心内膜炎(IE)是指细菌、真菌或其他微生物直接感染而产生心瓣膜或心室壁内膜的炎症。是一种高致残和高病死率的疾病。

IE 的年发病率为 3~10 例/10 万人,住院的 IE 患者病死率 9.6%~26%。影响 IE 预后的主要因素包括:患者的病情特征、是否有心脏和非心脏并发症、病原微生物种类、超声、心电图征象等。目前 50% 患者在住院期间接受外科手术。有外科指证而手术风险较高、无法实施手术者预后差。

近年来 IE 的流行病学已经发生了明显变化,风湿性心脏瓣膜病患者明显减少,退行性心脏瓣膜病患者、静脉用药依赖者明显增加。人工瓣膜置换、心脏起搏器、埋藏式心脏除颤器等植入逐年增加使得器械相关性 IE 发病率在增高。

(一)IE 病因

包括基础心血管病变及病原微生物两方面。大多数 IE 患者有心瓣膜病变,如二叶式主动脉瓣狭窄、二尖瓣脱垂、主动脉瓣与二尖瓣退行性病变、风湿性心瓣膜病等;其次为先天性心脏病(动脉导管未闭、室间隔缺损、法洛四联症等)、静脉注射成瘾、接受有创性检查、介入治疗和血流透析等。IE 病原微生物中最常见的是细菌(>90%),其次为真菌(5%),其他病原体如衣原体、立克次体等均罕见。对于社区获得性 IE 致病菌以链球菌为主,院内感染性 IE 致病菌以金黄色葡萄球菌和肠球菌为主,透析患者感染性 IE 致病菌以金黄色葡萄球菌为主,而且绝大部分为耐甲氧西林的金黄色葡萄球菌。吸毒患者 IE 以金黄色葡萄球菌多见。

(二)病理生理

赘生物形成是本病的特征性病理改变。临床 IE 除感染征外,其他表现还基于:①心内膜感染的局部毁损作用;②赘生物碎片引起远处栓塞或迁移性感染;③持续菌血症期的远处血源性感染;④对感染细菌的免疫反应,由免疫复合物或抗体、补体与组织中的抗原相互作用,引起组织炎症损伤。

(三)2009 年 ESC 的 IE 指南提出 IE 分类

依照感染部位及是否存在心内异物将 IE 分为:①左心自体瓣膜 IE(NVE);②左心人工瓣膜 IE(PVE)瓣膜置换术后 1 年内发生者为早期 PVE,1 年后发生者晚期 PVE;③右心 IE;④器械相关性 IE,包括发生在起搏器或除颤器导线上的 IE,可伴或不伴有瓣膜受累。

根据患者来源分为:①社区获得性 IE;②医疗相关性 IE:院内感染和非院内感染;③经静脉吸毒者的 IE。

二、临床诊断

IE 的早期表现缺乏特异性,多数表现为发热等感染征象,往往被误诊为一般呼吸道感染,而且不同患者间差异较大,一些老年或免疫低下的患者甚至没有明确的发热病史。因此,IE 的及时检出首先有赖于临床医师的高度警觉性,即一旦怀疑立即求证,超声心动图检查和血培养是诊断 IE 的两大主要依据。

(一)临床表现

1.全身感染的表现

(1)发热:为本病最常见症状,90%左右患者有发热。各种热型均可出现,以弛张热多见,也可以是持续低热,如不治疗则发热可持续或反复出现。发病初期由于其他临床表现不明显,容易与感冒发热混淆。发热前可伴或不伴有寒战。热退时出汗较多,有时即使不发热也出汗明显。少数患者可不发热或轻微发热,主要见于老年人、严重衰弱或少数凝固酶阴性的葡萄球菌感染的自身瓣膜 IE 患者。

(2)其他全身症状:主要有进行性贫血、消瘦、乏力、食欲缺乏、盗汗等。进行性贫血可达严重程度,是 IE 的较常见表现,有时可成为突出症状之一。而乏力、虚弱、气急可部分由贫血引起。盗汗也是感染活动的重要表现,严重时白天也可虚汗不止。肌肉关节酸痛也常见,为毒血症引起。

(3)杵状指:一般多出现在病程较长者,见于 20%~40%的病例,无发绀。在疾病过程中如观察到无发绀的杵状指,对诊断有较大意义。

(4)脾肿大:见于 15%~50%的病例,脾肿大而软,对本病有较大的诊断价值,多见于病程较长的 IE 患者。脾肿大程度多不显著,少数可达脐水平。

2.心脏受累表现

大多数 IE 患者有心脏杂音,杂音既可来自原有基础心脏病的杂音,也可因感染病灶破坏心脏瓣膜及附件或形成心脏腔室异常孔道产生新的杂音,赘生物生长或破坏可导致杂音性质改变,大的赘生物甚至可引起功能性瓣膜狭窄;也可因为瓣膜溃疡、瓣叶穿孔、腱索断裂或室间隔穿孔产生新的粗糙、响亮或音乐性收缩期杂音。三尖瓣 IE 患者的杂音多数不明显。在病程中杂音性质的改变有时也可因贫血、心动过速、心输出量变化所致。

由于感染及心脏结构破坏,导致血流动力学障碍,加重心脏负担,可引发或加重原有心力衰竭。患者呼吸困难,活动能力下降,严重时不能平卧,甚至出现急性肺水肿,特别是出现腱索断裂、瓣膜穿孔、瓣周瘘时,容易使心功能迅速恶化。也可出现下肢水肿、腹胀、黄疸、胸腔积液和腹水等。

可出现心律失常,多数为期前收缩、心房颤动。如病灶累及传导系统则可出现房室传导阻滞或束支传导阻滞,多数系主动脉瓣病灶进展所致,因其靠近传导系统。

3.栓塞及血管损害

栓塞现象较常见,对本病诊断有重要价值。栓塞可发生于任何部位,栓塞范围可大可小,临床表现各不相同。早期发生栓塞者,往往起病急,预示病情凶险。

如风湿性心瓣膜病等疾病合并IE时,赘生物多位于左心,因此体循环栓塞多见。其中以脑部动脉栓塞多见。大约1/3 IE病例存在神经系统症状或体征,尤其多见于金黄色葡萄球菌性IE,伴有病死率增加。患者可出现偏瘫、失语、昏迷、脑膜炎、蛛网膜下隙出血、菌性脑动脉瘤破裂引起脑出血等症状和体征。如肾动脉栓塞可引起腰痛、血尿,一般不出现严重的肾功能损害,但由感染引起的肾脏免疫性损害,可导致蛋白尿、肾功能损害。如栓塞在脾脏,可致脾区疼痛、摩擦音、脾肿大、发热,如脾脏菌性动脉瘤破裂则引起腹腔出血、休克或腹膜炎、膈下脓肿。肠系膜动脉栓塞可引起肠坏死、腹膜炎。四肢动脉栓塞可致肢体发冷、无力、疼痛及坏死。眼结膜可见瘀点,眼底可见扇形或圆形出血,有时可见圆形白色点(ROth点);视网膜中心动脉栓塞可致突然失明;中枢神经系统病灶有时引起偏盲、复视。

如先天性心脏病患者的赘生物多位于右心腔或肺动脉壁,因此以肺动脉栓塞多见。吸毒者IE致病菌常为金黄色葡萄球菌,赘生物大多在三尖瓣,且容易脱落,反复肺动脉栓塞引发多灶性脓毒性肺炎是其重要的临床表现。偶见冠状动脉内栓塞,可导致患者猝死。

皮肤黏膜上的瘀点可由栓塞引起或由感染毒素使毛细血管脆性增加引起破裂所致。瘀点中心呈白色或灰色,可见于眼睑结膜、口腔黏膜、前胸皮肤及指(趾)甲下,现已较少见。大的皮内或皮下栓塞性损害直径5~15 mm,微微隆起,呈紫红色,有明显压痛。多发生在指(趾)末端的掌面,称为Osler小结,大多持续数天后消失,是IE的重要体征之一。Janeway斑为另一种特殊性皮肤损害,呈小结节或小斑片状出血,见于手掌、足底,有时在手臂或小腿出现。Osler小结和Janeway斑现较少见。

(二)辅助检查

1.血培养

绝大部分IE患者存在菌血症,因此血培养阳性是诊断本病最直接的证据,而且还可以随访菌血症是否持续存在,指导正确使用抗生素。

对可疑IE患者应在入院24小时内分别采血3次(每次采血应间隔1小时),最好在患者寒战发热时采血,且不应经输液通道采血。如患者已经使用抗生素治疗,如病情允许,可停药3 d后再行血培养。

若24 h或更长时间内多次血培养阳性,必须考虑IE诊断。仅一次阳性可靠性不高,尤其生长细菌不在IE的致病菌谱中,则可能是标本污染所致。如数次血培养为同一种细菌则结果可靠。必须指出,血培养阴性不能排除IE诊断。

2.超声心动图

超声心动图:经胸检查(TTE)和经食管检查(TEE)两种途径,对于 IE 诊断、处理及随访均有重大价值。TTE 诊断 IE 的敏感性为 40%～63%,TEE 诊断 IE 的敏感性为 90%～100%。

超声心动图诊断 IE 的主要标准:①赘生物,发现赘生物是 IE 特征性表现,超声心动图对赘生物有很高检出率;②脓肿,人工瓣膜裂开(超声心动图表现为瓣周漏,或瓣膜的摇摆运动。两者可单独或合并存在)。

但超声心动图也有其局限性,如不能判断赘生物是否为活动性感染病灶,过小的赘生物(<2 mm)不能检出,不能区别人工瓣上的赘生物与血栓。因此不能依据超声心动图阴性结果而排除 IE 诊断等。

3.其他检查

IE 患者常有红细胞和血红蛋白的降低,红细胞沉降率增快,蛋白尿、血尿等;心电图一般无特异性改变。在并发栓塞性心肌梗死、心包炎时可显示相虚的特征性改变。伴有瓣周脓肿时可出现房室传导阻滞等。

(三)诊断标准

典型的 IE 诊断并不困难,但由于抗生素的广泛应用,使本病具有典型临床表现的患者少见,因此临床上对于有基础心脏疾病且不明原因发热 3 d 以上的患者应怀疑本病的诊断;对于不能解释的贫血、顽固性心力衰竭、脑卒中、周围动脉栓塞、人工瓣膜口的进行性阻塞和瓣膜移位、撕脱等均应考虑是否有 IE 存在。

IE 的主要诊断依据:临床表现、血培养阳性及超声心动图发现赘生物等特征性病理改变。这三者当中只要有两项明确就能基本成立 IE 诊断。可参考改良的 Duke 标准(表 8-4),目前是国际上最广泛应用的诊断标准。

(1)确诊 IE:具有 2 项主要标准,或 1 项主要标准+3 项次要标准,或 5 项次要标准。

(2)可疑 IE:具有 1 项主要标准+1 项次要标准,或 3 项次要标准。

(3)排除 IE:肯定的其他诊断可解释患者临床表现者,或抗生素治疗时间≤4 d 而"心内膜炎"症状完全消失者,或抗生素治疗时间≤4 d 手术或尸解没有发现 IE 证据者。

有以下一种情况者可认为属于活动性 IE:①IE 患者持续发热且血培养多次阳性;②手术时发现活动性炎症病变;③患者仍在接受抗生素治疗;④有活动性 IE 的组织病理学证据。

IE 再发有两种情况:①复发:指首次发病后 6 个月内由同一微生物引起 IE 再次发作;②再感染:指不同微生物引起的感染,或者首次发病后超过 6 个月由同一微生物引起 IE 再次发作。

(四)鉴别诊断

本病的临床表现涉及全身多脏器,故需与多种疾病相鉴别。如以发热为主,心脏表现不明显时,应与常见的长期发热疾病鉴别,如伤寒、疟疾、结核病、结缔组织病、淋巴瘤等。伤寒一般有白细胞计数减少,而非增高,血或骨髓培养可见伤寒杆菌;疟疾可有其特征性发热,血中查到疟原虫;结核往往为低热,伴有盗汗,OT 或 PPD 试验强阳性及查到结核杆菌或病灶等。

表 8-4 IE 的改良 Duke 诊断标准

一、主要标准
  1.血培养阳性
    ①有 IE 的典型细菌(2 次不同血培养中)
    ②≥2 次持续性阳性(采血间隔>12 h)
    ③伯纳特立克次体 1 次阳性,或第一相免疫球蛋白 G 抗体滴度>1∶800
  2.心内膜受累证据
    (1)超声心动图
      ①摆动性团块(赘生物)
      ②脓肿
      ③人工瓣裂开
    (2)新出现的瓣膜返流(增强或改变了原来不明显的杂音)
二、次要标准
  1.易患因素:有基础心脏病或静脉药物依赖者
  2.发热:体温≥38℃
  3.血管表现:主要动脉栓塞、化脓性肺栓塞、细菌性动脉瘤,颅内出血,结膜出血,Janeway 结等
  4.免疫系统表现:肾小球肾炎、Osler 小结、Roth 点、类风湿因子阳性等
  5.微生物学证据:血培养阳性,但不符合上述主要标准或与 IE 致的急性细菌感染的血清学证据

注:典型致病菌包括草绿色链球菌、牛链球菌、肠球菌、葡萄球菌或 HACEK 菌群(嗜血杆菌、放线杆菌、人心杆菌、金格拉杆菌和埃肯菌属)。

    有时栓塞导致的某个局部症状突出,IE 的其他表现被掩盖或被忽视,则容易导致误诊。如突发脑栓塞或脑出血,患者无自觉发热或就诊时发热不明显,可误诊为脑血管意外。因此,对年轻人无明显原因的脑血管意外应注意感染性心内膜炎脑部并发症。有显著血尿及肾区疼痛者,可误诊为肾结石;有明显肾脏损害伴蛋白尿及全身水肿、氮质血症者,可误诊为原发性肾小球肾炎,应注意鉴别。

    IE 与风湿活动鉴别有时较困难。一般风湿活动多见于青少年,而 IE 30 岁后发病较多。风湿活动以低热为主,贫血不如 IE 明显,心电图 PR 段延长较多见,水杨酸钠治疗有效,一般无皮肤黏膜瘀点、脾肿大、杵状指、赘生物、血培养阳性等。

    发热是多种疾病的共同点,对鉴别无帮助,但是血培养阳性和赘生物、Osler 小结、杵状指、栓塞征等是 IE 的特征,鉴别诊断要牢牢抓住这些特征。

三、治疗

    治疗过程最主要的方法是选择合适的杀菌抗生素及必要适时的外科手术。

  1.抗生素应用

    采用有效的抗生素是治愈本病最根本的治疗。抗生素治疗的原则:及时、准确、足量。最好有细菌培养药敏试验指导选用细菌敏感的抗生素;对于病原微生物不明的,选用针对金黄色葡萄球菌、链球菌和革兰氏阴性杆菌均有效的广谱抗生素。有条件时应监测抗生素血药浓度,调节用药剂量,使血药浓度达到最小杀菌浓度的 8 倍以上彻底杀灭赘生物中残存的细菌,防止复发。如治疗有效,则应当持续 4~6 周。

(1)初始经验性治疗:治疗方案见表8-5,适用于病原体确定之前或无法确定的患者。

表 8-5 IE 初始经验性抗生素治疗方案

抗生素	剂量和用法	持续时间(周)
自体瓣膜 IE:		
①氨苄西林钠舒巴坦钠	12 g/d,IV,分 4 次	4～6
或阿莫西林克拉维酸钾	12 g/d,Iv,分 4 次	4～6
＋庆大霉素	3 mg/(kg·d),IV 或 im,分 2～3 次	4～6
②万古霉素	30 mg/(kg·d),IV,分 2 次	4～6
＋庆大霉素	3 mg/(kg·d),IV 或 im,分 2～3 次	4～6
＋环丙沙星	1000 mg/d,口服,分 2 次	4～6
	或 800 mg/d,Iv,分 2 次	
早期人工瓣膜 IE:		
万古霉素	30 mg/(kg·d),IV,分 2 次	6
＋庆大霉素	3 mg/(kg·d),IV 或 im,分 2～3 次	2
＋利福平	1200 mg/d,口服,分 2 次	6
晚期人工瓣膜 IE:		
与自体瓣膜 IE 相同		

注:IV:静脉注射;im:肌肉注射。

(2)对已知致病微生物时的治疗:对青霉素敏感的细菌:青霉素剂量为 1200 万～2000 万 U/d,分 4 次或持续静脉滴注。应注意青霉素用量超过 2000 万 U/d,脑脊液中浓度过高有可能引起神经毒性表现,可引起肌肉痉挛、癫痫样发作及昏迷。另外,青霉素含钾或钠,大剂量可引起高血钾、高血钠等。青霉素过敏者可改用头孢菌素类如头孢唑啉、头孢拉定,剂量为 6～12 g/d,分 4 次,静脉注射。对头孢菌素也过敏者,可用万古霉素,万古霉素剂量为 30 mg/(kg·d),分 2 次,静脉滴注,最大剂量不超过 2 g/d。青霉素敏感的链球菌引起的人工瓣膜心内膜炎,可用青霉素治疗 6 周,头 2～4 周加用庆大霉素肌肉注射,剂量与自身瓣膜心内膜炎相同。

对青霉素比较不敏感的链球菌如肺炎链球菌、化脓性链球菌及 B、c、G 组链球菌感染,青霉素用量宜大(2 000 万～3 000 万 U/d)并加用庆大霉素 2 周。如无效可改用万古霉素。

肠球菌 IE 的治疗较困难,可用大剂量青霉素或氨苄西林—舒巴坦或万古霉素联合庆大霉素治疗,疗程为 4～6 周。治疗中应注意肾毒性和耳毒性,特别是万古霉素与庆大霉素联合时。由于肠球菌的耐药问题较严重,有的肠球菌甚至对万古霉素耐药,可试用替考拉宁静脉滴注,先给负荷剂量 0.4 g/12 h×3 次,之后 0.4 g/d,静脉滴注。或试用达妥霉素或利奈唑胺。也可用喹诺酮类、利福平、增效磺胺治疗,或者联合手术治疗。

葡萄球菌多数对青霉素耐药,应使用半合成耐酶青霉素,如萘夫西林或苯唑西林,2 g/4 h,静脉注射。可在头 3～5 d 加用庆大霉素,1 mg/kg,1 次/8 小时肌肉注射。也可选用头孢唑啉静脉注射,2 g/8 h,或万古霉素静脉滴注,剂量同上。对苯唑西林耐药的细菌,只能用万古霉素或者替考拉宁治疗,无效者试用达妥霉素、利奈唑胺。人工心瓣膜葡萄球菌 IE 则应在上述基础上加用利福平,0.3 g/8 h,口服 6 周以上和庆大霉素 2 周。

大肠埃希菌、克雷白杆菌、沙雷菌和变形杆菌属对第三代头孢菌素、亚胺培南等高度敏感。铜绿假单胞菌可选用替卡西林加妥布霉素治疗,但往往疗效欠佳,需手术治疗。HACEK 菌属,对第三代头孢菌素均敏感,也可选用氨苄西林-舒巴坦治疗。对头孢菌素或氨苄西林不耐受者可以用喹诺酮类药物治疗。

真菌性 IE 可采用氟康唑、伊曲康唑、醋酸卡泊芬净或者全剂量两性霉素 B 脂质体静脉注射。但药物治疗往往难于治愈,需手术治疗。立克次体 IE 尚无好的药物治疗,可选用强多西环期治疗。手术仍是有效的治疗方法。

2.手术治疗

IE 患者早期手术的三大适应证为心力衰竭、感染不能控制、预防栓塞(表 8-6)。旨在通过切除感染物、引流脓肿和修复受损组织,避免心力衰竭进行性恶化和不可逆性结构破坏,预防栓塞事件。

表 8-6 IE 手术治疗的适应证

紧急手术(24 小时内)
  自身的或植入性瓣膜 IE 导致心力衰竭或心源性休克,
  原因为急性瓣膜关闭不全;严重的植入瓣膜功能不全;瘘管
急诊手术(几天内)
  自身或植入性 IE 持续性心力衰竭、血流动力障碍或脓肿;
  植入性 IE 为金黄色葡萄球菌,或革兰氏阴性杆菌感染;
  大的赘生物>10 mm 伴有栓塞事件;
  大的赘生物>10 mm 伴有其他并发症;
  巨大的赘生物>15 mm
早期手术(住院期间)
  严重的二尖瓣和主动脉瓣关闭不全伴心力衰竭,对药物治疗反应好;
  植入性瓣膜 IE 开裂或心力衰竭和对药物反应好;
  脓肿或瓣环延展;
  清除心内膜的持续感染;
  真菌或对其他药物耐药的感染

治愈标准:经过 4~6 周以上抗生素及其他治疗,IE 症状、体征消失,实验室检查恢复正常,血培养阴性可认为临床治愈。

四、预后及预防

1.预后

(1)复发:IE 复发率 2.7%~22.5%。复发分为复发和再燃。同种病原微生物感染间隔<6 个月者为复发,否则为再燃。

复发常见原因有初始疗程不够、抗生素选择欠佳、持续局部感染。再燃在静脉用药依赖症、人工瓣膜心内膜炎、长期透析及有多种 IE 危险因素者常见,且患者病死率风险较高,常需瓣膜置换。

(2)心力衰竭:由于瓣膜损坏,感染治愈后仍可发生进行性心力衰竭。

(3)长期生存率:IE 的 10 年生存率 60%~90%,尚无更长随访信息。

2.预防

IE 最有效预防措施是良好的口腔卫生习惯和定期的牙科检查,在任何静脉导管插入或其他有创性操作过程中必须严格无菌操作。

IE 的抗生素预防包括高危人群及高危操作。高危人群:①有人工心脏瓣膜或应用人工材料进行瓣膜修复的患者;②既往有 IE 病史;③先天性心脏病者,包括发绀型先天性心脏病,未手术修复,或有残留缺损、姑息性分流或通道;先天性心脏病患者用人工材料经手术或介入方式进行完全修补术后 6 个月内;先天性心脏病经修补后在原位或邻近人工补片或装置附件有残余缺损者;④心脏移植后发生瓣膜病变者。

对于高危患者进行涉及齿龈或牙根尖周围组织的手术,或需要口腔黏膜穿孔的操作,考虑抗生素预防 IE。主要的靶目标是口腔链球菌,推荐在操作开始前 30~60 分钟内使用下列抗生素:阿莫西林或氨苄西林,成人 2 g,口服或静脉注射;儿童 50 mg/kg,口服或静脉注射。对青霉素或氨苄西林过敏者,可用克林霉素,成人 600 mg,口服或静脉注射;儿童 20 mg/kg,口服或静脉注射。

第九章 消化系统疾病

第一节 胃食管反流病

胃食管反流病(GERD)是指胃十二指肠内容物反流入食管引起胃灼热等症状和咽喉、气道等食管邻近的组织损害。部分 GERD 患者内镜下可见食管黏膜炎症性改变,称反流性食管炎(RE)。有相当部分胃食管反流病患者内镜下可无食管炎表现,这类胃食管反流病又称为内镜阴性的胃食管反流病或称非糜烂性反流病(NERD)。

胃食管反流病在西方国家十分常见,人群中 10%～20% 有胃食管反流症状。我国的患病率有逐年增高的趋势,在北京、上海两地的患病率为 5%～10%,其中,反流性食管炎接近 2%。

【病因和发病机制】

胃食管反流病是由多种因素造成的消化道动力障碍性疾病。胃食管反流病的主要发病机制是抗反流防御机制减弱和反流物对食管黏膜攻击作用的结果。

(一)抗反流防御机制减弱

1 抗反流屏障减弱

正常人食管和胃的交接处的解剖结构有利于抗反流,这些结构主要包括食管下括约肌(LES)、膈肌脚、膈食管韧带、食管与胃底间的锐角(His 角)等,上述各部分的结构和功能上的缺陷均可造成胃食管反流,其中最主要的是 LES 的功能状态。生理状态下,静息时 LES 压为 10～30mmHg,为一高压带,防止胃内容物反流入食管。LES 部位的结构受到破坏时可使 LES 压下降,如贲门失弛缓症手术后易并发反流性食管炎。一些因素可导致 LES 压降低,如某些激素(如缩胆囊素、胰升糖素、血管活性肠肽等)、食物(如高脂肪、巧克力等)、药物(如钙拮抗剂、地西泮)等。腹内压增高(如妊娠、腹水、呕吐、负重劳动等)及胃内压增高(如胃扩张、胃排空延迟等)均可引起 LES 压相对降低而导致胃食管反流。一过性 LES 松弛(TLESR)是近年研究发现引起胃食管反流的一个重要因素。正常情况下当吞咽时,LES 即松弛,食物得以进入胃内。TLESR 是指非吞咽情况下 LES 自发性松弛,其松弛时间明显长于吞咽时 LES 松弛的时间。TLESR 既是正常人生理性胃食管反流的主要原因,也是 LES 静息压正常的胃食管反流病患者的主要发病机制。

2.食管对反流物的清除能力下降

正常情况下,一旦发生胃食管反流,大部分反流物通过 1～2 次食管自发和继发性蠕动性收缩将食管内容物排入胃内,即容量清除,是食管廓清的主要方式。剩余的则由唾液缓慢地中和。故食管蠕动和唾液产生的异常也参与胃食管反流病的致病作用。如食管裂孔疝是部分胃经膈食管裂孔进入胸腔的疾病,可引起胃食管反流并降低食管对酸的清除,导致胃食管反流病。

3. 食管黏膜屏障功能下降

任何导致食管黏膜屏障作用下降的因素（长期吸烟、饮酒以及抑郁等），将使食管黏膜不能抵御盐酸、胃蛋白酶等化学物质的侵袭，导致反流性食管炎。

（二）反流物对食管黏膜的攻击作用

在食管抗反流防御机制下降的基础上，反流物刺激和损害食管黏膜，其受损程度与反流物的质和量有关，也与反流物与黏膜的接触时间、部位有关。胃酸与胃蛋白酶是反流物中损害食管黏膜的主要成分。近年对胃食管反流病监测证明存在胆汁反流，其中的非结合胆盐和胰酶是主要的攻击因子，参与损害食管黏膜。

（三）食管以外的组织损伤

过多的胃食管反流除造成食管黏膜损害外，还可以引起食管以外的其他组织损伤。反流物可刺激咽喉部黏膜引起咽喉炎；亦可被吸入气管和肺，引起肺炎。

【病理】

在有反流性食管炎的胃食管反流病患者，其病理组织学基本改变可有：①复层鳞状上皮细胞层增生；②黏膜固有层乳头向上皮腔面延长；③固有层内炎症细胞主要是中性粒细胞浸润；④糜烂及溃疡；⑤食管下段鳞状上皮被化生的柱状上皮所替代称之为 Barrett 食管。

【临床表现】

胃食管反流病的临床表现多样，轻重不一，主要表现如下。

（一）食管症状

1. 典型症状

胃灼热和反流是本病最常见的症状，而且具有特征性，因此被称为典型症状。反流是指胃内容物在无恶心和不用力的情况下涌入咽部或口腔的感觉，含酸味或仅为酸水时称反酸。胃灼热是指胸骨后或剑突下烧灼感，常由胸骨下段向上延伸。胃灼热和反流常在餐后 1 小时出现，卧位、弯腰或腹压增高时可加重，部分患者胃灼热和反流症状可在夜间入睡时发生。

2. 非典型症状

指除胃灼热和反流之外的食管症状。胸痛由反流物刺激食管引起，疼痛发生在胸骨后。严重时可为剧烈刺痛，可放射到后背、胸部、肩部、颈部、耳后，有时酷似心绞痛，可伴有或不伴有胃灼热和反流。由 GERD 引起的胸痛是非心源性胸痛的常见病因。吞咽困难见于部分患者，可能是由于食管痉挛或功能紊乱，症状呈间歇性，进食固体或液体食物均可发生。少部分患者吞咽困难是由食管狭窄引起，此时吞咽困难可呈持续性或进行性加重。有严重食管炎或并发食管溃疡者，可伴吞咽疼痛。

（二）食管外症状

由反流物刺激或损伤食管以外的组织或器官引起，如咽喉炎、慢性咳嗽和哮喘。对一些病因不明、久治不愈的上述疾病患者，要注意是否存在 GERD，伴有胃灼热和反流症状有提示作用，但少部分患者以咽喉炎、慢性咳嗽或哮喘为首发或主要表现。严重者可发生吸入性肺炎，甚至出现肺间质纤维化。一些患者诉咽部不适，有异物感、棉团感或堵塞感，但无真正吞咽困难，称为癔球症，近年研究发现部分患者也与 GERD 相关。

【实验室及其他检查】
(一)内镜检查

内镜检查是诊断反流性食管炎最准确的方法,并能判断反流性食管炎的严重程度和有无并发症,结合活检可与其他原因引起的食管炎和其他食管病变(如食管癌等)做鉴别。内镜下无反流性食管炎不能排除胃食管反流病。根据内镜下所见食管黏膜的损害程度进行反流性食管炎分级,有利于病情判断及指导治疗。目前多采用洛杉矶分级法:

1.正常

食管黏膜没有破损。

2.A 级

一个或一个以上食管黏膜破损,长径小于 5mm。

3.B 级

一个或一个以上黏膜破损,长径大于 5mm,但没有融合性病变。

4.C 级

黏膜破损有融合,但小于 75% 的食管周径。

5.D 级

黏膜破损融合,至少达到 75% 的食管周径。

(二)24 小时食管 pH 值监测

应用便携式 pH 值记录仪在生理状态下对患者进行 24 小时食管 pH 值连续监测,可提供食管是否存在过度酸反流的客观证据,并了解酸反流的程度及其与症状发生的关系。常用的观察指标:24 小时内 pH<4 的总百分时间、pH<4 的次数、持续 5 分钟以上的反流次数以及最长反流时间等指标。但要注意在行该项检查前 3 日应停用抑酸药与促胃肠动力的药物。

(三)食管吞钡 X 线检查

该检查对诊断反流性食管炎敏感性不高,对不愿接受或不能耐受内镜检查者行该检查,其目的主要是排除食管癌等其他食管疾病。

(四)食管滴酸试验

在滴酸过程中,出现胸骨后疼痛或胃灼热的患者为阳性,且多在滴酸的最初 15 分钟内出现。

(五)食管测压

正常人 LES 静息压为 10～30mmHg,如 LES 压<6mmHg 易导致反流。可作为辅助性诊断方法。

【并发症】
(一)上消化道出血

反流性食管炎患者,因食管黏膜糜烂及溃疡可以导致上消化道出血,临床表现可有呕血和(或)黑便以及不同程度的缺铁性贫血。

(二)食管狭窄

反复发作致使纤维组织增生,最终导致瘢痕狭窄。

(三)Barrett 食管

Barrett 食管内镜下的表现为正常呈现均匀粉红带灰白的食管黏膜出现胃黏膜的橘红色,

分布可为环形、舌形或岛状。Barrett 食管是食管腺癌的癌前病变,其腺癌的发生率较正常人高 30～50 倍。

【诊断与鉴别诊断】

胃食管反流病的诊断是基于:①有反流症状;②内镜下可能有反流性食管炎的表现;③食管过度酸反流的客观证据。如患者有典型的胃灼热和反酸症状,可做出胃食管反流病的初步临床诊断,内镜检查如发现有反流性食管炎并能排除其他原因引起的食管病变,本病诊断可成立。对有典型症状而内镜检查阴性者,24 小时食管 pH 值监测提示胃食管反流或质子泵抑制剂(PPI)做试验性治疗(如奥美拉唑每次 20mg,每天 2 次,连用 7～14 天)有明显效果,本病诊断一般可成立。

本病应与其他病因的食管炎、食管贲门失弛缓症、消化性溃疡、胆道疾病等相鉴别。胸痛为主要表现者,应与心源性胸痛及其他原因引起的非心源性胸痛进行鉴别。

【治疗】

胃食管反流病的治疗目的是控制症状、治愈食管炎、减少复发和防治并发症。

(一)一般治疗

包括:①为了减少卧位及夜间反流,可将床头抬高 10～20cm;②避免睡前 2 小时内进食,白天进餐后亦不宜立即卧床;③注意减少一切引起腹压增高的因素,如肥胖、便秘、紧束腰带等;④应避免进食使 LES 压降低的食物,如高脂肪、巧克力、咖啡、浓茶等;⑤应戒烟及禁酒;⑥避免应用降低 LES 压的药物及引起胃排空延迟的药物。如钙拮抗剂、多巴胺受体激动剂等。

(二)药物治疗

1. 促胃肠动力药

如多潘立酮、莫沙必利、依托必利等,这类药物可能通过增加 LES 压力、改善食管蠕动功能、促进胃排空,从而达到减少胃内容物食管反流及减少其在食管的暴露时间。由于这类药物疗效有限且不确定,因此只适用于轻症患者,或作为与抑酸药合用的辅助治疗。

2. 抑酸药

目前常用的抑制胃酸分泌药有 H_2 受体拮抗剂(H_2RA),如雷尼替丁、西咪替丁、法莫替丁、尼扎替丁等和质子泵抑制剂(PPI),如奥美拉唑、兰索拉唑、泮托拉唑、雷贝拉唑等两大类。PPI 药物抑酸作用强,因此对本病的疗效优于 H_2RA,特别适用于症状重、有严重食管炎的患者。一般按治疗消化性溃疡常规用量,疗程 8 周。

3. 抗酸药

碳酸氢钠、氢氧化铝等,适合症状轻、间歇发作的患者作为临时缓解症状用。

胃食管反流病具有慢性复发倾向,为减少症状复发,防止食管炎反复复发引起的并发症,需考虑给予维持治疗。H_2RA 和 PPI 均可用于维持治疗,其中以 PPI 效果最好。维持治疗的剂量因患者而异,以调整至患者无症状之最低剂量为最适剂量;对无食管炎的患者也可考虑采用按需维持治疗,即有症状时用药,症状消失时停药。

(三)抗反流手术治疗

一般采用不同术式的胃底折叠术,目的是阻止胃内容物反流入食管,合并食管裂孔疝的行修补术。抗反流手术的疗效与 PPI 相当,但术后有一定并发症。其适应证为:①内科治疗有效,但不能长期服用PPI;②与反流有关的咽喉炎、哮喘持续存在,内科治疗无效。

(四)并发症的治疗

1.食管狭窄

除极少数严重瘢痕性狭窄需行手术切除外,绝大部分狭窄可行内镜下食管扩张术治疗。扩张术后予以长程PPI维持治疗可防止狭窄复发,对年轻患者亦可考虑抗反流手术。

2.Barrett食管

必须使用PPI治疗及长程维持治疗。Barrett食管发生食管腺癌的危险性大大增高,尽管有各种清除Barrett食管方法的报道,但均未获肯定,因此加强随访是目前预防Barrett食管癌变的唯一方法。重点是早期识别异型增生,发现重度异型增生或早期食管癌及时手术切除。

第二节 胃 炎

胃炎指的是任何病因引起的胃黏膜炎症,常伴有上皮损伤和细胞再生。按临床发病的缓急和病程的长短,一般将胃炎分为急性胃炎和慢性胃炎。

一、急性胃炎

急性胃炎是由多种病因引起的急性胃黏膜炎症。临床上急性发病,常表现为上腹部症状。内镜检查可见胃黏膜充血、水肿、出血、糜烂(可伴有浅表溃疡)等一过性病变。病理组织学特征为胃黏膜固有层见到以中性粒细胞为主的炎症细胞浸润。

急性胃炎主要包括:①急性糜烂出血性胃炎:由各种病因引起的以胃黏膜多发性糜烂为特征的急性胃黏膜病变,常伴有胃黏膜出血,可伴有一过性浅溃疡形成,临床常见,需要积极治疗;②急性幽门螺杆菌感染引起的急性胃炎:感染幽门螺杆菌后,如不予治疗,幽门螺杆菌感染可长期存在并发展为慢性胃炎(详见本章第二节);③除幽门螺杆菌之外的病原体感染及(或)其毒素对胃黏膜损害引起的急性胃炎。

【病因和发病机制】

(一)理化因素

1.物理因素

过冷,过热,辛辣,胃内异物,留置胃管等。

2.化学因素

常见的有非甾体抗炎药(NSAID)如阿司匹林、吲哚美辛等,某些抗肿瘤药、口服氯化钾或铁剂等。这些药物直接损伤胃黏膜上皮层。其中,NSAID还通过抑制环氧合酶的作用而抑制胃黏膜生理性前列腺素的产生,削弱胃黏膜的屏障功能(详见本篇第四章);某些抗肿瘤药如氟尿嘧啶对快速分裂的细胞如胃肠道黏膜细胞产生明显的细胞毒作用;乙醇具亲脂性和溶脂能力,因而大量饮酒时高浓度乙醇可直接破坏胃黏膜屏障,与胃酸协同作用引起黏膜炎症。

(二)生物因素

不洁饮食,致病微生物及其毒素可引起胃炎或同时合并肠炎,其中由幽门螺杆菌感染引起的,称为急性幽门螺杆菌胃炎。

(三)应激状态

严重创伤、大手术、大面积烧伤、颅内病变、败血症及其他严重脏器病变或多器官功能衰竭等均可引起胃黏膜糜烂、出血,严重者发生急性溃疡并大量出血,如烧伤所致者称 Curling 溃疡、中枢神经系统病变所致者称 Cushing 溃疡。虽然急性应激引起急性糜烂出血性胃炎的确切机制尚未完全明确,但一般认为应激状态下胃黏膜微循环不能正常运行而造成黏膜缺血、缺氧是发病的重要环节,由此可导致胃黏膜黏液和碳酸氢盐分泌不足、局部前列腺素合成不足、上皮再生能力减弱等改变,胃黏膜屏障因而受损。

【临床表现和诊断】

病因不同,临床表现各异。多为急性起病,主要表现为上腹饱胀、隐痛、食欲减退、嗳气、恶心和呕吐。急性糜烂出血性胃炎患者多以突然发生呕血和(或)黑便的上消化道出血症状而就诊。据统计在所有上消化道出血病例中由急性糜烂出血性胃炎所致者占 10%~25%,是上消化道出血的常见病因之一。有近期服用 NSAID 史、严重疾病状态或大量饮酒患者,如发生呕血和(或)黑便,应考虑急性糜烂出血性胃炎的可能,确诊有赖急诊胃镜检查。内镜可见以弥漫分布的多发性糜烂、出血灶和浅表溃疡为特征的急性胃黏膜病损,一般应激所致的胃黏膜病损以胃体、胃底为主,而 NSAID 或乙醇所致者则以胃窦为主。强调内镜检查宜在出血发生后 24~48 小时内进行,因病变(特别是 NSAID 或乙醇引起者可在短期内消失,延迟胃镜检查可能无法确定出血病因。

【治疗和预防】

去除病因,积极治疗原发病,根据病情可短期内禁食或进流食。①呕吐、腹泻剧烈者应注意水、电解质和酸碱平衡紊乱的纠正;②细菌感染所致者应针对致病菌选用敏感的抗生素;③腹痛严重者可用解痉剂,如阿托品每次 0.5mg 或山莨菪碱每次 10mg,肌内注射;④剧烈呕吐者可用促胃动力药,如甲氧氯普胺每次 10mg,肌内注射;⑤对处于急性应激状态的上述严重疾病患者,除积极治疗原发病外,应常规给予抑制胃酸分泌的 H_2 受体拮抗剂或质子泵抑制剂,或具有黏膜保护作用的硫糖铝作为预防措施;⑥对服用 NSAID 的患者应视情况应用 H_2 受体拮抗剂、质子泵抑制剂或米索前列醇预防;⑦对已发生上消化道大出血者,按上消化道出血治疗原则采取综合措施进行治疗,质子泵抑制剂或 H_2 受体拮抗剂静脉给药可促进病变愈合和有助止血,为常规应用药物。

二、慢性胃炎

慢性胃炎是由各种病因引起的胃黏膜慢性炎症。病理变化以黏膜内淋巴细胞和浆细胞浸润为主。是一种常见病,发病率随年龄的增长而升高。

【分类】

慢性胃炎的分类方法很多,我国 2006 年达成的中国慢性胃炎共识意见中采纳了国际上新悉尼系统的分类方法,根据病理组织学改变和病变在胃的分布部位,结合可能病因,将慢性胃炎分成非萎缩性(以往称浅表性)、萎缩性和特殊类型三大类。根据炎症分布的部位,可再分为胃窦胃炎、胃体胃炎和全胃炎。

(一)慢性非萎缩性胃炎

指不伴有胃黏膜萎缩性改变、胃黏膜层以淋巴细胞和浆细胞浸润为主。

(二)慢性萎缩性胃炎

指胃黏膜已发生了萎缩性改变的慢性胃炎。分为多灶萎缩性胃炎和自身免疫性胃炎两大类。前者萎缩性改变在胃内呈多灶性分布,以胃窦为主,多由幽门螺杆菌感染引起的慢性非萎缩性胃炎发展而来,这类型胃炎相当于以往命名的 B 型胃炎;后者萎缩改变主要位于胃体部,多由自身免疫引起的胃体胃炎发展而来,这类型胃炎相当于以往命名的 A 型胃炎。

(三)特殊类型胃炎

种类很多,由不同病因所致,临床上较少见,详见本章第三节。

【病因和发病机制】

(一)幽门螺杆菌感染

幽门螺杆菌作为慢性胃炎最主要病因的确立基于如下证据:①绝大多数慢性活动性胃炎患者胃黏膜中可检出幽门螺杆菌;②幽门螺杆菌在胃内的分布与胃内炎症分布一致;③根除幽门螺杆菌可使胃黏膜炎症消退;④从志愿者和动物模型中可复制幽门螺杆菌感染引起的慢性胃炎。其致病机制与以下因素有关:①幽门螺杆菌具有鞭毛,能在胃内穿过黏液层移向胃黏膜,其所分泌的黏附素能使其贴紧上皮细胞,直接侵袭黏膜;②幽门螺杆菌释放尿素酶分解尿素产生 NH_3 及分泌毒素可致炎症反应;③幽门螺杆菌抗体可造成自身免疫损伤。

(二)饮食和环境因素

幽门螺杆菌感染增加胃黏膜对环境因素损害的易感性。流行病学研究显示,饮食中高盐和缺乏新鲜蔬菜水果与胃黏膜萎缩、肠化生以及胃癌的发生密切相关。

(三)自身免疫

自身免疫性胃炎以富含壁细胞的胃体黏膜萎缩为主;患者血液中存在自身抗体如壁细胞抗体(parietal cell antibody,PCA),伴恶性贫血者还可查到内因子抗体(intrinsicfactor antibody,IFA);本病可伴有其他自身免疫病如桥本氏甲状腺炎、白癜风等。上述表现提示本病属自身免疫病。自身抗体攻击壁细胞,使壁细胞总数减少,导致胃酸分泌减少或丧失;内因子抗体与内因子结合,阻碍维生素 B_{12} 吸收不良从而导致恶性贫血。

(四)十二指肠液反流

幽门括约肌功能不全时含胆汁和胰液的十二指肠液反流入胃,可削弱胃黏膜屏障功能。

(五)其他因素

①酗酒、服用 NSAID 等药物、某些刺激性食物等均可反复损伤胃黏膜;②老年人胃黏膜一定程度退行性变及黏液-黏膜屏障功能低下;③慢性右心功能衰竭、肝硬化门静脉高压均可致黏膜瘀血,使新陈代谢受影响而发病。

【病理】

慢性胃炎的过程是胃黏膜损伤与修复的慢性过程,主要组织病理学特征是炎症、萎缩和肠化生。炎症表现为黏膜层以淋巴细胞和浆细胞为主的慢性炎症细胞浸润,幽门螺杆菌引起的慢性胃炎常见淋巴滤泡形成。当有中性粒细胞浸润时显示有活动性炎症,称为慢性活动性胃炎,多提示存在幽门螺杆菌感染。慢性炎症过程中出现胃黏膜萎缩,主要表现为胃黏膜固有腺体数量减少甚至消失,常同时伴有肠化生。

组织学上有两种萎缩类型:①非化生性萎缩:胃黏膜固有腺体被纤维组织或纤维肌性组织

代替或炎症细胞浸润引起固有腺体数量减少；②化生性萎缩：胃黏膜固有腺体被肠化生或假幽门腺化生所替代。慢性胃炎进一步发展，胃上皮或化生的肠上皮在再生过程中发生发育异常，可形成异型增生，表现为细胞异型性和腺体结构的紊乱，异型增生是胃癌的癌前病变。

在不同类型胃炎上述病理改变在胃内的分布不同。幽门螺杆菌引起的慢性胃炎，炎症弥漫性分布，但以胃窦为重。在多灶萎缩性胃炎，萎缩和肠化生呈多灶性分布，多起始于胃角小弯侧，逐渐波及胃窦，继而胃体，灶性病变亦逐渐融合。在自身免疫性胃炎，萎缩和肠化生主要局限在胃体。

【临床表现】

主要表现为上腹痛或不适、上腹胀、早饱、嗳气、恶心等消化不良症状。自身免疫性胃炎患者可伴有贫血，在典型恶性贫血时除贫血外还可伴有维生素 B_{12} 缺乏的其他临床表现。

【实验室和其他检查】

(一)胃镜及活组织检查

是诊断慢性胃炎的最可靠方法。内镜下非萎缩性胃炎可见红斑(点、片状或条状)、黏膜粗糙不平、出血点/斑、黏膜水肿、渗出等基本表现。内镜下萎缩性胃炎有两种类型，即单纯萎缩性胃炎和萎缩性胃炎伴增生。前者主要表现为黏膜红白相间、白相为主、血管显露、色泽灰暗、皱襞变平甚至消失；后者主要表现为黏膜呈颗粒状或结节状。

(二)幽门螺杆菌检测

详见本篇第四章"消化性溃疡"。

(三)自身免疫性胃炎的相关检查

疑为自身免疫性胃炎者应检测血壁细胞抗体(PCA)和内因子抗体(IFA)，如为该病 PCA 多呈阳性，伴恶性贫血时 IFA 多呈阳性。血清维生素 B_{12} 浓度测定及维生素 B_{12} 吸收试验有助恶性贫血诊断。

(四)血清胃泌素 G_{17}、胃蛋白酶原Ⅰ和Ⅱ测定

属于无创性检查，有助判断萎缩是否存在及其分布部位和程度，近年国内已开始在临床试用。胃体萎缩者血清胃泌素 G_{17} 水平显著升高、胃蛋白酶原Ⅰ和(或)胃蛋白酶原Ⅰ/Ⅱ比值下降；胃窦萎缩者血清胃泌素 G_{17} 水平下降、胃蛋白酶原Ⅰ和胃蛋白酶原Ⅰ/Ⅱ比值正常；全胃萎缩者则两者均低。

(五)X线钡餐检查

由于胃镜的广泛使用，临床已少用本法诊断慢性胃炎。钡餐检查主要适合于年老体弱或因其他疾病不能做胃镜检查者。

【诊断和鉴别诊断】

(一)诊断

病史、临床症状可供诊断参考，确诊必须依靠胃镜检查及胃黏膜活组织病理学检查。幽门螺杆菌检测有助于病因诊断。怀疑自身免疫性胃炎应检测相关自身抗体及血清胃泌素。

(二)鉴别诊断

本病需要与消化性溃疡、胃癌、胃肠功能紊乱等疾病相鉴别。

【治疗】

(一) 根除幽门螺杆菌

2006年中国慢性胃炎共识意见,建议根除幽门螺杆菌特别适用于:①有明显异常的慢性胃炎(胃黏膜有糜烂、中至重度萎缩及肠化生、异型增生);②有胃癌家族史;③伴糜烂性十二指肠炎;④消化不良症状经常规治疗疗效差者。对其他患者则可视具体情况而定。具体方案见本篇第四章"消化性溃疡"。

(二) 消除和避免引起胃炎的有害因素

如戒除烟酒、避免服用对胃有刺激性的食物及药物等。

(三) 针对病因或主要症状进行治疗

包括:①对服用NSAID的患者应视情况应用H_2受体拮抗剂、质子泵抑制剂或米索前列醇预防;②对胆汁反流引起者可用促胃动力药多潘立酮或莫沙必利消除或减少胆汁反流;③对胃灼热、反酸、上腹痛者可给予抑制胃酸分泌的H_2受体拮抗剂或质子泵抑制剂;④胃黏膜保护药(如硫糖铝兼有黏膜保护及吸附胆汁作用)、中药均可试用,这些药物除对症治疗作用外,对胃黏膜上皮修复及炎症也可能有一定作用。

(四) 自身免疫性胃炎的治疗

目前尚无特异治疗,有恶性贫血时注射维生素B_{12}后贫血可获纠正。

(五) 异型增生的治疗

异型增生是胃癌的癌前病变,应予高度重视。对轻度异型增生除给予上述积极治疗外,关键在于定期随访。对肯定的重度异型增生则宜予预防性手术,目前多采用内镜下胃黏膜切除术或手术治疗。

【预后】

感染幽门螺杆菌后少有自发清除,因此慢性胃炎常长期持续存在,少部分慢性非萎缩性胃炎可发展为慢性多灶萎缩性胃炎。极少数慢性多灶萎缩性胃炎经长期演变可发展为胃癌。所以,要加强预防,加强健康教育,养成良好的生活习惯,注意饮食卫生,尽量避免对为黏膜有损害的药物和其他各种刺激因素。

三、特殊类型胃炎

(一) 感染性胃炎

一般人很少患除幽门螺杆菌之外的感染性胃炎,但当机体免疫力下降时,如艾滋病患者、长期大量使用免疫抑制剂者、严重疾病晚期等,可发生各种细菌(非特异性细菌和特异性细菌如结核、梅毒)、真菌和病毒(如巨细胞病毒)所引起的感染性胃炎。其中急性化脓性胃炎病情凶险,该病常见致病菌为甲型溶血性链球菌、金黄色葡萄球菌或大肠杆菌,化脓性炎症常源于黏膜下层,并扩展至全层胃壁,可发生穿孔,内科治疗多无效而需紧急外科手术。

(二) 化学性胃炎

胆汁反流、长期服用NSAID或其他对胃黏膜损害的物质,可引起以胃小凹增生为主且炎症细胞浸润很少为特征的反应性胃黏膜病变。胃大部分切除术后失去了幽门的功能,含胆汁、胰酶的十二指肠液长期大量反流入胃,由此而引起的残胃炎和吻合口炎是典型的化学性胃炎(病)改变,治疗上可予促胃肠动力药和吸附胆汁药物(如硫糖铝、铝碳酸镁或考来烯胺),严重者需做 Rous-en-Y 转流术。

(三) Menetrier 病

本病特点是：①胃体、胃底皱襞粗大、肥厚，扭曲呈脑回状；②胃黏膜组织病理学见胃小凹延长扭曲、深处有囊样扩张，伴壁细胞和主细胞减少，胃黏膜层明显增厚；③胃酸分泌减少；④低蛋白血症。本病多见于 50 岁以上的男性。诊断时注意排除胃黏膜的癌性浸润、胃淋巴瘤及淀粉样变性等。因病因未明，目前无特效治疗，有溃疡形成时予抑酸药，伴有幽门螺杆菌感染者宜根除幽门螺杆菌，蛋白质丢失持续而严重者可考虑胃切除术。

(四) 其他

嗜酸性粒细胞性胃炎、淋巴细胞性胃炎、非感染性肉芽肿性胃炎（如胃克罗恩病、结节病）、放射性胃炎（放射治疗引起）、充血性胃病（如门脉高压性胃病）等。痘疮样胃炎表现为内镜下见胃体或（及）胃窦有多发性的小隆起，其中央呈脐样凹陷，凹陷表面常有糜烂，活组织病理学检查见胃黏膜以淋巴细胞浸润为主。痘疮样胃炎多与幽门螺杆菌感染或服用 NSAID 有关，但亦有病因不明者。

第三节　消化性溃疡

消化性溃疡主要指发生在胃和十二指肠的慢性溃疡，即胃溃疡(GU)和十二指肠溃疡(DU)，因溃疡形成与胃酸/胃蛋白酶的消化作用有关而得名。溃疡的黏膜缺损超过黏膜肌层，不同于糜烂。

【病因和发病机制】

胃十二指肠黏膜不但经常接触高浓度胃酸，而且还受到胃蛋白酶、微生物、胆盐、乙醇、药物及其他有害物质的侵袭。正常情况下由于胃十二指肠黏膜具有一系列防御和修复机制，包括黏液、碳酸氢盐屏障、黏膜屏障、黏膜血流量、细胞更新、前列腺素及表皮生长因子等。因此，胃十二指肠黏膜能够抵御这些侵袭因素的破坏作用，维护黏膜的完整性。当胃十二指肠的侵袭因素与黏膜自身的防御/修复因素之间失去平衡便发生溃疡。这种失平衡可能是侵袭因素增强，也可能是防御/修复因素减弱，或两种因素都有之。GU 和 DU 发病机制不完全相同，GU 主要是防御/修复因素减弱，DU 主要是侵袭因素增强所致。

(一) 幽门螺杆菌

确认幽门螺杆菌为消化性溃疡的重要病因主要基于两方面的证据：①消化性溃疡患者的幽门螺杆菌检出率显著高于对照组的普通人群，在 DU 的检出率约为 90%、GU 为 70%~80%（幽门螺杆菌阴性的消化性溃疡患者往往能找到 NSAID 服用史等其他原因）；②大量临床研究肯定，成功根除幽门螺杆菌后溃疡复发率明显下降，用常规抑酸治疗后愈合的溃疡年复发率 50%~70%，而根除幽门螺杆菌可使溃疡复发率降至 5% 以下，这就表明去除病因后消化性溃疡可获治愈。至于何以在感染幽门螺杆菌的人群中仅有少部分人（约 15%）发生消化性溃疡，一般认为，这是幽门螺杆菌、宿主和环境因素三者相互作用的不同结果。

(二) 非甾体抗炎药

NSAID 是引起消化性溃疡的另一个常见病因。NSAID 通过削弱黏膜的防御和修复功能而导致消化性溃疡发病,NSAID损伤胃十二指肠黏膜的机制除了直接局部作用外,主要是抑制环氧合酶(cox),导致胃肠黏膜生理性前列腺素E合成不足,从而使胃黏膜对胃酸-胃蛋白酶的防御作用减弱,导致黏膜损害,溃疡形成。

(三) 胃酸和胃蛋白酶

消化性溃疡的最终形成是由于胃酸/胃蛋白酶对黏膜自身消化所致。因胃蛋白酶活性是pH值依赖性的,在pH>4时便失去活性,因此在探讨消化性溃疡发病机制和治疗措施时主要考虑胃酸。无酸情况下罕有溃疡发生以及抑制胃酸分泌药物能促进溃疡愈合的事实均确证胃酸在溃疡形成过程中的决定性作用,是溃疡形成的直接原因。DU患者基础酸排量(BAO)及五肽胃泌素刺激的最大酸排量(MAO)常大于正常人,而GU患者BAO及MAO多属正常或偏低。因此,胃酸和胃蛋白酶似乎不是GU主要致病因素。

(四) 其他因素

1. 吸烟

吸烟者消化性溃疡发生率比不吸烟者高,吸烟影响溃疡愈合和促进溃疡复发。吸烟影响溃疡形成和愈合的确切机制未明,可能与吸烟增加胃酸分泌、减少十二指肠及胰腺碳酸氢盐分泌、影响胃十二指肠协调运动、黏膜损害性氧自由基增加等因素有关。

2. 遗传

遗传因素曾一度被认为是消化性溃疡发病的重要因素,但随着幽门螺杆菌在消化性溃疡发病中的重要作用得到认识,遗传因素的重要性受到挑战。例如消化性溃疡的家族史可能是幽门螺杆菌感染的"家庭聚集"现象;O型血胃上皮细胞表面表达更多黏附受体而有利于幽门螺杆菌定植。因此,遗传因素的作用尚有待进一步研究。

3. 应激和心理因素

急性应激可引起应激性溃疡已是共识。但在慢性溃疡患者,情绪应激和心理障碍的致病作用却无定论。临床观察发现长期精神紧张、过劳,确实易使溃疡发作或加重,但这多在慢性溃疡已经存在时发生,因此情绪应激可能主要起诱因作用,可能通过神经内分泌途径影响胃十二指肠分泌、运动和黏膜血流的调节。

4. 胃十二指肠运动异常

研究发现部分DU患者胃排空增快,这可使十二指肠球部酸负荷增大;部分GU患者有胃排空延迟,这可增加十二指肠液反流入胃,加重胃黏膜屏障损害。但目前认为,胃肠运动障碍不大可能是原发病因,但可加重幽门螺杆菌或NSAID对黏膜的损害。

概言之,消化性溃疡是一种多因素疾病,其中幽门螺杆菌感染和服用NSAID是已知的主要病因,溃疡发生是黏膜侵袭因素和防御因素失平衡的结果,胃酸在溃疡形成中起关键作用。

【病理】

DU多发生在球部,前壁比较常见;GU多在胃角和胃窦小弯。溃疡一般为单个,也可多个,两个或两个以上溃疡并存,称多发性溃疡。胃和十二指肠均有溃疡称为复合性溃疡。溃疡呈圆形或椭圆形,直径常小于2cm,边缘光整、底部洁净,由肉芽组织构成,上面覆盖有灰白色或灰黄色纤维渗出物。活动性溃疡周围黏膜常有炎症水肿。溃疡浅者累及黏膜肌层,深者达肌层甚至浆膜层,溃破血管时引起出血,穿破浆膜层时引起穿孔。溃疡愈合时周围黏膜炎症、水肿消退,边缘上皮细胞增生覆盖溃疡面,其下的肉芽组织纤维转化,变为瘢痕,瘢痕收缩使周围黏膜皱襞向其集中,幽门的瘢痕收缩可导致梗阻。

【临床表现】

上腹痛是消化性溃疡的主要症状,但部分患者可无症状或症状较轻以致不为患者所注意,而以出血、穿孔等并发症为首发症状。典型的消化性溃疡有如下临床特点:①慢性过程:病史可达数年至数十年。②周期性发作:发作与自发缓解相交替,发作期可为数周或数月;发作常有季节性,多在秋冬或冬春之交发病,可因精神情绪不良或过劳而诱发。③节律性疼痛:是消化性溃疡的特征性表现。

(一)症状

上腹痛为主要症状,性质多为灼痛,亦可为钝痛、胀痛、剧痛或饥饿样不适感。多数患者有轻至中度剑突下持续性疼痛,进食或服用抗酸药后缓解。约 2/3 的 DU 患者疼痛呈节律性,即疼痛多在餐后 2~4 小时出现,进食或服抗酸药后缓解或消失,约半数 DU 患者出现午夜痛,患者常被疼醒。GU 疼痛常在餐后 1 小时内出现,1~2 小时后逐渐缓解,直至下次进餐后再复现上述规律,夜间痛不如 DU 多见。部分患者无上述典型疼痛,仅表现为无规律性的上腹隐痛或不适,伴食后胀满、食欲减退、嗳气、反酸、上腹胀等症状,这些症状以 GU 多见。

(二)体征

溃疡活动时上腹部可有局限性轻压痛,DU 的压痛点稍偏右。缓解期无明显体征。

(三)特殊类型的消化性溃疡

1.复合溃疡

指胃和十二指肠同时发生的溃疡。DU 往往先于 GU 出现。幽门梗阻发生率较高。

2.幽门管溃疡

幽门管位于胃远端,与十二指肠交界,长约 2cm。幽门管溃疡与 DU 相似,胃酸分泌一般较高。幽门管溃疡上腹痛的节律性不明显,对药物治疗反应较差,呕吐较多见,较易发生幽门梗阻、出血和穿孔等并发症。

3.球后溃疡

DU 大多发生在十二指肠球部,发生在球部远段十二指肠的溃疡称球后溃疡。多发生在十二指肠乳头的近端。具 DU 的临床特点,但午夜痛及背部放射痛多见,对药物治疗反应较差,较易并发出血。

4.巨大溃疡

指直径大于 2cm 的溃疡。对药物治疗反应较差、愈合时间较慢,易发生慢性穿透或穿孔。胃的巨大溃疡注意与恶性溃疡鉴别。

5.老年人消化性溃疡

近年老年人发生消化性溃疡的报道增多。临床表现多不典型,GU 多位于胃体上部甚至胃底部、溃疡常较大,易误诊为胃癌。

6.无症状性溃疡

约 15% 消化性溃疡患者可无症状,而以出血、穿孔等并发症为首发症状。可见于任何年龄,以老年人较多见;NSAID 引起的溃疡近半数无症状。

【实验室和其他检查】

(一)胃镜检查

是确诊消化性溃疡首选的检查方法。胃镜检查不仅可对胃十二指肠黏膜直接观察、摄像，还可在直视下取活组织做病理学检查及幽门螺杆菌的检测。内镜下消化性溃疡多呈圆形或椭圆形，也有呈线形，边缘光整，底部覆有灰黄色或灰白色渗出物，周围黏膜可有充血、水肿，可见皱襞向溃疡集中。

(二)X线钡餐检查

适用于对胃镜检查有禁忌或不愿接受胃镜检查者。溃疡的X线征象有直接和间接两种：龛影是直接征象，对溃疡有确诊价值；局部压痛、十二指肠球部激惹和球部畸形、胃大弯侧痉挛性切迹均为间接征象，仅提示可能有溃疡。

(三)幽门螺杆菌检测

幽门螺杆菌检测应列为消化性溃疡诊断的常规检查项目，因为有无幽门螺杆菌感染决定治疗方案的选择。检测方法分为侵入性和非侵入性两大类。前者需通过胃镜检查取胃黏膜活组织进行检测，主要包括快速尿素酶试验、组织学检查和幽门螺杆菌培养；后者主要有13C或14C-尿素呼气试验、粪便幽门螺杆菌抗原检测及血清学检查(定性检测血清抗幽门螺杆菌IgG抗体)。

快速尿素酶试验是侵入性检查的首选方法，操作简便、费用低。13C或14C-尿素呼气试验检测幽门螺杆菌敏感性及特异性高而无须胃镜检查，可作为根除治疗后复查的首选方法。

(四)胃液分析和血清胃泌素测定

一般仅在疑有胃泌素瘤时做鉴别诊断之用。

【诊断和鉴别诊断】

(一)诊断

慢性病程、周期性发作的节律性上腹疼痛，且上腹痛可为进食或抗酸药所缓解的临床表现是诊断消化性溃疡的重要临床线索。确诊有赖胃镜检查。X线钡餐检查发现龛影亦有确诊价值。

(二)鉴别诊断

本病主要临床表现为慢性上腹痛，当仅有病史和体检资料时，需与其他有上腹痛症状的疾病如肝、胆、胰、肠疾病和胃的其他疾病相鉴别。

1. 功能性消化不良

指有消化不良症状而无溃疡及其他器质性疾病者。多见于年轻女性，主要表现为餐后上腹饱胀、嗳气、反酸、恶心和食欲减退等，有时酷似消化性溃疡，但本病X线与胃镜检查均无阳性发现。

2. 胃癌

内镜或X线检查见到胃的溃疡，必须进行良性溃疡(胃溃疡)与恶性溃疡(胃癌)的鉴别(表9-1)。Ⅲ型(溃疡型)早期胃癌单凭内镜所见与良性溃疡鉴别有困难，放大内镜和染色内镜对鉴别有帮助，但最终必须依靠直视下取活组织检查鉴别，活组织检查可以确诊，但必须强调，对于怀疑胃癌而一次活检阴性者，必须在短期内复查胃镜进行再次活检；即使内镜下诊断为良性溃疡且活检阴性,仍有漏诊胃癌的可能,因此对初诊为胃溃疡者,必须在完成正规治疗的疗程后进行胃镜复查,胃镜复查溃疡缩小或愈合不是鉴别良、恶性溃疡的最终依据,必须重复活检加以证实。

表9-1 胃良性溃疡与恶性溃疡的鉴别

项目	良性溃疡	恶性溃疡
年龄	青中年居多	多见于中年以上
病史	较长	较短
临床表现	周期性上腹痛明显,无上腹包块,全身表现轻,抑酸药可缓解疼痛,内科治疗效果良好	呈进行性发展,可有上腹部包块,全身表现(如消瘦)明显,抑酸一般效果差,内科治疗无效或仅暂时有效
粪便隐血	可暂时阳性	持续阳性
胃液分析	胃酸正常或偏低,但无真性缺酸	缺酸者较多
X线钡餐检查	龛影直径<25mm,壁光滑,位于胃腔轮廓之外,龛影周围胃壁柔软,可呈星状聚合征	龛影常>25mm,边不整,位于胃腔轮廓之内;龛影周围胃壁强直,呈结节状,向溃疡聚集的皱襞有融合中断现象
胃镜检查	溃疡圆或椭圆形,底光滑,边光滑,白或灰白苔,溃疡周围黏膜柔软,可见皱襞向溃疡集中	溃疡形状不规则,底凹凸不平,边缘结节隆起,污秽苔,溃疡周围因癌性浸润增厚,僵硬,质地脆,有结节,糜烂,易出血

3.胃泌素瘤

亦称 Zollinger-Ellison 综合征,是胰腺非β细胞瘤分泌大量胃泌素所致。肿瘤往往很小(<1cm),生长缓慢,半数为恶性。大量胃泌素可刺激壁细胞增生,分泌大量胃酸,使上消化道经常处于高酸环境,导致胃、十二指肠球部和不典型部位(十二指肠降段、横段甚或空肠近端)发生多发性溃疡,易并发出血、穿孔,且难以治疗。胃液分析 BAO 和 MAO 均明显升高,且 BAO/MAO>60%,血清胃泌素>200pg/ml。

【并发症】

(一)消化道出血

溃疡侵蚀周围血管可引起出血。出血是消化性溃疡最常见的并发症,也是上消化道大出血最常见的病因(约占所有病因的50%)。临床表现与出血的量和速度有关,轻者仅表现为黑便,重者可伴有呕血。出血超过1000ml 可出现眩晕、出汗、心悸和血压下降等周围循环衰竭的表现。若短期内出血大于1500ml,会发生休克。

消化性溃疡引起出血应与急性胃黏膜病变、食管胃底静脉曲张破裂出血等引起的消化道出血相鉴别。

(二)穿孔

溃疡病灶向深部发展穿透浆膜层则并发穿孔。溃疡穿孔临床上可分为急性、亚急性和慢性三种类型,以第一种常见。急性穿孔的溃疡常位于十二指肠前壁或胃前壁,发生穿孔后胃肠的内容物漏入腹腔而引起急性腹膜炎,典型病例腹部检查可表现为腹肌紧张呈板状腹,并有压痛和反跳痛,肝浊音界消失,透视发现膈下有游离气体。十二指肠或胃后壁的溃疡深至浆膜层时已与邻近的组织或器官发生粘连,穿孔时胃肠内容物不流入腹腔,称为慢性穿孔,又称为穿透性溃疡。这种穿透性溃疡改变了腹痛规律,变得顽固而持续,疼痛常放射至背部。邻近后壁的穿孔或游离穿孔较小,只引起局限性腹膜炎时称亚急性穿孔,症状较急性穿孔轻而体征较局限,且易漏诊。

穿孔应与急性阑尾炎、急性胰腺炎、异位妊娠破裂等急腹症相鉴别。

(三)幽门梗阻

主要是由 DU 或幽门管溃疡引起。溃疡急性发作时可因炎症水肿和幽门部痉挛而引起暂时性梗阻,可随炎症的好转而缓解;慢性梗阻主要由于瘢痕收缩而呈持久性。幽门梗阻临床表现为:餐后上腹饱胀、上腹疼痛加重,伴有恶心、呕吐,大量呕吐后症状可以改善,呕吐物含发酵酸性宿食。严重呕吐可致失水和低氯低钾性碱中毒。可发生营养不良和体重减轻。体检可见胃型和胃蠕动波,清晨空腹时检查胃内有振水声。进一步做胃镜或 X 线钡剂检查可确诊。

(四)癌变

少数 GU 可发生癌变,DU 则否。GU 癌变发生于溃疡边缘,据报道癌变率在 1% 左右。长期慢性 GU 病史、年龄在 45 岁以上、溃疡顽固不愈者应提高警惕。对可疑癌变者,在胃镜下取多点活检做病理检查;在积极治疗后复查胃镜,直到溃疡完全愈合;必要时定期随访复查。

【治疗】

治疗的目的是消除病因、缓解症状、愈合溃疡、防止复发和防治并发症。针对病因的治疗如根除幽门螺杆菌,有可能彻底治愈溃疡病,是近年消化性溃疡治疗的一大进展。

(一)一般治疗

生活要有规律,避免过度劳累和精神紧张。注意饮食规律,戒烟、酒,避免进食辛辣食物及浓茶、咖啡等刺激性强的饮料。服用 NSAID 者尽可能停用,即使未用亦要告诫患者今后慎用。

(二)药物治疗

1.抑酸治疗

①H_2 受体拮抗剂(H_2RA)是治疗消化性溃疡的主要药物之一,疗效好,用药方便,价格适中,长期使用不良反应少。治疗胃溃疡和十二指肠球部溃疡的 6 周愈合率分别为 80%~95% 和 90%~95%。常用药物主要有:法莫替丁、尼扎替丁、雷尼替丁、西咪替丁等。②质子泵抑制剂(PPI)作用于壁细胞胃酸分泌终末步骤中的关键酶 H^+-K^+ ATP 酶,使其不可逆失活,因此抑酸作用比 H_2RA 更强且作用持久。治疗胃溃疡和十二指肠球部溃疡的 4 周愈合率分别为 80%~96% 和 90%~100%。常用药物主要有:奥美拉唑、泮托拉唑、雷贝拉唑、兰索拉唑、埃索美拉唑等。

2.抗幽门螺杆菌治疗

根除 Hp 为消化性溃疡的基本治疗,它是溃疡愈合及预防复发的有效措施。消化性溃疡不论活动与否,都是根除 Hp 治疗的主要指征之一。

(1)首次根除：建议采用三联疗法(表9-2)，疗程7～14天。

表9-2 根除幽门螺杆菌的三联疗法方案

PPI及胶体铋剂(选择一种)	抗菌药(选择两种)
奥美拉唑20mg	克拉霉素500mg
兰索拉唑30mg	阿莫西林1000mg
枸橼酸铋钾240mg	甲硝唑400mg
按上述剂量，2次/天，疗程7～14天	

(2)二、三线方案治疗：首次根除失败者采用。常用四联疗法，可根据既往用药情况并联合药敏试验，选用PPI＋铋剂＋2种抗生素(喹诺酮类、呋喃唑酮、四环素等)，疗程10或14天。

(3)序贯疗法：具有疗效高、耐受性和依从性好等优点。推荐10天疗法：前5天，PPI＋阿莫西林，后5天，PPI＋克拉霉素＋替硝唑；或前5天，PPI＋克拉霉素，后5天，PPI＋阿莫西林＋呋喃唑酮。有效率达90%以上，且对耐药菌株根除率较其他方案为高。

治疗后应常规复查幽门螺杆菌是否已被根除，复查应在根除幽门螺杆菌治疗结束至少4周后进行，且在检查前停用PPI或铋剂2周，否则会出现假阴性。可采用非侵入性的^{13}C或^{14}C-尿素呼气试验，也可通过胃镜在检查溃疡是否愈合的同时取活检做尿素酶及(或)组织学检查。

3.其他药物治疗

(1)铋剂：这类药物的分子量较大，在胃酸溶液中成胶体状，与溃疡基底面的蛋白形成蛋白-铋复合物，覆于溃疡表面，阻断胃酸、胃蛋白酶对黏膜的自身消化。此外，铋剂还可以包裹Hp菌体，干扰Hp代谢，发挥杀菌作用。

(2)弱碱性抗酸药：常用的铝碳酸镁、氢氧化铝凝胶等，这些药物可中和胃酸，短暂缓解疼痛。

(3)胃黏膜保护药：米索前列醇和瑞巴派特都是可以调节胃黏膜防御功能的细胞保护药物。米索前列醇对预防NSAID引起的胃肠道损害有效，是目前美国FDA唯一推荐用于预防NSAID相关性胃病的药物，但腹痛、腹泻等不良反应限制了它的临床应用，而且能引起子宫收缩，故妊娠妇女禁用。瑞巴派特可直接针对NSAID所致胃黏膜损伤的作用机制，是具有增加PG合成、清除并抑制自由基作用的胃黏膜保护剂。

(三)手术治疗

适应证为：大量出血内科治疗无效；急性穿孔；瘢痕性幽门梗阻；胃溃疡恶变及严格内科治疗无效的顽固性溃疡。

第四节 炎症性肠病

炎症性肠病(IBD)一词专指病因未明的炎症性肠病，包括溃疡性结肠炎(UC)和克罗恩病(CD)。两者的临床、病理特点既有相同性，又有差异性。新的观点认为，这两种疾病之间存在着内在的联系,在某些基因型方面有所重叠,属于同一疾病的不同种属。

【病因和发病机制】

IBD 的病因和发病机制尚未完全明确,已知肠道黏膜免疫系统异常反应所导致的炎症反应在 IBD 发病中起重要作用,目前认为这是由多因素相互作用所致,主要包括环境、遗传、感染和免疫因素。

目前对 IBD 病因和发病机制的认识可概括为:环境因素作用于遗传易感者,在肠道菌丛的参与下,启动了肠道免疫及非免疫系统,最终导致免疫反应和炎症过程。

一、溃疡性结肠炎

溃疡性结肠炎(UC)是一种原因不明的直肠和结肠慢性非特异性炎症性疾病。病变主要限于大肠黏膜与黏膜下层。临床表现为腹泻、腹痛、黏液脓血便和里急后重。病情轻重不等,多呈反复发作的慢性病程。本病可发生在任何年龄,多见于 20～40 岁,亦可见于儿童或老年人。男女发病率无明显差别。

【病理】

病变位于大肠,呈连续性弥漫性分布。范围多自肛端直肠开始,逆行向近段发展,甚至累及全结肠及末段回肠。如累及末端回肠,则称为倒灌性回肠炎。活动期黏膜呈弥漫性炎症反应。固有膜内弥漫性淋巴细胞、浆细胞、单核细胞等细胞浸润是 UC 的基本病变,活动期并有大量中性粒细胞和嗜酸性粒细胞浸润。大量中性粒细胞浸润发生在固有膜、隐窝上皮(隐窝炎)、隐窝内(隐窝脓肿)及表面上皮。当隐窝脓肿融合溃破,黏膜出现广泛的小溃疡,并可逐渐融合成大片溃疡。肉眼见黏膜弥漫性充血、水肿,表面呈细颗粒状,脆性增加、出血,糜烂及溃疡。由于结肠病变一般限于黏膜与黏膜下层,很少深入肌层,所以并发结肠穿孔、瘘管或周围脓肿少见。少数暴发型或重症患者病变涉及结肠全层,可发生中毒性巨结肠,肠壁重度充血、肠腔膨大、肠壁变薄,溃疡累及肌层至浆膜层,常并发急性穿孔。

结肠炎症在反复发作的慢性过程中,黏膜不断破坏和修复,致正常结构破坏。显微镜下见隐窝结构紊乱,表现为腺体变形、排列紊乱、数目减少等萎缩改变,伴杯状细胞减少和潘氏细胞化生。可形成炎性息肉。由于溃疡愈合、瘢痕形成、黏膜肌层及肌层肥厚,使结肠变形缩短、结肠袋消失,甚至肠腔缩窄。少数患者发生结肠癌变。

【临床表现】

起病多数缓慢,少数急性起病,偶见急性暴发起病。病程呈慢性经过,多表现为发作期与缓解期交替,少数症状持续并逐渐加重。部分患者在发作间歇期可因饮食失调、劳累、精神刺激、感染等诱因诱发或加重症状。临床表现与病变范围、病型及病期等有关。

(一)症状

1.消化系统症状

(1)腹泻:为最主要的症状,与黏膜炎症导致肠分泌增加、肠蠕动增快和肠内水钠吸收障碍有关。轻者每日排便 2～4 次,便血轻或无;重者每日可达 10 次以上,脓血显见,甚至大量便血。黏液脓血便是本病活动期的重要表现,常伴里急后重。病变限于直肠或累及乙状结肠患者,除可有便频、便血外,偶尔反有便秘,这是病变引起直肠排空功能障碍所致。

(2)腹痛:疼痛性质常为阵发性痉挛性绞痛,与炎症刺激所致的肠痉挛或肠管张力增高有关。常局限于下腹,一般为轻、中度疼痛。轻者仅有腹部不适,重者特别是炎症波及腹膜或并发中毒性巨结肠时,可有全腹持续性剧烈疼痛。疼痛时可有便意,排便后疼痛暂时缓解。

(3)其他症状:可有腹胀、食欲减退,病情严重者可有恶心、呕吐。

2.全身症状

一般出现在中、重型患者。中、重型患者活动期常有低度至中度发热,高热多提示并发症或见于急性暴发型。重症或病情持续活动可出现衰弱、消瘦、贫血、低蛋白血症、水与电解质平衡紊乱等表现。

3.肠外表现

见于少数患者,包括关节炎、结节性红斑、巩膜外层炎、前葡萄膜炎、口腔复发性溃疡、慢性活动性肝炎、硬化性胆管炎等。

(二)体征

轻、中型患者仅有左下腹轻压痛,有时可触及痉挛的降结肠或乙状结肠。重型和暴发型患者常有明显压痛和鼓肠。若有腹肌紧张、反跳痛、肠鸣音减弱应注意中毒性巨结肠、肠穿孔等并发症。

(三)临床分型

按本病的病程、程度、范围及病期进行综合分型。

1.病程经过分型

(1)初发型:指无既往史的首次发作。

(2)慢性复发型:临床上最多见,发作期与缓解期交替。

(3)慢性持续型:症状持续,间断以症状加重的急性发作。

(4)急性暴发型:少见,急性起病,病情严重,全身毒血症状明显,可伴中毒性巨结肠、肠穿孔、败血症等并发症。上述各型可相互转化。

2.病情轻重分型

(1)轻度:腹泻每日 4 次以下,便血轻或无,无发热、脉速,贫血无或轻,血沉正常。

(2)重度:腹泻每日 6 次以上,并有明显黏液脓血便,体温>37.5℃、脉搏>90 次/分,血红蛋白<100g/L,血沉>30mm/h。

(3)中度:介于轻度与重度之间。

3.病变范围

可分为直肠炎、直肠乙状结肠炎、左半结肠炎(结肠脾曲以远)、广泛性或全结肠炎(病变扩展至结肠脾曲以近或全结肠)。

4.病情分期

分为活动期和缓解期。

【并发症】

(一)中毒性巨结肠

多发生在暴发型或重症溃疡性结肠炎患者。此时结肠病变广泛而严重,累及肌层与肠肌神经丛,肠壁张力减退,结肠蠕动消失,肠内容物与气体大量积聚,引起急性结肠扩张,一般以横结肠为最严重。常因低钾、钡剂灌肠、使用抗胆碱能药物或阿片类制剂而诱发。临床表现为病情急剧恶化,毒血症明显,有脱水与电解质平衡紊乱,出现鼓肠、腹部压痛,肠鸣音消失。血常规白细胞计数显著升高。X线腹部平片可见结肠扩大,结肠袋形消失。本并发症预后差,易引起急性肠穿孔。

(二)直肠、结肠癌变

是 UC 的重要并发症之一,恶性程度高。多见于广泛性结肠炎、幼年起病而病程漫长者。国外有报道起病 20 年和 30 年后癌变率分别为 7.2% 和 16.5%。

(三)结肠息肉

由于结肠的慢性炎症刺激,使结肠黏膜细胞增生,形成息肉。对于炎性息肉一般不需摘除,而因为腺瘤与结肠癌的发生有密切关系,故腺瘤样息肉一旦确诊就应摘除。

(四)结肠狭窄和肠梗阻

肠梗阻少见,发生率远低于克罗恩病。

【实验室和其他检查】

(一)血液检查

可有贫血、白细胞计数增高。血沉增快和 C 反应蛋白增高是活动期的标志。严重病例可有人血白蛋白下降、凝血酶原时间延长、电解质平衡紊乱等。检查中性粒细胞胞浆抗体(ANCA)、抗酿酒酵母抗体(ASCA)有助于 UC 的诊断。

(二)粪便检查

黏液脓血便,显微镜检查有红、白细胞及脓细胞。病原学检查(至少连续 3 次)无特异的病原体。其目的是要排除感染性结肠炎。

(三)结肠镜检查

可直接观察肠黏膜变化,并可取活组织检查,确定病变范围。本病病变呈连续性、弥漫性分布,从肛端直肠开始逆行向上扩展,内镜下所见重要改变有:①黏膜血管纹理模糊、紊乱或消失、充血、水肿、易脆、出血及脓性分泌物附着,并常见黏膜粗糙,呈细颗粒状;②病变明显处见弥漫性糜烂和多发性浅溃疡;③慢性病变见假息肉及桥状黏膜,结肠袋往往变浅、变钝或消失。结肠镜下黏膜活检组织学见弥漫性炎症细胞浸润,活动期表现为表面糜烂、溃疡、隐窝炎、隐窝脓肿;慢性期表现为隐窝结构紊乱、杯状细胞减少和潘氏细胞化生。重症或暴发型患者慎做此检查以防穿孔。

(四)X 线钡剂灌肠检查

X 线征主要有:①黏膜粗乱和(或)颗粒样改变,呈"雪花点"征;②多发性浅溃疡,表现为管壁边缘毛糙呈毛刺状或锯齿状以及见小龛影,亦可有炎症性息肉而表现为多个小的圆或卵圆形充盈缺损;③肠管缩短,结肠袋消失,肠壁变硬,可呈"铅管状"。结肠镜检查比 X 线钡剂灌肠检查准确,有条件宜做结肠镜全结肠检查,检查有困难时辅以钡剂灌肠检查。重型或暴发型病例不宜做钡剂灌肠检查,以免加重病情或诱发中毒性巨结肠。

【诊断和鉴别诊断】

(一)诊断

根据持续或反复发作性腹泻和黏液脓血便、腹痛、里急后重,伴有(或不伴)不同程度全身症状者,病程多在 4~6 周以上,结合结肠镜检查或钡剂灌肠所在,排除结肠感染性和非感染性疾病后,可诊断本病。

初发病例、临床表现、结肠镜改变不典型者,暂不做出诊断,须随访 3~6 个月,观察发作情况。

一个完整的诊断应包括其临床类型、临床严重程度、病变范围、病情分期及并发症。例如:溃疡性结肠炎(初发型、中度、直乙状结肠炎、活动期)。

(二)鉴别诊断

1.慢性细菌性痢疾

常有急性细菌性痢疾病史;粪便或结肠镜检查取黏液脓性分泌物可培养出痢疾杆菌,抗菌药物治疗有效。

2.慢性阿米巴痢疾

病变主要侵犯右侧结肠,也可累及左侧结肠,结肠溃疡较深,边缘潜行,溃疡间的黏膜多属正常。粪便或结肠镜取溃疡渗出物检查可找到溶组织阿米巴滋养体或包囊。血清抗阿米巴抗体阳性。抗阿米巴治疗有效。

3.大肠癌

多见于中年以后,经直肠指检常可触到肿块,结肠镜或 X 线钡剂灌肠检查对鉴别诊断有价值,活检可确诊。须注意溃疡性结肠炎也可发生结肠癌变。

4.克罗恩病

克罗恩病可累及全消化道,但最常见于近端结肠和回肠末端(表 9-3)。

表 9-3 结肠克罗恩病与溃疡性结肠炎的鉴别

项目	克罗恩病	溃疡性结肠炎
症状	有腹泻但脓血便少	脓血便多见
病变部位	末段回肠	直肠
分布特点	呈节段性	呈连续性分布
肠腔狭窄	多见,偏心性	少见,中心性
瘘管形成	多见	罕见
内镜表现	纵行或匍行溃疡伴周围黏膜正常或鹅卵石样改变	溃疡浅,黏膜弥漫性充血、水肿、颗粒状、脆性增加
病理改变	全壁炎,有裂隙状溃疡,非干酪性肉芽肿	病变主要在黏膜层,有浅溃疡、隐窝脓肿、杯状细胞减少

5.血吸虫病

有疫水接触史,常有肝脾大,粪便检查可发现血吸虫卵,孵化毛蚴阳性。

6.肠易激综合征

粪便可有黏液但无脓血,显微镜检查正常,隐血试验阴性。结肠镜检查无器质性病变证据。

7.其他

其他感染性肠炎(如抗生素相关性肠炎、肠结核、真菌性肠炎等)、缺血性结肠炎、放射性肠炎、过敏性紫癜、胶原性结肠炎、贝赫切特病、结肠息肉病、结肠憩室炎以及HIV感染合并的结肠炎等应和本病鉴别。

【治疗】

治疗目的是控制急性发作,维持缓解,减少复发,防治并发症。

(一)一般治疗

在急性发作期,应卧床休息,及时纠正水与电解质平衡紊乱,并予易消化的流质饮食。病情好转后,改为营养丰富的少渣食物。对于重症及暴发型患者,密切观察病情变化,禁食,给予静脉内高营养,必要时输血及白蛋白。

(二)药物治疗

1.活动期治疗

(1)氨基水杨酸制剂:柳氮磺吡啶(SASP)是治疗本病的常用药物。该药口服后大部分到达结肠,经肠菌分解为5-氨基水杨酸(5-ASA)与磺胺吡啶,前者是主要有效成分,其滞留在结肠内与肠上皮接触而发挥抗炎作用。该药适用于轻、中度患者或重度经糖皮质激素治疗已有缓解者。用药方法:3～4g/d,分3～4次口服。病情完全缓解后仍要继续用药长期维持治疗(详见后文)。该药不良反应除恶心、呕吐、皮疹、粒细胞减少、溶血外,还可致可逆性男性不育症。口服5-ASA新型制剂可避免在小肠近段被吸收,而在结肠内发挥药效,这类制剂有各种控释剂型的美沙拉秦,奥沙拉秦和巴柳氮。口服5-ASA新型制剂疗效与SASP相仿,优点是不良反应明显减少,缺点是价格昂贵,因此对SASP不能耐受者尤为适用。5-ASA的灌肠剂适用于病变局限在直肠、乙状结肠者,栓剂适用于病变局限在直肠者。

(2)糖皮质激素:对急性发作期有较好疗效。适用于对氨基水杨酸制剂疗效不佳的轻、中度患者,特别适用于重度患者及急性暴发型患者。一般给予口服泼尼松40～60mg/d;重症患者先予较大剂量静脉滴注,如氢化可的松300mg/d、甲泼尼龙48mg/d或地塞米松10mg/d,7～10天后改为口服泼尼松60mg/d。病情缓解后以每1～2周减少5～10mg用量至停药。减量期间加用氨基水杨酸制剂逐渐接替激素治疗。

病变局限在直肠、乙状结肠者,可用琥珀酸钠氢化可的松100mg或地塞米松5mg加生理盐水100ml做保留灌肠,每晚1次。病变局限于直肠者如有条件也可用布地奈德泡沫灌肠剂2mg保留灌肠,每晚1次,该药是局部作用为主的糖皮质激素,故全身不良反应较少。

(3)免疫抑制剂:硫唑嘌呤或硫嘌呤可试用于对激素治疗效果不佳或对激素依赖的慢性持续型病例,加用这类药物后可逐渐减少激素用量甚至停用。近年国外报道,对严重溃疡性结肠炎急性发作静脉用糖皮质激素治疗无效的病例,应用环孢素每日2～4mg/kg静脉滴注,大部分患者可取得暂时缓解而避免急症手术。

(4)其他:对重症、暴发型或并有瘘管、脓肿的患者应选用针对革兰阴性菌的广谱抗生素,并积极对症、支持治疗。如腹泻、腹痛较重可对症治疗,单使用解痉剂时应警惕诱发中毒性巨结肠。

2.缓解期治疗

缓解期主要以氨基水杨酸制剂作维持治疗。SASP的维持治疗剂量以往推荐2g/d,但近年国外研究证明3～4g/d疗效较优。5-ASA制剂维持治疗剂量同诱导缓解时所用剂量。如患者活动期缓解是由硫唑嘌呤或巯嘌呤所诱导,则仍用相同剂量该类药维持。维持治疗的疗程未统一,但一般认为至少要维持 3 年。

(三)手术治疗

紧急手术指征为:并发大出血、肠穿孔、重型患者特别是合并中毒性巨结肠经积极内科治疗无效且伴严重毒血症状者。

择期手术指征:①并发结肠癌变;②慢性持续型病例内科治疗效果不理想而严重影响生活质量,或虽然用糖皮质激素可控制病情但糖皮质激素不良反应太大不能耐受者。

【预后】

本病呈慢性过程,大部分患者反复发作,轻度及长期缓解者预后较好。急性暴发型、有并发症及年龄超过 60 岁者预后不良,但近年由于治疗水平提高,病死率已明显下降。慢性持续活动或反复发作频繁,预后较差,但如能合理选择手术治疗,亦可望恢复。病程漫长者癌变危险性增加,应注意随访,推荐对病程 8~10 年以上的广泛性或全结肠炎和病程 30~40 年以上的左半结肠炎、直肠乙状结肠炎患者,至少两年 1 次行监测性结肠镜检查。

二、克罗恩病

克罗恩病(Crohn's disease,CD)是一种病因尚不十分清楚的胃肠道慢性炎性肉芽肿性疾病。病变多见于末段回肠和邻近结肠,但从口腔至肛门各段消化道均可受累,呈节段性或跳跃式分布。临床上以腹痛、腹泻、体重下降、腹块、瘘管形成和肠梗阻为特点,可伴有发热等全身表现以及关节、皮肤、眼、口腔黏膜等肠外损害。

【病理】

大体形态上,克罗恩病特点为:①病变呈节段性或跳跃性,而不呈连续性;②黏膜溃疡的特点:早期呈鹅口疮样溃疡,随后溃疡增大、融合,形成纵行溃疡和裂隙溃疡,将黏膜分割呈鹅卵石样外观;③病变累及肠壁全层,肠壁增厚变硬,肠腔狭窄。

组织学上,克罗恩病的特点为:①非干酪性肉芽肿,由类上皮细胞和多核巨细胞构成,可发生在肠壁各层和局部淋巴结;②裂隙溃疡,呈缝隙状,可深达黏膜下层甚至肌层;③肠壁各层炎症,伴固有膜底部和黏膜下层淋巴细胞聚集、黏膜下层增宽、淋巴管扩张及神经节炎等。

肠壁全层病变致肠腔狭窄,可发生肠梗阻。溃疡穿孔引起局部脓肿,或穿透至其他肠段、器官、腹壁,形成内瘘或外瘘。肠壁浆膜纤维素渗出、慢性穿孔均可引起肠粘连。

【临床表现】

起病大多隐匿,进展缓慢,从发病早期症状出现(如腹部隐痛或间歇性腹泻)至确诊往往需数月至数年。病程呈慢性,长短不等的活动期与缓解期交替,有终生复发倾向。少数急性起病,可表现为急腹症,酷似急性阑尾炎或急性肠梗阻。腹痛、腹泻和体重下降三大症状是本病的主要临床表现。但本病的临床表现复杂多变,这与临床类型、病变部位、病期及并发症有关。

(一)消化系统表现

1.腹痛

为最常见症状,多位于右下腹或脐周.间歇性发作,常为痉挛性阵痛伴腹鸣。常于进餐后加重,排便或肛门排气后缓解。出现持续性腹痛和明显压痛,提示炎症波及腹膜或腹腔内脓肿形成。全腹剧痛和腹肌紧张,提示病变肠段急性穿孔。

2.腹泻

亦为本病常见症状,主要由病变肠段炎症渗出、蠕动增加及继发性吸收不良引起。腹泻先是间歇发作,病程后期可转为持续性。粪便多为糊状,一般无脓血和黏液。病变涉及下段结肠或肛门直肠者,可有黏液血便及里急后重。

3.腹部包块

由于肠粘连、肠壁增厚、肠系膜淋巴结肿大、内瘘或局部脓肿形成所致。多位于右下腹与脐周。固定的腹块提示有粘连,多已有内瘘形成。

4.瘘管形成

是克罗恩病的特征性临床表现,因透壁性炎性病变穿透肠壁全层至肠外组织或器官而成。瘘分内瘘和外瘘,前者可通向其他肠段、肠系膜、膀胱、输尿管、阴道、腹膜后等处,后者通向腹壁或肛周皮肤。

5.肛门周围病变

包括肛门周围瘘管、脓肿形成及肛裂等病变,见于部分患者,有结肠受累者较多见。有时这些病变可为本病的首发或突出的临床表现。

(二)全身表现

本病全身表现较多且较明显,主要有以下几种。

1.发热

为常见的全身表现之一,与肠道炎症活动及继发感染有关。间歇性低热或中度热常见,少数呈弛张高热伴毒血症。

2.营养障碍

由慢性腹泻、食欲减退及慢性消耗等因素所致。主要表现为体重下降,可有贫血、低蛋白血症和维生素缺乏等表现。青春期前患者常有生长发育迟滞。

(三)肠外表现

本病肠外表现与溃疡性结肠炎的肠外表现相似,但发生率较高,据统计以口腔黏膜溃疡、皮肤结节性红斑、关节炎及眼病为常见。

(四)临床分型

1.临床类型

依疾病行为分型,可分为狭窄型(以肠腔狭窄所致的临床表现为主)、穿通型(有瘘管形成)和非狭窄非穿通型(炎症型)。各型可有交叉或互相转化。

2.病变部位

参考影像和内镜结果确定,可分为小肠型、结肠型、回结肠型。如消化道其他部分受累亦应注明。

3.严重程度

根据主要临床表现的程度及并发症计算CD活动指数(CDAI),用于疾病活动期与缓解期区分、病情严重程度估计(轻、中、重度)和疗效评定。

【并发症】

肠梗阻最常见,其次是腹腔内脓肿,偶可并发急性穿孔或大量便血。直肠或结肠黏膜受累者可发生癌变。

【实验室和其他检查】

(一)实验室检查

贫血常见且常与疾病严重程度平行；活动期血沉加快、C反应蛋白升高；周围血白细胞轻度增高见于活动期，但明显增高常提示合并感染。粪便隐血试验常呈阳性。人血白蛋白常有降低。血液自身抗体检查参见本章第一节。

(二)影像学检查

小肠病变作胃肠钡剂造影，结肠病变做钡剂灌肠检查。X线表现为肠道炎性病变，可见黏膜皱襞粗乱、纵行性溃疡或裂沟、鹅卵石征、假息肉、多发性狭窄或肠壁僵硬、瘘管形成等X线征象，病变呈节段性分布。由于肠壁增厚，可见填充钡剂的肠襻分离。腹部超声、CT、MRI可显示肠壁增厚、腹腔或盆腔脓肿、包块等。

(三)结肠镜检查

结肠镜做全结肠及回肠末段检查。病变呈节段性、非对称性分布，见阿弗他溃疡或纵行溃疡、鹅卵石样改变，肠腔狭窄或肠壁僵硬，炎性息肉，病变之间黏膜外观正常。

因为克罗恩病病变累及范围广，为肠壁全层性炎症，故其诊断往往需要X线与结肠镜检查的相互配合。近年发明的胶囊内镜、双气囊小肠镜等技术提高了对小肠病变诊断的准确性，有助于提高克罗恩病的诊断水平。

(四)活组织检查

对诊断和鉴别诊断有重要价值。本病的典型病理组织学改变是非干酪性肉芽肿，还可见裂隙状溃疡、固有膜底部和黏膜下层淋巴细胞聚集、黏膜下层增宽、淋巴管扩张及神经节炎等。

【诊断和鉴别诊断】

(一)诊断

对慢性起病，反复发作性右下腹或脐周痛、腹泻、体重下降，特别是伴有肠梗阻、腹部压痛、腹块、肠瘘、肛周病变、发热等表现者，临床上应考虑本病。在充分排除各种肠道感染性或非感染性炎症疾病及肠道肿瘤后，可做出临床诊断。对初诊的不典型病例，应通过随访观察，以求明确诊断。鉴别有困难而又有手术指征者可行手术探查获得病理诊断。

(二)鉴别诊断

需与各种肠道感染性或非感染性炎症疾病及肠道肿瘤鉴别。应特别注意，急性发作时与阑尾炎；慢性发作时与肠结核及肠道淋巴瘤；病变单纯累及结肠者与溃疡性结肠炎进行鉴别。在我国，与肠结核的鉴别至关重要。现分述如下。

1.肠结核

肠结核患者既往或现有肠外结核病史；病变主要涉及回盲部，可累及邻近结肠，但节段性分布不明显，溃疡多为横行，浅表而不规则；活检组织抗酸杆菌染色阳性有助肠结核诊断，干酪样肉芽肿是肠结核的特征性病理组织学改变(可惜因取材大小受限，依靠活检较难发现这一特征性病变)；结核菌素试验(PPD)强阳性、血清结核杆菌相关性抗原和抗体检测阳性等倾向肠结核诊断。

2.小肠恶性淋巴瘤

原发性小肠恶性淋巴瘤可较长时间内局限在小肠,X线检查见一肠段内广泛侵蚀、呈较大的指压痕或充盈缺损,B型超声或CT检查肠壁明显增厚、腹腔淋巴结肿大,有利于小肠恶性淋巴瘤诊断。小肠恶性淋巴瘤一般进展较快。双气囊小肠镜下活检或必要时手术探查可获病理确诊。

3.溃疡性结肠炎

鉴别要点见本章第一节。

4.急性阑尾炎

腹泻少见,常有转移性右下腹痛,压痛限于麦氏点,血常规检查白细胞计数增高更为显著,可资鉴别,但有时需剖腹探查才能明确诊断。

5.其他

如血吸虫病、阿米巴肠炎、其他感染性肠炎(耶尔森菌、空肠弯曲菌、艰难梭菌等感染)、贝赫切特病、药物性肠病(如 NSAIDs)、嗜酸性粒细胞性肠炎、缺血性肠炎、放射性肠炎、胶原性结肠炎、各种肠道恶性肿瘤以及各种原因引起的肠梗阻,在鉴别诊断中均需考虑。

【治疗】

克罗恩病的治疗原则及药物应用与溃疡性结肠炎相似,但具体实施有所不同。氨基水杨酸类药物应视病变部位选择,对克罗恩病的疗效逊于对溃疡性结肠炎。对糖皮质激素无效或依赖的患者在克罗恩病中多见,因此免疫抑制剂、抗生素和生物制剂在克罗恩病使用较为普遍。相当部分克罗恩病患者在疾病过程中最终因并发症而需手术治疗,但术后复发率高,至今尚无预防术后复发的有效措施。现就克罗恩病的治疗简述如下。

(一)一般治疗

一般给高营养低渣饮食,适当给予叶酸、维生素 B_{12} 等多种维生素。重症患者酌用要素饮食或全胃肠外营养。腹痛、腹泻必要时可酌情使用抗胆碱能药物或止泻药,合并感染者静脉途径给予广谱抗生素。

(二)药物治疗

1.活动期治疗

(1)氨基水杨酸制剂:柳氮磺吡啶仅适用于病变局限在结肠的轻、中度患者。美沙拉秦能在回肠末段、结肠定位释放,适用于轻度回结肠型及轻、中度结肠型患者。

(2)糖皮质激素:对控制病情活动有较好疗效,适用于各型中-重度患者,以及上述对氨基水杨酸制剂无效的轻.中度患者。应注意,有相当部分患者表现为激素无效或依赖(减量或停药短期复发),对这类患者应考虑加用免疫抑制剂(详见下述内容)。布地奈德全身不良反应较少,可用于轻、中度小肠型或回结肠型患者,剂量每次 3mg,每日 3 次。

(3)免疫抑制剂:硫唑嘌呤或硫嘌呤适用于对激素治疗无效或对激素依赖的患者,加用这类药物后可逐渐减少激素用量乃至停用。剂量为硫唑嘌呤 $1.5\sim2.5mg/(kg \cdot d)$ 或硫嘌呤 $0.75\sim1.5mg/(kg \cdot d)$,该类药显效时间需 3~6 个月,维持用药可至 3 年或以上。现在认为上述剂量硫唑嘌呤或硫嘌呤的安全性是可以接受的,严重不良反应主要是白细胞减少等骨髓抑制表现,应用时应严密监测。对硫唑嘌呤或硫嘌呤不耐受者可试换用甲氨蝶呤。

(4)抗菌药物:某些抗菌药物如硝基咪唑类、喹诺酮类药物应用于本病有一定疗效。甲硝唑对肛周病变、环丙沙星对瘘有效。上述药物长期应用不良反应多,故临床上一般与其他药物联合短期应用,以增强疗效。

(5)生物制剂:英夫利昔(infliximab)是一种抗 TNF-a 的人鼠嵌合体单克隆抗体,为促炎性细胞因子的拮抗剂,临床试验证明对传统治疗无效的活动性克罗恩病有效,重复治疗可取得长期缓解,近年已逐步在临床推广使用。其他一些新的生物制剂也已上市或在临床研究之中。

2.缓解期治疗

用氨基水杨酸制剂或糖皮质激素取得缓解者,可用氨基水杨酸制剂维持缓解,剂量与诱导缓解的剂量相同。因糖皮质激素无效/依赖而加用硫唑嘌呤或巯嘌呤取得缓解者,继续以相同剂量硫唑嘌呤或巯嘌呤维持缓解。使用英夫利昔取得缓解者推荐继续定期使用以维持缓解。维持缓解治疗用药时间可至 3 年以上。

(三)手术治疗

手术后复发率高,故手术适应证主要是针对并发症,包括完全性肠梗阻、瘘管与腹腔脓肿、急性穿孔或不能控制的大量出血。

【预后】

本病可经治疗好转,也可自行缓解。但多数患者反复发作,迁延不愈,其中部分患者在其病程中因出现并发症而手术治疗,预后较差。

第五节 功能性胃肠病

功能性胃肠病(FGIDs)是一组表现为慢性或反复发作的胃肠道症状、而无器质性改变的胃肠道功能紊乱综合征,具有腹胀、腹痛、腹泻或便秘等消化系统症状,常伴有失眠、焦虑、抑郁、头昏、头痛等,且多伴有精神因素的背景,常需经检查排除器质性病因后方可确诊。涉及部位包括咽、食管、胃、胆道、小肠、大肠、肛门等,因症状特征而有不同命名,目前我国采用罗马Ⅲ标准的功能性胃肠病的命名分类。临床上以功能性消化不良和肠易激综合征最常见。

一、功能性消化不良

功能性消化不良(FD)是指具有由胃和十二指肠功能紊乱引起的症状,而无器质性疾病的一组临床综合征,主要症状包括上腹胀痛、灼热感、餐后饱胀和早饱感,可伴有食欲减退、嗳气、恶心、呕吐等上消化道症状。FD 是临床上最常见的一种功能性胃肠病。欧美的流行病学调查表明,普通人群中有消化不良症状者占 19%~41%。我国调查资料显示,FD 占胃肠病专科门诊患者的 50%左右。

【病因和发病机制】

病因和发病机制至今尚未清楚,可能与下列因素有关。

(一)胃肠运动功能障碍

胃肠运动功能障碍是 FD 的主要发病基础,约 40%的 FD 患者存在不同程度胃排空延迟、胃十二指肠运动协调失常等,可能与胃电节律紊乱有关。近年研究还发现胃肠动力障碍常与胃电活动异常有关。

（二）内脏感觉过敏

FD患者胃的感觉容量明显低于正常人。内脏感觉过敏可能与外周感受器、传入神经、中枢整合等水平的异常有关。

（三）胃底对食物的容受性舒张功能下降

研究证明，部分FD患者进食后胃底舒张容积明显低于正常人，这一改变最常见于有早饱症状的患者。

（四）精神和社会因素

精神社会因素一直被认为与FD的发病有密切关系。调查表明，FD患者存在个性异常，焦虑、抑郁积分显著高于正常人和十二指肠溃疡组。还有调查报道，在FD患者生活中，特别是童年期应激事件的发生频率高于正常人和十二指肠溃疡患者，但精神因素的确切致病机制尚未阐明。

（五）幽门螺杆菌感染

约半数FD患者有幽门螺杆菌感染及由此而引起的慢性胃炎，但研究至今未发现幽门螺杆菌感染及慢性胃炎与FD症状有明确的相关性，长期随访证明，经治疗幽门螺杆菌被根除并伴慢性胃炎病理组织学改善之后，大多数患者症状并未得到改善，因此目前多数学者认为幽门螺杆菌感染及慢性胃炎在FD发病中不起主要作用，或者仅与某一亚型FD患者发病有关。

（六）胃酸分泌异常

FD患者中胃酸大多在正常范围内，但有研究发现FD患者的十二指肠对胃酸的敏感性增加，酸灌注十二指肠可引起症状，但目前尚未明确FD发病与胃酸分泌异常是否相关。

（七）其他

有急性胃肠道感染史的患者FD的发病风险为正常人群的5.2倍，还有研究发现有急性胃肠道感染史的FD患者，早饱、呕吐及体重下降发生率更高，胃底容纳舒张功能显著降低。此外，遗传因素与FD有关，已有研究发现某些基因的多态性与FD相关。

【临床表现】

（一）症状

1.消化系统症状

主要症状包括上腹痛、上腹灼热感、餐后饱胀和早饱之一种或多种，可同时存在上腹胀、嗳气、食欲减退、恶心、呕吐等。常以某一个或某一组症状为主，在病程中症状也可发生变化。起病多缓慢，病程经年累月，呈持续性或反复发作。部分患者常有饮食、精神等诱发因素。

(1)上腹痛和上腹灼热感：上腹痛为常见症状，位于胸骨剑突下与脐水平以上、两侧锁骨中线之间的区域，常与进食有关，表现为餐后痛，也有表现为饥饿痛、进食后缓解，亦可无规律性。部分患者表现为上腹灼热感，与胃灼热不同，胃灼热是指胸骨后的烧灼样疼痛或不适，是胃食管反流病的特征性症状。

(2)餐后饱胀和早饱：餐后饱胀是指正常餐量即出现饱胀感，是食物长时间存留于胃内引起的不适感。早饱是指有饥饿感但进食后不久即有饱感，致摄入食物明显减少。

(3)其他：上腹胀、嗳气、食欲减退、恶心、呕吐等症状可同时存在。嗳气也是常见症状，进食后尤其明显。恶心、呕吐病变常见,常发生在胃排空明显延迟的患者,呕吐为干呕或呕吐当餐食物。部分患者可重叠有下消化道症状,如腹泻、便秘等。

2.精神神经症状

不少患者同时伴有失眠、焦虑、抑郁、恐惧、头痛、注意力不集中等精神症状。

(二)体征

没有特异性的体征,部分患者有中上腹轻压痛。

(三)分型

根据临床特点,按罗马Ⅲ标准将本病分为两个临床亚型:①上腹痛综合征(EPS):上腹痛和(或)上腹灼热感;②餐后不适综合征(PDS):餐后饱胀和(或)早饱。两型可有重叠。

【诊断和鉴别诊断】

(一)诊断

1.诊断标准

①有上腹痛、上腹灼热感、餐后饱胀和早饱症状中的一种或多种,呈持续或反复发作的慢性过程(罗马Ⅲ标准规定病程超过6个月,近3个月症状持续);②上述症状排便后不能缓解(排除症状由肠易激综合征所致);③排除可解释症状的器质性疾病。

2.诊断程序

在全面病史采集和体格检查的基础上,应先判断患者有无下列提示器质性疾病的"报警症状和体征":45岁以上,近期出现消化不良症状;有消瘦、贫血、呕血、黑粪、吞咽困难、腹部肿块、黄疸等;消化不良症状进行性加重。对有"报警症状和体征"者,必须进行全面检查直至找到病因。对年龄在45岁以下且无"报警症状和体征"者,可选择基本的实验室检查和胃镜检查。也可以先予经验性治疗2~4周观察疗效,对诊断可疑或治疗无效者有针对性地选择进一步检查。

(二)鉴别诊断

鉴别的疾病包括:食管、胃和十二指肠的各种器质性疾病如消化性溃疡、胃癌等;各种肝胆胰疾病;由全身性或其他系统疾病引起的上消化道症状如糖尿病、肾脏病、风湿免疫性疾病和精神神经性疾病等;药物引起的上消化道症状如服用非甾体抗炎药;其他功能性胃肠病和动力障碍性疾病如胃食管反流病、肠易激综合征等。应注意,不少FD患者常同时有胃食管反流病、肠易激综合征及其他功能性胃肠病并存,临床上称之为症状重叠。

【治疗】

主要是对症治疗,以缓解症状、提高患者的生活质量为主要目的。遵循综合治疗和个体化治疗的原则。

(一)一般治疗

帮助患者认识和理解病情,建立良好的生活和饮食习惯,避免烟、酒及刺激性食物,少进食脂肪等容易延缓胃排空的食物。尽量避免服用非甾体抗炎药,去除可能诱发和加重症状的各种因素。注意根据患者不同特点进行心理治疗,使患者保证充足的睡眠,保持良好的心态。

(二)药物治疗

目前尚无特效药物,主要是经验性对症治疗。

1. 抑制胃酸药

对于以上腹痛、上腹灼热感为主要症状的患者,可选择 H_2 受体拮抗剂(H_2RA)或质子泵抑制剂(PPI)。H_2RA 常用制剂及用法为西咪替丁 400mg、雷尼替丁 150mg、法莫替丁 20mg、尼扎替丁 150mg,每日 2 次,餐前半小时服用,一般疗程为 6~8 周,待症状缓解后逐渐减量至停用。PPI 常用制剂及用法为奥美拉唑 20mg、泮托拉唑 40mg、雷贝拉唑 10mg、埃索美拉唑 20mg 口服,每日 1 次,一般疗程为 4~6 周。

2. 促胃肠动力药

一般适用于以餐后饱胀、早饱为主要症状的患者。常用药物有:①多潘立酮每次 10mg,每日 3 次,餐前半小时服用,能选择性拮抗外周多巴胺 D_2 受体,不透过血脑屏障,因此无锥体外系不良反应,但 10%~15% 的患者可能引起可逆性血催乳素水平升高,出现乳房胀痛和泌乳现象;②依托必利每次 50mg,每日 3 次,餐前半小时服用,通过拮抗多巴胺 D_2 受体和抑制乙酰胆碱酯酶活性能显著改善患者腹痛和腹胀症状;③莫沙必利每次 5mg,每日 3 次,是 5-羟色胺(5-HT_4)受体激动剂,能增加乙酰胆碱的释放并刺激胃肠道动力。

对疗效不佳者,抑制胃酸药和促胃肠动力药可换用或合用。

3. 助消化药

包括复方消化酶和益生菌制剂,可改善与进餐相关的上腹胀、食欲减退等症状,作为治疗消化不良的辅助用药。

4. 抗抑郁药

上述治疗疗效欠佳而伴随精神症状明显者,小剂量抗抑郁药物是有益的。常用的有三环类抗抑郁药如阿米替林、选择性抑制 5-羟色胺再摄取的抗抑郁药如帕罗西汀等,宜从小剂量开始,注意药物的不良反应。

(三)精神心理治疗

除药物治疗外,行为治疗、认知治疗及心理干预可能对这类患者有益。

(四)治疗策略

在改变生活方式、调节饮食结构的基础上,进行 2~4 周经验性对症治疗。对上腹痛综合征,首选抑酸剂或合用促动力剂;对餐后不适综合征,首选促动力剂或合用抑酸剂;早饱为突出症状时,可选用改善胃容受功能的药物,如匹维溴铵;对明显心理学异常、腹腔感觉过敏者,可选择小剂量三环类抗抑郁药。如经验性治疗无效,应该重新评估患者病情,了解是否有其他影响因素或者其他疾病,调整治疗方案。

【预后】

功能性消化不良患者症状易反复发作。心理负担越重,症状越易出现或加重。

二、肠易激综合征

肠易激综合征(IBS)是一种以腹痛或腹部不适伴排便习惯和粪便性状改变为特征而无器质性病变的功能性肠病。西方国家成人患病率为 10%~20%,我国为 10% 左右。发病年龄多在 20~50 岁之间,以中青年居多,50 岁以后首次发病者少见,男女比例约 1:2。

临床上,根据排便特点和粪便的性状可分为腹泻型、便秘型、混合型和未定型。西方国家便秘型多见,我国则以腹泻型为主。

【病因和发病机制】

尚未清楚,可能与下列因素有关。

(一)胃肠运动功能障碍

IBS 患者存在多种胃肠运动功能紊乱。部分腹泻型 IBS 表现为胃肠通过时间缩短、结肠收缩增强等肠道动力亢进,而部分便秘型 IBS 则存在动力不足。正常人结肠的基础电节律以 6 次/分的慢波频率为主。而以便秘、腹痛型 IBS 患者 3 次/分的慢波频率明显增加,致使肠内容物推进减慢,水分吸引过多。

(二)内脏感觉过敏

直肠气囊充气试验表明,IBS 患者充气疼痛阈值明显低于对照组。IBS 患者对胃肠道充盈扩张、肠平滑肌收缩等生理现象敏感性增强。这是 IBS 患者腹痛和腹部不适的主要原因。

(三)中枢神经系统感知和脑-肠轴调节异常

中枢神经系统(CNS)和肠神经系统(ENS)在本病中起重要作用。功能性磁共振成像研究发现,IBS 患者与正常人之间存在大脑感知差异,IBS 患者对直肠气囊扩张刺激所引起大脑反应区与正常人有所不同,且腹泻型 IBS 与便秘型 IBS 之间的大脑反应区也有所不同。

肠神经系统(ENS)含有许多神经递质,对肠功能起着调控作用,如 5-羟色胺信号系统是脑-肠轴中重要的信号分子和神经递质,有资料显示 5-羟色胺异常参与 IBS 肠道动力、脑-肠轴异常及内脏高敏感的发生。

(四)肠道感染

流行病学显示,部分 IBS 患者发病前曾有肠道感染病史,其发病与感染的严重性及应用抗生素时间均有一定相关性。肠道感染引起黏膜炎症反应、通透性增加及免疫功能激活与 IBS 发病有关。这种 IBS 也被称为感染后 IBS。

(五)胃肠道激素

研究还发现某些胃肠道肽类激素如缩胆囊素等可能与 IBS 症状有关。

(六)精神心理因素

大量调查表明,IBS 患者焦虑、抑郁积分显著高于正常人,应激事件发生频率亦高于正常人,对应激反应更敏感和强烈。部分患者存在焦虑、抑郁、紧张、失眠等精神心理异常,心理应激也可诱发或加重 IBS 症状,说明精神心理因素与 IBS 密切相关。此外,IBS 患者人格和情绪状态是决定其是否就诊的重要因素并影响疗效。

【临床表现】

起病隐匿,症状反复发作或慢性迁延,病程可长达数年至数十年,但全身健康状况却不受影响,精神、饮食等因素常诱使症状复发或加重。最主要的临床表现是腹痛或腹部不适、排便习惯和粪便性状的改变。

(一)症状

1.消化系统症状

(1)腹痛或腹部不适:为最主要症状,几乎所有 IBS 患者都有不同程度的腹痛或腹部不适,部位不定,以下腹和左下腹多见,局限或弥散,排便或排气后缓解。性质不同,程度各异,但不会进行性加重,极少有睡眠中痛醒者。

(2)排便习惯和粪便性状改变:多数患者有排便习惯和粪便性状改变,腹泻、便秘或两者交替出现。腹泻型 IBS 常排便较急,粪便呈糊状或稀水样,一般每日 3～5 次,少数严重发作期可达十余次,可带有黏液,但无脓血。腹泻通常仅在晨起时发生,部分因进食而发作。便秘型 IBS 常有排便困难,粪便干结、量少,呈羊粪状或细杆状,表面可附黏液,常有排便不尽感。早期多为间断性,后期可为持续性,甚至长期依赖泻药。

(3)其他:患者常伴腹胀,白天加重,夜间减轻,部分患者还可出现上腹灼热、早饱、恶心、呕吐等上消化道症状,与功能性消化不良有较多重叠。

2.精神神经症状

不少患者同时伴有失眠、焦虑、抑郁、恐惧、头痛、注意力不集中等精神神经症状。

(二)体征

一般无明显体征,可在相应部位有轻压痛,腹痛时部分患者可触及伴有压痛的腊肠样痉挛肠管,直肠指检或行乙状结肠镜检时,可感到肛门痉挛、张力较高,可有触痛。

(三)分型

根据排便特点和粪便的性状可分为腹泻型、便秘型、混合型和未定型。

【诊断和鉴别诊断】

(一)诊断

IBS 的诊断为排除性,首先要排除器质性疾病和肠感染性疾病。通常采用罗马Ⅲ诊断标准,包括如下。

(1)病程 6 个月以上且近 3 个月来持续存在腹部不适或腹痛,并伴有下列特点中至少 2 项:①症状在排便后改善;②症状发生伴随排便次数改变;③症状发生伴随粪便性状改变。

(2)以下症状不是诊断所必备,但属常见症状,这些症状越多越支持 IBS 的诊断:①排便频率异常(每天排便>3 次或每周<3 次);②粪便性状异常(块状硬便或稀水样便);③粪便排出过程异常(费力、急迫感、排便不尽感);④黏液便;⑤胃肠胀气或腹部膨胀感。

(3)缺乏可解释症状的形态学改变和生化异常。

此外,对于存在警报症状的患者不应轻易诊断 IBS,这些警报症状包括体重下降、持续性腹泻、夜间腹泻、粪便中带血、顽固性腹胀、贫血、低热等,特别是中老年出现新发症状者要高度警惕器质性疾病。

(二)鉴别诊断

需要与器质性疾病、肠道感染性疾病、内分泌疾病(如甲状腺功能亢进症、糖尿病等)及其他功能性肠道疾病(如功能性便秘、功能性腹泻)、乳糖不耐受等相鉴别。注意 IBS 可能与其他功能性胃肠病并存。

【治疗】

治疗目的主要是积极寻找并去除促发因素、对症治疗,改善症状,提高生活质量。遵循综合治疗和个体化的治疗原则。

(一)一般治疗

对患者进行健康教育,告知患者 IBS 的诊断并详细解释疾病的性质,建立良好的医患关系,以解除患者顾虑和提高对治疗的信心,是所有治疗方法得以有效实施的基础。帮助患者建立良好的生活习惯,避免诱发症状的食物和不良饮食习惯,如过度饮食、高脂饮食等。便秘患者应适当增加纤维素、多聚糖、果糖、山梨醇或乳糖的摄入量,而腹泻患者则应减少这些食物的摄入量。排除性饮食疗法对部分患者有效,其方法是在两周内停止食用患者认为会引起症状的食品,然后依次摄入其中一种,详细记录饮食和症状间的关系,以确定引起症状的食物,在此基础上制定个体化的食谱。

(二)药物治疗

1. 解痉药

抗胆碱药物可作为缓解腹痛的短期对症治疗,常用药物包括阿托品、颠茄、山莨菪碱、东莨菪碱等,其不良反应有口干、心率快和尿潴留等。也可选用选择性作用于胃肠道平滑肌的钙通道阻滞剂,对腹痛亦有一定疗效,且不良反应少,如匹维溴铵 50mg,每日 3 次;奥替溴铵 40mg,每日 3 次。此外,外周性脑啡肽类似物曲美布汀 100mg,每日 3 次。

2. 止泻药

轻症腹泻型患者宜使用吸附止泻药如蒙脱石、药用炭等。腹泻症状较重者可选用洛哌丁胺 2mg,每日 3 次,该药属于阿片类药物,抑制肠道平滑肌的收缩,减少肠蠕动,增加肠道内水分和离子的吸收;或地芬诺酯 2.5～5mg,每日 2～4 次,口服。过量服用可引起便秘、腹胀等不良反应,需注意剂量的个体化,且不宜长期使用。

3. 导泻药

对便秘型患者酌情使用泻药,宜使用作用温和的缓泻剂以减少不良反应和药物依赖性,也不宜长期使用。首选高渗性导泻剂如乳果糖或山梨醇 30ml 口服,每日 1～3 次,或聚乙二醇加水口服,每次 10g,每日 1～2 次。在肠道内吸收水分增加容积的容积性导泻药也可选用,如车前子或甲基纤维素等。

4. 5-羟色胺受体 4(5-HT$_4$)激动剂

可以缓解腹痛不适、腹胀、便秘等。适用于便秘型患者。常用药物有莫沙比利 5mg,每日 3 次,口服。

5. 抗抑郁药

对腹痛症状重,上述治疗无效且精神症状明显者可试用。临床研究表明这类药物甚至对不伴有明显精神症状者亦有一定疗效。常用的有三环类抗抑郁药如阿米替林 12.5～25mg,每日 1～2 次,口服及选择性 5-羟色胺再摄取抑制剂等。

6. 肠道微生态制剂

如双歧杆菌、乳酸杆菌、酪酸菌等制剂,可调节肠道菌群生态平衡,对改善 IBS 腹泻、腹胀有一定疗效。

(三)心理和行为疗法

症状严重而顽固,经一般治疗和药物治疗无效者应考虑予以心理行为治疗,包括心理治疗、认知疗法、催眠疗法和生物反馈疗法等,可改善患者的生活质量。

【预后】

IBS 呈良性过程,症状可反复或间歇发作,影响生活质量,但一般对全身状况没有明显影响,结肠癌的发生率与普通人群相似。

第十章 神经系统疾病

第一节 短暂性脑缺血发作

短暂性脑缺血发作(TIA)是各种病因引起的急性、缺血性、局灶性脑功能障碍,临床表现为突发短暂性、可逆性神经功能缺失。TIA 的病因和发病机制尚未完全明确,主要相关因素有:微栓塞、脑血管狭窄、痉挛或受压、血流动力学因素和血液成分改变等。TIA 是缺血性卒中最重要的独立危险因素,近期频繁发作的 TIA 常是脑梗死发生的前驱表现。

(一)临床表现

大部分患者就诊往往在发病间歇期,没有任何阳性体征,诊断通常是依靠病史的回顾。TIA 的症状是多种多样的,取决于受累血管的分布。

1.视网膜 TIA(retinal transient ischemic attack,RTIA)

RTIA 也称为发作性黑矇或短暂性单眼盲。短暂的单眼失明是颈内动脉分支眼动脉缺血的特征性症状,但是少见。患者主诉为短暂性视物模糊、眼前灰暗感或眼前云雾状。RTIA 的发作时间极短暂,一般<15 分钟,大部分为 1~5 分钟,罕有超过 30 分钟的。阳性视觉现象如闪光、闪烁发光或城堡样闪光暗点一般为先兆性偏头痛的症状,但颈动脉狭窄超过 75% 的 RTIA 患者也可见此类阳性现象。短暂单眼失明发作时无其他神经功能缺损。患者就医前 RTIA 发作的次数和时间变化很大,从几天到 1 年,从几次到 100 次不等。RTIA 的预后较好,发作后出现偏瘫性中风和网膜性中风的危险性每年为 2%~4%,较偏瘫性 TIA 的危险率低 (12%~13%);当存在有轻度颈动脉狭窄时危险率为 2.3%;而存有严重颈动脉狭窄时前两年的危险率可高达 16.6%。

2.颈动脉系统 TIA

亦称为短暂偏瘫发作(transient hemispheric at-tacks,THAs),最常见的症状群为偏侧肢体发作性瘫痪和感觉异常或单肢的发作性瘫痪,以面部和上肢受累严重;其次为对侧纯运动偏瘫、偏身纯感觉障碍,肢体远端受累较重,有时可是唯一表现。主侧颈动脉缺血可表现为失语,伴或不伴对侧偏瘫。偏盲也常发生于颈动脉缺血;认知功能障碍和行为障碍有时也可是其表现。THA 的罕见形式是肢体摇摆(shaking),表现为反复发作的对侧上肢或腿的不自主和不规律的摇摆、颤抖、战栗、抽搐、拍打、摆动。这型 TIA 和癫痫发作难以鉴别。某些脑症状如"异己手综合征",岛叶缺血的面部情感表情的丧失,顶叶的假性手足徐动症等,患者难以叙述,一般医生认识不足,多被忽略。

3.椎-基底动脉系统 TIA(vertebral basel transient ischemic attacks,VBTIAs)

孤立的眩晕、头晕和恶心多不是 TIA 所造成,VBTIAs 可造成发作性眩晕,但同时或其他时间多伴有其他椎基底动脉的症状和体征发作:包括前庭小脑症状,眼运动异常(如复视),单侧或双侧或交叉的运动和感觉症状、共济失调等。大脑后动脉缺血可表现为皮质性盲和视野缺损。另外,还可以出现猝倒症,常在迅速转头时突然出现双下肢无力而倒地,意识清楚,常在极短时间内自行起立,此发作可能是双侧脑干内网状结构缺血导致机体肌张力突然降低而发生。

(二)辅助检查

1.头颅MRI

TIA发作后的DWMRI可以提示与临床症状相符脑区的高信号;症状持续时间越长,阳性率越高。

2.经颅多普勒超声(TCD)

可以评价脑血管功能;可以发现颅外脑血管的狭窄或斑块。同时还可以根据血流检测过程中的异常信号血流,检测和监测有否栓子脱落及栓子的数量。对于颅内脑血管,多普勒超声检查仅仅可以间接反映颅内大血管的流速和流量,无法了解血管的狭窄,必须结合MRA或脑血管造影检查。

3.SPECT

TIA发作间期由于神经元处于慢性低灌注状态,部分神经元的功能尚未完全恢复正常,SPECT检查可以显示相应大脑区域放射性稀疏和/或缺损。

4.脑血管造影

MRA和CTA可以发现颅内或颅外血管的狭窄。选择性动脉血管造影是评估颅内外血管病最准确的方法,可以鉴别颅内血管炎、颈或椎动脉内膜分层等疾病。

(三)诊断

诊断主要依靠病史,TIA最常见表现为运动障碍,仅有肢体或面部感觉障碍、失语或视觉、视野缺失时,诊断应慎重。明确不属于TIA表现的有:意识丧失而不伴有椎-基底动脉系统的其他体征、强直性或阵挛性发作、躯体多处持续进展性症状,以及闪光暗点等。1995年第四届全国脑血管病会议组对TIA的诊断标准如下:①为短暂的、可逆的、局部的脑血液循环障碍,可反复发作,少者1~2次,多至数十次。多与动脉粥样硬化有关,也可以是脑梗死的前驱症状。②可表现为颈内动脉系统和/或椎-基底动脉系统的症状和体征。③每次发作持续时间通常在数分钟至1小时,症状和体征应该在24小时以内完全消失。

(四)鉴别诊断

1.局限性癫痫

多表现为抽搐、麻木等刺激性症状,并可按皮质功能区扩展。大多为症状性,脑内可发现器质性病灶。

2.晕厥

为短暂性发作的意识丧失而无局灶性神经功能缺失,发作时血压多过低。

3.内耳性眩晕

一般发病年龄较轻,常有眩晕、耳鸣和呕吐,体查可发现眼球震颤、共济失调等,发作时间较长,超过24小时,反复发作后出现持久听力减退。

4.偏头痛

多于青春期起病,以偏侧头痛和厌食、呕吐等自主神经症状为主,多无局灶性神经功缺失。

5.心脏疾病

如 Adams-Stokes 综合征、严重心律失常等,可引起发作性全脑供血不足,通常缺乏局灶性神经症状和体征,心电图可有异常。

(五)治疗

TIA 是卒中的高危因素,需对其积极进行治疗,整个治疗应尽可能个体化。治疗的目的是推迟或预防梗死(包括脑梗死和心肌梗死)的发生,治疗脑缺血和保护缺血后的细胞功能。

主要治疗措施:①控制危险因素;②药物治疗:抗血小板聚集、抗凝、降纤;③外科治疗,同时改善脑血流和保护脑细胞。

1.危险因素的处理

寻找病因和相关的危险因子,同时进行积极治疗。其危险因素与脑卒中相同。

AHA 提出的 TIA 后危险因素干预方案:合并糖尿病,血压<130/85;LDL<100mg/dl;fBG<126;戒烟和酒;控制高血压;治疗心脏病;适量体育运动,每周至少运动 3~4 次,每次运动 30~60 分钟。鉴于流行病和实验研究资料关于绝经后雌激素对于血管性疾病影响的矛盾性,AHA 不建议有 TIA 发作的绝经期妇女终止雌激素替代治疗。

2.药物治疗

抗血小板聚集药物治疗:已证实对有卒中危险因素的患者行抗血小板治疗能有效预防中风。对 TIA 尤其是反复发生 TIA 的患者应首先考虑选用抗血小板药物。

《中国脑血管病防治指南》建议:

(1)大多数 TIA 患者首选阿司匹林治疗,推荐剂量为 50~150mg/d。

(2)有条件时,也可选用阿司匹林 25mg 和双嘧达莫缓释剂 200mg 的复合制剂,每天 2 次,或氯吡格雷 75mg/d。

(3)如使用抵克力得,在治疗过程中应注意检测血常规。

(4)频繁发作 TIA 时,可选用静脉滴注抗血小板聚集药物。

AHA Stroke Council'sAdHocCommittee 推荐:

(1)阿司匹林是一线药物,推荐剂量 50~325mg/d。

(2)氯吡格雷、阿司匹林 25mg 和双嘧达莫缓释剂 200mg 的复合制剂以及抵克力得也是可接受的一线治疗。

与 Ticlid(抵克力得)相比,更推荐 Plavix(氯吡格雷),因为副作用少,Aggrenox(小剂量阿司匹林+双嘧达莫缓释剂)比 Plavix 效果更好,两者副作用发生率相似。

(3)重申房颤患者 TIA 后抗凝预防心源性栓塞的重要性和有效性,建议 INR 在 2.5。

(4)非心源性栓塞卒中的预防,抗凝和抗血小板之间无法肯定:

最近发表的 WARSS 结果表明,华法林(INR1.4~2.8)与 Aspirin(325mg/d)预防卒中再发和降低死亡上效果无统计学差异,但是因为副作用轻、方便、经济,所以 Aspirin 在以后的治疗指南中似乎有更好的趋势。

3.抗凝治疗

目前尚无有力的临床试验证据来支持抗凝治疗作为 TIA 的常规治疗。但临床上对房颤、频繁发作 TIA 或椎-基底动脉 TIA 患者可考虑选用抗凝治疗。

《中国脑血管病防治指南》建议：

(1)抗凝治疗不作为常规治疗。

(2)对于伴发房颤和冠心病的TIA患者，推荐使用抗凝治疗(感染性心内膜炎除外)。

(3)TIA患者经抗血小板治疗，症状仍频繁发作，可考虑选用抗凝治疗。

(4)降纤治疗。

《中国脑血管病防治指南》建议TIA患者有时存在血液成分的改变，如纤维蛋白原含量明显增高，或频繁发作患者可考虑选用巴曲酶或降纤酶治疗。

4.TIA(特别是频发TIA)后立即发生的急性中风的处理

溶栓是首选(NIH标准)：

(1)适用范围：①发病<1小时；②脑CT示无出血或清晰的梗死；③实验室检查示血球容积、血小板、PT/PTT均正常。

(2)操作：①静脉给予tPA0.9mg/kg，10%于1分钟内给予，其余量于60分钟内给予；同时应用神经保护剂，以减少血管再通-再灌注损伤造成近一步的脑损伤。②每小时神经系统检查1次，共6次，以后每2小时检查1次，共12次(24小时)。③第二天复查CT和血液检查。

(3)注意事项：区别TIA发作和早期急性梗死的时间界线是1~2小时。

5.外科治疗

颈动脉内膜剥脱术(carotid endarterectomy，CEA)

1951年美国的Spence率先开展了颈动脉内膜切除术。1991年北美有症状颈动脉内膜切除实验协作组(NASCET)和欧洲颈动脉外科实验协作组(ECST)等多中心大规模地随机试验结果公布以后，使得动脉内膜切除术对颈动脉粥样硬化性狭窄的治疗作用得到了肯定。

(1)适应证：①规范内科治疗无效；②反复发作(在4个月内)TIA；③颈动脉狭窄程度≥70%者；④双侧颈动脉狭窄者；⑤有症状的一侧先手术；⑥症状严重的一侧伴发明显血流动力学改变先手术。

(2)禁忌证：①<50%症状性狭窄；②<60%无症状性狭窄；③不稳定的内科和神经科状态(不稳定的心绞痛、新近的心梗、未控制的充血性心衰、高血压或糖尿病)；④最近大的脑梗死、出血性梗死、进行性中风；⑤意识障碍；⑥外科不能达到的狭窄。

(3)CEA的危险或并发症：CEA的并发症降低至≤3%，才能保证CEA优于内科治疗。

CEA的并发症：包括围手术期和术后两部分并发症。围手术期并发症有脑卒中、心肌梗死和死亡；术后并发症有颅神经损伤、伤口血肿、高血压、低血压、高灌注综合征、脑出血、癫痫发作和再狭窄。

①颅神经损伤：舌下神经、迷走神经、面神经、副神经。

②颈动脉内膜剥脱术后高灌注综合征：在高度狭窄和长期低灌注的患者，狭窄远端的低灌注区的脑血管自我调节功能严重受损或麻痹，此处的小血管处于极度扩张状态，以保证适当的血流供应。当正常灌注压或高灌注压再建后，由于血管自我调节的麻痹，自我血管收缩以保护毛血管床的功能丧失，可造成脑水肿和出血。脑血流的突然增加最常见的临床表现是严重的单侧头痛，特征是直立位时头痛改善。这些头痛患者的脑血流从术前的平均(43 ± 16)ml/100g·min到术后的(83 ± 39)ml/100g·min。

③脑实质内出血:是继发于高灌注的最坏的情况,术后2周发生率为0.6%。出血量大,后果严重,死亡率高(60%)和预后不良(25%)。

④癫痫发作:发生率为3%,高灌注综合征造成的脑水肿是重要的原因,或为高血压脑病造成。

根据 NASCET 结果,ICA 狭窄≥70%手术可以长久获益;ICA 狭窄50%~69%有症状的患者可从手术获益,但是益处较少。NASCET 和其他研究还发现男性患者、中风过的患者,症状为半球的患者分别与女性患者、TIA 患者和视网膜缺血的患者相比,手术获益大,内科治疗中风的危险大;同时提出糖尿病患者、血压偏高的患者、对侧血管有闭塞或者影像学已有明确病灶的患者手术期间发生中风的危险大。

(4)血管介入治疗:相对于外科手术治疗而言,血管介入在缺血性脑血管病的应用历史较短。自1974年问世以来,经皮血管成形术(PTA)成为一种比较成熟的血管再通技术被广泛应用于冠状动脉、肾动脉以及髂动脉等全身血管狭窄性病变。PTA 成功运用于颈动脉狭窄的最早报道见于1980年。1986年作为 PTA 技术的进一步发展的经皮血管内支架成形术(PTAS)正式运用于临床,脑血管病的血管介入治疗开始了迅速的发展。

颅内段颈内动脉以及分支的狭窄,手术困难,药物疗效差,介入治疗可能是较好的选择。但是由于颅内血管细小迂曲,分支较多,且血管壁的弹力层和肌层较薄,周围又缺乏软组织,因而手术操作困难,风险大,相关报道少。

大多数学者认为颅外段颈动脉狭窄患者符合下列条件可考虑实施 PTA 或 PTAS:①狭窄≥70%;②病变表面光滑,无溃疡、血栓或明显钙化;③狭窄较局限并成环行;④无肿瘤、疤痕等血管外狭窄因素;⑤无严重动脉迂曲;⑥手术难以抵达部位(如颈总动脉近端、颈内动脉颅内段)的狭窄;⑦非动脉粥样硬化性狭窄(如动脉肌纤维发育不良、动脉炎或放射性损伤);⑧复发性颈动脉狭窄;⑨年迈体弱,不能承受或拒绝手术。

禁忌证:①病变严重钙化或有血栓形成;②颈动脉迂曲;③狭窄严重,进入导丝或球囊困难,或进入过程中脑电图监测改变明显;④狭窄<70%。

椎动脉系统 TIA,应慎重选择适应证。

其他还有颈外-颈内动脉搭桥治疗初步研究患者可以获益,但仍需更多的随机临床研究证实,同时评价其远期疗效。

第二节 动脉血栓性脑梗死

动脉血栓性脑梗死是在脑动脉粥样硬化等动脉壁病变的基础上形成管腔内血栓,造成该动脉供血区血流中断,局部脑组织发生缺血、缺氧和坏死,而出现相应的临床症状。包括"动脉-动脉栓塞"和旧称的"脑血栓形成",占各类脑卒中的30%。

(一)临床表现

多有明确的定位症状和体征,在数小时至3天内逐渐加重。按解剖部位,临床上可将脑梗死分为颈内动脉系统(前循环)脑梗死和椎-基动脉系统(后循环)脑梗死两大类,主要表现为单肢或偏侧无力和麻木、同向偏盲、失语、失读、失写等大脑半球症状，以及眩晕、复视、平衡失调、吞咽困难、交叉性或双侧肢体无力、麻木等脑干和小脑症状，可出现不同的临床表现和综合征。

（二）辅助检查

1. 血常规和血生化检查

多无异常，明显的白细胞增高常提示并发感染。也可见合并疾病的表现，如血细胞增多、高凝状态、高血糖、高血脂以及心电图异常等。

2. 影像学检查

头颅 CT 发病 24 小时后检查：可显示梗死区为边界不清的低密度灶，对明确病灶、脑水肿情况和有无出血性梗死有帮助；头颅 MRI 能发现 24 小时内，以及脑干、小脑或其他部位 CT 不能显示的小病灶；CT 或 MRI 血管造影（CTA、MRA）、数字减影血管造影（DSA）可发现病变动脉狭窄、闭塞和硬化情况，有时能发现 Moyamoya 病或脑动静脉畸形。

3. 经颅彩色多普勒（TCD）和颅外血管超声检查

可发现颈部大动脉狭窄或闭塞，或颅内大动脉狭窄或闭塞所致血流速度减慢或中断。

4. 腰穿

不作为常规检查。无 CT 检查条件时，对颅内高压不明显的患者，可行腰穿检查。梗死灶小时，脑脊液可正常；大梗死灶时脑脊液压力高；出血性梗死者脑脊液中有红细胞。

（三）诊断

1995 年第四届全国脑血管病会议组制定的动脉血栓性脑梗死诊断标准如下：①常于安静状态下发病。②大多数发病时无明显头痛和呕吐。③发病较缓慢，多逐渐进展或呈阶段性进行，多与脑动脉粥样硬化有关，也可见于动脉炎、血液病等。④一般发病后 1～2 天内意识清楚或轻度障碍。⑤有颈内动脉系统和/或椎-基底动脉系统症状和体征。⑥应作 CT 或 MRI 检查。⑦腰穿脑脊液一般不应含血。

（四）鉴别诊断

1. 脑出血

少量脑出血的临床表现有时与脑梗死的表现相类似，可突发局灶神经系统定位症状和体征，而无明显头痛、呕吐和意识障碍，但活动中起病、病情进展快、多年高血压病史为其特点，CT 或 MRI 检查可以确诊。

2. 脑栓塞

起病急骤，症状和体征在数秒至数分钟达到高峰，出血性梗死或大脑中动脉栓塞引起的大面积脑梗死多见，常有确切的栓子来源部位，如心脏疾病、静脉血栓等。

3. 颅内占位病变

颅内肿瘤、外伤性颅内血肿和脑脓肿可呈卒中样发作，详尽的病史询问和体查可发现各自相应的病变特点，如病程较长、头部外伤史、高热等，CT 或 MRI 检查可以确诊。

（五）临床类型

1. 根据起病方式和病情进展情况，将缺血性脑卒中分为

①可逆性缺血性神经功能缺损（RIND）：脑缺血所致的神经症状和体征较轻，可在 3 周内完全恢复；②进展型缺血性脑卒中：脑缺血所致的神经症状在起病 6 小时至 2 周仍逐渐加重；

③完全型缺血性脑卒中:起病6小时内症状即达高峰,神经功能缺失症状和体征较完全。

2.根据临床表现和受累血管情况,将缺血性脑卒中分为

①完全前循环脑梗死(TACI):常为大面积脑梗死,以完全大脑中动脉综合征为主要表现,出现大脑高级神经活动障碍(意识障碍、失语、失算、空间定向障碍等)、同向偏盲、对侧偏身运动和/或感觉障碍等三联征,多为大脑中动脉主干近端或颈内动脉虹吸部闭塞;②部分前循环脑梗死(PACI):较TACI局限,有以上三联征中的两个,或只有高级神经活动障碍,或感觉运动缺失,多为大脑中动脉主干远端、各级分支或大脑前动脉各分支闭塞,也可见于大脑中动脉主干近端闭塞,但皮质侧支循环良好;③后循环脑梗死(POCI):表现为各种程度的椎-基底动脉综合征,出现同侧颅神经瘫痪及对侧运动感觉障碍(交叉)、双侧运动感觉障碍、双眼协同运动和小脑功能障碍、长束征或视野缺损等,多为椎-基底动脉主干及各级分支闭塞;④腔隙性脑梗死(LACI):表现为腔隙综合征,出现纯运动性轻偏瘫、纯感觉性卒中、共济失调性轻偏瘫、构音障碍-手笨拙综合征、感觉运动性卒中、腔隙状态等。

(六)治疗

治疗原则:超早期治疗是关键,应争取在起病3～6小时治疗时间窗内溶栓治疗,以抢救梗死灶周围缺血半暗带内的神经细胞,防止梗死灶进一步扩大。强调卒中的个体化治疗及并发症的防治,有条件时应收入卒中单元,进行专科化管理和治疗。

1.治疗计划

(1)急性期治疗

1)一般治疗

①保持呼吸道通畅:必要时应予开放气道及呼吸机辅助通气。维持营养和水电解质平衡,加强护理,注意呼吸道、泌尿道感染和褥疮等的防治。

②调整血压:首先要去除血压升高的诱因,有颅内压高时给予脱水降颅压治疗。至于血压应该控制在何种水平,目前意见不一。有建议血压高于200/120mmHg或可能损害心脏功能时,才谨慎采用容易控制药量的降压方法,如严密监测血压下,用硝酸甘油25mg加入5%葡萄糖注射液500ml中,以10～100μg/min的速度静脉滴注,一旦血压下降,即减缓滴速,使血压维持在185/105mmHg为宜。也有提倡血压高于185/105mmHg时就应药物控制血压在150/90mmHg。但急性期不宜过快、过度降低血压是比较公认的。避免舌下含服硝苯吡啶或肌内注射利血平降压,以免降压过速加重脑缺血。主要由低血压所致的脑分水岭区脑梗死,血容量减少是主要原因,应及时输液,同时避免过度脱水。必要时可用升压药。

2)溶栓治疗:起病后极早期溶栓治疗是恢复梗死区血流的主要方法。目前公认的溶栓时间窗是起病4.5小时内,4.5～6小时可根据神经影像学检查结果慎重选择病例,6小时后疗效不佳,并有较大的出血危险性。溶栓治疗目前主要适用于年龄75岁以下、瘫痪肢体肌力3级以下、无明显意识障碍、用药时血压低于180/110mmHg的动脉血栓性脑梗死患者,禁用于有出血倾向、CT检查可见脑部大片低密度灶、深昏迷及严重心、肝、肾疾病者。常用的药物有重组组织型纤溶酶原激活剂(r-tPA)、尿激酶(UK)等。给药方法常采用静脉途径,如r-tPA0.9mg/kg体重静脉滴注,或UK100万～150万U加入生理盐水200ml中静脉滴注,或也可采用脑动脉给药途径,可减少溶栓药物剂量,出血并发症少,但必须在DSA监测下进行,疗效也

在进一步评定中。溶栓治疗前必须行头颅 CT 检查,必要时用 TCD 监测颅内血流情况。溶栓治疗有颅内或身体其他部位出血的危险,有的可导致死亡。因此,必须强调要在有条件的医院,专业医生应慎重选择合适病例,并征得患者家属同意后,才能采用。

3) 抗血小板聚集、抗凝治疗:抗血小板聚集和抗凝药物对已形成的血栓没有直接溶解作用,但可用于溶栓后的辅助治疗。抗血小板聚集药物,可能治疗动脉血栓性脑梗死有效,并能预防血栓形成,可尽早使用。抗凝治疗适用于部分进展性脑卒中,尤其是椎-基底动脉血栓形成者;抗凝和抗血小板聚集的治疗方法和注意事项与 TIA 治疗基本相同。

4) 降纤酶也可用于早期溶栓治疗:常用药物包括蛇毒降纤酶、巴曲酶及安克洛酶、蚓激酶等。一般用降纤酶首剂 5~10U,隔日 5U,稀释后静脉滴注,3 次为一疗程,仍须注意出血并发症。确切疗效仍在进一步观察中。

5) 血液稀释疗法:适用于血液黏度过高、血容量不足的患者,适量补充血容量即能改善其循环状况。常用 10% 低分子右旋糖酐 500ml 静脉滴注,每日 1 次,以降低血液黏稠度,10~15 日为一疗程。使用前应做皮试,使用中必须重视出现过敏反应,心功能不全者慎用,糖尿病者应加用适量胰岛素。

6) 扩血管治疗:梗死灶小、无明显脑水肿,或水肿消退后可用,出血性梗死或低血压者禁用。常用药物和方法与 TIA 的治疗基本相同。

7) 脱水降颅压:大面积脑梗死有明显颅内高压时,应使用脱水降颅压药物,常用 20% 甘露醇 125~250ml 快速静脉滴注,每 6~12 小时一次;呋塞米 20~40mg 静脉注射,每 6~12 小时一次;或交替使用,可减少甘露醇所致的肾损害。甘油脱水作用弱,可用于水肿程度较轻、后期水肿程度已减缓者,常用 10% 甘油 250ml 静脉滴注,每日 1~2 次,其副作用较少,滴速过快时,可引起溶血、血红蛋白尿。糖皮质激素疗效未被临床证实,而且可导致上消化道出血和增加感染机会,不建议使用。

8) 脑保护治疗:复流与脑保护相结合可能是脑梗死最有效的治疗方法,但目前脑保护剂的作用仍未最后肯定。可用的制剂有:①自由基清除剂:如依达拉奉等;②钙通道拮抗剂:对急性脑梗死的疗效尚未肯定,临床可选用尼莫地平、氟桂嗪等药;③胞二磷胆碱:可用 0.5~1.0g 加入生理盐水 250~500ml 中静脉滴注,每日 1 次,10~14 日为 1 疗程;④其他脑保护剂:如谷氨酸拮抗剂、一氧化氮相关毒性调节剂、钠通道拮抗剂、γ-氨基丁酸增强剂、5-羟色胺协同剂、抗炎药物和抗白细胞介质剂等药物正进入临床试验,迄今尚未公报经临床研究证明确实有效而予以推荐的药物。

9) 中医治疗:可用丹参、川芎、红花、三七等。有昏迷者,可用开窍醒脑药物,如安宫牛黄丸等。

10) 外科治疗:大面积脑梗死导致颅内高压、脑疝,危及生命时,可行开颅去骨瓣减压术。血管内介入治疗有颅内外血管经皮腔内血管成形术、血管内支架置入等多种方法。

(2) 恢复期治疗

1) 康复治疗:早期进行系统、规范及个体化的康复治疗,有助于神经功能恢复,降低致残率,应在脑水肿消退后尽早进行。

2) 药物治疗:如 B 族维生素、三磷酸腺苷、吡拉西坦、钙通道拮抗剂等药。

3）二级预防：控制血压、血糖和其他危险因素，服用抗血小板聚集剂和他汀类药物均对预防复发有益。

2.治疗方案的选择

符合溶栓条件的缺血性脑卒中患者，起病 4.5 小时内首选 r-tPA 静脉溶栓治疗；起病 4.5～6 小时或虽起病在 4.5 小时内但无条件使用 r-tPA 时，可应用尿激酶静脉溶栓治疗，也可考虑动脉溶栓治疗，但患者选择须更严格，尤其重视神经影像学检查结果；基底动脉血栓形成的溶栓治疗时间窗和适应证可以适当放宽。应该强调，超过时间窗溶栓多不会增加治疗效果，且会增加再灌注损伤和出血等并发症，恢复期更应禁用溶栓治疗。对不适用溶栓的患者，尽早使用抗血小板治疗。脑梗死早期（起病 12 小时至数天）伴有高纤维蛋白原血症时，可选用降纤治疗。部分进展性脑卒中，尤其是椎-基底动脉血栓形成者，可选用抗凝治疗；此外抗凝和抗血小板聚集治疗可在溶栓治疗后 24 小时使用。

第三节 脑 栓 塞

脑栓塞是指血液中的各种栓子进入脑动脉，阻塞脑血流，当侧支循环不能及时代偿时，该动脉供血区脑组织缺血性坏死，从而出现相应的脑功能障碍，占脑卒中的 15%～20%。栓子来源于心脏疾病，主要病因是风湿性心瓣膜病、心内膜炎、先天性心脏病、心肌梗死、心律失常等；此外，还有心脏手术、动脉内介入治疗、长骨骨折等。

（一）临床表现

与脑血栓形成相似，神经系统症状、体征取决于被栓子阻塞的血管以及周围的侧支循环。但是两者间仍存在诸多不同。脑栓塞多起病急剧，无任何前驱表现，发病即达到高峰。一部分患者可以在起病初有短暂的意识障碍或者抽搐，有的甚至类似脑出血。

（二）辅助检查

1.血常规和血生化检查

多无异常，白细胞增高常见于感染性脑栓塞，如来源于感染性心内膜炎的栓子。

2.心电图检查

多可发现心肌梗死、风湿性心脏病、心律失常等异常。

3.影像学检查

头颅 CT 或 MRI 检查能明确病变部位，有时可发现梗死灶呈多发，绝大多数位于双侧大脑中动脉供血区，易合并出血性梗死等。如早期进行血管造影，10 日再复查，能发现一些患者的脑动脉闭塞征已消失，这种闭塞征消失现象，可作为血管造影诊断脑栓塞的指标之一。此外，如血管造影发现脑动脉结构正常、无动脉粥样硬化征象，也有助于诊断脑栓塞。

4.心脏和颈动脉超声检查

可发现心源性栓子的部位，以及评价颈动脉狭窄和动脉斑块情况。

5.腰穿

血性脑脊液或脑脊液中白细胞明显增多，有助于出血性脑梗死或感染性栓塞的诊断。

(三)诊断

1995年第四届全国脑血管病会议组制定的脑栓塞诊断标准如下:①多为急骤发病。②多数无前驱症状。③一般意识清楚或有短暂性意识障碍。④有颈动脉系统和/或椎-基底动脉系统的症状和体征。⑤腰穿脑脊液一般不含血,若有红细胞可考虑出血性脑梗死。⑥栓子的来源可为心源性或非心源性,也可同时伴有其他脏器、皮肤、黏膜等栓塞症状。

(四)鉴别诊断

主要应与动脉血栓性脑梗死和脑出血相鉴别,脑栓塞头痛、呕吐、意识障碍等全脑症状较轻,且起病急骤,多可发现有栓子来源的证据可供鉴别。

(五)治疗

1.脑栓塞治疗

原则、计划和方案与动脉血栓性脑梗死的治疗基本相同,但应注意:①对大脑中动脉主干栓塞的患者,应争取在时间窗内实施静脉溶栓治疗,但由于出血性梗死多见,溶栓适应证应更严格掌握。②感染性栓塞禁用溶栓或抗凝治疗,以免感染在颅内扩散,应加强抗感染治疗。③心腔内有附壁血栓或瓣膜赘生物,或脑栓塞有复发可能者,或房颤患者应长期抗凝治疗,以防栓塞复发;有抗凝禁忌证者,有时可选用抗血小板聚集治疗。④脂肪栓塞可用5%碳酸氢钠溶液或10%酒精250ml静脉滴注,每日2次,有利于脂肪颗粒溶解。⑤气栓应取头低、左侧卧位,如为减压病应尽快用高压氧治疗,如有癫痫发作应予抗癫痫治疗。⑥补液、脱水治疗过程中注意保护心功能。

2.原发疾病治疗

控制心律失常,手术治疗先天性心脏病和风湿性心瓣膜病,积极对感染性心内膜炎行抗感染治疗,可根除栓子来源,预防栓塞复发。

第四节 腔隙性脑梗死

腔隙性脑梗死是指发生在大脑半球深部或脑干的小灶性梗死,占脑卒中的20%以上。主要由长期高血压所致的脑内细小动脉硬化和闭塞引起,少数可能与动脉粥样硬化或心源性栓子有关。临床表现与病灶部位有关。

(一)临床表现

症状较轻,无头痛、意识障碍等全脑症状,临床表现多样,常见有纯运动性轻偏瘫、纯感觉性卒中、感觉运动性卒中、共济失调性轻偏瘫、构音障碍-手笨拙综合征等腔隙综合征之一。多次发作后可出现包括假性延髓麻痹、帕金森综合征表现、精神行为异常、痴呆等在内的腔隙状态。

(二)辅助检查

1.血常规和血生化检查

多无异常。

2.影像学检查

头颅 CT 或 MRI 检查可显示内囊基底节区、皮质下白质单个或多数圆形、卵圆形小梗死灶,最大直径小于 1.5cm。脑血管造影无异常发现。

3.脑电图、脑脊液检查

一般正常。

(三)诊断

1995 年第四届全国脑血管病会议组制定的腔隙性脑梗死诊断标准如下:①发病多由于高血压动脉硬化引起,呈急性或亚急性起病。②多无意识障碍。③应进行 CT 或 MRI 检查,以明确诊断。④临床表现都不严重,较常见的为纯感觉性卒中、纯运动性轻偏瘫、共济失调性轻偏瘫、构音不全-手笨拙综合征或感觉运动性卒中等。⑤腰穿脑脊液无红细胞。

(四)鉴别诊断

应与小量脑出血、感染、脱髓鞘疾病、血管炎等引起的腔隙综合征相鉴别,头颅 CT 或 MRI 可明确诊断。

(五)治疗

腔隙性脑梗死治疗与动脉血栓性脑梗死的治疗基本相同,但必须避免溶栓、过度降血压和脱水等不当治疗,以免诱发脑出血或加重脑缺血。恢复期在控制高血压的同时,可用小剂量阿司匹林等抗血小板聚集药物,以防复发。

第五节 自发性脑出血

自发性脑出血(ICH)是指非外伤情况下各种原因引起的脑大、小动脉,静脉和毛细血管自发性破裂引起的脑内出血。

(一)临床表现

自发性脑出血通常发生于 50~75 岁,男性略多于女性,多在活动中急性发病,突然出现局灶性神经功能缺损症状,如偏瘫、偏身麻木,常伴头痛、呕吐、意识障碍,绝大多数患者脑出血时血压升高。有的患者有先兆症状,如头痛、失忆、思维混乱、短暂的肢体乏力或麻木,一般持续数小时。按出血部位的不同,脑出血一般分为壳核、丘脑、尾状核、皮质下(脑叶)、小脑和脑干出血等。

1.大脑半球深部出血

(1)丘脑出血:是一种严重的脑出血,占 20%。最初表现为对侧偏身深浅感觉障碍,如果累及内囊,出现对侧偏瘫,下肢重于上肢。出血向中线扩散时,可破入脑室系统,血块阻塞中脑导水管时,引起阻塞性脑积水。出血量大时,患者出现昏迷。出血如果向前侵入,可累及下丘脑和中脑背侧,出现瞳孔缩小、光反应迟钝、眼球上视障碍。主侧丘脑出血时,出现丘脑性失语,表现为言语缓慢不清、发音困难、重复语言、复述差而朗读正常。预后与出血量密切相关,直径大于 3cm 的出血通常是致命的。

(2)壳核出血:是最常见的脑出血,占 50%~60%,同时影响相邻的内囊,临床表现重。头痛、呕吐的同时,出现对侧偏瘫、偏身感觉障碍、偏盲、双眼向病灶侧凝视。优势半球出血常致失语。尚可出现失用、记忆力和计算力障碍等。出血量大时有昏迷。

(3)尾状核出血:尾状核头部出血占自发性脑出血的5%。出血扩展到周围脑组织时,出现对侧偏瘫、偏身感觉障碍、凝视障碍和认知异常。该部位出血的原因除了高血压外,动脉瘤和动静脉畸形也有可能,应常规做脑血管造影。该型预后良好。

2.脑干出血

(1)中脑出血:比较少见。表现为病灶侧动眼神经麻痹,对侧偏瘫,即Weber综合征。如果出血量大,则出现双侧体征,严重者很快出现昏迷,去大脑强直。

(2)桥脑出血:突然出现头痛、呕吐、眩晕、复视、交叉性瘫痪、偏瘫或四肢瘫等。通常出血从桥脑中段的被盖开始,出血量大的患者很快陷入昏迷,有双侧的锥体束征和去大脑强直,表现为四联征:发热、四肢瘫痪、针尖样瞳孔和呼吸不规则,重症患者可在数小时内死亡。出血量小的患者有脑干的交叉体征,即一侧的面瘫或其他颅神经麻痹,对侧肢体偏瘫和眼球凝视障碍。与大脑半球的出血不同,桥脑出血的凝视障碍常是永久性的。

(3)延髓出血:非常罕见。轻者表现为头痛、眩晕、口齿不清和吞咽困难;重者突发意识障碍,呼吸不规则,血压下降,继而死亡。

(4)小脑出血:占自发性脑出血的10%,50~80岁的人群易发。大多数小脑出血的原因是高血压,其他还有占位性病变、血管畸形、凝血障碍和淀粉样变性。临床表现为后枕部头痛、眩晕、反复呕吐、行走不稳,体检有眼震,肢体或躯干共济失调,但无偏瘫,可出现同侧凝视障碍和面神经麻痹。小脑出血常破入第四脑室和后颅窝,引起颈项强直。如果水肿严重,可压迫脑干,甚至导致小脑扁桃体疝而死亡。大于10ml的小脑出血是神经外科手术的指征。

(5)脑叶出血:占5%~10%。高血压常常不是主要原因。主要的病因为脑淀粉样血管病变,动静脉畸形和凝血障碍。患者有时有癫痫发作,与其他部位的脑出血相比较,预后较好。

①额叶出血:表现为前额部疼痛和对侧偏瘫,偏瘫程度不等,与血肿的大小和部位有关。优势半球出血时有运动性失语。常见局灶性癫痫发作。体检时可见额叶释放征,如吸吮和强握反射。

②顶叶出血:同侧颞顶部疼痛,对侧肢体感觉障碍和轻偏瘫。优势半球顶叶出血时,出现Gerstmann综合征,表现为手指认识不能、计算不能、身体左右辨别不能和书写不能。非优势半球出血时,有偏侧忽视、失用等表现。

③颞叶出血:表现为对侧中枢性面舌瘫和以上肢为主的瘫痪,常伴性格和情绪改变,主侧受损时有感觉性失语。因为出血可侵及视放射,可有偏盲或象限盲。

④枕叶出血:同侧后枕部疼痛,对侧同向偏盲或象限盲,并有黄斑回避现象,可有视物变形。一般无肢体瘫痪和锥体束征。

(6)脑室出血:占脑出血的3%。常见的病因有血管畸形、动脉瘤、占位病变和高血压病。临床表现为急性头痛、呕吐伴昏迷;常出现丘脑下部受损的症状,如上消化道出血、中枢性高热、尿崩症等;体检示双侧瞳孔缩小,四肢肌张力增高,病理反射阳性,脑膜刺激征阳性。轻者仅有头痛和呕吐,而无其他表现,轻症患者预后良好。

表 10-1　不同部位高血压性脑出血的常见临床表现

临床表现	壳核出血	丘脑出血	桥脑出血	小脑出血
意识障碍	可有	可有	早期出现	出现晚
偏瘫	有	有	四肢瘫	无
偏盲	有	有	无	无
感觉障碍	有	有	有	无
瞳孔大小	正常	小	小	正常
瞳孔光反应	有	有或无	有或无	有
注视偏瘫何侧	对侧	对侧	同侧	

(二) 辅助检查

1. 血常规

可见白细胞增高,血尿素氮增高,可有轻度糖尿和蛋白尿,也可见合并疾病的表现,如血高凝状态、高血糖、高血脂以及心电图异常等。

2. 影像学检查

头颅 CT 可发现脑内相应部位高密度影,能明确出血部位、范围和脑水肿程度以及脑室系统情况。CTA、MRA、DSA 可显示血管走行的移位,有的尚可发现动脉瘤、血管畸形。

3. 无 CT 时

无明显颅内高压者可慎重进行腰穿脑脊液检查,脑脊液压力一般增高,多呈均匀血性。

4. TCD

有助判断颅内高压和脑血流情况。

(三) 诊断

1995 年第四届全国脑血管病会议组制定的脑出血诊断标准如下:①常于体力活动或情绪激动时发病。②发作时常有反复呕吐、头痛和血压升高。③病情进展迅速,常出现意识障碍、偏瘫和其他神经系统局灶症状。④多有高血压病史。⑤CT 应作为首选检查。⑥腰穿脑脊液多含血和压力增高(其中 20% 可不含血)。

(四) 鉴别诊断

1. 脑梗死

脑梗死与少量脑出血临床表现有时类似,但多于安静状态下起病,病情进展较慢,CT 或 MRI 检查可以确诊。

2. 外伤性脑出血

出血部位常见于额极和颞极,可有外伤史,CT 或 MRI 可发现头皮血肿、硬膜下血肿、脑血肿等。

3. 其他原因引起的脑出血

如脑肿瘤卒中、血液病、凝血功能异常等,除颅内可发现出血外,可有各自相应的临床表现:脑肿瘤卒中多在慢性病程中突然加重,血液病和凝血功能异常可有全身出血等。

4.中毒、低氧、低血糖等全身疾病引起的昏迷

脑内无出血灶,可根据病史、相关实验室检查、CT、MRI等加以鉴别。

(五)治疗

1.急性期治疗

自发性脑出血的治疗还没有国际统一的标准。目前普遍认同的观点是,脑出血急性期治疗的基本原则为控制颅内压增高,减轻脑水肿,调整血压,防止再出血,减少并发症,减轻血肿造成的继发性损害,促进神经功能恢复。

(1)基础护理和支持治疗:很重要。保持患者平静,卧床休息,头部少动,确保呼吸道通畅,昏迷患者应将头偏向一侧,以利于分泌物及呕吐物流出,并可防止舌根后坠阻塞呼吸道。吸氧,必要时气管插管或切开,予以机械通气。严密观察患者的生命体征,重症患者用心电监护仪。不能进食的患者予以胃管鼻饲,防止和治疗感染、褥疮和其他并发症,如上消化道出血、高血糖等。

(2)降低颅内压,减轻脑水肿:渗透性脱水剂是治疗的首选。常用的药物为20%甘露醇、甘油果糖和速尿,根据出血量、部位和患者的临床表现,决定用药的剂量和频率。甘露醇应用最广泛,其渗透压为血浆的4倍,用药后血浆渗透压明显升高,使脑组织脱水,其降颅压作用确定可靠,可用20%甘露醇125~250ml快速静脉滴注,6~8小时1次,一般用5~7天为宜,但应注意患者肾功能。肾功能不全的患者,可用甘油果糖代替甘露醇,其起作用的时间较慢,脱水作用温和,但持续时间长,可维持6~12小时,用法为250~500ml静脉滴注,每日1~2次。速尿主要辅助高渗性脱水剂的降颅压作用,在心功能或肾功能不全的患者中应用可减轻心脏负荷,促进体液排泄,一般建议与甘露醇交替使用。有条件的患者,可酌情使用白蛋白,白蛋白提高血浆胶体渗透压,使红细胞压积明显降低,产生血液稀释效应,从而减轻脑水肿。对皮质类固醇激素的使用尚有争议。

(3)调控血压:治疗高血压会降低颅内压,并减低再出血的危险性,但应缓慢平稳降压。如血压大于200/110mmHg时,在降颅压的同时给予降血压治疗,使血压稳定在略高于病前水平或180/105mmHg;收缩压在170~200mmHg或舒张压在100~110mmHg,先脱水降颅压,必要时再用降压药;收缩压小于165mmHg或舒张压小于95mmHg,不需降血压治疗。

(4)止血药的应用:对于稳定的脑内出血,周围的脑组织通过提高组织内压,压迫出血区域而止血,止血药无明确疗效。但少数患者出血早期(24小时内)有可能继续出血或患者有凝血功能障碍时,可用止血药,时间不超过1周。

(5)并发症的治疗:脑出血患者也可有深静脉血栓形成和肺栓塞,这时抗凝剂的应用应该权衡利弊,根据具体情况而定。上消化道出血可用质子泵抑制剂和H_2受体拮抗剂。出现肺部和泌尿系统感染应选用敏感的抗生素。血糖的一过性升高可能是脑出血的应激反应,可适当应用胰岛素。

(6)外科手术的指征和禁忌证:手术的目的是尽可能迅速和彻底地清除血肿,最大限度地减少脑损伤,挽救患者生命,降低神经功能缺失的程度。应遵循个体化的治疗原则,权衡出血量和出血部位及患者的整体情况来决定是否手术。大脑半球出血大于30ml,小脑出血大于10ml需要考虑手术。手术禁忌证为深昏迷或去大脑强直;生命体征不稳定;脑干出血;基底节

或丘脑出血影响到脑干；病情发展急骤，数小时即深昏迷者。

2.恢复期治疗

在脑出血恢复期，患者除了药物治疗外，还应该接受肢体功能、语言和心理方面的康复治疗和健康教育，康复治疗应尽早进行，最大可能地降低神经功能损伤，减少并发症，改善生活质量，提高患者及家属对脑出血的危险因素、预防和疗效的认识，理解脑出血后的康复治疗是一个长期持续的过程。在有条件的医院，可将患者收入康复卒中单元。也可进行社区康复，提高患者运动功能和日常生活能力。

预防：目前没有一种药物对脑出血明确有效，因此预防尤其重要，防治高血压是降低脑出血发病率、致残率和死亡率的最有效措施。

(1)一级预防：相当重要，强化健康教育，使居民提高对高血压病危害性的认识。用药物治疗和控制高血压是预防脑出血最主要的方法，使血压低于140/90mmHg。同时，中老年人应有健康的生活方式，避免过度劳累、过重的体力工作和情绪激动，多食蔬菜、水果和低脂类食品，增加及保持适当的体力活动，适当减肥，戒烟限酒，保持乐观的生活态度。

(2)二级预防：脑出血后遗症患者除了积极控制高血压外，应适当进行体育锻炼，加强肢体的功能训练。

脑出血的预后由出血部位和出血量决定。一般来说，脑干、丘脑、内囊出血和脑出血破入脑室的患者预后较差。出血量越大死亡率越高，存活的也有严重的后遗症，首次哥拉斯哥昏迷量表(GCS)评分越低，预后越差。少量的、位于脑功能静区的脑出血预后可以相当好，可完全恢复。脑出血可复发，如高血压性和淀粉样变性的患者，出血灶可在相同或不同部位。根据两次出血部位的关系可分为脑叶-脑叶型、基底节-基底节型、脑叶-基底节型、基底节-脑叶型和幕上-幕下型等，以前两型为多见。脑出血以后发生脑梗死也很常见。

第六节　蛛网膜下腔出血

蛛网膜下腔出血(SAH)指脑内动脉或静脉破裂出血进入蛛网膜下腔，分为外伤性和非外伤性，后者又称为自发性蛛网膜下腔出血，可再分为两种：一种是脑血管破裂，血液直接流入蛛网膜下腔，为原发性蛛网膜下腔出血；另一种是脑实质内出血后血液破入脑室和蛛网膜下腔，为继发性蛛网膜下腔出血。本文讲述的是非外伤性的原发性蛛网膜下腔出血。

(一)临床表现

急性起病，在情绪激动、体力活动和性生活时易发。表现为突发的爆裂样剧烈头痛，遍及全头部或以额、枕部为主，屈颈、头部活动时头痛加重，伴恶心、呕吐、面色苍白、畏光和颈部强直感，一般不伴有肢体活动障碍。有头痛史的患者会叙述这种头痛非常严重，不同于既往的任何一次头痛。患者可有眼睑下垂、瞳孔扩大、光反应消失等动眼神经受累表现。有时有癫痫发作和烦躁、谵妄等精神症状。严重时患者出现昏迷。有一些患者在起病前数小时至数天有先兆症状，如头痛、头晕、单侧眼眶痛、视物模糊等，但往往不被重视。少数患者有家族史。蛛网膜下腔出血是卒中引起猝死的最常见原因，许多患者死于发病地点或就医途中。死亡原因有脑室内出血、椎基底动脉系统动脉瘤破裂等。

体检发现患者脑膜刺激征阳性,如颈项强直、克氏征阳性,Laseque 征也可阳性,可伴有颅神经受累的表现,出现眼底出血,第三对动眼神经和第六对外展神经麻痹。动眼神经受累往往提示后交通动脉瘤和基底动脉上端动脉瘤,单眼盲可能是前交通动脉瘤,而外展神经麻痹常是动脉瘤破裂引起的颅内压增高所致,无明确定位价值。重症患者有昏迷。数天后患者会有发热,随着颅内压增高,血压也会高。目前一般采用 Hunt 和 Hess 分级法对动脉瘤性 SAH 进行分级以选择手术时机和判断预后。

(二)并发症

1.神经系统并发症

(1)继发性脑血管痉挛:起病后 3~17 天 25%~50% 的患者会出现脑血管痉挛(CVS),这是 SAH 的一种严重并发症。表现为卒中样症状,如患者意识水平的下降,从清醒到昏睡至昏迷;出现脑缺血的局灶体征,颈内动脉系统受累有偏瘫、偏身感觉障碍或偏盲,椎基底动脉系统血管痉挛则引起小脑和后组颅神经的体征;患者全身情况好转后又出现进行性加重、持续发热、血白细胞持续升高等。CVS 最初累及的是大动脉及其分支,以后波及更远端动脉。国外文献普遍认为 CVS 以及继发的脑缺血改变是导致病情加重甚至死亡的重要原因。CVS 分为两种,一种是 SAH 后破入脑脊液中的血液对脑血管的机械性刺激所致的暂时性或早发性 CVS;另一种是持续时间较长的迟发性 CVS,一旦发生,往往难以逆转,对血管扩张剂的反应也差。发生机制为血红蛋白的降解物氧化血红蛋白的刺激作用、血管内皮细胞功能障碍、NO 含量减少、内皮素增加、蛋白激酶 C 和 Ras 蛋白活性增强等。

(2)再出血:在治疗过程中,若患者再次出现剧烈头痛,或出现急性意识障碍及其他神经科定位体征,要考虑再出血,头颅 CT 可帮助诊断。再出血的发生高峰从第一次出血当天一直到第三周末,未治疗者 4 周内再出血率为 35%~45%。再出血的患者预后差,死亡率很高。

(3)脑积水:总的发生率为 10%~35%。出血急性期 20% 患者会发生,出血后期脑积水多与脑脊液吸收障碍有关,出血广泛的患者易发。

2.全身系统并发症

有水电解质平衡紊乱、应激性高血糖、代偿性高血压、心律失常、上消化道出血和各种原因的感染等。

(三)辅助检查

1.血常规

可有白细胞增高,可能出现尿糖阳性或蛋白尿,血糖大多正常,也可见合并疾病的表现。

2.影像学检查

头颅 CT 检查是本病的首选检查方法。一般在出血 5 日内可发现脑池、脑沟或脑室内有高密度的出血影,增强扫描有时可发现较大的动脉瘤或血管畸形。DSA、MRA 及 CTA 可明确动脉瘤或动静脉畸形的部位和供血动脉,了解侧支循环和动脉痉挛情况,并指导治疗,又以 DSA 的价值最大。

3.TCD

可了解颅内动脉血流状况,并可获取脑血管痉挛信息。

4.腰穿脑脊液检查

可见脑脊液呈均匀血性或黄变。

(四)诊断

1995年第四届全国脑血管病会议组制定的蛛网膜下隙出血诊断标准如下:①主要是指动脉瘤、脑血管畸形或颅内异常血管网症等出血引起。②发病急骤。③常伴剧烈头痛、呕吐。④一般意识清楚或有意识障碍,可伴有精神症状。⑤多有脑膜刺激征,少数可伴有脑神经及轻偏瘫等局灶体征。⑥腰穿脑脊液呈血性。⑦CT应作为首选检查。⑧全脑血管造影可帮助明确病因。

(五)鉴别诊断

1.脑出血

多有明显的局灶定位体征,如偏瘫、偏身感觉缺失、失语等。原发性脑室出血、小脑出血、脑叶出血、尾状核头部出血等无明显偏瘫,不易与蛛网膜下隙出血区分,CT、MRI、DSA等有助于鉴别。

2.颅内感染

多先有发热,然后出现头痛、呕吐和脑膜刺激征,脑脊液提示为感染性改变,头颅CT无出血表现。

(六)临床类型

动脉瘤性蛛网膜下隙出血的Hunt和Hess临床分级标准:①0级:神志清楚,未破裂动脉瘤;②Ⅰ级:神志清楚,无或轻微头痛和颈强直;③Ⅱ级:神志清楚,中度头痛和颈强直,部分有轻微神经功能缺失(如颅神经麻痹);④Ⅲ级:意识模糊,部分局灶性神经功能缺失;⑤Ⅳ级:昏睡,部分有局灶性神经功能缺失;⑥Ⅴ级:昏迷,部分呈去大脑强直状态。

(七)治疗

1.一般治疗

就地诊治,保持安静,避免搬动。必须绝对卧床休息4~6周,保持大小便通畅,避免一切用力因素或情绪激动。

2.严重头痛、躁动不安者

给予适当镇痛、镇静或抗精神病药物。有肢体抽搐时,应及时用抗癫痫药物。

3.止血治疗

为防止动脉瘤破裂口血块溶解引起再出血,应使用抗纤维蛋白溶解药物以延迟血块的溶解,使纤维组织和血管内皮细胞有足够时间修复破裂处口。常用药物有:①6-氨基己酸:初次剂量4~6g溶于100ml生理盐水或5%~10%葡萄糖液静脉滴注,15~30分钟滴完,以后维持剂量为1g/h,维持12~24小时,7~10日后逐渐减量,可根据病情用2~3周。②氨甲苯酸(抗血纤溶芳酸,止血芳酸):剂量为100~200mg加入5%葡萄糖液或生理盐水100ml内静脉滴注,每日2~3次,维持2~3周。

4.脱水治疗

可选用甘露醇、呋塞米、白蛋白或甘油制剂等(参见脑出血的脱水治疗)。

5.手术治疗

为降低颅内压、挽救生命或减少并发症,可行清除血肿、脑脊液引流及置换术等。动脉瘤或血管畸形破裂所致者,除全身情况甚差、病情极严重者外,一般应早期手术治疗。手术方法主要有:血管内介入栓塞治疗和开颅直接处理病变血管。

6.防治并发症

与脑出血的并发症防治基本相同,但应注意:

(1)防治脑积水:脑脊液置换可减少脑积水发生。治疗病因后,急性梗阻性脑积水应行脑室穿刺引流,并加强脱水降颅压治疗。交通性脑积水可选用醋氮酰氨 0.25~0.5g 口服,每日 2~3 次,以减少脑脊液分泌,症状无缓解者必须行脑室-腹腔分流。

(2)防治脑血管痉挛:早期手术处理动脉瘤、脑脊液置换、避免过度脱水可减少脑血管痉挛的发生。治疗病因后,尼莫地平 20~40mg 口服,每日 3 次或按 0.5~1mg/h 速度持续静脉滴注,连用 7~10 日,可能缓解脑血管痉挛。

第七节 高血压脑病

高血压脑病是指各种病因所导致血压急剧升高而引起的急性全面性脑功能障碍综合征。一般认为成人舒张压>130mmHg,收缩压>180mmHg 以上,或平均动脉压超过 150~190mmHg 者均可发病。儿童、孕妇或产妇血压>180/120mmHg 即可发病。常见于急进性高血压或慢性高血压伴有动脉硬化的患者,也可见于急慢性肾小球肾炎、妊娠高血压综合征、嗜铬细胞瘤等患者。临床上最常见的症状包括头痛、惊厥、恶心、呕吐、意识模糊甚至昏迷。脑电图可显示全脑异常放电,脑 CT 扫描多无异常改变。高血压脑病虽然起病急、病情重、血压高,尤其是舒张压升高明显,但经及时降血压处理后,所有症状都能在短时改善或消失,并不留有后遗症。

(一)临床表现

1.发病年龄

高血压脑病患者的发病年龄与病因相关,由急性肾小球肾炎引起多数见于儿童或青年,慢性肾小球肾炎引起常见于青少年或成年人,子痫患者常在生育早期较易发生脑病,恶性高血压患者发生高血压脑病多见于 30~50 岁。

2.病情进展

高血压脑病起病急骤,病情进展非常迅速。高血压脑病症状一般可持续数分钟、数小时、数天,经降血压处理后脑病症状即可消失。若伴有尿毒症或脑病症状存在时间长,则恢复相当缓慢或不能全部恢复。

3.血压升高

原来有高血压的患者起病前血压可再度增高,舒张压往往升高至 130~140mmHg 以上,收缩压升至 180mmHg 以上,平均动脉压常在 150~200mmHg 间。对妊娠高血压综合征的妇女、急性肾小球肾炎儿童,脑病发作时血压可不甚高。一般来说,新近起病的高血压患者脑病发作时的血压水平比慢性高血压患者脑病发作时的血压低。

4. 颅内压增高症状

高血压脑病患者,由于发生严重的脑水肿,引起颅内压显著增高,临床表现有剧烈头痛、喷射状呕吐、眼底视盘水肿。

(1) 头痛:多为全头痛,并有逐渐加重趋势,咳嗽或用力时头痛症状加重。严重者可伴有恶心和呕吐。头痛常与血压及颅内压升高水平有关。

(2) 呕吐:呕吐常在清晨空腹时出现,呈喷射状。呕吐原因可能是由于颅内压增高刺激迷走神经核所致,也可能是由于脑病发生时,脑血流量减少,导致脑供血不足,脑组织缺血、缺氧影响到延髓呕吐中枢所引起。

(3) 视神经盘水肿:视盘水肿是颅内压增高的主要体征。出现视力模糊、偏盲或黑矇也是常见症状。眼底镜检查眼底可发现视盘边缘模糊不清,视盘充血,生理凹陷消失,视盘隆起常超过2个屈光度。视网膜静脉充盈、怒张,搏动消失。严重颅内压增高者,视网膜可见渗血,或呈点状或片状出血。

5. 神经精神症状

高血压脑病出现意识障碍较为常见。轻者精神萎靡,反应迟钝,定向障碍,嗜睡。重者烦躁、意识模糊、谵妄,甚至出现昏迷。

6. 癫痫发作

癫痫发作是高血压脑病的常见症状,其发生频率为10%～40%,可表现为全身性或局灶性抽搐,也可表现为癫痫持续状态。若为全身抽搐发作时,常伴有为意识丧失、瞳孔散大、两眼上翻、口吐白沫、呼吸暂停,可有舌咬伤及大小便失禁。发作一般历时数分钟,抽搐停止后进入昏迷状态。有些患者可转为癫痫持续状态,是临床重症,应引起重视。

7. 全身症状

高血压脑病患者由于呼吸中枢血管痉挛、局部脑组织缺血、全身酸中毒等,引起呼吸抑制。此外,长期高血压患者,由于高血压引起肾小动脉和微动脉的硬化、纤维组织增生、肾动脉血栓形成,从而使肾缺血和肾组织结构改变,促进肾脏病变和肾功能衰竭。

由于高血压脑病患者可以引起脑组织缺血、缺氧、水肿,甚至发生出血,有些患者可出现短暂性失语、偏瘫、偏身感觉障碍等脑功能障碍的临床症状,常可引出病理反射。

(二) 辅助检查

1. 实验室检查

通常血、尿常规及其他生化成分检查无变化。若高血压脑病患者合并糖尿病、急慢性肾功能损害时,可有血糖、肌酐和尿素氮增高。尿中可出现蛋白质、红细胞、白细胞及尿糖阳性。

2. 脑脊液检查

脑脊液压力通常显著增高,轻型患者也可正常。脑脊液中白细胞、红细胞和蛋白质含量也可增高,反映脑水肿显著、脑组织损害严重,由脑小血管软膜和蛛网膜的通透性增高所致。对高血压脑病患者进行腰穿检查应特别谨慎,此类患者由于颅内压高,腰穿容易诱发脑疝,导致患者死亡。若高血压脑病诊断明确应禁止此项检查。

3.脑电图检查

常显示两侧同步性尖波、慢波,或呈现局灶性短暂的节律紊乱。若为急性期伴有严重的脑水肿时可显示广泛性慢性节律的脑电活动。

4.脑 CT、MRI 扫描

可见脑水肿所致弥漫性脑白质密度降低,脑室变小。MRI 检查呈 T_1 低信号和 T_2 高信号。有认为 CT 和 MRI 检查显示顶枕叶水肿可能是高血压脑病的重要特征。

(三)诊断

1995 年第四届全国脑血管病会议组制定的高血压脑病诊断标准如下:有高血压病史,发病时常有明显的血压升高,特别是舒张压,常伴有头痛、呕吐、意识障碍、抽搐、视盘水肿等症状和体征。

(四)鉴别诊断

1.脑出血

高血压脑病应与高血压脑出血和蛛网膜下隙出血鉴别。二者多数患者伴有高血压病史,发病时血压都有明显升高的特点。重症脑出血患者常伴有头痛、呕吐和视盘水肿等颅内压增高症状,常有意识改变与高血压脑病的临床表现非常相似,但出血性脑血管疾病的神经系统定位体征十分明显,如脑膜刺激征、偏瘫、偏盲、失语、瞳孔改变及偏身感觉障碍和病理征等都在发病早期表现,虽经降血压治疗,血压降低后症状仍不能改善。进行头颅 CT 扫描检查对出血性脑血管疾病的诊断具有极高的诊断价值。因此,对临床诊断有困难的患者应及早进行头颅 CT 检查。

2.脑梗死

脑血栓形成发病相对较缓慢,病情缓慢进展,神经系统定位体征明显,血压变化不大,一般无意识改变。与高血压脑病急性发病,血压显著升高和伴有意识障碍不同。大面积脑梗死患者虽可有意识改变,但 24 小时后头颅 CT 扫描都可发现低密度的梗死灶。脑栓塞起病急骤,与高血压脑病临床症状较为相似,但脑栓塞患者起病更快,常以秒计。既往常有各种类型的心脏病,如风心病、心房纤颤、心肌梗死等病史,24 小时后头颅 CT 扫描可以明确诊断。短暂性脑缺血发作虽然发病突然,可出现偏瘫、失语、失明、眩晕、共济失调、吞咽困难、构音障碍等症状,但发作症状持续时间短,多数患者的症状持续数分钟至数小时消失。至多不应超过 24 小时。同时血压上升不明显,常有反复发作病史。

3.癫痫

癫痫可分为原发性和继发性两类,前者多为儿童或青少年发病,后者可见任何年龄人。继发性癫痫患者常有病因可查,如脑外伤、脑卒中、中枢神经系统感染及脑肿瘤手术病史。通过仔细询问病史即可明确诊断。此外,癫痫经常发作,发病时患者无明显血压变化,尤其是舒张压升高不显著,以此可以鉴别。

4.肾上腺皮质肿瘤

肾上腺嗜铬细胞瘤患者常以发作性动脉压显著升高,但发病时患者常伴有出汗、面色苍白、心动过速、心绞痛等症状,且对组胺及苄胺唑啉试验为阳性,较易诊断。原发性醛固酮增多症患者常有醛固酮分泌增多,血钾检查过低及肌无力等表现。

5.高血压危象

高血压脑病与高血压危象均表现为血压急剧升高,但两者的发病机理及临床表现均不尽相同,鉴别见表10-2。

表10-2 高血压脑病与高血压危象的鉴别点

鉴别点	高血压脑病	高血压危象
发病机制	脑血流自动调节机制崩溃	全身小动脉短暂性强烈收缩
血压升高	以舒张压升高为主	以收缩压升高为主
心率	多缓慢	多增快
脑水肿及颅内压升高	为主要症状	不明显
心绞痛、心衰、肾衰	少见	多见
抽搐及失语偏瘫	较多见	少见

(五)治疗

治疗高血压脑病的原则是尽快降低血压、控制抽搐、减轻脑水肿和降低颅内压。如能及时诊断,处理得当,预后多数良好。如不及时治疗,高血压脑病也可以导致患者死亡。

1.降低血压

高血压脑病发作时应尽快降低血压,使血压维持在140～160/90～100mmHg,并维持1～2周,使脑血流自动调节恢复正常,但应注意血压不应下降过低,以防诱发心肌梗死和脑梗死发生。常用的降压药物有以下几种。

(1)硝普钠:降压迅速且恒定,通常无不良反应。其作用机制是扩张周围血管,降低外周循环阻力,使血压下降。常用量为50mg加入5%葡萄糖溶液500ml静脉滴注,滴速为1ml/min,同时要监护血压变化情况。如果患者血压能维持在适宜水平,症状明显改善,持续24小时以上,也可改用常规口服降压药。应注意伴有肾功能不全或长时低钠饮食的患者应慎用,因为本药可引起硫氰化物中毒,必须每日测定血中硫氰酸盐浓度,以便即时调整降压措施。此外,此药很不稳定,须新鲜配制,并在12小时内使用。

(2)硝酸甘油和硝苯地平:硝酸甘油常用25mg加入5%葡萄糖溶液500ml静脉滴注,视血压变化调节滴速。本药作用迅速,副作用少,适宜合并冠心病、心肌供血不足和心功能不全的患者;硝苯地平(心痛定)为钙离子通道阻滞剂,通常用10～20mg口含,每日3次,20～30分钟后开始降压,1.5～2小时降压最明显。

(3)氯苯甲噻二嗪:本药效果佳、作用快、持续时间长,故为首选降压药。通常一次有效剂量为300mg,静脉注射。若血压下降不明显,可于30～60分钟后注射第2次,一般应间隔3～10小时后才可再用药。本药与速尿合并应用,则降压效果更好。如果首次用药后,舒张压能降至90～110mmHg,并能维持20小时以上,则可停用氯苯甲噻二嗪和速尿,改用口服降压药。应用氯苯甲噻二嗪时应注意:①糖尿病患者应忌用,因为本药能抑制胰腺B细胞分泌胰岛素而引起血糖增高。在治疗中,患者血糖显著升高,可给降糖宁以便预防高血糖的副作用。②对临产期患者应慎用,因为本药能使全身平滑肌松弛,引起分娩停止。③本药呈碱性溶液,注射时若漏出血管可引起注射部位皮肤灼痛,但不引起组织坏死。④若与速尿同时应用时,应保持患者仰卧位,因为速尿能降低血容量,容易发生位置性低血压。

(4)依那普利拉:依那普利拉作为静脉的血管紧张素转换酶抑制剂在临床得到越来越多地应用。依那普利拉 15 分钟内起效,作用持续 12~24 小时,降压效果与血浆肾素和血管紧张素Ⅱ浓度有相关性。未发现严重副作用和有症状的低血压,孕妇禁用。用法:每次 1.25mg5 分钟内静脉注射,每 6 小时 1 次;每 12~24 小时增加每次 1.25mg,最大每 6 小时 5mg。

(5)利血平:是一种常用降压药,其降压作用主要通过耗竭交感神经末梢儿茶酚胺的贮藏,减低周围血管阻力而直接扩张血管,使血压下降。利血平降压作用慢,通常 1.5~3 小时起效,适用于快速降血压后的维持用药。通常用量为 1~2mg,每日 1~2 次。本药的副作用主要为鼻塞、口干、嗜睡和心动过缓等,不需对血压进行监护。

(6)艾司洛尔:艾司洛尔是心脏选择性的短效 β-受体阻滞剂,艾司洛尔经红细胞水解,不依赖于肝肾功能。60 秒内起效,作用持续 10~20 分钟。用法:首剂负荷量 500μg/kg·min 静脉注射,接着 25~50μg/kg·min 静注,可以每 10~20 分钟增加 25μg/kg·min,直到血压满意控制,最大 300μg/kg·min。

(7)三甲硫吩:为神经节阻滞药物,作用迅速而短暂,须持续静脉滴注。滴注速度应根据血压改变进行调整,防止血压突然过度下降,而导致脑供血不足。因此,在用药中应严密监护血压变化。通常用 1mg/ml 的浓度,可溶于葡萄糖溶液中或等渗氯化钠溶液中,滴速为 1~4mg/min。本药的主要副作用有位置性低血压、麻痹性肠梗阻、尿潴留和口干等。对妊娠毒血症伴有高血压脑病患者不宜采用本药,因为三甲硫吩可引起胎儿产生胎粪性肠梗阻和呼吸困难。

(8)硫酸镁:具有降血压、减轻脑水肿和降低颅内压作用。其作用机制是通过解除血管平滑肌痉挛而起治疗作用。成人用 25%硫酸镁溶液 5~10ml 加入 50%葡萄糖溶液 40ml 中,静脉缓慢注射,每 2 小时 1 次;或 25%硫酸镁溶液 10ml 加入 5%葡萄糖溶液中静脉滴注;也可用 25%硫酸镁溶液 150~200ml 保留灌肠,每 4~6 小时 1 次。应用硫酸镁溶液不需对血压进行监护,若用量过多可出现呼吸抑制。此时,可用葡萄糖酸钙静脉缓慢注射,改善呼吸抑制症状。

2.降低颅内压,减轻脑水肿

高血压脑病患者多数伴有不同程度的脑水肿及所导致的颅内压增高,在降血压治疗的过程中应联合降颅内压治疗是十分重要的。

(1)渗透性降颅内压药

1)甘露醇:具有较强的脱水降低颅内压效果,同时还有清除自由基及改善微循环功能,对脑细胞起着保护作用。一般应用 20%甘露醇 125~250ml,快速静脉滴注或静脉推注。每隔 6~8 小时 1 次。对较长时间应用甘露醇的患者,要密切检测肾功能的变化,注意维持水和电解质的平衡。对老年人或有肾功能不全的患者应慎用。

2)复方甘油:常用的有 10%甘油果糖和 10%甘油氯化钠,具有降低颅内压、消除脑水肿、增加脑血流量和改善脑代谢的作用。一般用 10%甘油果糖或 10%甘油氯化钠 250~500ml 缓慢静滴,每 12 小时 1 次。本药的降颅内压作用持续时间长,无反跳现象,对肾功能和电解质平衡的干扰不大,更适用于有肾功能不全或需要较长时间应用脱水剂的患者。应注意,此药用量过大或输液过快容易发生溶血。

(2)利尿剂:速尿较常用。对改善脑水肿的作用迅速,效果好。通常与20%甘露醇联合使用可增强脱水效果。每次20~40mg,加入甘露醇中静滴,也可用20~40mg肌内注射或静脉注射,每4~6小时可重复用药。若用药时间长,应注意水电解质紊乱。

(3)白蛋白:具有提高胶体渗透压,且作用较持久的特点,对伴有低蛋白血症患者更适用。一般用量为5~10g,静脉滴注,每日1次。

(4)地塞米松:可降低毛细血管通透性,维持血脑屏障功能,作用慢,用药后12~36小时才能发挥抗脑水肿作用。本药常有影响血压和血糖的控制,并发感染和促进消化道应激性溃疡的发生的副作用,通常不主张常规使用。可在发病早期短时应用,常用量为10~20mg,静脉注射。

3.抗癫痫治疗

高血压脑病患者如有持续或反复的抽搐发作,可使大脑耗氧和耗糖量急剧增加,而大脑组织几乎无氧和葡萄糖的储备,导致脑组织低糖、低氧,影响脑血流自动调节功能障碍,能进一步加重脑损伤。同时能引起其他系统代谢性并发症相继出现,如代谢性酸中毒、高热、休克、水和电解质紊乱,继而发生多脏器功能衰竭,是引起患者常见的死亡原因。因此,对高血压脑病伴有抽搐的患者,在降血压、降颅压的同时,应给氧、保持呼吸道通畅,并尽快给予抗抽搐的药物,控制抽搐发作是治疗的关键,可依次选用下列药物。

(1)安定:为首选药物,一般可用10mg,静脉缓慢注射,症状不能控制,半小时后可重复使用;也可用安定100mg,加入5%葡萄糖溶液或生理盐水500ml中静脉缓慢滴注,视抽搐症状控制情况调节滴速,一般可维持12~24小时,待抽搐症状被控制后可改肌内注射或口服其他镇静剂。应用安定时,应注意观察患者的呼吸变化,如出现呼吸抑制,应停止用药,并采取人工辅助呼吸措施。

(2)苯妥英钠:可迅速通过血脑屏障,无呼吸抑制,不减低觉醒水平,作用时间长(半清除期为10~15小时)。但起效慢,通常用量为15~18mg/kg,溶于生理盐水中静脉注射,注射速度应不超过50mg/min。本药可引起血压下降或心律失常,对有冠心病、心功能不全和心律失常的患者宜慎用或不用。

(3)异戊巴比妥钠:常用量为0.5g溶于注射用水10ml静脉注射,速度不超过每分钟0.1g,至控制抽搐发作为止。在用药过程中应注意呼吸抑制和血压下降。

(4)10%水合氯醛和副醛:10%水合氯醛25~30ml加入等量植物油保留灌肠;副醛8~10ml加入等量植物油保留灌肠。以上两种药物均能发挥控制抽搐发作的效果,且安全、无副作用。

4.病因治疗

主要针对引起高血压脑病的病因进行治疗,如由妊娠高血压综合征引起应及早引产;明确肾上腺肿瘤可及时手术;有肾功能衰竭者也应及早行渗析治疗;对继发性高血压患者,只有在消除引起高血压病因的基础上,才能更有效地治疗高血压脑病。

5.其他治疗

高血压脑病往往会反复发作,因此,应经常测量血压,当血压过高时应当服降压药。消除高血压患者不必要的过劳、紧张和情绪波动;对肥胖患者要限制饮食,控制体重;限制食盐的日摄入量不超过6g;适当的体育锻炼,戒烟戒酒,保持心情舒畅,合理安排工作和休息,保持足够的睡眠时间,对防止高血压脑病的发生十分有益。

第八节 颅内静脉窦及脑静脉血栓形成

颅内静脉窦及脑静脉血栓形成是一组由于多种病因所致的脑静脉系统疾病,按病因可区分为非炎症性和炎症性颅内静脉系统血栓形成两类,非炎症性多与血液瘀滞、高凝状态和血管壁损伤有关,以上矢状窦最为多见,常见病因有全身衰竭脱水、心功能不全和心力衰竭、慢性消耗性疾病、产褥期、颅脑外伤、弥散性血管内凝血,或口服避孕药等;炎症性多继发于局部或全身性化脓性感染,又称化脓性血栓形成或血栓性静脉炎,以海绵窦和乙状窦多见,常见病因有头面部化脓性感染、中耳炎、乳突炎、鼻窦旁炎、颅骨骨髓炎、颅内脓肿,或全身化脓性感染扩展至颅内。

(一) 临床表现

由于颅内静脉窦及静脉血栓形成起病形式快慢不一,病变部位不一,病变程度不一,因此临床表现复杂多样,病程及转归各不相同,除海绵窦血栓形成,临床表现均缺乏特征性。病程小于2天的急性起病者占30%,多见于感染、妊娠或产后;病程1月以内亚急性起病最常见,占40%~50%;慢性起病,病程大于1个月,多为炎性因素、凝血机制障碍所致。颅内静脉窦及静脉血栓形成起病的快慢与病因以及静脉侧支循环的建立有关,临床表现主要与血栓形成的部位、血栓形成的速度以及年龄、基础疾病有关。主要的、基本的临床表现可以分为以下四类。

1.局灶性神经功能缺失和/或部分性癫痫

局灶性神经功能缺失包括颅神经麻痹和意识障碍,任何脑部病变的表现如失语、偏瘫、偏盲、记忆障碍均可出现。颈内静脉血栓形成可致第九、第十对颅神经麻痹。有40%~50%的患者会有癫痫发作,初次发作多为局灶性癫痫,可伴有Todd瘫痪。

2.颅内压增高症

颅内压增高症表现为头痛、视盘水肿、外展神经麻痹,可类似于良性颅内压增高症的表现。其中头痛是最早出现、最常见的症状,多表现为急性发作的严重、类似蛛网膜下隙出血的疼痛,也可类似偏头痛的表现,头痛同时可完全没有局灶性神经系统体征。有半数患者可出现视盘水肿。

3.亚急性脑病

亚急性脑病指不同程度的意识障碍,不伴有局灶性或特征性的症状。脑深静脉血栓形成,累及基底节、部分胼胝体、枕叶,患者意识障碍迅速加重,出现昏迷伴传导束征,可不伴有视盘水肿和癫痫。

4.痛性眼肌麻痹

尽管海绵窦血栓形成大多为急性起病,一些慢性起病的患者可表现为动眼神经、外展神经的痛性麻痹。

虽然该病有上述主要的、基本的临床表现,但部分患者症状很轻,甚至可以完全没有症状。而且由于血栓形成的部位不同,病因不同,其临床表现错综复杂,对上述症状进行鉴别诊断时要考虑本病的可能性,需仔细鉴别,避免误诊。

以下分述各主要静脉窦血栓形成的表现。

(1) 海绵窦血栓形成：常有鼻窦旁炎或鼻窦旁皮肤严重感染，及眼眶周围、面部"危险三角"区的化脓性感染引起。海绵窦血栓形成的临床表现有其特异性，常有高热、眼部疼痛、剧烈头痛、呕吐和意识障碍。由于眶内静脉回流受阻，眼眶内软组织、眼睑、眼结膜、额部头皮往往浮肿，眼球突出。由于海绵窦内有动眼神经、滑车神经、外展神经以及三叉神经眼支通过，在血栓形成时上述神经均可受累，出现海绵窦综合征，表现为眼睑下垂、病侧的眼球向各方向活动均受限制，严重时眼球正中位固定，瞳孔散大，对光反射消失，三叉神经第一支分布区感觉障碍，角膜反射消失。部分患者可出现视盘水肿，眼底静脉瘀血，甚至可有出血，引起视力减退，甚至失明。由于两侧海绵窦相连，单侧海绵窦血栓形成常在数日内扩展到对侧海绵窦而表现出双侧眼球突出、充血、活动受限。

(2) 上矢状窦血栓形成：以非炎性多见。多见于分娩1~3周的产妇、妊娠期、口服避孕药、严重脱水、全身衰竭、恶病质等情况下。偶可由于头皮或邻近部位感染、颅脑外伤所致。起病多为亚急性，以颅内压增高症状为主。可出现头现头痛、呕吐等颅内压增高症，严重时出现思睡、精神思想异常或昏迷。婴儿中可表现为喷射性呕吐、颅缝分离、囟门隆起。在成人患者中视盘水肿可能是唯一的症状。在老年患者中，症状可能较轻微，无特异性表现，诊断困难。上矢状窦血栓扩展到脑皮层静脉，脑皮层水肿，可出现出血性梗死，出现相应的症状，如局灶性或全身性癫痫、偏瘫、失语等。

(3) 横窦、乙状窦血栓形成：横窦和乙状窦解剖上紧密相连，血栓形成时多同时累及。其主要为化脓性乳突炎并发症，一侧血栓形成时可无明显的症状。在化脓性乳突炎或中耳炎患者中发生败血症就需考虑乙状窦血栓形成的可能。其主要症状为颅内压增高症候群，出现头痛、呕吐、视盘水肿、不同程度的意识障碍。如上、下岩窦受到影响，出现患侧三叉神经眼支、外展神经麻痹症状；血栓扩展至颈静脉，出现舌咽神经、迷走神经、副神经同时受累；极为罕见可出现血栓经窦汇或颞交通静脉扩张到上矢状窦后出现偏瘫、癫痫发作。

(4) 脑静脉血栓形成：单独的皮层静脉受累罕见。多数由静脉窦血栓扩展而来。可发生在高热或严重传染病患者中。常突然起病，出现头痛、呕吐，局灶性癫痫、肢体瘫痪、感觉障碍。由于脑静脉血栓形成常为多发性，分布于脑的不同部位，临床表现错综复杂，主要表现为局灶性功能缺失，可不伴颅内压增高症。深静脉如大脑大静脉血栓形成，可导致双侧丘脑对称性梗死，可表现为淡漠、痴呆的症状，病情严重时出现高热、痫样发作、昏迷、去大脑强直，即使患者存活，多遗留有不同程度的并发症。

(二) 辅助检查

1. 血常规检查

白细胞可增高，或可见合并疾病的表现，如弥散性血管内凝血、红细胞增多症、白血病等。

2. DSA

是诊断本病最可靠的依据，可直接显示静脉/静脉窦血栓，以及所属血管病变的部位、范围、程度和侧支循环状况。

3. CT/MRI

CT可发现相应静脉/静脉窦引流区病变，如丘脑、基底节等部位脑水肿和缺血梗死灶，亦可见出血性梗死、第三脑室梗阻和侧脑室阻塞性脑积水,增强扫描有时可显示静脉窦内血栓,呈充盈缺损样病变,上矢状窦血栓形成早期可见较为特征性的"空三角"征。MRI可直接显示静脉窦血栓,但其表现随发病时间不同而变化,对于丘脑、基底节等部位病变亦能清楚显示。

4.脑电图

可显示为双侧弥漫性慢波节律,间有棘波,无特异性。

5.腰穿脑脊液检查

压力多增高,蛋白、细胞多增高,炎性者白细胞增高明显,糖、氯化物正常或降低,部分可见红细胞或血性脑脊液。一侧横窦和乙状窦受累时,可出现Ayer征(压颈试验时,压迫病侧静脉脑脊液压力不增高,而压迫健侧时脑脊液压力迅速增高)。

(三)诊断

按血栓形成部位,颅内静脉窦和静脉血栓可分为以下类型:

1.上矢状窦血栓形成

大多为非炎症性,以婴幼儿、产褥期妇女和老年患者居多。临床表现与血栓形成部位、引流区受累范围,以及基础病变有关。常为急性或亚急性起病,早期即可出现颅内压增高的表现,如头痛、呕吐、视盘水肿等。婴幼儿可见喷射状呕吐,颅骨缝分离,囟门隆起,面、颈、枕静脉怒张。血栓部位靠上矢状窦后方者,颅内高压更为明显,可出现不同程度的意识障碍。如累及脑皮质静脉,可出现局限或全身性癫痫、偏瘫、偏身感觉障碍、双下肢瘫伴膀胱功能障碍、失语等表现。

2.海绵窦血栓形成

多为炎症性,常继发于鼻窦炎、鼻旁及上面部皮肤的化脓性感染。急性起病,临床表现较为特殊。由于眶内静脉回流受阻可出现眶内软组织、眼睑、眼结膜、前额部皮肤水肿,眼球突出;因动眼神经、滑车神经、外展神经和三叉神经眼支行于海绵窦内,当其受累时可出现相应的症状,表现为患侧眼睑下垂、眼球各向活动受限或固定、瞳孔散大、对光反射消失、三叉神经眼支分布区感觉减退、角膜反射消失等。视神经也可受累而引起视力障碍,眼底可见瘀血、水肿、出血等改变。如炎症由一侧海绵窦波及对侧,则可出现双侧症状。常见并发症有脑膜炎、脑脓肿、颈内动脉病变、垂体和下丘脑功能病变等。

3.乙状窦血栓形成

多为炎症性,常继发于化脓性中耳炎、乳突炎。除原发疾病特点,如局部皮肤红肿、疼痛、压痛外,主要表现为头痛、呕吐、视盘水肿等颅内高压症状和体征,也可伴有精神症状。若炎症向岩窦扩展,可出现三叉神经和外展神经麻痹;向颈静脉扩展,则可出现颈静脉孔综合征;少数可累及上矢状窦而出现癫痫、偏瘫、偏身感觉障碍等。主要并发症有脑膜炎、脑脓肿、硬膜下或硬膜外脓肿等。

4.大脑大静脉血栓形成

多为非炎症性,常累及间脑、丘脑、穹隆、底节等深部结构,临床少见但病情危重。多为急性起病,主要表现为无感染征象的高热、意识障碍、颅内高压、癫痫发作等,常很快进入深昏迷、去大脑强直、去皮层状态甚至死亡,部分可以突发幻觉、精神行为异常为首发症状。存活者多遗留有手足徐动、舞蹈样动作等锥体外症状。

(四)鉴别诊断

颅内静脉系统血栓形成临床表现各异,需与多种疾病相鉴别。产妇上矢状窦血栓形成以痫性发作为主要表现时,应与子痫相鉴别,前者多在分娩后2～3周内发病,后者则在分娩前且多伴有高血压、蛋白尿等表现;以意识障碍、高颅压症状为表现者应与脑肿瘤、脑卒中、脑炎、脑脓肿等相鉴别;海绵窦血栓形成应与颈内动脉海绵窦瘘、眼眶蜂窝织炎相鉴别。

(五)治疗

颅内静脉窦及静脉血栓形成是多种病因引起的,临床表现不同的疾病。因其少见,大宗病例临床治疗研究报道不多,治疗时需坚持个体化的综合治疗原则。

1.病因治疗

(1)感染性血栓形成:应积极控制感染及处理原发病灶,如面部疖肿、乳突炎、鼻窦旁炎,抗生素的应用应遵循尽早、合理、足量、长疗程原则。抗生素的选择可依据细菌培养、血培养、脑脊液检查的结果,如病原菌不清,可选用广谱抗生素或两药联用。在抗生素应用的基础上,应彻底清除原发病灶,如疖肿切开排脓、乳突根治术等。

(2)非感染性血栓形成:也应在针对原发疾患治疗的基础上,尽力纠正脱水,增加血容量,降低血黏度,改善脑循环。

2.对症治疗

(1)脑水肿颅内高压者应积极行脱水降颅压治疗,使用甘露醇降低颅内压;颅内压较高的患者应在大剂量抗生素使用的同时短期加用激素;使用乙酰唑胺抑制脑脊液分泌;可行腰椎穿刺适当放出脑脊液,颅高压危及生命时可行颞肌下减压术。

(2)癫痫发作者采用抗痫治疗,高热者物理降温,意识障碍者加强基础护理、支持治疗、预防并发症。

3.抗凝治疗

目前尚没有标准化治疗方案。国内外倾向肝素抗凝治疗是安全、有效的,可列为脑静脉系统血栓形成的一线治疗方法。肝素可限制血栓发展,促进其溶解。及时给予抗凝治疗,可解除静脉闭塞,恢复血流再通,为获取最佳疗效、改善预后的最有效措施。静脉给予普通肝素与皮下注射低分子肝素最为常用,至今尚缺乏两者疗效比较的大规模临床试验研究资料。既往由于担心肝素使用可能导致继发性出血,其使用受到限制,近期的研究显示肝素治疗副作用较少,相对安全,即使发生出血性梗死,也可谨慎应用。急性期后,如患者存在凝血障碍,尚需口服抗凝药物3～6个月,或更长,保持INR在2～3个月。

第九节 急性缺血性脑卒中

无论是高收入还是中低收入国家,缺血性脑血管病都是居第二位的死亡原因。在中国,每年有150万人死于脑卒中。卒中会导致长期致残,这些患者往往无法返回工作岗位或胜任他们以前的社会角色。所以对于急性缺血性卒中患者或者重症缺血性脑卒中的救治是神经重症加强医疗病房(ICU)的重要工作之一。

一、概述

(一)缺血性脑卒中的危险因素

缺血性脑卒中的危险因素包括可干预的和无法干预的。其中可干预的危险因素包括已经充分证实的和尚未被充分证实的(表10-3)。

表10-3 缺血性脑卒中的危险因素

可干预的并被充分证实的危险因素		
高血压	感染性心内膜炎	镰状细胞病
吸烟	非感染性心内膜损伤	绝经期后激素使用
糖尿病	心肌病	口服避孕药
血脂异常	心脏黏液瘤及其他肿瘤	饮食和营养
心房颤动	反常性栓塞和心膈缺损	缺乏体力活动
心脏瓣膜病	心脏瓣膜置入术后	肥胖和脂肪分布
风湿性二尖瓣疾病	无症状性颈动脉狭窄	
可干预但尚未充分证实的危险因素		
偏头痛	药物滥用	脂蛋白(a)水平增高
代谢综合征	睡眠呼吸障碍	高凝状态
饮酒	高同型半胱氨酸血症	炎症反应
不可干预的危险因素		
年龄	遗传	低出生体重
性别	种族	

(二)病因分型与发病机制

急性缺血性脑卒中的病因诊断和发病机制是预防及治疗的关键因素。目前国际上通用的病因分型为1993年TOAST分型,我国最近提出了中国缺血性卒中CISS分型。

TOAST分型有助于不同亚型缺血性脑卒中患者的治疗及康复。TOAST分型依据临床表现、梗死灶大小或类型、影像学表现以及相关的辅助检查等将缺血性脑卒中分为5个亚型:大动脉粥样硬化性脑梗死、心源性脑栓塞、小动脉闭塞(腔隙性脑梗死)、其他病因和病因不明。

TOAST分型对穿支动脉梗死的病因诊断存在缺陷,同时没有涉及大动脉粥样硬化的发病机制。随着各种影像技术在不断发展,病因和发病机制诊断分型的制定以及对TOAST分型的改良工作迫在眉睫。结合穿支动脉病理以及近年来大动脉粥样硬化梗死发病机制研究的进展,我国制定了中国缺血性卒中CISS分型(图10-1)。

(三)临床表现

常见于中老年人,病前往往合并一种或者多种危险因素。部分患者发病前可以有短暂性脑缺血发作(TIA),起病多为突然起病或者急性起病。临床表现与梗死的部位、大小有关,存在局灶性神经功能缺损的症状与体征,比如偏瘫、偏身感觉障碍、偏盲、语言障碍、失用,严重者

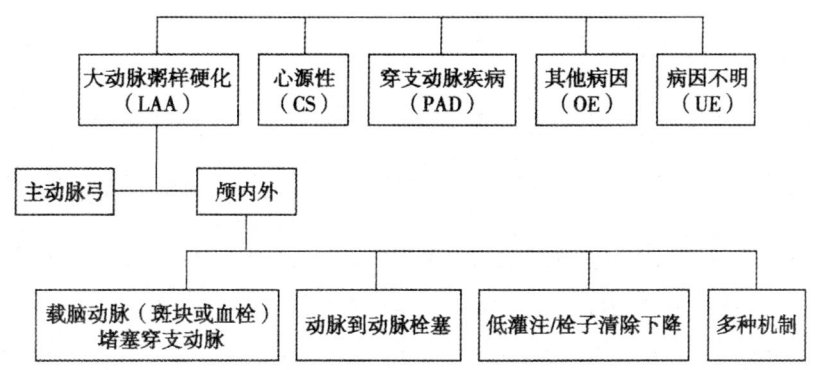

图10-1 中国缺血性卒中CISS分型

可以合并意识障碍甚至昏迷等。

（四）辅助检查

1.一般检查

血液检查包括血常规、凝血功能、血糖、血脂等，少见病因的血液检查还应包括免疫相关检查、抗中性粒细胞胞浆抗体（ANCA）、同型半胱氨酸、抗凝血酶Ⅲ、蛋白C、蛋白S等。心电图也是常规检查项目之一。这些检查有助于寻找患者的危险因素和病因。

2.头颅计算机断层扫描（CT）

头颅CT是目前急性缺血性脑卒中最常用的检查，有助于鉴别脑梗死和脑出血。发病早期（6小时以内）CT往往不能发现脑梗死的病灶，一些脑梗死的CT早期征象如大脑中动脉高密度征、岛叶以及豆状核灰白质边界不清、脑沟和脑回变浅或者消失等有助于早期诊断。发病24小时后常常可以发现低密度改变。对于恶性大脑中动脉脑梗死或者大面积小脑梗死的患者，医护人员应该早期发现病情变化，随时复查CT，早期发现占位性脑水肿，这些有助于指导脱水药物使用及外科治疗。

3.磁共振成像（MRI）

对于缺血性脑卒中，MRI在很多方面优于CT检查，对于小灶脑梗死、脑干或者小脑梗死，MRI更容易发现病灶。磁共振弥散加权像（DWI）和灌注加权像（PWI）可以在发病数分钟之内发现缺血性改变，能够进行早期诊断。PWI和DWI的错配区域（PWI-DWI）往往被认为是缺血半暗带，错配大于20%是溶栓治疗的标准之一。

4.血管造影

数字减影血管造影（DSA）、CT血管造影（CTA）和磁共振动脉成像（MRA）可以进一步了解血管情况，如动脉的狭窄和闭塞，还有助于诊断血管炎、肌纤维发育不良、动脉夹层以及烟雾病等。

5.经颅多普勒（TCD）

TCD有助于评价颅内外血管狭窄和闭塞，还可以用于微栓子监测及溶栓后的血管再通的评估。

6.颈动脉彩色多普勒超声

颈动脉超声有助于寻找脑梗死的病因，观察血管的形态、颈动脉内膜中层厚度（IMT）、粥样硬化斑块以及血管狭窄情况等。

7.超声心动图

包括经胸超声心动图(TTE)和经食道超声心动图(TEE)。通常首选 TTE 检查,但对心脏内血栓的检出率,TEE(敏感性为 95%)高于 TTE(敏感性为 60%)。适应证包括扩张型心肌病、心脏内血栓、心房颤动和卵圆口未闭等。

(五)诊断

中老年患者,存在各种脑血管病的危险因素,病前可以有 TIA 发作,突然或者急性起病,表现为局灶性神经功能缺损的症状与体征。头部 CT 早期多不能发现责任梗死灶,发病 24 小时后可以见到与症状体征相匹配的低密度,符合血管分布。头颅 MRI 有助于早期诊断,指导溶栓治疗。血管造影可以发现动脉的狭窄和闭塞。

(六)治疗

1.一般治疗

(1)密切观察神经功能及生命体征变化包括意识水平、血压、心率、血氧饱和度等。

(2)保持呼吸道通畅及吸氧:卒中患者往往是老年,肥胖、气道松弛、舌后坠阻塞气道,需要时应该放置口咽通气道。吞咽障碍,咳嗽反射和咽反射减弱或者消失,有误吸的危险,需要气道保护。昏迷或者格拉斯哥昏迷量表(GCS)≤8 分和肺部感染患者,痰多黏稠,不容易吸引。需要机械通气的患者应该尽早气管插管,必要时气管切开。

(3)颅内压(ICP)监测:下列情况应该进行颅内压监测:GCS≤8 分,头颅 CT 发现异常者;CT 正常但是具备下面 3 种情况中的 2 种者:年龄大于 40 岁、低血压和去皮层或者去大脑发作。干预指征为 ICP≥20~25mmHg。急性缺血性脑梗死 ICP 升高常见于恶性大脑中动脉梗死引起的脑水肿、严重小脑梗死压迫四脑室引起脑积水等,这也是干预的指征。

颅内压干预常用的药物有甘露醇、呋塞米、甘油果糖以及高张盐水等。20% 甘露醇 100~250ml 静脉点滴,每 4~8 小时使用一次;呋塞米 10~40mg,每 4~8 小时一次;甘油果糖 250~500ml 静脉点滴,每日 2 次;也可以选用 23.4% 高张盐水静脉注射。其他药物如白蛋白合用呋塞米治疗,这种方法价格昂贵,有效性也没有得到验证。发生颅高压危象或者脑疝时应该按程序化策略进行及时救治(图 16-2)。但是我们也应该清楚地认识到,急性脑梗死所致水肿为细胞毒性脑水肿,使用渗透性疗法一直存在争议。甚至有人认为渗透性疗法主要脱出未受损脑组织的水分,会加重中线移位。治疗高颅压过程中应保持等量体液状态。恶性大脑中动脉梗死者应早期行偏侧颅骨切除术减压,大面积小脑梗死压迫脑干时推荐脑室造瘘或者外科减压治疗。

脑灌注压(CPP)指导的脑水肿治疗方案已经成为治疗的主流。但是,单独以 CPP>50~60mmHg 作为治疗目标具有先天性缺陷。CPP 反映了全脑的灌注情况,并没有考虑局部缺血。不惜一切代价把 CPP 控制在正常范围以内势必会带来不良的后果,比如容量负荷过重会导致全身损伤,使用血管升压药物会引起急性呼吸窘迫综合征(ARDS),同时会加重脑水肿等。Lund 概念的核心是最大限度地增加毛细血管胶体渗透压,最大限度地降低毛细血管流体静压,以控制脑水肿。如使用 β-受体阻滞剂和可乐定控制平均动脉压,以防止流体静压升高引起脑水肿,使用白蛋白维持毛细血管胶体渗透压促进水分进入血管内,通过镇静和抑制代谢控

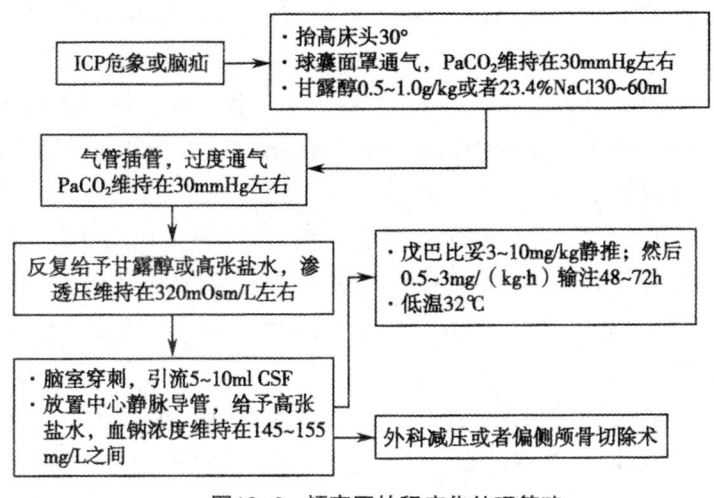

图10-2 颅高压的程度化处理策略

制ICP以降低组织流体静压。

(4)血压控制:一般认为急性缺血性脑卒中患者不需要常规降压治疗,特别要避免急剧降压。降压治疗有可能损害脑灌注,加重脑缺血的发生。如果血压>220/120mmHg或者合并严重的心力衰竭、主动脉夹层、高血压脑病、急性肾衰竭时可以考虑降压治疗。但是急性缺血性脑卒中的血压管理还缺少证据,血压管理存在很大的争论。如果由于容量不足造成的低血压,为了避免神经功能恶化应该扩容治疗。

(5)血糖控制:患者血糖超过180mg/dl(10mmol/L)时,应给予胰岛素治疗。患者血糖低于50mg/dl(2.8mmo/L)时,给予10%~20%葡萄糖输注。

(6)控制发热:如果体温>37.5℃,应该积极寻找病因,判断是否存在感染。可以选择药物降温治疗,也可以进行物理降温治疗。不建议使用预防性抗生素治疗。

(7)误吸与卒中相关性肺炎:急性卒中后免疫力下降是感染的根本原因。卒中相关性肺炎的主要原因是误吸,特别是存在吞咽功能障碍和意识水平下降的患者。卒中相关性肺炎重在预防。卒中患者应该积极治疗原发病,加强口腔及基础护理、无菌操作、消毒隔离防止交叉感染。加强吞咽障碍的筛查和康复。昏迷、镇静或者咳嗽反射减弱/消失的患者应该通过X线检查核实喂养管的位置,避免喂养管错位。存在误吸风险或者胃排空能力下降的卒中患者应该进行幽门后置管进行喂养。肠内营养时床头抬高至少30°并定期监测胃内容物残留量。卒中相关性肺炎应该按照医院获得性肺炎和呼吸机相关性肺炎的抗生素使用原则经验性选择抗生素,再根据病原学结果调整治疗方案。避免使用左氧氟沙星。

(8)应激性上消化道出血:抑酸药物中常用的质子泵抑制剂针剂包括埃索美拉唑、奥美拉唑、泮托拉唑、兰索拉唑、雷贝拉唑等。常用的H_2受体拮抗剂针剂包括雷尼替丁和法莫替丁。常规剂量如埃索美拉唑40mg静脉滴注,每12小时一次。大剂量如埃索美拉唑80mg静脉推注后,以8mg/h速度持续输注72小时。止血药物的疗效不确切。大量消化道出血应该及时血容量补充,常用的液体包括生理盐水、平衡液、全血或其他血浆代用品。输血条件包括:①收缩压<90mmHg,或较基础收缩压降低幅度>30mmHg;②血红蛋白<70g/L,红细胞比容(HCT)<25%;③心率增快>120次/分。在积极补液的前提下,可以适当选用血管活性药物

(如多巴胺)以改善重要脏器的血液灌注。有条件时可以进行血管内介入治疗或者外科手术治疗。

(9)深静脉血栓形成的预防:急性缺血性脑卒中患者应该鼓励早期下床活动,不能下床活动的患者应该穿弹力袜或者使用抗血栓泵。深静脉血栓或者肺栓塞高风险患者给予低分子肝素或者小剂量肝素皮下注射。

(10)癫痫的处理:常规预防性给予抗癫痫治疗是没有必要的。既往有癫痫史的患者,应该按照标准抗癫痫方案给予药物治疗。癫痫样起病的急性缺血性脑卒中患者,不建议长期抗癫痫治疗。卒中后2～3个月癫痫发作的患者,建议按照癫痫的标准治疗方案长期服药治疗。

2.神经保护治疗

钙离子拮抗剂、兴奋性氨基酸拮抗剂、神经节苷脂、神经保护剂 NXY-059 以及镁剂等在动物实验中取得了良好的效果,但是都没有被临床试验证实。依达拉奉是一种自由基清除剂,抑制梗死周围局部脑血流量的减少,阻止脑水肿和脑梗死的进展。剂量为每次 30mg,每天 2 次。对于高压氧和亚低温治疗,目前尚缺乏临床试验的支持。

3.其他治疗

(1)改善血流动力学治疗:一般包括诱导性扩张血容量、血液稀释、诱导性高血压和增加心输出量治疗。急性缺血性脑卒中的改善血流动力学治疗的疗效还缺少大规模随机对照研究的证实。依照蛛网膜下隙出血后迟发性脑缺血的研究结果,诱导性高血压和增加心输出量对改善脑缺血是有效的,但是这两种方法对急性缺血性脑卒中的疗效尚不清楚。对于低血压或者脑血管狭窄的患者可以考虑扩容治疗,但是应该严密监测患者的心肺功能。

(2)中医中药治疗:中医中药还缺少大样本高质量的随机对照试验进一步证实,但是目前在国内广泛使用。

(3)康复治疗:康复治疗是急性缺血性脑卒中治疗中的重要一环,包括语言康复、心理康复、认知康复、运动功能康复以及职业和社会康复。急性期运动功能康复的目的主要是抑制异常的原始反射活动,建立正常的运动模式。

二、急性缺血性脑卒中的抗栓治疗

(一)重组组织型纤溶酶原激活剂静脉溶栓治疗

溶栓治疗是目前最重要的恢复血流、改善脑组织代谢、抢救梗死周围半暗带组织的措施。按照最新的研究结果,发病 4.5 小时内是溶栓治疗的时间窗。常用的药物为重组组织型纤溶酶原激活剂(rt-PA)。

1.rt-PA 静脉溶栓治疗的入选和排除标准

1995 年的美国 NNDS 试验是 rt-PA 溶栓治疗领域的"里程碑",该研究的入选及排除标准奠定了各国溶栓指南中 rt-PA 静脉溶栓标准的基础(表10-4),溶栓指南的每年的更新主要是根据新获得的循证医学证据对 NINDS 标准进行增补或修改。

表 10-4　NINDS 试验入选和排除标准

入选标准	发病 3 小时内的缺血性脑卒中患者；
	发作时间明确；
	有可用 NIHSS 评估的神经功能缺损（NIHSS≥1 分）；
	基线头 CT 除外颅内出血；
	可获得知情同意；
排除标准	3 个月内有过脑卒中或严重的头外伤；
	14 天内经历过大手术；
	有颅内出血史；
	收缩压大于 185mmHg 或舒张压大于 110mmHg；
	症状迅速改善或轻微；
	有症状提示蛛网膜下隙出血；
	21 天内有胃肠道出血或泌尿道出血；
	7 天内不可压迫部位有过动脉穿刺；
	脑卒中发作时有痫性发作；
	脑卒中发作前 48 小时内正在服用抗凝剂或接受肝素治疗并且 APTT 时间延长；PT 时间超过 15 秒；
	血小板计数少于 100000/mm³；
	血糖低于 50mg/dl(2.7mmol/L)或高于 400mg/dl(22.2mmol/L)；
	出于特殊原因需要强力降压使血压达到特定范围

2007 年，美国心脏协会（AHA）成人缺血性脑卒中早期治疗指南提出，rt-PA 慎用于严重神经功能缺损患者，建议排除大面积脑梗死患者，即 CT 提示多脑叶梗死（低密度范围＞1/3 大脑半球）的患者。该指南对抗凝治疗者要求更加明确，强调正在口服抗凝剂者应 INR≤1.5，未再提 PT 时间超过 15 秒；保留了低血糖除外标准，要求血糖不得低于 50mg/dl(2.7mmol/L)，而未强调高血糖排除标准，即未再强调血糖不得高于 400mg/dl(22.2mmol/L)；对于卒中起病时有癫痫性发作的患者，只要医师能够确信遗留的神经功能缺损是继发于卒中而不是癫痫发作后现象，这些患者仍然是可以接受溶栓治疗的。自从欧洲急性卒中协作研究Ⅲ（ECASSⅢ试验）公布结果以来，不同地区的治疗指南都把静脉溶栓的时间窗扩大到 4.5 小时，大大增加了 rt-PA 的使用范围。

2.药物使用方法

rt-PA 使用剂量为 0.9mg/kg，最大剂量为 90mg。将总剂量的 10% 在注射器内混匀，1 分钟内肌内注射。将剩余的 90% 混匀后静点，持续 1 小时。记录输注开始及结束时间。输注结束后以 0.9% 生理盐水冲管。

3.溶栓的监测(表 10-5)

表 10-5 溶栓的监测

项目	时间
测血压	溶栓开始每 15 分钟一次,检测 2 小时,其后每小时一次,检测 22 小时
测脉搏和呼吸	溶栓开始每小时一次,检测 12 小时,其后每 2 小时一次,检测 12 小时
神经功能评分(NIHSS)	溶栓开始每小时一次,检测 6 小时,其后每 3 小时一次,检测 18 小时
重复 CT/MR 检查	24 小时后
舌和唇血管源性水肿	用药 45 分钟时,如发现立即停药,并给予抗组胺药物和糖皮质激素
神经系统检查	24 小时后每天进行

4.静脉溶栓 24 小时内血压的管理

溶栓 24 小时内维持血压低于 185/110mmHg,有研究认为维持收缩压在 140~150mmHg 能够降低患者的病死率和致残率。如果发现 2 次或持续性收缩压＞185mmHg 或舒张压＞110mmHg(血压检查间隔至少 10 分钟),则给予拉贝洛尔 10mg 静注,持续通常在 1~2 分钟以上(如果患者有哮喘、＞1 度心脏传导阻滞、明显的心力衰竭或心率＜50 次/分,则应避免使用拉贝洛尔)。如果血压仍＞185mmHg/110mmHg,可每 10~15 分钟重复给药(同样剂量或剂量加倍),最大总剂量不超过 150mg。也可给予乌拉地尔 25mg 缓慢静注(孕妇及哺乳期妇女禁用;主动脉峡部狭窄或动静脉分流的患者禁用静脉注射)。如果血压仍＞185mmHg/110mmHg,可重复给药(间隔至少为 5 分钟),最大总剂量不超过 50mg。在静脉注射后,可持续静脉点滴。液体按下列方法配制,通常将 250mg 乌拉地尔加入静脉输液中,如生理盐水、5%或 10%的葡萄糖、5%的果糖或含 0.9%的氯化钠的右旋糖酐 40;如用微量泵,将 100mg 乌拉地尔加入输液泵中,再稀释至 50ml。静脉输液的最大药物浓度为 4mg/ml 乌拉地尔。输液速度根据患者的血压酌情调整。初始输液速度可达 2mg/min,维持给药速度为 9mg/min。

如果初始血压＞230mmHg/120mmHg 并且拉贝洛尔或乌拉地尔疗效不佳,或初始舒张压＞140mmHg,则以硝普钠 0.5μg/(kg·min)静点,根据治疗反应逐渐调整剂量,最大剂量可达 10μg/(kg·min),以控制血压＜185mmHg/110mmHg,并持续性血压监测。

无论使用何种静脉降压药物治疗,均要检查血压,2 小时内每 15 分钟 1 次,避免血压过低。

5.不可合并的药物

24 小时内不使用静脉肝素和抗血小板药物,24 小时后重复 CT/MRI 没有发现出血,可以开始使用低分子肝素和(或)抗血小板药物。禁用普通肝素、降纤及其他溶栓药物。

6.并发症处理

(1)颅内出血:治疗过程中或治疗结束后 24 小时内,如发现神经症状加重(如意识障碍加重、肌力减弱、视力减弱、语言障碍加重、严重头痛、呕吐或出现新的神经功能缺损等),应考虑发生脑出血。这时的处理包括:①立刻停止 rt-PA 输注;②复查头部 CT、血常规、PT、PTT 及纤维蛋白原;③可输新鲜冷冻血浆及血小板,特别是近期使用抗血小板治疗者;④请神经外科或其他外科会诊,明确是否需要进行外科处理。

(2) 血管再闭塞的处理:在排除脑出血的前提下,给予低分子肝素 4000～5000IU,每日两次,7～10 天。如血小板记数<80000/mm³,则停用。禁用普通肝素。

(3) 其他并发症的对症处理:包括降颅压、抑酸、保护胃黏膜及抗感染等。

(二) 急性缺血性脑卒中的其他再灌注治疗

1. 动脉溶栓治疗

急性缺血性脑卒中的治疗中,动脉溶栓是除静脉溶栓以外的另一选择。近年来,随着神经介入放射学技术不断发展,动脉内溶栓治疗的安全性及可行性不断提高,并在一些大型医学中心开展。

发病 6 小时内的急性大脑中动脉闭塞的卒中患者可以采用动脉溶栓治疗。对于急性基底动脉闭塞的患者,也可以选择性地进行动脉溶栓治疗。

2. 静脉和动脉联合溶栓治疗

急性缺血性脑卒中治疗的时间窗有限,发病 4.5 小时内的静脉内溶栓治疗是目前临床上急性缺血性脑卒中的一个标准治疗方法,但是对于颈动脉或大脑中动脉主干闭塞的脑梗死患者,其血管再通率低,疗效并不能令人满意。动脉溶栓拥有较高的血管再通率,但其需求复杂的技术合作,较静脉溶栓治疗平均晚 2 小时,所以易错过最佳治疗时机,大大影响了溶栓疗效。静脉和动脉联合溶栓疗法因兼有快速启动治疗和高血管再通率的特点而充满魅力。首先,联合治疗能够最大限度地缩短发病至血管再通的时间。其次,随即给予的动脉溶栓能够进一步明确血栓或斑块是否被溶解或者是否需要给予更多的溶栓药物及其他介入方法使闭塞血管再通。由于闭塞血管的再通是获得良好溶栓治疗效果的基础,因此,提高血管再通率是改善颈内动脉或大脑中动脉主干闭塞患者溶栓疗效的关键。

发病 3 小时内的急性脑梗死患者首先给予 rt-PA(0.6mg/kg,1 分钟内一次性给予 15%,随后 30 分钟持续追加剩余的药)静脉点滴,随后进行 DSA 检查,如果发现仍存在血管闭塞,立即给予动脉内 rt-PA(2 小时内在动脉斑块处最多使用至 20～22mg)溶栓治疗。

3. 机械取栓治疗(merci retriever,MERCI)

经静脉 rt-PA 溶栓后进行机械取栓和仅采用机械取栓都是安全的,对于不适宜静脉 rt-PA 溶栓治疗以及静脉溶栓失败的急性缺血性脑卒中患者,采用第一代和第二代 MERCI 装置进行机械取栓,对于病变血管的开通是有效的。

(三) 抗血小板聚集治疗

阿司匹林的乙酰基与环氧化酶结合后,可通过抑制花生四烯酸而阻止血小板产生血栓烷 A2(TXA-2),TXA-2 有强的促血小板聚集作用。不符合溶栓适应证且无禁忌证的缺血性脑卒中患者,应在发病后尽早服用阿司匹林 160～325mg,每日一次;溶栓的患者,应该于溶栓后 24 小时给予阿司匹林 300mg 治疗。对于不能耐受阿司匹林的患者,可考虑选用氯吡格雷治疗。

(四) 抗凝治疗

非心源性缺血性脑卒中不主张给予抗凝治疗。心房颤动所致的心源性脑栓塞应该口服华法林抗凝治疗,也可以早期使用肝素或者低分子肝素然后过渡为华法林治疗。但是抗凝治疗的时机尚不清楚,早期抗凝治疗会增加出血转换的机会。普通肝素,100mg 加入葡萄糖或者生理盐水 500ml 中,以每分钟 10～20 滴的速度静脉点滴。低分子肝素,4000～5000IU,腹壁皮下注射,每日 2 次。华法林 2.5～10mg,每日 1 次,维持国际标准化比值 INR2～3。

(五)降纤治疗

急性缺血性脑卒中早期血浆纤维蛋白原水平增高,但是降纤维蛋白原治疗是否有效还存在争议。安克洛酶卒中治疗试验(STAT 试验,卒中 3 小时内)和安克洛酶卒中治疗试验(ESTAT 试验,卒中 6 小时内)得出了相反的结论,有人通过对 STAT 和 ESTAT 试验的数据进行分析,提出改良用药方案也许是有效的。但是按照新的改良用药方案安克洛酶卒中试验(ASP 试验,卒中 6 小时内)同样发现安克洛酶不能改善卒中患者的预后。

三、急性缺血性脑卒中的外科治疗

急性缺血性脑卒中的外科干预措施主要指对具有占位效应的幕上或幕下脑梗死行减压治疗。这方面的研究多是在大面积大脑中动脉(MCA)供血区梗死及占位性小脑梗死的患者中进行的。

(一)恶性大脑中动脉梗死的偏侧颅骨切除术

MCA 供血的全部区域或 2 个分支的大面积脑梗死后继发脑水肿,会导致严重的高颅压和中线移位,进而形成颞叶沟回疝。文献报道大面积脑梗死合并脑疝的发生率为 15%～20%,其病死率高达 80%～90%。外科减压治疗通过去除一部分颅骨,剪开硬膜,以减轻脑组织压力,降低颅内压,防止脑疝形成,同时增加脑灌注,避免梗死周围脑组织的继发损伤。

1.研究进展

2002 年发表的一项系统综述提示,外科减压治疗可增加大面积 MCA 梗死患者的生存率,但是入选的研究都不是随机对照研究。2007 年以后,欧洲进行了 3 项恶性大脑中动脉梗死偏侧颅骨切除术的随机对照试验(HAMLET、DECIMAL 和 DESTINY 试验),对这 3 项试验进行的荟萃分析显示,偏侧颅骨切除术使生存率提高了 2 倍;在生存者中,手术组改良 Rankin 量表(mRS)为 4 分的患者比例较保守治疗组提高 10 倍,mRS 为 3 分的患者比例提高 1 倍,且偏侧颅骨切除术并未增加生活完全依赖(mRS=5 分)的风险。尽管样本量较小且未使用盲法,但该荟萃分析仍表明,对 60 岁以下患者行偏侧颅骨切除术可挽救生命并能获得较好的神经功能恢复。目前尚缺乏年龄超过 60 岁的患者外科手术的资料。针对此问题,于 2009 年 7 月启动的 DESTINY Ⅱ期试验通过序贯设计的方法,研究 60 岁以上患者早期实施偏侧颅骨切除术的益处,样本量达 160 例,结果有望在 2013 年公布。

2.手术时机和指征

决定手术成败和远期功能恢复的一个关键因素是手术时机的把握。许多学者认为一旦有手术适应证,尽早手术可减少梗死体积,降低并发症。早期的大样本非随机病例研究表明,24 小时内启动外科治疗由于避免了大面积脑梗死后脑水肿对脑干的压迫,可减少死亡率并改善预后。但是荟萃分析结果显示,24 小时内实施手术并不优于稍晚时(24～48 小时)手术。对 HAMLET 试验的亚组分析发现,在卒中发生后 48～96 小时实施手术不能增加临床获益。因此,目前认为,对于影像学提示大面积 MCA 脑梗死、入院后临床情况发生恶化的患者,提倡在发病后 24～48 小时内施行外科手术。

手术指征的确定应以个体化为基础。有研究表明,在 CT 上的低密度影大于 MCA 供血区的50%,临床上表现为早期的恶心、呕吐,美国国立卫生研究院卒中量表(NIHSS)评分在左侧半球梗死的患者≥20或在右侧半球梗死的患者≥15,可能预示会产生严重的脑水肿。临床实践过程中,应以DESTINY、DECIMAL和HAMLET这3个随机对照研究的入选标准(表10-6)作为手术指征。2008年欧洲卒中组织(ESO)指南建议,对于年龄≤60岁、发病48小时以内的恶性大脑中动脉梗死患者,应该实施偏侧颅骨切除术。治疗时间窗是患者预后的重要因素之一,无须等待出现占位性水肿再考虑偏侧颅骨切除术。

表10-6 DESTINY、DECIMAL和HAMLET研究的入选标准

临床试验	NIHSS	意识水平	CT/MRI梗死大小
DESTINY	非优势侧梗死>18 优势侧梗死>20	NIHSS1a≥1	>2/3MCA+基底节
DECIMAL	NIHSS>16	NIHSS1a≥1	>50%MCA DWI>145cm^3
HAMLET	右侧梗死 NIHSS>16 左侧梗死 NIHSS≥21	右侧梗死 GCS≤13 左侧梗死 GCS≤9	>2/3MCA+占位性水肿 ±中线移位

(二)占位性小脑梗死的外科减压治疗

小脑梗死占全部脑梗死的1.9%~10.5%,其在发病早期可能症状较轻,但当产生后颅窝占位效应后,将压迫脑干及第Ⅳ脑室,如不尽快解除梗阻性脑积水和肿胀小脑组织对脑干的压迫,患者病情可急剧恶化,病死率高于其他部位的脑梗死。小脑梗死发生后应送至神经ICU密切观察72~96小时。如药物不能控制脑水肿和梗阻性脑积水,患者出现意识改变时,脑室造瘘或手术减压是有效的治疗方式。

目前尚缺乏随机对照研究评估小脑梗死外科减压治疗的临床效果。有研究对84例占位性小脑梗死的临床过程和影像学进行了分析,在病情恶化、发生昏迷并且接受了脑室引流或外科减压治疗的患者中,47%在3个月时恢复情况良好(mRS≤2分)。2009年公布的2项回顾性研究,分别回顾分析了56例和52例小脑梗死且接受幕下外科减压治疗的患者。在长期随访过程中,分别有36%和40%的患者mRS≤2分,预后良好。据此,2008年ESO指南与2010年中国指南指出,对于大面积小脑梗死压迫脑干时,推荐脑室造瘘或者外科减压治疗。

第十节 烟雾病

烟雾病(Moyamoya disease)又称"脑底异常血管网症",是一种病因不明的慢性进展性脑血管闭塞性病变,1957年首先由Takeuchi和Shimisu首次提出,其特征表现是床突以上颈内动脉及大脑前动脉、大脑中动脉近端自发性、进展性闭塞,并在颅底出现大量网状新生的侧支代偿血管,因这些异常血管在血管造影上形似"烟雾状",Suzuki与Takaku于1967年将该病命名为Moyamoya病。

(一)诊断

烟雾病患者在成人主要表现为脑出血症状,包括脑内出血、脑室内出血和蛛网膜下隙出血三种类型,可有头痛、昏迷、偏瘫及感觉障碍。在青少年和儿童患者,多以短暂性脑缺血发作和缺血性脑卒中为主要表现,出血相对较少见。缺血主要表现为可逆性神经功能障碍、感觉异常、癫痫发作或急性偏瘫、头痛、不自主舞蹈样运动等。

头部 CT 检查平扫仅能显示脑缺血、脑出血及局限性改变,成人常表现为脑室内出血或脑实质及蛛网膜下隙出血;儿童患者多表现为脑实质内多发的缺血梗死灶,以双侧基底核区、额叶及顶叶多见,常伴不同程度的脑萎缩。

MRI 及 MRA 检查能显示颈内动脉、大脑前动脉、大脑中动脉的狭窄及闭塞及烟雾血管的特征,还能显示烟雾病患者颅内出血或缺血性病变。

DSA 检查是诊断烟雾病的金标准,它可清楚地显示双侧颈内动脉虹吸段以上不同程度的狭窄,而且可以显示颈外血管系统与椎基底动脉系统的代偿,以及颅底密集、不规则的烟雾状血管网的形成。

(二)诊断标准

根据患者的临床症状特征和影像学标准,可明确诊断。1997 年日本厚生省 Moyamoya 病研究委员会提出的影像学诊断标准:①颈内动脉末端及大脑中动脉和大脑前动脉起始段的狭窄或闭塞;②颅底动脉充盈相可见闭塞处附近异常血管网的形成;③双侧受累。全部满足上述三个条件并排除系统性疾病后诊断即可成立。

(三)治疗

Moyamoya 病的治疗可分为内科保守治疗和手术治疗。保守治疗主要包括皮质激素、阿司匹林、血管扩张剂及抗凝药物等,药物治疗至今尚无确切疗效。手术治疗的目的主要是提供有效的血管重建防止脑缺血,进而降低脑出血的风险,包括直接搭桥、间接搭桥和联合旁路移植手术三类。

1.直接搭桥

是指颅外血管与大脑皮质脑血管直接的直接吻合手术(图 10-3),供血动脉最常见为颞浅动脉(STA),也有选择脑膜中动脉(MMA)及枕动脉(OA),受体动脉为大脑中动脉(MCA)。最常见的术式为 STA-MCA 吻合术。直接血管重建对局部脑血流灌注起到立竿见影的改善,对缺血性 Moyamoya 病具有不容置疑的效果,图 10-4 显示术中荧光造影显示搭桥血管通畅。但由于儿童 STA 和 MCA 分支均较细,所以直接吻合多见于成人,儿童少见。对于直接旁路移植手术能否有效地降低再出血的风险,目前尚存争议。Kawaguchi 等比较直接血管吻合术、间接血管吻合术及保守治疗对再次发作(包括出血或缺血)的预防作用发现,直接搭桥能明显降低再出血概率。

2.间接搭桥

包括由颈外动脉系统(ECA)供血的脑-颞肌贴敷术(EMS),脑-硬膜-动脉贴敷术(EDAS)和脑-硬膜-动脉-颞肌贴敷术(EDAMS)等。与直接搭桥相比,间接旁路移植手术具有安全与操作简单的优点,手术时间短、麻醉风险低,且能够更好地作用于大脑前动脉及大脑后动脉灌注区。缺点是有时不能形成足够的侧支循环,并可能出现仅仅在手术区域附近的脑组织的循环代谢得

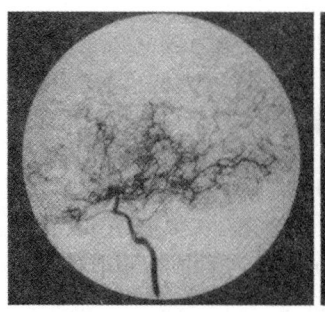
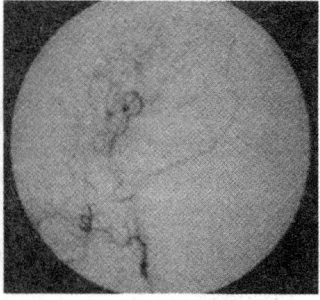

图10-3 示术前颈内动脉 造影提示Moyamoya血管形成,术后颈外动脉影提示颞浅动脉与大脑中动脉吻合通畅

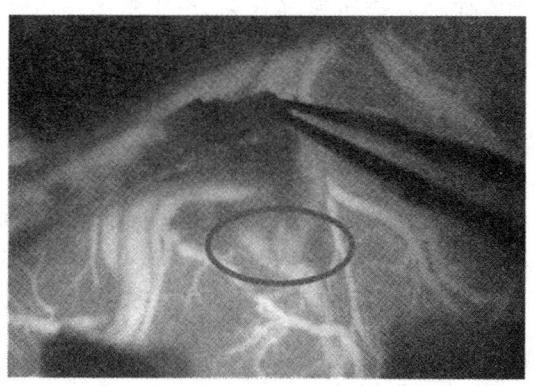

图10-4 术中显微镜下荧光造影提示吻合口通畅。框造所示为吻合位置

到改善的情况。虽可显著减少脑室周围的烟雾血管,但对再次出血的预防作用不明显。

3.联合搭桥

是指直接与间接旁路移植手术或几种不同的间接旁路移植手术合用。一些学者提出将直接和间接旁路移植手术合用,努力利用二者的优点。一种具有代表性的术式是将 STA-MCA 旁路移植手术与间接旁路移植手术如 EDAS 合用。

(四)疗效与预后

对于儿童患者,直接旁路移植手术能明显减少短暂性缺血发作(TIA),可改善可逆性神经功能障碍。血管造影显示在缺血区能建立良好的侧支循环,还可以颅底 Moyamoya 血管减少,PET 和 SPECT 显示缺血区灌注增加、代谢改善。但对于年龄偏小的儿童,由于颞浅动脉管径过小,有时只能施以间接旁路移植手术,也可取得良好效果,但常较直接旁路移植手术疗效差。若适当合用两种或两种以上的间接旁路移植手术可提高疗效。成年患者可分为缺血型和出血型,30 岁以下的缺血型患者,直接或间接旁路移植手术皆有一定的效果,但不如儿童患者明显。30 岁尤其是 40 岁以上的患者间接旁路移植手术效果不明显,应当尽量选择直接旁路移植手术。保守治疗的再出血率为 28.3%,而手术治疗(包括直接搭桥和间接搭桥)的再出血率为 19.1%。华中科技大学同济医学院附属同济医院神经外科观察到直接旁路移植手术能促使新生血管形成并减少 Moyamoya 血管,术后患者的脑血流和神经症状均得到改善;同时 Moyamoya 血管的减少也使脑出血的再发生率明显下降。

(五)随诊

定期随诊。

第十一节 急性脑血管疾病

脑血管疾病(cerebrovascular disease,CVD)是由各种原因引起的急慢性脑血管病变,表现为局限性或弥漫性脑功能障碍。

急性脑血管疾病是神经系统的常见病及多发病,是导致人类死亡的第二大病因和成人残障的主要原因。国内几项大型流行病学研究显示,每年新发首次脑卒中为115.87～219/10万,患病率为259.86～719/10万,死亡率为116～141.8/10万。脑卒中发病率、患病率和死亡率随年龄增长而增加,75岁以上者发病率是45～54岁组的5～8倍。脑卒中的发病率男性高于女性,男:女约为1.3:1～1.7:1。

【脑血管病的分类】

脑血管疾病有多种分类方法。根据发病缓急可分为慢性和急性两类。慢性脑血管病起病隐袭,缓慢进展,如血管性痴呆等。临床上以急性脑血管疾病最多见,又称为脑卒中(stroke)。根据脑的病理性质改变,急性脑血管病可分为缺血性脑血管病和出血性脑血管病。前者包括短暂性脑缺血发作和脑梗死(脑血栓形成、脑栓塞、腔隙性脑梗死等),后者包括脑出血和蛛网膜下腔出血等。

【脑血管病的病因】

1.血管壁病变

以高血压性动脉硬化和动脉粥样硬化所致的血管损害最常见,其次为结核、梅毒、结缔组织疾病和钩端螺旋体等多种原因所致的动脉炎,还有先天性血管病(如动脉瘤、血管畸形和先天性狭窄)、各种原因(药物、毒物、恶性肿瘤、外伤、颅脑手术、插入导管、穿刺等)所致的血管损伤等。

2.心脏病和血流动力学改变

如各种心脏疾患导致的心功能障碍(如心力衰竭、心房纤颤、传导阻滞、心瓣膜病、心肌病及心律失常等)、高血压、低血压或血压的急骤波动等。

3.血液成分和血流动力学改变

各种原因所致的高黏血症、凝血机制或纤维蛋白溶解功能异常以及血细胞和血小板异常等。

4.其他

脑血管外受压(颈椎病、肿瘤等)、外伤、颅外栓子(空气、脂肪、癌细胞和寄生虫等)等。部分脑血管病的病因不明。

【脑血管病的危险因素】

流行病学调查发现,许多因素与脑卒中的发生及发展有密切关系。对这些危险因素的识别和干预,是预防和治疗的重要基础,也是降低其发病率和死亡率的关键。脑血管病的危险因素可分为可干预和不可干预两大类。前者包括高血压、糖尿病、血脂异常、吸烟、心脏病等。后者包括年龄、性别和遗传因素等。

【脑卒中的预防】

对脑血管病的危险因素进行早期干预,可以有效降低脑血管病的发病率。脑卒中的预防包括一级预防和二级预防。

(一)脑血管病的一级预防(防发病)

指发病前的预防,即在社区人群中早期识别具有卒中危险因素尚无卒中发作的特定人群,开展综合预防措施(健康教育及控制危险因素),从而达到使脑血管病不发生或推迟发病年龄的目的。

1.防治高血压

措施包括控制体重、膳食限盐、减少膳食脂肪、增加及保持适当的体力活动、戒烟、限酒以及长期坚持降压药物治疗。一般将血压控制在140/90mmHg以下。高血压合并糖尿病或肾病的患者,血压应控制至130/80mmHg以下。

2.防治糖尿病

通过饮食控制、服用降糖药或使用胰岛素,将血糖控制在接近正常水平(<7mmol/L)。

3.防治血脂异常

以控制饮食和体育锻炼为主,辅以药物治疗。包括:减少饱和脂肪酸和胆固醇的摄入、选择能加强降低LDL效果的食物,如植物甾醇(2g/d)和可溶性黏性纤维(10~25g/d)、戒烟、减轻体重、增加有规律的体力活动等。他汀类药物主要作用是降低低密度脂蛋白(LDL),对缺血性脑卒中有显著疗效。高密度脂蛋白(HDL)降低者可用烟酸或吉非贝齐。

4.防治心脏病

对非瓣膜病性房颤患者,可使用华法林抗凝治疗、口服阿司匹林50~300mg/d或其他抗血小板聚集药物;有心脏瓣膜病变(如机械瓣膜置入者)的房颤者,也应口服华法林抗凝治疗;冠心病高危患者可服用小剂量阿司匹林50~150mg/d,或其他抗血小板聚集药物。

5.其他

根据其他情况要采取相应措施,进行干预和处理。如无症状性颈动脉狭窄者,如颈动脉狭窄>70%,可进行预防性颈动脉内膜剥脱术或颈动脉支架成形术;镰状细胞贫血者给予间断输血治疗;叶酸、维生素B_{12}、维生素B_6对高同型半胱氨酸血症有一定预防作用。

(二)脑血管病的二级预防(防复发)

对已发生卒中的患者应更加严格地控制其卒中危险因素,积极寻找和纠正病因,以达到预防或降低再次发生卒中的危险,减轻残疾程度的目的。包括:病因预防、抗血小板聚集治疗、抗凝治疗和干预短暂性脑缺血发作等。短暂性脑缺血发作

短暂性脑缺血发作(transient ischemic attack,TIA)是指因脑血管病变引起的短暂性、局限性脑功能缺失或视网膜功能障碍。TIA是缺血性脑卒中的重要危险因素。

【病因和发病机制】

(一)病因

TIA的病因很多,动脉粥样硬化是最重要的原因,其他有动脉狭窄、心脏病、血液成分的

改变及血流动力学改变等。

（二）发病机制

1.微栓子形成

微栓子主要来源于颈内动脉起始部动脉粥样硬化附壁血栓或不稳定斑块的碎裂脱落、心源性栓子及胆固醇结晶等。微栓子流向远端阻塞小动脉后出现缺血症状。因栓子很小，又易碎裂而移至更细的动脉，最终消失，血流很快恢复，症状消失。

2.血流动力学改变

由于各种原因（如动脉硬化和动脉炎等）导致脑动脉严重狭窄，仅依靠侧支循环勉强维持该局部脑组织的血供。在此基础上，一过性血压降低时，该处脑组织因侧支循环供血减少而发生缺血症状。

3.脑血管痉挛、狭窄或受压

脑动脉粥样硬化导致血管狭窄，或脑血管受各种刺激出现血管痉挛时，可引起脑缺血发作。颈椎骨质增生压迫椎动脉时，可导致椎-基底动脉缺血发作。

4.其他

如锁骨下动脉盗血综合征、某些血液系统疾病（真性红细胞增多症、血小板增多、严重贫血、高凝状态）等，也可参与TIA的发病。

【临床表现】

（一）一般特点

包括：①好发于中老年人（50～70岁），男性多于女性，多伴有动脉粥样硬化、高血压和高脂血症等脑血管疾病危险因素；②发病突然，持续时间短暂，一般10～15分钟，最长不超过24小时；③出现可逆性局限性脑功能缺损或视网膜功能障碍，恢复完全，不遗留神经功能损害；④多有反复发作的病史，每次发作表现基本相似。

（二）颈内动脉系统TIA

主要表现为对侧肢体的单瘫、轻偏瘫、面瘫和舌瘫，可伴有偏身感觉减退或缺失、对侧同向偏盲；患侧单眼一过性黑矇、失明、对侧偏瘫及感觉障碍等；优势半球受损可出现失语和失用，非优势半球TIA可出现空间定向障碍。

（三）椎-基底动脉系统TIA

以眩晕、平衡障碍、共济失调、眼球运动异常和复视等症状最为常见，可有单侧或双侧面部、口周麻木，单独出现或伴有对侧肢体瘫痪、感觉障碍。椎-基底动脉系统TIA还可出现几种特殊表现的临床综合征：①跌倒发作（drop attack）：常表现为迅速转头或仰头时双下肢突然无力而跌倒，不伴意识丧失，可立即自行站起，可能是下部脑干网状结构缺血所致。②短暂性全面遗忘症（transient global amnesia，TGA）：发作时表现为短时间记忆丧失，对时间、地点定向障碍，持续数分钟至数十分钟，但说话、书写和计算能力保持完整，是边缘系统受累所致。

【实验室和其他检查】

EEG、CT或MRI检查大多正常，部分病例可见脑内片状缺血灶，DSA、MRA或TCD可见血管狭窄、动脉粥样硬化斑块。血脂、血糖、血流动力学测定、心电图、颈椎X线片检查有助于病因的确定。

【诊断和鉴别诊断】

(一)诊断

TIA发作持续时间短,多数患者就诊时已无症状和体征,诊断主要靠病史。诊断要点为:①发病突然、持续时间短暂,可反复发作;②神经功能障碍,仅局限于某血管分布范围;③症状体征在24小时内完全恢复;④起病年龄大多在50岁以上,常有高血压、糖尿病等脑血管疾病危险因素。结构影像学(CT、MRI)检查显示脑部无明确病灶有助诊断。

(二)鉴别诊断

1. 癫痫部分性发作

单纯部分性发作表现持续仅数秒至数分钟的肢体抽搐或麻木针刺感,逐渐向周围扩展。可有脑电图异常,CT或MRI检查可发现脑内局灶性病变,抗痫治疗往往有效。

2. 梅尼埃病(Meniere disease)

常表现为发作性眩晕、恶心和呕吐,但一般发病年龄较轻(<50岁),发病时间多超过24小时,伴耳鸣,多次发作后常有听力减退,发作时除眼震外并无神经系统定位体征。

3. 阿-斯综合征(Adams-Stokes syndrome)

系心源性晕厥。因严重的心律失常,引起阵发性全脑供血不足,出现头晕、晕倒和意识障碍,发作时血压偏低,神经体征不明显。动态心电图监测和超声心动图检查有异常发现。

4. 偏头痛

典型偏头痛先兆表现为视野暗点、偏盲、偏身轻瘫或感觉异常等,易与TIA混淆,但常有剧烈的搏动性头痛,多起病于青春期,常有家族史,发作时间可超过24小时。

【治疗】

治疗目的是消除病因、预防复发、防止发生完全性卒中、保护脑功能。

(一)病因治疗

尽可能查找病因,控制相关危险因素,如血压控制、降糖治疗、血脂控制、治疗心律失常或心肌病变、纠正血液成分异常等。

(二)药物治疗

1. 抗血小板聚集药物

可通过减少微栓子的形成,减少TIA复发,临床上适用于非心源性栓塞的TIA或缺血性卒中的患者。①阿司匹林:75~150mg/d,晚餐后顿服,主要不良反应为胃肠道反应。亦可小剂量阿司匹林25mg/d与双嘧达莫200mg/次联合应用,2次/日;②氯吡格雷:75mg/d,不良反应较阿司匹林明显减少,高危人群或对阿司匹林不能耐受者可选用。氯吡格雷与阿司匹林合用可增加出血的风险,因此一般不联合使用。

2. 抗凝药物

抗凝治疗不作为常规治疗。临床上主要适用于有房颤、频繁发作的TIA。主要药物包括肝素、低分子肝素和华法林。

3. 其他

对有高纤维蛋白原血症的患者,可用降纤酶治疗。对有抗血小板聚集剂禁忌证的老年TIA患者,可用具有活血化瘀、通经活络作用的中药制剂,如川芎、丹参、三七、红花等药物。

(三)手术治疗

对颅外颈动脉、颅外椎动脉及颅内动脉明显狭窄(超过70%)的TIA患者,经药物治疗效果不佳或病情恶化趋势者,可考虑施行球囊/支架血管成形术、颈动脉内膜切除术、颅内-颅外动脉搭桥术等。

【预后】

未经治疗的TIA患者约1/3发展为脑梗死,1/3反复发作,1/3自行缓解。

脑梗死

脑梗死(cerebral infarction)又称缺血性脑卒中,是指各种原因所致脑部血液供应障碍,导致脑组织缺血缺氧性坏死,出现相应神经功能缺损。是脑血管病中最常见类型,约占70%,通常分为脑血栓形成、脑栓塞和腔隙性脑梗死。

【脑血栓形成】

脑血栓形成(cerebral thrombosis)是脑梗死最常见的类型,约占60%。指在各种原因引起的血管壁病变的基础上,脑动脉管腔狭窄、闭塞或血栓形成,造成脑局部急性血流减少或中断,使脑组织缺血缺氧性坏死,出现相应的神经系统症状和体征。

(一)病因和发病机制

最常见的病因是脑动脉粥样硬化,其次是高血压、糖尿病和血脂异常。其他少见的病因有各种动脉炎、先天性动脉狭窄、真性红细胞增多症、血高凝状态、Moyamoya病等。脑动脉粥样硬化斑块溃疡,造成管壁粗糙,管腔狭窄,在血液黏滞性增高、血流缓慢、血压下降和心功能不全时,可促使血小板、纤维素等血液中有形成分黏附、沉积形成血栓。

(二)病理脑梗死

在颈内动脉系统发生率约为80%,椎-基底动脉系统约为20%,好发的血管依次为颈内动脉、大脑中动脉、大脑后动脉、大脑前动脉及椎.基底动脉。闭塞的血管内可见动脉粥样硬化、血栓形成或栓子、血管炎等改变。

脑缺血性病变的病理分期包括:①超早期(1～6小时):病变区脑组织常无明显改变;②急性期(6～24小时):缺血区脑组织神经细胞、星形胶质细胞和血管内皮细胞呈明显缺血性改变;③坏死期(24～48小时):大量神经细胞消失,胶质细胞破坏,中性粒细胞、单核细胞、巨噬细胞浸润;④软化期(3天～3周):病变区液化变软;⑤恢复期(3～4周):液化坏死的脑组织被吞噬、清除,胶质细胞、毛细血管增生,小病灶形成胶质瘢痕,大病灶形成中风囊,此期可持续数月至2年。上述病理改变称为白色梗死,如梗死区继发出血称为红色梗死(出血性梗死)。

急性梗死病灶由中央坏死区及周围的缺血半暗带(ischemic penumbra)组成。后者由于存在侧支循环,尚有大量存活的神经细胞,如能在短时间内(3～6小时内)恢复其血流,该区的脑组织损伤是可逆的,是临床实施超早期急性溶栓的病理学基础。

(三)临床表现

多见于60～70岁以上患有动脉粥样硬化的老年人,常伴有高血压、糖尿病等脑血管疾病危险因素,部分患者有TIA史。常在安静或睡眠中发病,起病急。一般意识清楚,但当大脑大面积梗死或基底动脉闭塞时,常出现意识障碍,甚至脑疝危及生命。临床神经功能缺失的基础是脑缺血导致神经解剖结构的损害,依照血管供应的神经结构的功能,可将脑梗死分为以下主要的血管综合征。

1.大脑前动脉综合征

多出现对称性下肢为主的偏瘫和感觉缺失,同时伴大小便功能障碍。临床上此综合征不常见。

2.大脑中动脉综合征

大脑中动脉病变最多见。大脑中动脉中皮质支主要供应大脑半球外侧面额、颞叶,深穿支主要供应豆状核、尾状核及内囊后肢前3/5。

(1)主干闭塞:出现对侧偏瘫、偏身感觉障碍和偏盲(即三偏征),伴头、眼向病灶侧凝视,可有失语。因内囊受损,上下肢损害程度无明显差异。

(2)皮质支的上分支闭塞:病灶对侧面部、上下肢瘫痪和偏身感觉障碍,面部及上肢重于下肢,足部不受累,头、眼向病灶侧凝视,可有 Broca 失语(优势半球损害)或体象障碍(非优势半球损害)。

(3)皮质支的下分支闭塞:对侧同向性上1/4视野缺损,可有 Wernicke 失语(优势半球受损),无偏瘫。

(4)深穿支闭塞:对侧均等性轻偏瘫,对侧偏身感觉障碍和偏盲等。

3.颈内动脉综合征

临床表现与大脑中动脉综合征相似。

4.大脑后动脉综合征

表现为对侧视野的同向偏盲,而黄斑区视力保存(黄斑视力的枕叶皮质由大脑中动脉和大脑后动脉双重供血)。可出现眼球运动障碍,如动眼神经麻痹、垂直性凝视麻痹等。如损坏优势半球枕叶,则出现特征性的视觉缺失。双侧大脑后动脉闭塞可引起皮质盲和记忆障碍。

5.基底动脉综合征

往往累及多组分支动脉,故临床表现不一致。

(1)基底动脉主干闭塞:引起脑干广泛性梗死,出现眩晕、呕吐、四肢瘫痪、针尖样瞳孔(累及两侧脑桥)、延髓麻痹、高热、昏迷,常迅速死亡。

(2)双侧脑桥动脉闭塞:引起脑桥基底部梗死,出现闭锁综合征(患者出现四肢瘫痪,但意识完好,仅利用眼睛的闭合和垂直眼球运动来示意),又称去传出状态。

(3)基底动脉分支闭塞:出现与梗死部位相应的交叉性瘫痪,构成不同的综合征,如基底动脉短旋支闭塞引起的米勒德-克贝莱综合征(Millard-Gubler syndrome)。表现为病灶侧面神经和展神经麻痹,对侧中枢性偏瘫和偏身感觉障碍。

(4)内听动脉闭塞:出现同侧突发性耳聋、耳鸣、眩晕等。

6.小脑后下动脉综合征

主干闭塞引起延髓背外侧综合征(Wallenberg 综合征),表现为眩晕、恶心、呕吐、眼球震颤,同侧面部及对侧半身感觉障碍,Horner 征,同侧肢体共济失调、软腭及声带麻痹、吞咽困难、声音嘶哑。

7. 特殊类型的脑梗死

常见以下几种类型：

(1)大面积脑梗死：通常由颈内动脉主干、大脑中动脉主干闭塞或皮质支完全闭塞所致，表现为病灶对侧完全性偏瘫、偏身感觉障碍及向病灶对侧凝视麻痹。

(2)分水岭脑梗死(CWSI)：是由脑内相邻血管供血区交界处或分水岭区局部缺血引起，又称边缘带脑梗死。血流动力学变化造成的低血压是引起本病最常见的原因，如各种心脏疾患、降压药使用不当、严重呕吐、腹泻、脱水、剧烈咳嗽、心搏骤停、大量饮酒等。一般症状较轻，纠正病因后病情可有效控制。分水岭脑梗死的类型有：皮质前型、皮质后型和皮质下型。

(3)出血性梗死：常见于大面积脑梗死后。是由于脑梗死灶内动脉血管壁损伤、坏死，如果血管腔内血栓溶解或其侧支循环开放等原因使已损伤血管血流得到恢复，则血液会从破损的血管壁漏出，导致出血性脑梗死。

(4)多发性脑梗死：是指两个或两个以上不同供血系统脑血管闭塞引起的梗死，一般由反复多次发生脑梗死所致。

(四)实验室和其他检查

1.实验室检查

除血、尿等常规检查外，应查血糖、血脂、血流动力学等。

2.神经影像学检查

可直观脑梗死的范围、部位、血管分布、有无出血、病灶的新旧等。①CT：发病24~48小时后梗死区可出现低密度灶。早期检查可排除脑出血，因此发病后应尽快进行CT检查。②MRI：可清晰显示早期缺血性梗死、脑干、小脑梗死、静脉窦血栓形成等，梗死灶T_1呈低信号、T_2呈高信号，MRI弥散加权成像(DWI)和灌注加权成像(PWI)可在发病后数分钟内显示缺血病变。③DSA：可显示血管狭窄、闭塞或血管畸形等，为血管内治疗提供依据；MRA、CTA可显示血管病变，并且无创，有条件时亦可选择应用。

3.TCD

可检测脑底动脉血流、颅内动脉狭窄闭塞，但目前不能替代DSA。

(五)诊断和鉴别诊断

1.诊断要点

包括：①发病年龄多中老年人，多伴有动脉硬化及高血压病史，部分可有TIA发作病史；②常在安静状态下或睡眠中发病；③多在半小时或3天内达到高峰；④有相应脑动脉供血区神经功能障碍的症状和体征，一般无明显意识障碍；⑤CT检查在24~48小时后出现低密度梗死灶，或MRI检查在早期显示缺血病灶。

2.鉴别诊断

(1)脑血栓形成与脑栓塞、脑出血等脑血管病之间的鉴别见表10-7。

(2)颅内占位性病变：某些硬膜下血肿、颅内肿瘤、脑脓肿等表现可与脑血栓形成相似，但多有颅内高压症状，硬膜下血肿多有外伤史，肿瘤一般呈慢性病程，脓肿多有感染史。CT、MRI检查有助鉴别。

表 10-7 急性脑血管疾病的鉴别诊断

	脑血栓形成	脑栓塞	脑出血	蛛网膜下腔出血
好发年龄	60岁以上	青壮年	50～60岁较多	青壮年
主要病因	脑动脉粥样硬化	各种心脏病	高血压及动脉粥样硬化	动脉瘤、血管畸形
TIA史	常有	可有	多无	无
起病时状态	常在安静睡眠时	不定	多在活动时	多在情绪激动、用力时
起病形式	较缓（以小时或天计）	最急（以秒或分计）	急（以分或小时计）	急骤（以分计）
起病时血压	低、正常或偏高	多正常	显著升高	正常或升高
意识障碍	无或轻	少有	较重	有
头痛、呕吐	无或轻	少有	多有	剧烈
局灶神经体征	有	有	有	多无
脑膜刺激征	一般无	一般无	可有	显著
眼底	脑动脉硬化	可有视网膜动脉栓塞	脑动脉硬化,可有视网膜出血	玻璃体膜下出血
脑脊液	多正常	多正常	血性,压力升高	均匀血性,压力升高
头颅CT	低密度影	低密度影	高密度影	蛛网膜下腔可见高密度影

（六）治疗

主要原则是改善脑循环,防止血栓进展,挽救缺血半暗带,减少梗死范围,减轻脑水肿,防治并发症,预防复发等。注意综合治疗与个体化治疗相结合,强调早期康复治疗和加强护理。

1. 对症治疗

包括维持生命功能、处理并发症等,如体温升高应积极明确发热原因。①吸氧和通气支持。②梗死后24小时内应常规给予心电监测。③调整血压:脑梗死急性期血压升高一般不使用降血压药物,以免减少脑血流灌注量而加重梗死。如血压＞220/120mmHg或平均动脉压＞130mmHg,应积极降压,但要谨慎、适度。首选容易静滴和对脑血管影响较小的药物,如拉贝洛尔、尼卡地平,避免使用硝苯地平等引起血压急剧下降的药物。血压过低对脑梗死不利,若有低血压要查明原因,必要时适当补液或使用升压药。④控制血糖:梗死后血糖升高可以是原有的糖尿病表现或应激反应。血糖超过11.1mmol/L时给予胰岛素治疗,血糖控制在8.3mmol/L以下。⑤防治脑水肿:常用20%甘露醇125～250ml静滴;心肾功能不全者,也可用呋塞米(速尿)20～40mg静脉推注;可同时使用10%甘油果糖250～500ml静脉缓滴,1～2

次/天,连续 3~5 天;还可用七叶皂苷钠和白蛋白辅助治疗。⑥补液及营养支持,纠正水电解质紊乱,积极防治感染(压疮、肺部和尿路感染等)、上消化道出血、深静脉血栓形成(deep vein thrombosis,DVT)、肺栓塞、痫性发作等其他并发症。⑦患者病情稳定后应尽早进行康复治疗,遵循个体化原则,制订科学的治疗计划。

2.改善脑血流循环治疗

(1)溶栓治疗:超早期溶栓治疗可恢复梗死区血流灌注,是抢救缺血半暗带的有效方法。溶栓治疗的时机是影响疗效的关键。脑梗死发病 6 小时内可给予静脉溶栓治疗,但患者须经过严格的筛选,以降低出血风险。

常用的溶栓药有:①组织型纤溶酶原激活剂(recombinant tissue-type plasminogen activator,rt-PA):一次用量 0.9mg/kg,最大剂量<90mg,10%的剂量先予静脉推注,其余剂量在 60 分钟内持续静脉滴注;②尿激酶(urokinase,UK):在无 rt-PA 使用条件时可用,常用 100 万~150 万 IU 加入生理盐水 100~200ml,持续静滴 30 分钟。用药期间及用药 24 小时内应严密监测、控制血压,必要时 CT 复查。

可能的并发症有:①梗死灶继发出血或身体其他部位出血;②致命性再灌注损伤和脑水肿;③溶栓后再闭塞。

(2)抗血小板聚集治疗:未行溶栓治疗的卒中患者应尽早开始口服阿司匹林治疗,初始剂量为 325mg/d,维持量为 100~300mg/d,采用溶栓的患者应在 24 小时后服用,以免增加出血风险。一般认为氯吡格雷抗血小板聚集效果优于阿司匹林,口服 75mg/d。

(3)抗凝治疗:目的在于防止血栓扩展和新血栓形成,长期卧床合并高凝状态或心房颤动时可采用。常用药物有华法林、肝素及低分子肝素等。

(4)降纤治疗:高纤维蛋白血症者是降纤治疗的适应证。常用药物有降纤酶、巴曲酶和安克洛酶等。

3.血管内介入治疗

血管成形术、血管内支架置入术和机械碎栓、取栓等可在临床试用。

4.外科治疗

对于有或无症状、单侧重度颈动脉狭窄>70%,或经药物治疗无效者可以选择颈动脉内膜切除术(CEA)。大面积脑梗死,颅内高压可行去骨瓣减压术。小脑梗死压迫脑干,可行抽吸梗死组织和后颅窝减压术。

5.脑保护治疗

常用药物种类包括:①钙离子拮抗剂,如尼莫地平、氟桂利嗪;②自由基清除剂,如依达拉奉;③细胞膜稳定剂,如胞磷胆碱、神经节苷脂;④兴奋性氨基酸拮抗剂和镁剂等可在临床试用。

6.中医治疗

一般采用活血化瘀、通经活络的治疗原则。常用丹参、川芎、红花、地龙、黄芪、桂枝等可在临床试用。

(七)预后

急性期病死率约 5%~15%,致残率达 50%以上。轻者预后较好,意识障碍较重,并有脑干损害或严重肺部感染者预后较差,存活者中均有程度不同的后遗症。

脑栓塞(cerebral embolism)是指各种栓子随血液进入脑动脉,使血管腔急性闭塞,引起相应供血区脑组织缺血坏死及脑功能障碍。约占脑卒中的15%~20%。

(一)病因和发病机制

脑栓塞根据栓子来源不同,可分为:①心源性:是本病最常见的原因。心房颤动是心源性脑栓塞最主要的原因,其中非瓣膜性心房颤动占70%。风湿性心瓣膜病、亚急性细菌性心内膜炎、心肌梗死、心房黏液瘤、二尖瓣脱垂、先心病、心脏导管检查、心脏手术后等均可形成附壁血栓。②非心源性:如主动脉弓及其他大血管的粥样硬化斑块的脱落,少见的有肺部感染引起的脓栓塞、骨折所致的脂肪栓塞、癌栓塞、空气栓塞等。③来源不明:少数病例查不到栓子来源。

(二)病理和病理生理

脑栓塞多发生在颈内动脉系统,特别是左侧大脑中动脉最多见,而椎.基底动脉少见。脑栓塞病理改变和脑血栓形成相似,但脑栓塞区的急性梗死面积大,脑水肿明显,甚至发生脑疝;血流恢复后易发生渗漏性出血,因此出血性梗死发生率高。因为栓子性质不同,可发生动脉炎、脑脓肿;还可能造成其他组织器官的栓塞,如肺、脾、肾、肠系膜等。

(三)临床表现

1.一般特点

任何年龄均可发病。但以青壮年为多。多在活动中突然发病,常无前驱症状,局限性神经缺失症状多在数秒至数分钟内发展到高峰,是所有脑血管病中发病最快者,多属完全性卒中。半数患者起病时有短暂的程度不等的意识障碍,当大血管及椎.基底动脉栓塞时,昏迷发生快且重。发生癫痫发作较其他脑血管病常见,一般为局限性抽搐,如为全身性大发作,常提示梗死范围较大。有些患者可同时并发肺栓塞、肾栓塞、肠系膜栓塞和皮肤栓塞等疾病表现。大多数患者有原发病的病史和临床表现,原发疾病的表现多种多样,随不同疾病而异。

2.血管闭塞的临床表现

详见脑血栓形成。与脑血栓相比,脑栓塞易发生多发性梗死,容易复发和出血。

(四)实验室和其他检查

主要包括:①神经影像学:CT检查可明确梗死的部位及范围,一般于24~48小时后可见低密度梗死区,如在低密度区中有高密度影提示为出血性梗死。MRI检查在病灶区呈长T1长T2信号。②心电图:心电图应列为常规检查,必要时可做超声心动图进一步确定心脏情况。③脑血管检查:疑有主动脉弓大血管或颈部血管病变时,可行血管造影和颈动脉超声检查。④其他:胸部X线检查、血常规、血培养等。

(五)诊断和鉴别诊断

根据骤然起病,数秒至数分钟到达高峰,出现偏瘫等局灶性神经功能障碍,既往有栓子来源的基础疾病表现或病史,如心脏病、动脉粥样硬化、严重骨折等,基本可确定作出临床诊断。如合并其他脏器的栓塞更支持诊断。CT、MRI检查可确定脑栓塞的部位、数量及是否伴发出血,有助于明确诊断。应注意与脑出血及血栓性脑梗死鉴别,抽搐发作者应与其他原因所致的癫痫鉴别。

(六)治疗

1.脑栓塞的治疗

急性期和恢复期的治疗原则与脑血栓形成的治疗基本相同。为了防止新的血栓形成和被栓塞血管发生逆行血栓,进而降低复发率与死亡率,主张抗凝及抗血小板聚集治疗,但合并出血性梗死时应停用,防止出血加重,并及时调整血压,防治脑水肿。

2.原发病的治疗

原发病的防治随疾病不同而异,其目的在于去除栓子来源,有利于病情控制和防止复发。

(七)预后

急性期病死率约5%～15%,多死于严重脑水肿、脑疝、肺部感染及心力衰竭。半数患者可复发,复发者病死率更高、预后差。

【腔隙性脑梗死】

由于长期高血压导致大脑半球或脑干深部的小穿通动脉病变,管腔闭塞,最终发生缺血性微梗死,坏死液化的脑组织被吞噬细胞清除而形成腔隙,故称腔隙性梗死(lacunar infarction)。发病率约占脑梗死的20%～30%。病变血管多为细小的深穿支,故梗死好发于壳核、丘脑、尾状核、内囊和脑桥等区域。一般梗死灶直径0.2～20mm,多为3～4mm。部分病灶位于脑的相对静区,无明显的神经症状,故称为静息性梗死或无症状性梗死。由于CT及MRI的应用,本病才得以确诊和重视。

临床表现特点是:多见于中老年人,常有高血压病史和(或)TIA病史,突然起病,出现偏瘫等局灶神经症状,但症状轻微或无症状,体征单一,恢复较完全。诊断多依赖CT或MRI检查。临床症状取决于梗死部位,常见类型有:①纯运动性轻偏瘫,最常见;②纯感觉性卒中;③构音障碍-手笨拙综合征;④共济失调性轻偏瘫;⑤感觉运动性卒中。

本病反复发作可引起多发性腔隙性梗死,形成多个囊腔,称腔隙状态(lacunar state),由于累及双侧皮质脊髓束和皮质脑干束,常出现假性延髓麻痹、血管性痴呆和帕金森综合征等表现。

腔隙性梗死病情一般较轻,预后较好。治疗与脑血栓形成类似。主要控制脑血管病的危险因素,尤其要积极控制高血压,治疗的目的更多侧重于预防复发。可使用抗血小板聚集剂和钙离子拮抗剂。

脑出血

脑出血(intracerebral hemorrhage,ICH)是指多种原因引起的、非外伤性的脑实质内自发性出血,占我国全部脑卒中的20%～30%。急性期死亡率高达30%-40%。

【病因和发病机制】

(一)病因

最常见的病因是高血压合并小动脉硬化;其次是动脉瘤和动静脉血管畸形;其他病因有血液病、梗死后出血、脑淀粉样血管病变、动脉炎、抗凝或溶栓治疗、脑肿瘤血管破坏等。

(二)发病机制

长期高血压→脑细小动脉玻璃样变性或小动脉壁纤维样坏死→微小动脉瘤或微夹层动脉

瘤形成→血压急剧升高时,动脉瘤破裂出血→血液进入脑组织形成血肿。非高血压性脑出血,由于病因不同,发病机制各异。血液病、淀粉样血管病、脑肿瘤等患者较易发生多发性脑出血。

【病理】

约80%的脑出血发生在大脑半球,主要集中在基底节区,其次是脑叶、脑干及小脑。高血压性脑出血受累血管依次为大脑中动脉深穿支豆纹动脉、基底动脉脑桥支、大脑后动脉丘脑支、小脑上动脉分支等。

病理改变为血肿周围的脑组织受压,水肿明显,血肿较大时引起颅内压增高,重者形成脑疝。脑疝是各类脑出血最常见的直接致死原因。血肿小的可逐渐溶解、吸收,形成胶质瘢痕,大者形成囊腔,称中风囊。

【临床表现】

好发年龄在50~60岁,冬春季发病较多,男性略多见,多有高血压史。通常在体力活动和情绪激动时突然发生,少数可有头昏、头痛、肢体麻木等前驱症状。临床症状常在数分钟至半小时内达高峰,常有头痛、呕吐、意识障碍、肢体瘫痪、失语、大小便失禁、脑膜刺激征等表现。常伴血压明显升高,部分有癫痫发作。临床表现主要取决于出血的量和出血部位,常见部位出血的表现:

一、基底节区出血

(一)壳核出血

壳核是高血压性脑出血最常见的部位,占脑出血的60%,基底节区出血常累及内囊,故又称内囊出血,此区出血病情轻重不一。

1.轻型

多为小量出血,主要表现为三偏综合征,即对侧不同程度的中枢性偏瘫,偏身感觉障碍和偏盲,伴头昏、头痛、恶心、呕吐,意识障碍轻或无,优势半球可有失语等。

2.重型

多为30~160ml的大量出血,血肿侵及内囊或破入脑室,有时波及丘脑,病情凶险。出现意识障碍,鼾声呼吸,呕吐较重,血压明显增高,脉搏徐缓,颜面潮红,大汗。检查可见瞳孔不等大(如患侧散大常提示小脑幕疝形成),两眼同向偏斜,凝视病灶侧,瘫痪侧面颊随呼吸鼓起并有漏气,瘫痪下肢在平卧时外旋,肌张力低,Babinski征阳性。

3.极重型

大量出血引起颅内压明显增高或大量破入脑室,损伤下丘脑和脑干,出现四肢弛缓性瘫痪(脑休克)、去脑强直、针尖样瞳孔、中枢性高热,最后发生脑疝而死亡。

(二)丘脑出血

约占脑出血5%~10%,有某些特殊临床表现,如丘脑性感觉障碍,出现对侧偏身深浅感觉减退、感觉过敏和自发疼痛,且深感觉障碍明显,伴较轻的运动无力;丘脑性痴呆,表现为记忆力和计算力下降,伴情感和人格障碍等;还可有特征性眼征,出现双眼向内或内下凝视,双眼垂直性活动不能。大量出血时的表现类似重型基底节出血的临床表现。

二、脑叶出血

约占脑出血10%,以顶叶出血最多,其次为颞叶、枕叶和额叶。发病年龄较轻,主要表现为头痛、呕吐等颅内压增高症状及各脑叶局灶损害的症状和体征,如单瘫、失语、偏盲、抽搐、精神症状或智能障碍等。顶叶出血时偏身感觉障碍较重,而偏瘫较轻,可有体象障碍;颞叶出血主要表现对侧面舌和上肢为主的瘫痪和对侧上象限盲;枕叶出血可有对侧偏盲和黄斑回避现象;额叶出血主要表现为运动性失语、对侧偏瘫和精神障碍等。

三、脑干出血

约占脑出血的10%,绝大多数为脑桥出血。小量出血可无意识障碍,表现为交叉性瘫痪和共济失调性偏瘫,两眼凝视瘫痪肢体侧或核间性眼肌麻痹。大量出血(血肿>5ml)则迅速出现昏迷、四肢瘫痪、双侧病理征阳性,可表现为针尖样瞳孔、中枢性高热、中枢性呼吸障碍、去大脑强直发作等,多在半小时至48小时内死亡。

四、小脑出血

约占脑出血10%。轻者表现眩晕、呕吐、共济失调、眼球震颤、枕部疼痛等。重者病情十分严重,血液直接进入第四脑室,导致颅内压迅速增高、昏迷、枕骨大孔疝形成而死亡。

五、脑室出血

约占脑出血的3%~5%,由脑室内脉络丛动脉或室管膜下动脉破裂出血所致,血液直流入脑室内,又称原发性脑室出血。多数病例出血量少,仅出现头痛、呕吐、脑膜刺激征,酷似蛛网膜下腔出血,预后良好。大量脑室出血,起病急骤,迅速出现昏迷、针尖样瞳孔,眼球分离性斜视或眼球浮动、四肢弛缓性瘫痪,有阵发性强直性痉挛或去大脑强直发作,中枢性高热,预后极差。继发性脑室出血为脑实质出血破入脑室所致,临床较为多见,除上述表现外,还有脑出血自身的临床表现。

【并发症】

有消化道出血、肺部感染、心肌梗死、心律失常、泌尿系统感染、压疮等。

【实验室和其他检查】

(一)影像学检查

1.CT

是临床诊断脑出血的首选检查。可清楚显示出血的部位、出血量和占位效应等相关情况。新鲜血肿呈高密度影,边界清楚。

2.MRI

对急性期脑出血的诊断价值不如CT,但对检出脑干和小脑的出血灶及显示血肿的演变过程优于CT。

3.DSA

怀疑脑血管畸形、Moyamoya病、血管炎等疾病,而且又需要血管介入治疗或外科手术时可进行此项检查。

(二)实验室检查

应进行血、尿、便常规及肝功能、肾功能、凝血功能等检查。

(三)脑脊液检查

一般不行此检查,以免诱发脑疝。

【诊断和鉴别诊断】

(一) 诊断要点

包括:①常见于50岁以上,多有高血压病史,活动中或激动时突然发病;②迅速出现局灶神经体征和头痛、呕吐等颅内高压症状,常伴意识障碍;③头颅CT检查发现呈高密度影的血肿。

(二) 鉴别诊断

1. 与引起昏迷的其他疾病鉴别

如肝性脑病、尿毒症、糖尿病昏迷、各类中毒等。此类疾病一般都有较明确的相关病史,多无局灶性神经体征,通过详细询问病史和体格检查,结合必要的实验室和影像检查不难鉴别。

2. 脑血管疾病之间的鉴别

见表5-1。

3. 其他

有头部外伤史者应与外伤性颅内血肿鉴别。

【治疗】

一、急性期治疗

(一) 内科治疗

治疗原则是保持安静,防止继续出血;积极抗脑水肿,降低颅内压;调整血压,改善循环;加强护理,防治并发症等。

1. 一般处理

宜就近治疗,尽量避免搬运,以免加重出血;安静卧床休息2～4周,避免情绪激动;保持呼吸道通畅,常规吸氧,及时吸痰,必要时行气管插管或气管切开;严密观察呼吸、血压、脉搏、神志和瞳孔变化;维持营养及水电解质平衡,发病后3日神志不清者需鼻饲保持营养;调整血糖,维持血糖在6～9mmol/L之间;做好皮肤、泌尿道护理,尿潴留者应予导尿,昏迷者应定时翻身,防治压疮发生。

2. 调整血压

血压的监测和处理是治疗的关键,血压过高易再出血,过低会导致脑灌注压降低。当收缩压＞200mmHg或平均动脉压＞150mmHg时,要用静脉持续降压药物积极降压;当收缩压＞180mmHg或平均动脉压＞130mmHg时,可用间断或持续静脉降压药物来降低血压;如果没有颅内压最高的证据,降压目标为160/90mmHg或平均动脉压110mmHg。降低幅度不宜过大,速度不宜太快。

3. 降低颅内压

脑出血后脑水肿可使颅内压增高,甚至导致脑疝形成,降低颅内压是急性期治疗的重要环节。常用20%甘露醇125～250ml,快速静脉滴注,1次/6～8小时;可与呋塞米合用,20～40mg,静脉注射,2～4次/天;或用甘油果糖溶液500ml,静脉滴注,3～6小时滴完。

4. 止血药物的应用

止血药无肯定疗效,但如有消化道出血或凝血障碍时,可选用氨基己酸、氨甲苯酸等药物。

5. 亚低温治疗

是脑出血的辅助治疗措施,可在临床中尝试。

6.并发症的防治

感染、中枢性高热、应激性溃疡、痫性发作、深静脉血栓和卒中后抑郁等并发症应给予积极处理。

(二)外科治疗

目的是尽快清除血肿、降低颅内压、挽救生命。一般不常规采用。常用的手术方法有小骨窗血肿清除术、去骨瓣减压术、钻孔血肿抽吸术及脑室穿刺引流术等。

二、康复治疗

脑出血后,只要患者生命体征平稳、病情稳定即应尽早进行康复治疗。

【预后】

死亡率高约为40%,脑水肿、颅内压增高和脑疝形成是致死的主要原因。脑干、丘脑和大量脑室出血预后较差。70%的存活患者遗留不同程度的残疾。

蛛网膜下腔出血

蛛网膜下腔出血(subarachnoid hemorrhage,SAH)是多种原因所致脑底部或脑表面的病变血管自发性(非外伤性)破裂,血液直接流入蛛网膜下腔引起的一种临床综合征,又称原发性SAH。占所有急性脑血管病的5%~10%。

【病因和发病机制】

(一)病因

1.颅内动脉瘤

最常见(约占50%~80%),其中先天性粟粒样动脉瘤约占SAH的75%,还可见高血压、动脉粥样硬化引起的梭形动脉瘤及感染所致的真菌性动脉瘤等。

2.脑血管畸形

约占10%,其中主要是动静脉畸形(AVM),多见于青年人。

3.其他病因

有Moyamoya病(占儿童SAH的20%)、抗凝治疗后、妊娠、颅内静脉血栓、动脉炎、肿瘤破坏血管、血液病、脑梗死后等;约10%病例病因未明。

(二)发病机制

动脉瘤是出动脉壁先天性肌层缺陷(先天性动脉瘤)、获得性内弹力层变性(高血压、动脉粥样硬化)或二者联合作用的结果,在一定条件下发生破裂出血。脑动静脉畸形是胚胎期发育异常形成的畸形血管团,血管壁极薄弱,激动或不明显的诱因即可引起破裂。动脉炎或颅内炎症、肿瘤或转移癌可间接或直接侵蚀血管导致出血。

【病理】

先天性动脉瘤好发在脑底动脉分叉处,约80%集中在颈内动脉与后交通动脉、大脑前动脉与前交通动脉分叉处,约20%在椎-基底动脉分叉处,单发居多。动脉瘤随年龄增长破裂的几率增加,其体积大小与破裂密切关系,直径>10mm极易出血。脑血管畸形常见于大脑中动脉和大脑前动脉分布区。血液进入蛛网膜下腔后,主要沉积在脑底池和脊髓池中。外溢的血液可引起脑膜刺激征和弥漫性颅内压增高。

【临床表现】

各个年龄组均可发病,但以中青年发病为多。发病突然(数秒或数分钟内发生),多数患者病前有情绪激动、用力、排便、咳嗽等诱因。临床表现差异很大,轻者可以没有明显的临床症状和体征,重者突然昏迷并很快死亡。

(一)主要症状

1.剧烈头痛

最常见。突然剧烈头痛,呈胀痛或爆裂样,常持续难以缓解,可放射至枕或颈后部,伴恶心、呕吐、面色苍白、全身冷汗。病后2周头痛多逐渐减轻,若再次加重常提示再出血可能。

2.意识障碍

可有不同程度意识障碍,以一过性意识障碍为多。少数重症患者昏迷深,可出现去脑强直,甚至呼吸心跳停止而死亡。

3.精神障碍

约1/4患者(特别是老年患者)在急性期有烦躁、谵妄、欣快、幻觉等症状,多在2~3周内消失。

(二)主要体征

1.脑膜刺激征

发病后半小时出现,表现为颈强直、Kenug征和Brudzinski征阳性,一般3~4周后消失。

2.眼底体征

20%患者眼底出现视网膜前的玻璃体下片状出血,可强烈提示SAH的可能,部分出现视乳头水肿。

3.局灶性神经体征

动脉瘤性SAH体征少见,但后交通动脉瘤破裂可引起患侧动眼神经麻痹。AVM可出现局灶性如偏瘫、视野缺损和失语等体征。

【并发症】

1.再出血

病情稳定的情况下,突然再次出现剧烈头痛、呕吐、抽搐发作、昏迷等,脑膜刺激征明显加重,复查脑脊液呈新鲜血性。常发生于动脉瘤患者病后1~2周,病死率约增加50%,是SAH主要的急性并发症和导致死亡的主要原因。

2.脑血管痉挛

早期痉挛在出血后立即出现,但持续时间短,多在半小时或24小时内缓解。迟发性脑血管痉挛通常发生在出血后1~2周,主要表现为意识障碍、局限(灶)性神经体征如偏瘫等继发脑梗死表现,也是导致SAH患者的死亡和致残的重要原因。

3.急性和亚急性脑积水

起病1周内部分患者可发生急性脑积水,轻者出现嗜睡、思维迟缓、展神经麻痹、眼球上视受限等体征,严重者颅内压明显增高,甚至形成脑疝。亚急性脑积水发生在起病数周后,表现为精神症状、痴呆、步态障碍和尿失禁等。

4.其他

还可出现癫痫发作、心电图异常、低钠血症、消化道出血等。

【实验室和其他检查】

（一）神经影像学

1.CT

是诊断 SAH 的首选方法,对出血早期敏感性高。CT 显示为蛛网膜下腔内高密度出血征象,并且可提供出血部位、范围、鉴别诊断依据、并发症及演变情况等。

2.MRI

可检出脑干小动静脉畸形。

3.DSA

诊断明确后需行全脑 DSA 检查,可确定有无动脉瘤及血管畸形等血管病变。CTA 或 MRA 亦可用于急性期不能耐受 DSA 检查的患者。多选择在发病 3 天内或 3～4 周以后,以避开并发症发生的高峰期,但在病情允许的情况下,应尽早行 DSA。

（二）脑脊液检查

CT 不能明确诊断时,可行腰椎穿刺和 CSF 检查,最好在发病 12 小时后采取,因为此时脑脊液开始变黄,可与穿刺误伤区别。要注意腰穿有诱发脑疝发生的风险。CSF 压力增高、呈均匀一致血性,是 SAH 诊断的重要依据。

（三）TCD

对监测脑血管功能状态,特别是脑血管痉挛有重要价值。

【诊断和鉴别诊断】

1.诊断

急骤出现剧烈头痛、呕吐、脑膜刺激征阳性、眼底玻璃体下片状出血,检查无局灶神经系统体征,应高度怀疑蛛网膜下腔出血。CT 检查证实蛛网膜下腔和脑池高密度出血影或 CSF 检查压力增高和血性脑脊液等,即可临床确诊。

2.鉴别诊断

（1）颅内感染:各种脑膜炎如结核性、细菌性、病毒性、真菌性脑膜炎,常伴有发热,且发病较 SAH 为缓,CSF 检查提示感染而非出血,病原学检查可进一步确诊。

（2）偏头痛:可有剧烈头痛、呕吐,甚至少数伴有轻偏瘫,但病情可反复发作,脑膜刺激征阴性,能很快恢复,头颅 CT 检查正常,易于鉴别。

（3）脑出血:见表 32-1。

【治疗】

急性期治疗原则是降低颅内压、防治再出血等并发症、寻找出血原因、治疗原发病、防止复发。

（一）一般治疗

(1)绝对卧床休息 4～6 周。尽量避免一切可引起颅内压增高的诱因,可针对性应用通便、镇咳、镇静和止痛药物等,保持大便通畅。慎用吗啡等可能影响呼吸功能的药物和可能影响凝血功能的非甾体消炎镇痛药物如阿司匹林等。痫性发作应予短期抗癫痫药物治疗。

(2)密切监护,保持生命征稳定,维持水电解质平衡。加强营养支持和护理。如平均动脉压＞125mmHg 或收缩压＞180mmHg,可在血压监测下静脉持续输注短效安全的降压药,如尼卡地平、拉贝洛尔和艾司洛尔等。一般将收缩压控制在160mmHg以下。

(二) 降低颅内压

临床上常用20%甘露醇、呋塞米和白蛋白等脱水降颅内压治疗。适当限制液体入量、防止低钠血症也有利于降低颅内压。颅内高压征明显或有脑疝形成可能时，可行脑室引流减压，以挽救患者生命。

(三) 止血药物的应用

抗纤溶药通过抑制纤维蛋白溶解原的形成，推迟血块的溶解和防止再出血，但应注意可能引起脑缺血性病变。临床上尚未确定为常规治疗方法，一般要与尼莫地平联合应用。常用药物有：氨基己酸、氨甲苯酸等。

(四) 防治脑血管痉挛

SAH后早期使用尼莫地平（nimodipine）能有效预防迟发性脑血管痉挛，常口服40～60mg，每日4～6次，或静脉注射10～20mg/d，静脉滴注1mg/h，连用21天。应注意其低血压的不良反应。

(五) 防治脑积水

病情轻者可给予口服乙酰唑胺0.25g，3次/天，严重者可酌情选用甘露醇、呋塞米等药物，必要时行脑室穿刺外引流或脑脊液分流术。

(六) 血管内介入或手术治疗

属病因治疗，是有效防止再出血的最佳方法。

【预后】

SAH的预后与病因、出血部位、出血量、是否及时治疗等有关。急性期动脉瘤破裂的死亡率为30%。存活者中50%会遗留认知功能障碍、正常颅压脑积水等残疾，未经手术治疗者20%死于再出血。AVM性SAH预后较好，90%患者可以恢复，再出血的可能较小。

第十一章　常用抗肿瘤药物

肿瘤是对人体健康产生严重威胁的疾病之一。治疗肿瘤的方法,基本上可以分为手术治疗、放射治疗、药物治疗及免疫治疗四类。抗肿瘤药物是一类对肿瘤细胞有杀灭作用或干扰其生长和代谢的药物。经过近50年的发展,药物治疗已经形成一个新的治疗方法,已由姑息化疗过渡到根治性化疗的阶段。化疗已经成为治疗肿瘤的主要手段之一,它的综合治疗作用越来越重要。

抗肿瘤药物按作用机制可分为以下几类:①影响核酸生物合成的药物。它们主要影响瘤细胞的酶系,使DNA或RNA合成受阻,抑制瘤细胞的生长和繁殖,使其死亡。②直接破坏DNA并影响其复制的药物。③作用于转录的药物。④作用于翻译的药物。⑤影响纺锤丝的药物。⑥影响生物膜的药物。⑦影响细胞信号转导的药物。

目前常用的抗肿瘤药物通常可分为烷化剂、抗代谢药、抗生素、植物成分药、抗肿瘤激素类和其他类。

抗肿瘤药物的主要适应证:①对抗肿瘤药物敏感的某些全身性肿瘤,如恶性淋巴瘤、白血病、绒毛膜上皮癌、多发性骨髓瘤等作为首选的治疗手段。在确诊后应开始化疗。②对多数常见肿瘤如头颈部分化鳞癌、尤因肉瘤、消化道癌等,由于它们对于抗肿瘤药物敏感性趋于中度,可在术后作为辅助巩固治疗。③对某些晚期肿瘤或对药物不敏感的肿瘤可作辅助治疗或巩固治疗,也可作为姑息治疗。④对于包括胸水、腹水和心包积液等的体腔积液,可采用腔内注射使其控制或消失,也可配合放疗,以便开始放射治疗。⑤对于某些表浅肿瘤如皮肤癌等可进行局部治疗,并可配以中草药治疗,部分可以治愈。

第一节　抗肿瘤抗生素

抗肿瘤抗生素是指由微生物产生的具有抗肿瘤活性的化学物质。能抑制肿瘤细胞的蛋白或核糖核酸合成,或直接作用于染色体。抗肿瘤抗生素为细胞周期非特异性药物,对增殖和非增殖细胞均有杀伤作用,毒性较大。

一、博来霉素

【英文名称】　bleomycin,BLM

【制剂】　注射剂(粉):15mg(效价)。

【药理作用】　本品结合于DNA,这种结合一部分是通过嵌合机制,但并不影响核酸的二级结构。药物可使DNA分子发生单股和双股断裂。博来霉素被认为是一种金属螯合物,能和亚铁离子形成BLM-Fe复合物。这一复合物能为氧分子提供电子,故可形成过氧化物和游离羟基。正是这些高度活性的中间产物最后破坏 DNA。

【适应证】 皮肤恶性肿瘤、头颈部肿瘤(颌癌、舌癌、唇癌、咽癌、口腔癌等)、肺癌(尤其是原发和转移性鳞癌)、食管癌、恶性淋巴瘤(网状细胞肉瘤、淋巴肉瘤、霍奇金病)、宫颈癌、神经胶质瘤、甲状腺癌。

【用法用量】

(1)肌内、皮下注射:15~30mg(效价),溶于 5mL 0.9%氯化钠注射液后使用。如病变周边皮下注射,以效价浓度不高于 1mg/mL 为宜。肌内注射应避开神经,局部可引起硬结,应不断更换注射部位。

(2)动脉注射:5~15mg(效价)溶于 0.9%氯化钠注射液或葡萄糖液中,直接弹丸式动脉注射或连续灌注。

(3)静脉注射:15~30mg(效价)溶于 5~20mL 注射用水或 0.9%氯化钠注射液中,缓慢静脉注入。出现严重发热反应时,一次静脉给药剂量应减少到 5mg 以下。可增加给药次数,如 2 次/日。静脉注射可引起血管疼痛,应注意注射速度。尽可能缓慢给药。

注射频率:通常 2 次/周,根据病情可增加为每天一次或减少为 1 次/周。总剂量:以肿瘤消失为治疗终止目标。总剂量 300mg(效价)以下。

【注意事项】

(1)本药所致不良反应的个体差异显著,即使投用较少剂量,也可出现不良反应。应从小剂量开始使用。

(2)总用量应在 300mg(效价)以下。

(3)儿童及生育年龄患者,应考虑对性腺的影响。

(4)应用同类药物者,原则是博来霉素与该药剂量总和,为总用药量。

(5)间质性肺炎、肺纤维化:捻发音是最初出现的体征。发现异常时应该立即停药,按特发性肺纤维化处置,给予肾上腺皮质激素及抗生素预防继发感染。

(6)肺功能基础较差者,间质性肺炎及肺纤维化出现频率较高,总剂量应在 150mg 以下。

(7)用药过程中出现发热、咳嗽、活动性呼吸困难等应立即停药。进行胸部 X 线检查、血气分析(A-aDO$_2$)、动脉氧分压(PaO$_2$)、一氧化碳扩散度等相关检查。随后 2 个月定期检查。

(8)A-aDO$_2$、PaO$_2$ 等每周检查一次,持续 2 周以上。出现下降时应立即停药。当 AaDO$_2$、PaO$_2$ 比用药前低 1333.22 Pa(10Torr)以上,结合临床表现,怀疑药物引起时应立即停药,同时给予激素治疗。当 DLCO 比用药前低 15%,亦按以上处理。用药前如肺功能检查数值较低,应慎重。如检查值有降低趋势,应立即停药。

(9)长期使用博来霉素,不良反应有增加及延迟发生倾向,应十分注意。

(10)避免药物接触眼睛。用手涂抹黏膜附近病变后,应立即洗手。

【不良反应】 间质性肺炎,肺纤维化;白细胞减少;食欲减退、恶心、呕吐、畏食、口腔炎、腹泻;皮疹、荨麻疹、发热伴红皮病;罕见休克发生,特别是第一、二次用药量要少;注意病变因药物引起坏死、出血;脱发、皮炎、色素沉着、发红、糜烂、皮肤增厚、指甲颜色改变;肝功能异常;残尿感、尿频、尿痛;头痛、瞌睡;发热,不适;注射部位静脉壁肥厚,管腔狭窄、硬结,肿瘤部位疼痛。

【禁忌证】 对本类药物有过敏史；严重肺部疾患，严重弥散性肺纤维化；严重肾功能障碍；严重心脏疾病；胸部及其周围接受放射治疗者；妊娠及哺乳期妇女。

【药物的相互作用】

(1)本品与顺铂联用应谨慎。因为通过肾脏排泄占 BLM 总清除率的一半，顺铂又是肾毒性药物，并可减少肾小球滤过率，因此 BLM 的清除率下降而增加肺毒性，其后果严重。

(2)对于非霍奇金淋巴瘤用 BLM 与其他细胞毒药物联合应用有 18%(15/83)的患者可发生急性可逆性肺部反应，故应谨慎和严密监测。

(3)与长春新碱并用时，应观察其交叉抗药性。

二、平阳霉素

【英文名称】 bleomycin A_5，PYM

【制剂】 注射剂(粉)：8mg。

【药理作用】 本品系从我国浙江平阳县土壤中的放线菌素培养液中分离得到的一种抗生素，与博来霉素成分相近。博来霉素为复合药，主要成分为 A_2，PYM 为单一组分 A_5。PYM 作用机制亦与 BLM 相似，主要抑制胸腺嘧啶核苷掺入 DNA，与 DNA 结合，使之破坏，破坏 DNA 模板，阻止 DNA 复制，促使癌细胞变性、坏死。实验研究表明，对小鼠皮下接种结肠癌 C26、食管癌 SGA-73 和 Lewis 肺癌的抗肿瘤作用均强于 MMC 和 BLM。PYM 为细胞周期非特异性药物，具有抗肿瘤活性强、抗瘤谱广、见效快、疗程短、副作用轻、对造血和免疫功能基本无损害等特点。

【适应证】 唇癌，舌癌，齿龈癌，鼻咽癌，皮肤癌，乳腺癌，宫颈癌，食管癌，阴茎癌，外阴癌，恶性淋巴癌，坏死性肉芽肿，肝癌，翼状胬肉。

【用法用量】

(1)静脉注射：用 0.9%氯化钠注射液或 5%葡萄糖注射液 5~20mL 溶解本品 4~15mg(效价)/mL 的浓度注射。

(2)肌内注射：用氯化钠注射液 5mL 以下溶解本品 4~15mg(效价)/mL 的浓度注射。

(3)动脉注射：用 3~25mL 添加有抗凝剂(如肝素)的氯化钠注射液溶解本品 4~8mg(效价)做一次动脉内注射或持续动脉内注射。

(4)肿瘤内注射：治疗淋巴管瘤，一次 4~8mg，加 2~4mL 注射用水溶解，有囊者尽可能抽尽囊内液后注药，间歇期至少 1 个月，5 次为一个疗程。治疗血管瘤，一次 4~8mg，加氯化钠注射液或利多卡因注射液 3~5mL 溶解，注入瘤体内，注射 1 次未愈者，间歇 7~10 日重复注射，总量一般不超过 70mg(效价)。

【注意事项】

(1)出现过敏症状时应停药。

(2)给药后如患者出现发热可给予退烧药，对出现高热的患者再用药时应减少剂量，缩短给药时间，并在用药前、后给予解热药或抗过敏剂。

(3)有肺、肝、肾功能障碍者慎用。

(4)出现咳嗽、咳痰、呼吸困难等肺炎样症状，同时胸部 X 线(片)出现异常应停药，并给予甾体类激素和适当的抗生素。

(5)偶尔出现休克样症状(血压低、发冷、发热、喘鸣、意识模糊等)应停药。

【不良反应】 发热,食欲减退,恶心,呕吐,腹泻,口腔炎,肝、肾功能损伤,色素沉着,角质增厚,指甲变形,皮炎,皮疹,脱发,肿瘤处疼痛,静脉炎,血管痛,肺炎样病变,肺纤维化,过敏反应,极个别患者可发生过敏性休克。

【禁忌证】 对博来霉素类抗生素有过敏史的患者。

【药物的相互作用】 尚不明确。

三、培洛霉素

【英文名称】 peplomycin,PLM

【制剂】 注射剂(粉):5mg,10mg。

【药理作用】 BLM 的衍生物已有 300 多个,其中发现 PLM 较强,毒性较小。PLM 的抗肿瘤谱广,对多种实验动物肿瘤有抑制作用。与 BLM 比较,其抗瘤活性为 BLM 的 2 倍。脏器内的药物浓度为 BLM 的 1.5 倍。对肺毒性较小,其肺纤维化发生率少于 1/3,程度轻于 1/4。见效快,可缩短给药时间,且对淋巴结转移灶有效。

【适应证】 ①头颈部鳞癌、皮肤癌、恶性淋巴瘤。②肺癌、前列腺癌和恶性黑色素瘤。

【用法用量】

(1)静脉注射:起初为一次 5mg,两次后改为一次 10mg,溶于生理盐水或 5% 葡萄糖注射液 10~20mL,每周 2~3 次,一周 20~30mg 为准,总量为 150~200mg。

(2)肌内注射:一次 5~10mg,溶于生理盐水 2~3mL,避开神经注射。

(3)动脉注射或滴注:一次 5~10mg,溶于加有肝素等抗凝剂的生理盐水 5~25mL。

(4)胸腔注射:一次 20mg,每周两次。

(5)局部注射:一次 5~10mg,注入肿瘤内。

以上总剂量可参照静脉注射总量,也可根据病情变化调整剂量。

【注意事项】 ①对 BLM、PYM、PLM 过敏及肺功能严重障碍者应禁用。②对性腺有一定影响,小儿用时应慎重。③用过上述药物产生较大毒性者应慎用。

【不良反应】 约 1/3 的患者无明显毒副作用。

(1)肺部毒性肺部症状和肺纤维化比 BLM 较少且轻,但仍有 7.3% 的患者发生,尤其年龄大伴有肺部疾患者易发生。防治同 BLM。

(2)其他发热与不适发生率为 24.4%,脱发者 24.2%,食欲缺乏与体重下降者为 23.4%,口腔炎为 12.6%,乏力 12.1%,皮肤硬化症 10.1%。几乎未见肝、肾损害,未发现贫血与白细胞减少。

【药物的相互作用】 尚不明确。

四、放线菌素 D

【英文名称】 dactinomycin,ACTD

【制剂】 注射剂(粉):200μg。

【药理作用】 其作用机制为阻碍 RNA 多聚酶的功能,阻碍 RNA 特别是 mRNA 的合成,从而妨碍蛋白质合成而抑制肿瘤生长。本品属细胞周期非特异性药物,G_1 期前半段细胞对它最敏感,可阻止 G_1 期向 S 期转变。

【适应证】 ①肾母细胞瘤、恶性葡萄胎、绒毛膜上皮癌、恶性淋巴瘤、横纹肌肉瘤、睾丸肿瘤等。②与放射治疗合用,提高肿瘤对放射治疗的敏感性。

【用法用量】 每次剂量为 $4\sim 8\mu g/kg$,常用量每次 $200\sim 400\mu g$,溶于 5% 葡萄糖注射液 500mL 中静脉滴注,或溶于 $20\sim 40mL$ 生理盐水中静脉注射。每日或隔日 1 次,总量为 $4\sim 6mg$。治疗绒毛膜上皮癌,每日剂量以 $8\sim 10\mu g/kg$ 为宜。此药也可作胸膜腔注射。

小儿用法:静脉注射 $6\sim 8\mu g/kg$,溶于生理盐水 $20\sim 40mL$,或溶于 5% 葡萄糖注射液 $250\sim 500mL$,静脉滴注,$7\sim 10$ 天为一疗程,间隔两周后可重复疗程;或 $10\sim 15\mu g/kg$,5 天为一疗程。治疗肾胚胎瘤,于 7 天内注射 $70\mu g/kg$,即 24 小时注射 $10\mu g/kg$,共 7 天。

【注意事项】
(1)骨髓功能低下、有痛风病史、肝功能损害、感染、有尿酸盐性肾结石病史、近期接受过放射治疗或抗癌药治疗者慎用。
(2)用药期间应定期查血常规及肝、肾功能。
(3)水痘或最近患过水痘者不宜用本品。
(4)毒副作用出现后可考虑减量或停药。
(5)对诊断的干扰:本品可能使尿及血内尿酸升高。

【不良反应】
(1)胃肠道反应:①常在注射后数小时出现恶心、呕吐、食欲缺乏。②常见腹泻、腹痛、胃肠溃疡、口腔炎、口角炎、喉炎及直肠炎,可对症处理。
(2)骨髓抑制:多发生在治疗后一周,可有血小板减少、白细胞下降及贫血。
(3)静脉注射可引起静脉炎,漏出血管可引起疼痛、局部硬结及溃破。若漏出血管外,应立即停止注射,以氯化钠注射液稀释,或以 1%普鲁卡因注射液局部封闭,温湿敷或冷敷,发生皮肤破溃后按溃疡处理。
(4)其他:脱发、皮肤红斑、脱屑、色素沉着、肝肾损害、过敏等,可对症处理。有免疫抑制作用,长期应用可抑制睾丸或卵巢功能。

【药物的相互作用】 本品可提高放射敏感性,与放射治疗同时应用,可能加重放射治疗导致白细胞降低和局部组织损害作用。本品也可能削弱维生素 K 的疗效。

五、丝裂霉素

【英文名称】 mitomycin,MMC

【制剂】 注射剂(粉):2mg;10mg;20mg。

【药理作用】 由链霉菌提取,化学结构具有苯醌、乙酰亚胺基及氨甲酰三个活性基团,作用与烷化剂相似,与 DNA 链形成交联,抑制 DNA 复制,对 RNA 也有抑制作用。属细胞周期非特异性药物。静脉注射后迅速进入细胞内,肌肉、心、肺、肾中浓度较高。主要在肝代谢,由尿排出,24 小时尿排出约 35%。

【适应证】 胃癌、结肠癌、直肠癌、肺癌、胰腺癌、肝癌、宫颈癌、子宫内膜癌、乳腺癌、头颈部肿瘤、膀胱肿瘤。

【用法用量】
(1)间歇给药方法:成人通常 1 日 $4\sim 6mg$(效价),每周静脉注射 $1\sim 2$ 次。

(2)连日给药法:成人通常1日2mg(效价),连日静脉注射。

(3)大量间歇给药法:成人通常1日10~30mg(效价),间隔1~3周以上静脉注射。

(4)与其他抗恶性肿瘤药物合用:成人通常1日2~4mg(效价),每周与其他抗恶性肿瘤药物合用1~2次。另外,必要时成人通常1日2~10mg(效价),注入动脉内、骨髓腔内或胸腔及腹腔内。应随年龄及症状适宜增减。注射液的配制方法:每2mg(效价)丝裂霉素以5mL注射用水溶解。

(5)膀胱肿瘤:预防复发时,1日1次或隔日4~10mg(效价)。治疗时,1日1次膀胱内注射10~40mg(效价)。应随年龄及症状适宜增减。

【注意事项】
(1)下列情况慎用:肝损害或肾损害、骨髓功能抑制、合并感染症、水痘患者。

(2)小儿用药应慎重,尤应注意不良反应的出现,并考虑对性腺的影响。

(3)有时会引起骨髓功能抑制等严重不良反应,故应频繁进行临床检验(血液检查、肝功能及肾功能检查等),注意观察患者状态。若出现异常应减量或暂停并适当处置。另外,长期用药会加重不良反应呈迁延性推移,故应慎重给药。

(4)充分注意感染、出血倾向的出现或恶化。

(5)给药时:①静脉内给药时,有时会引起血管痛、静脉炎、血栓,故应充分注意注射部位和注射方法等,尽量减慢注射速度。②静脉内给药时,若药液从血管泄漏,则会引起注射部位硬结、坏死,故应慎重给药以免药液泄漏。③动脉内给药时,有时会出现动脉支配区域的疼痛、发红、红斑、水疱、糜烂、溃疡等皮肤损害,导致皮肤及肌肉坏死,若出现此类症状应停药并适当处置。④肝动脉内给药时,会因药液流入靶位以外的动脉而引起胃及十二指肠溃疡、出血、穿孔等,故应以造影等方法充分确认导管前端位置及药物分布范围,随时注意导管的脱移、注入速度等。另外,若出现此类症状应停药并适当处置。、

(6)配制方法:使用低pH值溶液有时会降低效价,故溶解后尽快使用为宜。另外,尽量避免同低pH值的注射剂配伍。水溶液状态易受pH值影响,在pH值8.0时稳定,但在pH值7.0以下时,随pH值下降其稳定性也降低。

(7)本品与其他抗恶性肿瘤药物合用有时会发生急性白血病(有时伴有白血病前相)、骨髓增生异常综合征(MDS)。

【不良反应】 溶血性尿毒综合征、微血管性溶血性贫血;若出现伴有破碎红细胞的贫血、血小板减少、肾功能降低等症状,应停药并适当处置;急性'肾衰竭等严重肾功能损害;若出现BUN、肌酐及肌酐清除率等异常,应停药并适当处置;全血细胞减少、白细胞减少、中性粒细胞减少、血小板减少、出血、贫血等骨髓功能抑制;间质性肺炎、肺纤维化(伴有发热、咳嗽、呼吸困难、胸部X线片异常、嗜酸性粒细胞增多)等,若出现此类症状,应停药并给予肾上腺皮质激素进行适当处置;食欲减退、恶心、呕吐、口腔炎、腹泻、蛋白尿、血尿、水肿、高血压、皮疹、膀胱炎、膀胱萎缩、乏力感、脱发等。

【禁忌证】 对本品成分过敏者;水痘或带状疱疹;妊娠及哺乳期妇女。用药期间禁止活病毒疫苗接种。

【药物的相互作用】 与维生素C、维生素B_1、维生素B_4等配伍静脉注射时,可使MMC

疗效显著降低。

六、柔红霉素

【英文名称】 daunorubicin,DNR

【制剂】 注射剂(粉):10mg;20mg。

【药理作用】 本品是由 Streptomyces peucetins 培养液中提取的抗生素,我国从河北省正定县土壤中获得同类放线菌株并提出同类物质,故又名正定霉素。柔红霉素在化学结构上具有一个蒽环平面,可通过它嵌合于 DNA 碱基对之间并紧密地结合到 DNA 上,由于这种嵌合所致空间结构的障碍,可抑制 DNA 和 RNA 的合成,对 RNA 的影响尤为明显。属于细胞周期非特异性药物,但 S 期细胞更为敏感。

【适应证】

(1)急性粒细胞白血病:无论是单一使用柔红霉素或者与其他抗肿瘤药物合用,柔红霉素均适用于治疗该病的各个分期。亦用于治疗早幼粒细胞白血病。

(2)急性淋巴细胞白血病:用柔红霉素治疗该病,缓解率很高,但由于其不良反应大及尚有其他有效治疗方法,故柔红霉素只适用于对其他药物已产生耐药的病例。在急性期联合使用柔红霉素、泼尼松和长春新碱已证实十分成功。

(3)其他肿瘤:已观察到柔红霉素对神经母细胞瘤及横纹肌肉瘤有良好的疗效。

【用法用量】 柔红霉素口服无效。须避免肌内注射或鞘内注射。只能静脉注射给药。应先静脉滴注 0.9%氯化钠注射液,以确保针头在静脉内,然后才在这一通畅的静脉输液管内注射柔红霉素。这项技术可减少药物外渗的危险性及保证在注射完毕后可冲洗静脉。柔红霉素切不可与肝素混合,因这类药物在化学性质上不相配伍,可产生沉淀物,柔红霉素可与其他抗白血病药物联合应用,但切不可用同一针筒来混合这些药物。

单一剂量从 0.5mg/kg 至 3mg/kg。0.5~1mg/kg 的剂量须间隔 1 天或 1 天以上,才可重复注射;而 2mg/kg 的剂量则须间隔 4 天或 4 天以上才可重复注射。虽然很少应用 2.5~3mg/kg 的剂量,这个剂量须间隔 7~14 天才可重复注射。每个患者需要注射的次数不同。每个患者应根据各自对药物的反应和耐受性,根据各自的血常规和骨髓象情况来调整剂量,亦应考虑与其他抗肿瘤药物合用时,调整剂量。无论成人或儿童,总剂量不能超过 20mg/kg。肝功能不良的患者须减量,以避免药物毒性的增强。

【注意事项】

(1)在急性白血病诱导缓解期使用柔红霉素的患者须住院,治疗在持续的监控下进行。

(2)柔红霉素可迅速溶解肿瘤细胞而致血中尿素和尿酸升高。在治疗的第一周,至少需监测 3~4 次血浆尿素和尿酸水平。在严重的病例中,应给予充足的液体和别嘌醇,以避免尿酸性肾病。

(3)柔红霉素对所有患者都有骨髓抑制作用,对某些患者甚至有严重的骨髓再生障碍。所以在开始治疗之前,应时常注意药物的骨髓毒性,从而做好充分的支持疗法准备,如应用抗生素、输血、输血小板成分,最后也可输白细胞。治疗的第一周必须每日检查白细胞、红细胞及血小板数。

(4)开始及治疗期,提倡用一般实验室检验如测 AST、ALT、碱性磷酸酶(ALP)、胆红素和溴磺酞钠(BSP)来评估患者的肝功能。

(5)须特别注意,柔红霉素引起的心脏毒性。如果柔红霉素的累积总量在20mg/kg的限量以下,心力衰竭的危险性是很小的,约2%。但如果累积总量过高,则发生率就相应增加。联合治疗(放疗及应用其他潜在心脏毒性的药物治疗)或有与病症相关的临床情况,如贫血、感染、心包或心肌浸润都会加强柔红霉素的心脏毒性。心力衰竭有可能在完全缓解期发生或在停用柔红霉素治疗几周后发生,而且一般常用的内科治疗并不能改善心力衰竭。每个治疗周期前及之后,都应做基础心电图。心电图的改变,如T波低平或倒置,或ST段下降,或心律失常发作,并不认为是停止用药的指征。现在认为QRS波低电压是心脏毒性较为特异的表现。如果发生QRS波低电压,须慎重权衡继续用药治疗的益处与发生不可逆心脏损害危险性两者间的利害关系。在累积总量很高时,心力衰竭可随时发生,而心电图预先无任何改变。

(6)柔红霉素引起男性和女性不育,引起畸胎或对胎儿造成损害的可能性尚未得到足够评估。实验室资料显示柔红霉素可能引起胎儿生存率下降。故此,须慎重权衡孕妇用药的益处与药物对胎儿或胚胎潜在毒性两者间的利害关系。有报道指出,柔红霉素像其他抗肿瘤药物和免疫抑制剂一样对特定实验模型动物有潜在致癌作用。

(7)注射柔红霉素1~2天后,尿液可呈橘红色。如果皮肤或黏膜意外接触到柔红霉素溶液,应立即彻底冲洗,虽然柔红霉素显示有部分抗菌活性,但决不用作抗生素。

【不良反应】 骨髓抑制及心脏毒性是最重要的不良反应;脱发是常见不良反应,不过治疗停止后可恢复正常;口腔炎如果不是由于肿瘤本身所表现的,会在注射药物5~10天后出现,其特点是溃烂区域的疼痛,特别是在舌两侧及舌下黏膜区域;可出现消化道症状如恶心、呕吐、腹泻;如果注射柔红霉素时发生药物外渗会导致严重的坏死;选用小静脉或一条静脉重复多次注射,可造成静脉硬化症。

【禁忌证】 柔红霉素因有增加心脏毒性作用的危险而不适用于有心脏病史的患者、有严重或有潜在心脏病患者、有严重感染患者、妊娠及哺乳期妇女。

【药物的相互作用】

(1)对心脏或肝脏有毒性的药物不能与柔红霉素同用。

(2)本品可能与多柔比星有交叉耐药性,但与阿糖胞苷、甲氨蝶呤、环磷酰胺和亚硝脲类药物无交叉耐药性。

(3)用药期间及停用本品后3~6个月内禁用病毒疫苗接种。

七、多柔比星

【英文名称】 doxorubicin,ADM

【制剂】 注射剂(粉):10mg;50mg。

【药理作用】 化学结构与柔红霉素非常相似,其差别仅在C_{14}上的一个H为羟基所取代,其作用机制与柔红霉素相似,但抗癌谱较广,治疗指数较高而毒性略低。它能直接嵌入DNA的双螺旋内,阻断RNA聚合酶的作用,抑制DNA和RNA的合成。本品还可产生自由基,影响细胞膜的结构和功能。属于细胞周期非特异性药物。对S期、M期作用较强,对G_1期、G_2期也有作用。

【适应证】 急性白血病(淋巴细胞性和粒细胞性)、恶性淋巴瘤、乳腺癌、肺癌(小细胞肺癌和非小细胞肺癌)、卵巢癌、骨及软组织肉瘤、肾母细胞瘤、神经母细胞瘤、膀胱癌、甲状腺癌、前列腺癌、头颈部鳞癌、睾丸癌、胃癌、肝癌等。

【用法用量】 静脉冲入、静脉滴注或动脉注射。临用前加灭菌注射用水溶解,浓度为 2mg/mL。成人:静脉冲入:①单药 50～60mg/m²,每 3～4 周 1 次或一日 20mg/m²,连用 3 日,停用 2～3 周后重复。②联合用药为 40mg/m²,每 3 周 1 次;或 25mg/m²,每周 1 次,连续 2 周,3 周后重复。总剂量不宜超过 400mg/m²。分次用药心肌毒性、骨髓抑制、胃肠道反应(包括口腔溃疡)较每 3 周一次为轻。

【注意事项】

(1)少数患者用药后可引起黄疸或其他肝功能损害,有肝功能不全者,用量应予酌减。

(2)本品的肾排尿虽较少,但在用药后 1～2 日内可出现红色尿,一般都在两日后消失。肾功能不全者用本品后要警惕高尿酸血症的出现;痛风患者,如应用多柔比星,别嘌醇用量要相应增加。

(3)下列情况慎用:2 岁以下幼儿,老年患者。

(4)在用药期间,应检查:①用药前、后要测定心脏功能、监测心电图、超声心动图、血清酶学和其他心肌功能试验。②随访检查周围血常规(每周至少 1 次)和肝功能试验。③应经常察看有无口腔溃疡、腹泻以及黄疸等情况,应劝患者多饮水以减少高尿酸血症的可能,必要时检查血尿酸或、肾功能。

(5)既往曾用过足量柔红霉素、表柔比星及本品者不能再用。

(6)本品可用于浆膜腔内给药和膀胱灌注,但不能用于鞘内注射。

(7)在进行纵隔或胸腔放疗期间禁用本品,既往接受过纵隔放射治疗者,多柔比星的一次用量和总剂量亦应酌减。

(8)外渗后可引起局部组织坏死,需确定静脉通畅后才能给药。

【不良反应】 骨髓抑制为主要不良反应。白细胞约于用药后 10～14 日下降至最低点,大多在 3 周内逐渐恢复至正常水平,贫血和血小板减少一般不严重。可出现一过性心电图改变,表现为室上性心动过速、室性期前收缩及 ST-T 改变,一般不影响治疗,少数患者可出现延迟性进行性心肌病变,表现为急性充血性心力衰竭,与累积量密切相关,大多出现在总量 > 400mg/m² 的患者,这些情况偶尔可突然发生而常规心电图无异常迹象,多柔比星引起的心脏病变多出现在停药后 1～6 个月,心脏毒性可因联合应用其他药物加重。食欲减退、恶心、呕吐,也可有口腔黏膜红斑、溃疡及食管炎、胃炎。脱发发生率为 90% 以上,一般停药 1～2 个月可恢复生长。局部反应:如注射处药物外渗可引起组织溃疡和坏死。药物浓度过高可引起静脉炎。少数患者有发热、出血性红斑、肝功能异常与蛋白尿、甲床部位出现色素沉着、指甲松离,在原先放射野可出现皮肤发红或色素沉着。个别患者出现荨麻疹、过敏反应、结膜炎、流泪。此外多柔比星可增加放疗和一些抗癌药毒性。白血病和恶性淋巴瘤患者应用本品时,特别是初次使用者,可因瘤细胞大量破坏引起高尿酸血症,而致关节痛或肾功能损害。

【禁忌证】 曾用其他抗肿瘤药物或放射治疗引起骨髓抑制的患者;心肺功能失代偿患者、严重心脏病患者;妊娠及哺乳期妇女;周围血常规中白细胞低于 $3.5×10^9/L$ 或血小板低于 $50×10^9/L$ 患者;明显感染或发热、恶病质、脱水、电解质或酸碱平衡失调患者;胃肠道梗阻、明显黄疸或肝功能损害患者；水痘或带状疱疹患者。

【药物的相互作用】

(1)多柔比星通常与其他细胞毒药物联合治疗，所以可能出现毒性作用特别是骨髓、血液学和胃肠道毒性作用的叠加。另外，如多柔比星与其他已报道有潜在心脏毒性作用的抗肿瘤药物伴随使用(如 5-FU、环磷酰胺、顺铂等)或与其他具有心脏活性作用的药物伴随使用(如钙通道拮抗剂)，需在整个治疗期间密切监测心脏功能。

(2)多柔比星主要在肝脏代谢，其他的伴随治疗所引起的肝功能改变可影响多柔比星的代谢、药代动力学、疗效和(或)毒性。

(3)本品应避免与碱性溶液长期接触。

(4)因会产生沉淀，速溶型多柔比星不可与肝素混用，亦不建议速溶型多柔比星与其他药物混合。

八、表柔比星

【英文名称】 epirubicin，EPI

【制剂】 注射剂(粉):10mg；50mg。

【药理作用】 本品为多柔比星的同分异构体，氨基糖部分 4′位的羟基由顺位变为反位。本药通过直接嵌入 DNA 核碱基对之间，干扰转录过程，阻止 mRNA 形成，抑制 DNA、RNA 的合成。对拓扑异构酶Ⅱ也有抑制作用。属细胞周期非特异性药物。

【适应证】 恶性淋巴瘤、乳腺癌、肺癌、软组织肉瘤、食管癌、胃癌、肝癌、胰腺癌、黑色素瘤、结肠癌、直肠癌、卵巢癌、多发性骨髓瘤、白血病。膀胱内给药有助于浅表性膀胱癌、原位癌的治疗和预防其经尿道切除术后的复发。

【用法用量】

(1)常规剂量：表柔比星单独用药时，成人剂量为按体表面积一次 60～120mg/m²，当表柔比星用来辅助治疗腋下淋巴结阳性的乳腺癌患者联合化疗时，推荐的起始剂量为 100～120mg/m² 静脉注射，每个疗程的总起始剂量可以一次单独给药或者连续 2～3 天分次给药。根据患者血常规可间隔 21 天重复使用。

(2)优化剂量：高剂量可用于治疗肺癌和乳腺癌。单独用药时，成人推荐起始剂量为按体表面积一次最高可达 135mg/m²，在每疗程的第 1 天一次给药或在每疗程的第 1 天、2 天、3 天分次给药，3～4 周一次。联合化疗时，推荐起始剂量按体表面积最高可达 120mg/m²，在每疗程的第 1 天给药，3～4 周一次。静脉注射给药。根据患者血常规可间隔 21 天重复使用。(3)膀胱内给药：表柔比星应用导管灌注并应在膀胱内保持 1 小时左右。在灌注期间，患者应时常变换体位，以保证膀胱黏膜能最大面积地接触药物。为了避免药物被尿液不适当的稀释，应告知患者灌注前 12 小时不要饮用任何液体。医师应指导患者在治疗结束时排空尿液。浅表性膀胱癌，表柔比星 50mg 溶于 0.9%氯化钠注射液 25～50mL 中，每周一次，灌注 8 次。对于有局部毒性(化学性膀胱炎)的病例，可将一次剂量减少至 30mg，患者也可接受 50mg 每周 1 次，共 4 次，然后每月 1 次共 11 次的同剂量药物膀胱灌注。医师可根据患者病情调整给药次数。

【注意事项】

(1)肝、肾功能影响：肝功能不全者应减量，以免蓄积中毒；中度肾功能受损患者无需减少剂量,因为仅少量的药物经肾脏排出。使用本品因肿瘤细胞的迅速崩解而引起高尿酸血症。应检查血尿酸水平。另外,在用药1~2天内可出现尿液红染。

(2)心脏毒性:可导致心肌损伤,心力衰竭;对目前或既往接受纵隔、心包区合并放疗的患者,表柔比星心脏毒性的潜在危险可能增加;在确定表柔比星最大蓄积剂量时,与任何具有潜在心脏毒性药物联合用药时应慎重;在每个疗程前后都应进行心电图检查;当表柔比星总累积剂量超过 $900mg/m^2$ 时进展型充血性心力衰竭(CHF)的发生率明显增高,并有引起原发性心肌症的风险,超过该累积剂量的使用需要非常小心。

(3)骨髓抑制:可引起白细胞及血小板减少,应定期进行血液学监测。

(4)给药说明:①静脉给药,用灭菌注射用水稀释,其终浓度不超过 $2mg/mL$。②建议先注入0.9%氯化钠注射液检查输液管通畅性及注射针头确实在静脉之后,再经此通畅的输液管给药。以此减少药物外溢的危险,并确保给药后静脉用盐水冲洗。③表柔比星注射时溢出静脉会造成组织的严重损伤甚至坏死。小静脉注射或反复注射同一血管会造成静脉硬化。建议以中心静脉输注较好。④不可肌内注射和鞘内注射。

(5)继发性白血病:可伴或不伴白血病前期症状。下列情况出现继发性白血病更为常见:当与作用机制为破坏DNA结构的抗癌药合用时;或患者既往多次使用细胞毒药物治疗;或蒽环类治疗剂量有所提升时。潜伏期一般为1~3年。

(6)对生殖系统的影响:本品能破坏精子染色体,接受本品治疗的男性患者应避孕。本品可能引起绝经前妇女闭经或绝经期提前。

【不良反应】　与多柔比星相似,但程度较低,尤其是心脏毒性和骨髓抑制毒性。其他不良反应有:脱发,男性有胡须生长受抑;黏膜炎,常见舌侧及舌下黏膜;胃肠功能紊乱,恶心、呕吐、腹泻;偶有发热、寒战、荨麻疹、色素沉着、关节疼痛。注射处如有药液外溢,可致红肿、局部疼痛、蜂窝组织炎或坏死。肝、肾功能损害罕见,有慢性肝病或肝转移时可引起血清丙氨酸氨基转移酶升高甚或黄疸。

【禁忌证】　因用化疗或放疗而造成明显骨髓抑制的患者;已用过大剂量蒽环类药物(如多柔比星或柔红霉素)的患者;近期或既往有心脏受损病史的患者;血尿患者膀胱内灌注;妊娠及哺乳期妇女。

【药物的相互作用】

(1)表柔比星可与其他抗肿瘤药物合用,但表柔比星用量应减低。联合用药时,不得在同一注射器内使用。

(2)表柔比星不可与肝素混合注射,因为二者化学性质不配伍,在一定浓度时会发生沉淀反应。

九、吡柔比星

【英文名称】　pirarubicin,THP

【制剂】　注射剂(粉):10mg;20mg。

【药理作用】　盐酸吡柔比星为半合成的蒽环类抗癌药,进入细胞核内迅速嵌入DNA核酸碱基对间,干扰转录过程,阻止mRNA合成,抑制DNA聚合酶及DNA拓扑异构酶Ⅱ(topoisomeraseⅡ,TopoⅡ)活性,干扰DNA合成。因注射用盐酸吡柔比星同时干扰DNA、mR-

NA合成,在细胞增殖周期中阻断细胞进入G_1期而干扰瘤细胞分裂、抑制肿瘤生长,故具有较强的抗癌活性。

【适应证】 对恶性淋巴瘤和急性白血病有较好疗效,对乳腺癌、头颈部癌、胃癌、泌尿系统恶性肿瘤、卵巢癌、子宫内膜癌、宫颈癌等有效。单用THP的有效率为20%～70%。与多种化疗药物如Ara-C、CTX、6-MP、MTX、5-FU、DDP等联合应用抗癌作用增加。

【用法用量】 将本品加入5%葡萄糖注射液或注射用水10mL溶解。可静脉、动脉、膀胱内注射。静脉注射:一般按体表面积一次25～40mg/m²;动脉给药:如头颈部癌按体表面积一次7～20mg/m²,一日1次,共用5～7日,亦可一次14～25mg/m²,每周一次;膀胱内给药:按体表面积一次15～30mg/m²,稀释为500～1000μg/mL浓度,注入膀胱腔内保留1～2小时,每周3次为一疗程,可用2～3疗程。

【注意事项】
(1)下列情况慎用:合并感染、水痘等症状的患者。
(2)儿童及生长期的患者用药时注意对性腺的影响。
(3)高龄者酌情减量。
(4)严格避免注射时渗漏至血管外,密切监测心脏、血常规、肝肾功能及继发感染等情况。原则上每周期均要进行心电图检查。
(5)溶解本品只能用5%葡萄糖注射液或注射用水,否则pH值的原因影响效价或浑浊。
(6)溶解后药液,即时用完,室温下放置不得超过6小时。

【不良反应】 骨髓抑制为剂量限制性毒性,主要为粒细胞减少,平均最低值在第14天,第21天恢复,贫血及血小板减少少见;心脏毒性低于ADM,急性心脏毒性主要为可逆性心电图变化,如心律失常或非特异性ST-T异常,慢性心脏毒性呈剂量累积性;恶心、呕吐、食欲减退、口腔黏膜炎,有时出现腹泻;肝、肾功能异常、脱发、皮肤色素沉着等,偶有皮疹;膀胱内注入可出现尿频、排尿痛、血尿等膀胱刺激症状,甚至膀胱萎缩。

【禁忌证】 对本品过敏者,严重器质性心脏病或心功能异常者,妊娠期、哺乳及育龄期
【药物的相互作用】 尚不明确。

十、阿柔比星

【英文名称】 aclarubicin, ACM
【制剂】 注射剂(粉):10mg;50mg。
【药理作用】 ACM的抗癌谱与ADM相似,它与DNA螺旋链结合,阻止和干扰核酸合成,特别具有选择性的抑制RNA的合成,对G_1～S期和S后期敏感。对多种动物肿瘤有抑制作用。

【适应证】 ①胃癌、肺癌、卵巢癌、恶性淋巴瘤、白血病等。②造血组织肿瘤,如恶性淋巴瘤、急性白血病。

【用法用量】 静脉注射或静脉滴注:20mg溶于10mL等渗盐水或5%葡萄糖液中静脉注射或静脉滴注。急性白血病:20mg/次(0.4mg/kg),1次/日,连用10～15日。恶性淋巴瘤和实体癌:40～50mg/次(0.8～1.0mg/kg),2次/周,第1、2日或第3、4日用;或20mg/次,1次/日,连用7日,每隔1周给药。

【注意事项】

(1)心功能异常或有心功能异常病史者及对本品有严重过敏者禁用。

(2)对肝、肾疾病、骨髓功能抑制、合并感染、水痘、小儿、孕妇、老年患者慎用;用过 ADM 者慎用。

(3)定期检查血常规、尿常规、肝肾功能、心电图,以决定疗程的长短。

(4)停药指征:①合并严重感染、发热或出血倾向。②心力衰竭或心电图异常。③胃肠道出血。

(5)溶解后尽快使用,注射时勿漏出血管外。

(6)应避免与 pH 值＞7 的注射剂配伍,以免混浊。

(7)注射时须以生理盐水或 5％葡萄糖注射液 10mL 溶解。

【不良反应】

(1)心脏毒性:ACM 与 ADM 相近,但对心脏损伤较轻,心肌急性毒性比 ADM 小 1/10。

(2)胃肠道反应:食欲缺乏、恶心、呕吐、腹泻、肝功能损害。

(3)骨髓抑制:红、白细胞及血小板减少,出血倾向。

(4)其他:如肾功能损伤、膀胱炎、皮疹、脱发、乏力、发热等。

【药物的相互作用】　与 pH 值＞7 的注射剂配伍时,有可能发生混浊。

十一、米托蒽醌

【英文名称】　mitoxantrone,DHAD

【制剂】　注射液:2mL(2mg)。

【药理作用】　本品是人工合成的结构与多柔比星相近的蒽醌类抗癌药,抗瘤谱广,毒性小,抗肿瘤活性略高于多柔比星。明显高于环磷酰胺、氟尿嘧啶、甲氨蝶呤、长春新碱和阿糖胞苷。作用机制尚不清楚,可能为嵌入 DNA,引起 DNA 链间或和链内交叉连结,导致 DNA 单链及双链断裂。对 RNA 聚合酶也有抑制作用。属于细胞周期非特异性药物,但主要作用于 S 后期。

【适应证】　恶性淋巴瘤、乳腺癌、急性白血病、肺癌、黑色素瘤、软组织肉瘤、多发性骨髓瘤、肝癌、大肠癌、肾癌、前列腺癌、子宫内膜癌、睾丸肿瘤、卵巢癌和头颈部癌。

【用法用量】　将本品溶于 50mL 以上的 0.9％氯化钠注射液或 5％葡萄糖注射液中静脉滴注,时间不少于 30 分钟。

静脉滴注:单用本品,按体表面积一次 12～14mg/m^2,每 3～4 周一次;或按一次 4～8mg/m^2,一日 1 次,连用 3～5 天,间隔 2～3 周。联合用药,一次 5～10mg/m^2。

【注意事项】

(1)下列情况慎用:一般情况差,有并发症及心、肺功能不全者。

(2)在用药期间,应严格检查血常规。

(3)有心脏疾病,用过蒽环类药物或胸部照射的患者,应密切注意心脏毒性的发生。

(4)用药时应注意避免药液外溢,如发现外溢应立即停止,再从另一静脉重新进行。

(5)本品不宜与其他药物混合注射。

(6)本品遇低温可能析出晶体,可将安瓿置热水中加温,晶体溶解后使用。

【不良反应】 骨髓抑制,引起白细胞和血小板减少,为剂量限制性毒性;少数患者可能有心悸、期前收缩及心电图异常;可有恶心、呕吐、食欲减退、腹泻等消化道反应;偶见乏力、脱发、皮疹、口腔炎等。

【禁忌证】 对本品过敏者;对肝功能不全或骨髓抑制者;妊娠及哺乳期妇女。

【药物的相互作用】

(1)与多柔比星同用可加重心脏毒性。

(2)本品有骨髓抑制作用,与其他抗肿瘤药物联合应用时应注意。与多柔比星等蒽环类抗癌药仅呈部分交叉耐药,与大多抗癌化疗药不易发生交叉耐药,与氟尿嘧啶、阿糖胞苷、长春碱、顺铂、环磷酰胺可能有协同作用。

十二、东洋霉素

【英文名称】 toyomycin

【制剂】 注射剂(粉):0.5mg。

【药理作用】 动物试验证明,本品有抑制肿瘤作用,并对淋巴组织有亲和性。其抗癌机制,系因与DNA的鸟嘌呤结合,抑制依赖DNA的多聚酶,从而抑制细胞的RNA合成。与放线菌素D的作用不完全相同。放线菌素D抑制DNA的噬菌体,而本品抑制RNA的噬菌体。

【适应证】 恶性淋巴瘤、肺癌、胃癌、食管癌、乳腺癌及癌性腹水。

【用法用量】

(1)静脉注射:一次0.5mg,总量为10～15mg,也可连续用药1～2个月。以注射用水或5%葡萄糖注射液10～20mL溶解。与其他抗肿瘤药并用,每周1～2次。

(2)胸、腹腔注射:一次0.5～1mg。

(3)动脉或肿瘤内注射:一次0.5～1mg。

【注意事项】 保护肾功能并避免其损伤;避免药液外渗,防止引起组织坏死。

【不良反应】

(1)骨髓抑制:对血常规影响较小,有时可见白细胞、血小板减少和贫血。

(2)胃肠道反应:食欲缺乏、恶心、呕吐、肝功能受损。

(3)剂量大时可致肾功能受损,表现血尿、蛋白尿、血浆肌酐增加。

(4)药液漏出血管外,可引起静脉炎,产生局部组织硬结和坏死。在给药前应确认静脉畅通无阻时,再静脉注射。

(5)少见乏力、皮疹等。

【药物的相互作用】 尚不明确。

第二节 抗肿瘤植物药

植物药的抗癌成分复杂,作用机制也各有不同,许多尚未明确。根据其化学成分分为生物碱类、木脂体类、柄型大环类、萜类及蛋白质类。其中疗效可靠且目前临床应用较多的为生物碱类及木脂体类。

一、长春新碱

【英文名称】 vincristine, VCR

【制剂】 注射剂(粉):1mg。

【药理作用】 本品是由长春花中提出的另一种生物碱,其化学结构和作用机制与长春碱相似,但疗效优于长春碱。二者之间无交叉耐药现象。主要作用于 M 期,属于细胞周期特异性药物。大剂量时对 S 期细胞也有杀伤作用。对中枢和周围神经系统的毒性较长春碱明显。

【适应证】 急性白血病,急性淋巴细胞白血病,慢性淋巴细胞白血病,恶性淋巴瘤,生殖细胞肿瘤,小细胞肺癌,尤因肉瘤,肾母细胞瘤,神经母细胞瘤,乳腺癌,消化道癌,黑色素瘤,多发性骨髓瘤。

【用法用量】 静脉注射或冲入:成人,一次 $1\sim2$ mg(或 1.4 mg/m^2),一次不超过 2mg;65 岁以上者,一次最大量 1mg。儿童一次 2mg/m^2 或按体重一次 75μg/kg,一周 1 次。联合化疗,连续 2 周为一周期。

【注意事项】

(1)应用本品应终止哺乳。

(2)2 岁以下儿童的周围神经的髓鞘形成尚不健全,应慎用。

(3)有痛风病史、肝功能损害、感染、白细胞减少、神经肌肉疾病、尿酸盐性肾结石病史、近期接受过放疗或化疗者慎用。

(4)定期检查周围血常规、肝肾功能,注意观察心律、肠鸣音及腱反射等。

(5)本品可使血钾、血及尿的尿酸升高。

(6)一旦药液外漏应停止输液,并予相应处理。防止药液溅入眼内,一旦发生立即用大量氯化钠注射液冲洗,之后应用地塞米松眼膏保护。冲入静脉时应避免日光直接照射。

【不良反应】 四肢麻木,腱反射迟钝或消失,外周神经炎,腹痛,便秘,麻痹性肠梗阻,运动神经、感觉神经、脑神经症状,骨髓抑制,消化道反应,生殖系统毒性,脱发,血压改变,血栓性静脉炎,局部刺激,局部组织坏死。

【禁忌证】 尚不明确。

【药物的相互作用】

(1)长春新碱能抑制可溶性微管蛋白二聚物进入微管的解聚作用,影响神经微管的功能与轴索的运输,替尼泊苷可增加微管蛋白对长春新碱的亲和力或增加微管蛋白对长春新碱解聚作用的敏感性,因而二者合用可增强长春新碱的神经毒性。

(2)长春新碱与钙通道阻滞剂如维拉帕米、硝苯地平、尼莫地平等合用,能提高肿瘤细胞对长春新碱的摄取量,并阻滞其外流,使细胞内维持较高浓度,增强抗癌疗效。

二、长春碱

【英文名称】 vinblastine, VLB

【制剂】 注射液:10mL:10mg。

【药理作用】 本品是由夹竹桃科植物长春花中提出的一种生物碱。主要抑制微管蛋白的聚合,妨碍纺锤体微管的形成,使细胞核分裂停止于中期,为对 M 期有效的细胞周期特异性药物。但它也可以作用于细胞膜,干扰细胞膜对氨基酸的转运,抑制蛋白质的合成。也可抑制

RNA 聚合酶的活力而抑制 RNA 的合成,将细胞杀死于 G_1 期。

【适应证】 霍奇金病,淋巴细胞瘤,组织细胞性淋巴瘤,晚期蕈样肉芽肿,晚期睾丸肿瘤,卡波西肉瘤,组织细胞增生症,绒癌,乳腺癌,卵巢癌,单核细胞白血病。

【用法用量】 静脉注射或滴注,严禁鞘内注射。成人一次 $3.7\sim11.1\,\mathrm{mg/m^2}$,不得超过 $18.5\,\mathrm{mg/m^2}$,一周 1 次,剂量逐渐递增。儿童一次 $2.5\sim7.5\,\mathrm{mg/m^2}$,不得超过 $12.5\,\mathrm{mg/m^2}$,一周 1 次,剂量逐渐递增。

【注意事项】
(1)哺乳期用药应终止哺乳。
(2)可使血及尿内尿酸升高而干扰诊断。
(3)骨髓抑制、痛风病史、肝功能损害、感染、肿瘤侵犯骨髓、尿酸盐性肾结石病史、经过放疗或化疗的患者慎用。
(4)用药期间应注意检查血常规、血胆红素、丙氨酸氨基转移酶、乳酸脱氢酶、血尿素氮、血尿酸、肌酐清除率。

【不良反应】 骨髓抑制,白细胞减少,恶心,呕吐,便秘,口疮,腹泻,易疲劳,腹痛,直肠出血,喉炎,出血性直肠结肠炎,消化性溃疡出血,麻木,感觉异常,外周神经炎,深部肌腱反射消失,头痛,惊厥,全身不适,软弱,头晕,精神抑郁,肿瘤部位疼痛,水疱,脱发,血栓性静脉炎,局部组织坏死,致癌作用,抑制睾丸或卵巢功能。

【禁忌证】 白细胞减少者,细菌性感染者,妊娠期妇女。

【药物的相互作用】 联合化疗方案内若有其他降低白细胞药物时应减量。肝功能不全时,若同时合用其他由胆汁排泄的抗癌药(如多柔比星)应减量。与别嘌醇、秋水仙碱或丙磺舒合用,长春碱可升高血中尿酸浓度。

二、长春地辛

【英文名称】 vindesine,VDS

【制剂】 注射剂(粉):1mg;4mg。

【药理作用】 作用机制与 VLB 相似,抗瘤谱较 VLB 及 VCR 广,作用也强,且与二药无交叉耐药。在组织培养中观察,它作用于细胞有丝分裂中期,较低剂量时作用强度为 VCR 的 3 倍、VLB 的 10 倍;较高剂量时作用强度与 VCR 相等,为 VLB 的 3 倍。

【适应证】
(1)肺癌:与环磷酰胺、多柔比星联合应用治疗非小细胞肺癌,有效率可达 40% 左右。也可用于小细胞肺癌。
(2)恶性淋巴瘤:对霍奇金病及非霍奇金淋巴瘤疗效均较好,并可在 VCR 由于神经毒性不能使用时,作为二线药物。
(3)乳腺癌、食管癌、恶性黑色素瘤等:与其他药物合并应用亦取得了较好疗效。
(4)其他:如白血病、头颈部癌、卵巢癌、生殖细胞肿瘤也有一定疗效。

【用法用量】 静脉滴注:单药一次 $3\,\mathrm{mg/m^2}$,一周 1 次,联合化疗时剂量酌减。连续用药 4~6 次完成疗程。氯化钠注射液溶解后缓慢静脉注射,亦可溶于 5% 葡萄糖注射液 500~100 0ml 中缓慢静脉滴注(6~12 小时)。

【注意事项】 ①严重白细胞及血小板低下者应停药。②长春碱或鬼臼毒素类药物可能增加神经毒性,肝、肾功能不全的患者慎用。③避免漏出血管外和溅入眼内。④药物溶解后应在 6 小时内使用。

【不良反应】 白细胞降低,中性粒细胞降低,血小板降低,轻度食欲减低,恶心,呕吐,末梢神经炎,腹胀,便秘,致畸作用,静脉炎。

【禁忌证】 骨髓功能低下者,严重感染者,妊娠期妇女。

【药物的相互作用】 避免与其他具神经毒性的抗肿瘤药合用。

三、长春瑞滨

【英文名称】 virorelbine,NVB

【制剂】 注射液:1mL:10mg;5mL:50mg。

【药理作用】 本品属长春碱类抗肿瘤药物,直接作用于管蛋白/微管蛋白的动态平衡。本品可抑制管蛋白的聚集,选择性作用于有丝分裂微管,高浓度影响轴突微管蛋白,对微管蛋白螺旋化的作用低于长春新碱。本品可阻断 G_2 期与 M 期细胞的有丝分裂,从而导致进入间期或下一分裂周期细胞的死亡。

【适应证】 非小细胞肺癌,乳腺癌。

【用法用量】 仅供静脉使用。单药,一周 $25\sim30mg/m^2$。联合化疗,依据所用方案选择剂量与给药时间。本品须溶于氯化钠注射液,于 15~20 分钟输入,然后输入大量氯化钠注射液冲洗静脉。

【注意事项】

(1)治疗须在血液学监测下进行。粒细胞 $<0.2\times10^9/L$ 时应延迟至患者血常规恢复正常再用药。

(2)肝功能不全时应减量。如无法检测肾功能,须谨慎用药。缺血性心脏病患者须慎用。

(3)外渗可引起局部严重刺激,应立即停止注药,渗出部位局部皮下注射 1mL 透明质酸(250IU/mL)和采用热敷措施,余药从另一静脉输入。

(4)治疗操作时谨防药物污染眼球而引起严重刺激甚至角膜溃疡,一旦发生应立即冲洗。

(5)进行肝脏放疗时忌用本品。

【不良反应】 粒细胞减少,贫血,腱反射消失,感觉异常,下肢无力,麻痹性肠梗阻,便秘,恶心,呕吐,呼吸困难,支气管痉挛,心肌缺血,脱发,下颌痛,局部皮肤红肿甚至坏死。

【禁忌证】 妊娠及哺乳期妇女,严重肝功能不全者。

【药物的相互作用】 尚不明确。

四、依托泊苷

【英文名称】 etoposide,VP-16

【制剂】 依托泊苷胶囊:25mg;50mg;100mg。依托泊苷注射液:50mg;100mg。

【药理作用】 本品抗瘤谱较广,对多种动物肿瘤均有作用。对 S 期和 G_2 期细胞有较强的杀伤作用,抑制细胞有丝分裂,为细胞周期特异性药物,使细胞停止于有丝分裂期。作用机制一般认为是抑制 DNA 拓扑异构酶Ⅱ,间接诱导 DNA 断裂。

【适应证】 小细胞肺癌,恶性淋巴瘤,恶性生殖细胞瘤,白血病,神经母细胞瘤,横纹肌肉瘤,卵巢癌,非小细胞肺癌,胃癌,食管癌。

【用法用量】 静脉滴注:用氯化钠注射液稀释,浓度不超过 0.25mg/mL。①成人一日 60~100mg/m²,连续 3~5 日,3~4 周为一疗程。②儿童一日 100~150mg/m²,连续 3~4 日。口服:一日 70~100mg/m²,连续 5 日,或 30mg/m²,连续 10~14 日,3~4 周为一疗程。

【注意事项】 ①哺乳期妇女慎用。②定期检查周围血常规和肝、肾功能。③不宜静脉注射,静脉滴注速度不得过快,至少 30 分钟。④不得做胸腔、腹腔和鞘内注射。

【不良反应】 骨髓抑制,白细胞及血小板减少,食欲减退,恶心,呕吐,口腔炎,脱发,低血压,喉痉挛。

【禁忌证】 骨髓抑制、白细胞、血小板明显低下者,心、肝、肾功能严重障碍者,妊娠期妇女;本品含苯甲醇,禁用于儿童肌内注射。

【药物的相互作用】 与其他抗肿瘤药物或放疗照射合用有时会增强骨髓抑制等副作用。有报道依托泊苷与其他抗肿瘤药物联合使用时,会出现急性白血病(部分伴有白血病前期表现)。

六、替尼泊苷

【英文名称】 teniposide,VM-26

【制剂】 注射液:5mL:50mg。

【药理作用】 本品抗肿瘤作用与依托泊苷(VP-16)相似,可阻断癌细胞的有丝分裂,抑制拓扑异构酶Ⅱ,主要作用于 G² 期,属于细胞周期特异性药物。对破坏 DNA 作用比 VP-16 强 2~10 倍。本品抗瘤谱广,毒性低,分子量小,脂溶性高。

【适应证】 恶性淋巴瘤,霍奇金病,急性淋巴细胞性白血病,成人与儿童的高危患者,胶质母细胞瘤,室管膜瘤,星形细胞瘤,膀胱癌,神经母细胞瘤和儿童的其他实体瘤。

【用法用量】 静脉滴注:每疗程总剂量为 300mg/m²,在 3~5 日内给予,每 3 周或待骨髓功能恢复后可重复一个疗程。

【注意事项】 ①肝、肾功能异常或肿瘤已侵犯骨髓者慎用。②联合用药、老年及骨髓功能欠佳、多次化疗患者酌情降低剂量。③定期检测白细胞和血小板计数。④保证药液输入静脉。⑤因有低血压的报道,在输注开始 30~60 分钟内监测主要生命体征。

【不良反应】 白细胞减少,血小板减少,贫血,恶心,呕吐,口腔炎/黏膜炎,畏食,腹泻,腹痛,肝功能异常,寒战,发热,心动过速,支气管痉挛,呼吸困难,荨麻疹,脱发,低血压,神经病变,感染,肾功能不全,高血压,头痛,神经混乱,肌无力,致癌性,致突变性,生殖毒性。

【禁忌证】 对本品过敏者,严重白细胞、血小板减少者,妊娠及哺乳期妇女。

【药物的相互作用】 尚不明确。

七、紫杉醇

【英文名称】 paclitaxel,PTX

【制剂】 紫杉醇注射液:5mL:30mg;25mL:0.15g;16.7mL:0.1g。

【药理作用】 本品可促进微管双聚体装配成微管,其后通过防止多聚化过程而使微管稳定增强而抑制微管网正常动力学重组,进而影响细胞周期和分裂功能。紫杉醇还可导致整个细胞周期微管束的排列异常和细胞分裂期间微管发生星状体。总的来讲抑制肿瘤细胞生长,另外它还有调节机体免疫功能作用。

【适应证】 卵巢癌,乳腺癌,非小细胞肺癌,头颈癌,食管癌,精原细胞瘤,复发非霍奇金淋巴瘤,AIDS 相关性卡波西肉瘤。

【用法用量】 预防用药在治疗前 12 小时及 6 小时口服地塞米松 20mg,治疗前 30～60 分钟肌内注射苯海拉明 50mg,以及治疗前 30～60 分钟静脉注射西咪替丁 300mg 或雷尼替丁 50mg。静脉给药滴注时间大于 3 小时。①单药,一次 135～200mg/m²,在非格司亭支持下剂量可达 250mg/m²。②联合用药,一次 135～175mg/m²,3～4 周一次。

【注意事项】

(1)治疗前使用地塞米松、苯海拉明和 H_2 受体拮抗剂预防过敏。

(2)骨髓抑制是剂量限制性毒性反应。

(3)输注期间若出现传导异常,应密切观察,必要时给予治疗。

(4)肝功能不全的患者慎用。

(5)哺乳期妇女用药应停止哺乳。

(6)本品溶液不应接触聚氯乙烯塑料(PVC)装置、导管或器械。滴注时先经 $0.22\mu m$ 孔膜滤过。

【不良反应】 骨髓抑制,中性粒细胞减少,血小板减少,发热,贫血,呼吸困难,面部潮红,胸痛,心律失常,心动过缓,皮疹,低血压,高血压,寒战,背痛,心电图异常,心肌梗死,心房颤动,室上性心动过速,间质性肺炎,肺纤维化,肺栓塞,运动神经异常,感觉神经异常,自主神经异常,视神经异常,关节痛,肌痛,胆红素升高,碱性磷酸酶升高,AST 升高,肌酐升高,肾功能异常,恶心,呕吐,腹泻,黏膜炎,注射部位反应,脱发,指甲改变,水肿。

【禁忌证】 对本品或聚氧乙基代蓖麻油过敏者,中性粒细胞计数$<1.5\times10^9$/L 的实体瘤患者,中性粒细胞计数$<0.1\times10^9$/L 的 AIDS 相关性卡波西肉瘤患者,妊娠期妇女。

【药物的相互作用】

(1)与顺铂合用时,应先用本品,后用顺铂,否则骨髓抑制加重。资料表明在顺铂之后给药时,本品的清除率大约降低 33%。而与多柔比星合用时,先用多柔比星,后用本品,可降低黏膜炎发生率。

(2)酮康唑可抑制紫杉醇的代谢,两药合用时应注意。

八、多西他赛

【英文名称】 docetaxel,TXT

【制剂】 注射用多西他赛:20mg;80mg。

【药理作用】 作用机制与紫杉醇相同,稳定微管作用比紫杉醇大两倍。

【适应证】 局部晚期或转移性乳腺癌,局部晚期或转移性非小细胞肺癌,即使是在以顺铂为主的化疗失败后。

【用法用量】 仅用于静脉滴注。一次 75mg/m²,滴注 1 小时,3 周一次。

【注意事项】

(1)须在有经验的医师指导下使用。因可能发生较严重的过敏反应,应具备相应的急救设施,注射期间密切监测主要功能指标。

(2)除非有禁忌,患者在接受本品治疗前需预防用药以减轻体液潴留的发生率和严重程度,以及减轻过敏反应的严重程度,预防用药包括口服皮质激素,如地塞米松16mg(8mg,每日2次),在本品注射前一日开始服用,持续3天。

(3)注意本品在血液学、过敏反应、皮肤反应、体液潴留、肝功能损害、神经系统及其他方面的毒性。

(4)应遵循细胞毒类药物配置规程。

(5)用药期间如发生发热性中性粒细胞减少且持续一周以上低于$0.5\times10^9/L$,出现严重或蓄积性皮肤反应或外周神经症状,应酌情减量。

(6)肝功能损伤的患者,对于血清胆红素超过正常值上限和(或)ALT及AST超过正常上限3.5倍并伴有碱性磷酸酶超过正常值上限6倍的患者,除非有严格的使用指征,否则不应使用,也无减量使用建议。

【不良反应】 中性粒细胞减少,贫血,感染,发热,3~4级血小板减少,感染合并中性粒细胞计数$<0.05\times10^9/L$,出血,出血合并3~4级血小板减少,过敏反应,瘙痒,红斑,皮疹,胸闷,背痛,药物性发热或寒战,支气管痉挛,脱发,皮肤反应,指甲改变,外周水肿,胸膜腔积液,心包积液,腹水及体重增加,口腔炎,腹泻,恶心,呕吐,味觉错乱,便秘,腹痛,胃肠道出血,食管炎,感觉神经症状,运动神经症状,少见惊厥或暂时性意识丧失,心律失常,低血压,高血压,心力衰竭,胆红素升高,碱性磷酸酶升高,AST升高,ALT升高,罕见肝炎,畏食,视觉障碍,伴或不伴有结膜炎的流泪,肌痛,关节痛,呼吸困难,急性呼吸窘迫综合征,间质性肺炎,肺纤维化,色素沉着,皮肤发红或发干,静脉炎,罕见丧失记忆现象。

【禁忌证】 对本品或赋形剂过敏者,基线中性粒细胞计数$<0.15\times10^9/L$者,妊娠及哺乳期妇女,肝功能严重损害者,当与其他药物联用时应遵循其他药物的禁忌。

【药物的相互作用】

(1)与顺铂联合使用时,宜先用多西他赛后用顺铂,以免降低多西他赛的清除率;而与蒽环类药物联合使用时,给药顺序与上述相反,宜先予蒽环类药物后予多西他赛。

(2)其他细胞毒类药物联合应用时,应酌情减量。

(3)多西他赛与酮康唑之间可能发生相互作用,同用时应格外小心。

九、三尖杉酯碱

【英文名称】 harringtonine

【制剂】 注射剂:1mg(1mL)。

【药理作用】 本品为从三尖杉科植物三尖杉或其同属植物中提取的一种生物碱。能抑制DNA聚合酶a的活性及核蛋白的合成,导致DNA合成障碍,系细胞周期非特异性药物,对S期细胞有强烈杀伤作用,对G_0期细胞也有一定影响。对多种肿瘤有抑制作用,与烷化剂及嘌呤类无交叉耐药。

【适应证】

(1)白血病:可用于各种急性非淋巴细胞白血病,对急性粒细胞白血病疗效最好,有效率达84.1%。对慢性粒细胞白血病也有效。

(2)恶性淋巴瘤。

【用法用量】

(1)静脉给药:每日 1~4mg 溶于生理盐水或 5%葡萄糖注射液 250~500mL 中缓慢静脉滴注(30~40 滴/分),5~10 天为一疗程,2 周后可重复。

(2)鞘内注射:用于中枢神经系统白血病,0.5mg/次,用生理盐水稀释至 4~5mL,缓慢注入鞘内,5~7 天 1 次,待脑脊液转阴后改为每周 1 次,连用 2 次。

(3)小儿用法:静脉滴注,0.05~0.3mg/kg;鞘内注射,9 岁以下 0.3mg,10 岁以上 0.4mg。用法同成人。

【注意事项】

(1)用药前应常规作心电图检查,有明显异常者禁用,用药期间也应经常复查,发现心律失常立即停药。

(2)肝、肾功能不良者慎用。心脏病患者忌用。

(3)一次剂量过大可抑制呼吸导致死亡,故不可静脉推注,应缓慢静脉滴注。

【不良反应】 ①骨髓抑制:主要为白细胞下降,多数患者可以恢复。②胃肠道反应:恶心、呕吐、畏食等。③心脏毒性:可致心肌损害、心律失常,严重者发生心力衰竭。④其他:头晕、乏力。注射部位疼痛。

【药物的相互作用】

(1)本品与其他可能抑制骨髓功能的抗癌药物或放射疗法合并应用时应调节本品的剂量与疗程。

(2)蒽环类抗生素有心肌毒性作用,老年患者及已反复采用多柔比星或柔红霉素等蒽环类抗生素治疗的患者使用三尖杉碱应慎用或不用,以免增加心脏毒性。

十、高三尖杉酯碱

【英文名称】 homoharringtonine

【制剂】 高三尖杉酯碱注射液:1mL:1mg。

【药理作用】 本品为由三尖杉属植物中提取的生物碱,有显著的抗白血病作用,能抑制真核细胞的蛋白质合成,使多聚核糖体解聚,对细胞内 DNA 的合成亦有抑制作用。本品对 G_1 期、G_2 期细胞杀伤作用最强,而对 S 期细胞作用较小,属于细胞周期特异性药物。

【适应证】 急性非淋巴细胞白血病,骨髓增生异常综合征,慢性粒细胞白血病,真性红细胞增多症。

【用法用量】 静脉滴注:成人一日 1~4mg,溶于 5%或 10%葡萄糖注射液 250~500mL,缓慢滴入 3 小时以上,4~6 日为 1 疗程,间歇 1~2 周再重复用药。儿童:一日 0.05~0.1mg/kg,4~6 日为 1 疗程。

【注意事项】

(1)老年患者、心律失常、器质性心血管病、肝肾功能不全、骨髓功能显著抑制、严重粒细胞或血小板减少、肝肾功能损害、痛风或尿酸盐肾结石病史的患者慎用。

(2)会引起血及尿中尿酸浓度增高而干扰诊断。

(3)静脉滴注速度过快或长期持续或重复给药时,会产生心脏毒性。对原有心律失常及器质性心血管疾病患者应慎用或不用。

(4)定期检查周围血常规、肝肾功能、心脏体征及心电图。

(5)慎与碱性药物配伍。

【不良反应】 骨髓抑制,心脏毒性,窦性心动过速,房性或室性期前收缩,心电图出现ST段变化及T波平坦,奔马律,房室传导阻滞及束支传导阻滞,心房颤动,低血压,畏食,恶心,呕吐,肝功能损害,脱发,皮疹,过敏性休克。

【禁忌证】 妊娠及哺乳期妇女,严重或频发的心律失常者,器质性心血管疾病者。

【药物的相互作用】 本品与其他可能抑制骨髓功能的抗癌药物或放射疗法合并应用时应调节本品的剂量与疗程。蒽醌类抗生素有慢性心肌毒性作用,因此应避免对已反复采用多柔比星或柔红霉素等治疗的患者应用本品。

十一、喜树碱

【英文名称】 camptothecin

【制剂】 注射剂(粉):5mg。片剂:5mg。

【药理作用】 本品是从我国特有的珙桐科植物喜树中提取的一种生物碱。它选择性抑制拓扑异构酶Ⅰ(TopoⅠ),与TopoⅠ-DNA形成的复合物结合,稳定此复合物,从而使断裂的DNA链不能重新接合,阻止DNA复制及RNA合成,为细胞周期S期特异性药物,对G_0期细胞无作用,对G_1期、G_2期与M期细胞有轻微杀伤力。另外,它还能直接破坏DNA结构。实验证明,本品对多种动物肿瘤有抑制作用,与常用抗肿瘤药物无交叉耐药。

【适应证】

(1)消化系统癌:对胃癌疗效较好,显效快,但缓解期短(平均2～3个月)。对食管癌、贲门癌、结肠癌、直肠癌、肝癌也有一定疗效。

(2)其他:如急性和慢性粒细胞白血病、绒毛膜上皮癌、肺癌、膀胱癌等。

【用法用量】

(1)静脉注射:成人每次10mg,溶于生理盐水20mL中,每日1次;或20mg,隔日1次,一疗程总量140～200mg。

(2)肌内注射:成人每次5mg,每日1次或每日2次,一疗程总量140～200mg。

(3)动脉注射:用于头颈部癌或肝癌。通过动脉插管每日或隔日注射10mg。

(4)肿瘤内注射:5～10mg直接注入肿瘤内,每日或隔日1次。

(5)胸、腹腔注射:将本品20～30mg溶于生理盐水20mL中,尽量抽净积液后注入,每周1次。

(6)膀胱内灌注:用于膀胱癌,将本品30～40mg溶于生理盐水50mL中作膀胱灌注,保留1～2小时,每周2次,4周为一疗程。

(7)口服:每次5mg,每日2次,根据病情进行维持治疗。

【注意事项】 ①孕妇、肾功能不佳者忌用。②本品用生理盐水溶解,不宜用葡萄糖溶液稀释。③避光、密闭保存,如发现沉淀即不能使用。

【不良反应】

(1)泌尿系统症状:血尿、尿频、尿急等。用药期间应多饮水,碱化尿液。在用药后2小时尽量排空尿液,以减少对膀胱的刺激。

(2)骨髓抑制:主要为白细胞下降,一般不严重。白细胞降至 2.0×10^9/L 时应停药。

(3)胃肠道反应:腹泻多见,严重者引起水电解质紊乱。

【药物的相互作用】 尚不明确。

十二、羟喜树碱

【英文名称】 hydroxycamptothecin,HCPT

【制剂】 羟喜树碱(注射剂):2mg;5mg;10mg。

【药理作用】 本药为喜树碱的羟基衍生物,作用机制与喜树碱相似,但毒性较小。能明显抑制 DNA 合成,系作用于 S 期的细胞周期特异性药物。

【适应证】 原发性肝癌,胃癌,膀胱癌,直肠癌,头颈部上皮癌,白血病。

【用法用量】

(1)原发性肝癌:①静脉注射,一日 4~6mg,用 0.9%氯化钠注射液 20mL 溶解后,缓慢注射。②肝动脉给药,一次 4mg,加 0.9%氯化钠注射液 10mL 灌注,一日 1 次,15~30 日为一疗程。

(2)胃癌:静脉注射,一日 4~6mg,用 0.9%氯化钠注射液 20mL 溶解后,缓慢注射。

(3)膀胱癌:膀胱灌注后加高频透热 100 分钟,剂量由 10mg 逐渐增加至 20mg,一周 2 次,10~15 次为一疗程。

(4)直肠癌:经肠系膜下动脉插管,一次 6~8mg,加入 0.9%氯化钠注射液 500mL 动脉注入,一日 1 次,15~20 次为一疗程。

(5)头颈部上皮癌:静脉注射,一日 4~6mg,用 0.9%氯化钠注射液 20mL 溶解后,缓慢注射。

(6)白血病:成人,一日 $6\sim8mg/m^2$,加入 0.9%氯化钠注射液中静脉滴注,连续 30 天为一疗程。

【注意事项】 ①用药期间严格检查血常规。②妊娠期妇女慎用。③静脉给药时外渗会引起局部疼痛及炎症。④仅限于用氯化钠注射液稀释,不宜用葡萄糖等酸性溶液溶解和稀释。

【不良反应】 恶心,呕吐,食欲减退,骨髓抑制,尿急,尿痛,血尿,蛋白尿,脱发。

【禁忌证】 对本品过敏者。

【药物的相互作用】 尚不明确。

十三、伊立替康

【英文名称】 irinotecan,CPt-11

【制剂】 盐酸伊立替康注射液:2mL:40mg;5mL:0.1g。

【药理作用】 CPT-11 为半合成喜树碱衍生物,为 Topo Ⅰ 抑制剂。临床前研究证明,CPT-11 及其活性代谢产物 SN38 对多种实验肿瘤有明显的抗肿瘤活性,如 S-180 纤维肉瘤、Lewis 肺癌、Mh-134 肝癌、Co-4 结肠癌、M_X-1 乳腺癌、Sc-16 胃癌等,抗瘤谱广。此外,它在体内很少被表达 MDR(多药耐药)基因的肿瘤识别,对 VCR 或 ADM 耐药的 P_{388} 鼠白血病同样有效。体外 CPT-11 与有些化疗药如顺铂、阿糖胞苷、氟尿嘧啶及 Topo Ⅱ 抑制剂合用有协同或相加作用。

【适应证】 晚期大肠癌,可与氟尿嘧啶、醛氢叶酸(CF)联合使用。单独用药:氟尿嘧啶化疗方案失败者。

【用法用量】 仅用于成人。本品推荐剂量为 350mg/m^2，静脉滴注 30～90 分钟，每 3 周一次。剂量调整：对于无症状的严重中性粒细胞减少症（中性粒细胞计数<0.05×10^9/L），中性粒细胞减少伴发热或感染（体温超过 38℃），中性粒细胞计数<0.1×10^9/L，或严重腹泻（需静脉输液治疗）的患者，下周期治疗剂量应从 350mg/m^2 减至 300mg/m^2，若这一剂量仍出现严重中性粒细胞减少症，或如上所述的与中性粒细胞减少相关的发热及感染或严重腹泻时，下一周期治疗剂量可进一步从 300mg/m^2 减量至 250mg/m^2。

延迟给药：患者中性粒细胞计数未恢复至 1.5×10^9/L 以上前请勿使用本品。当患者曾出现过严重中性粒细胞减少症或严重胃肠道的不良反应如腹泻、恶心和呕吐时，本品的使用必须推迟到这些症状尤其是腹泻完全消失为止。

疗程：本药应持续使用直到出现客观的病变进展或难以承受的毒性时停药。

特殊人群：①肝功能受损的患者：当患者的胆红素超过正常值上限（ULN）的 1.0～1.5 倍时，发生重度中性粒细胞减少症的可能性增加。对该人群应经常进行全血细胞计数。当患者的胆红素超过正常值上限的 1.5 倍时，不可用本品治疗。②肾功能受损的患者：本品不宜用于肾功能不良的患者。③老年人：未对老年人进行过特殊药代动力学研究。但是，由于老年人各项生理功能，尤其是肝功能的减退概率很大，选择剂量时须谨慎。

【注意事项】
(1) 对喜树碱类药物或其任何成分过敏者禁用本品。
(2) 动物实验发现有致畸性、胚胎毒性和胎儿毒性。妊娠、哺乳期妇女禁用。
(3) 慢性肠炎、肠梗阻、间质性肺炎、肺纤维化患者禁用本品；大量胸水或腹水患者禁用。
(4) 用药期间需每周检查全血细胞计数，密切观察患者有无感染、出血倾向，若发生此类情况应减量或停药，并作相应处理。
(5) 本品代谢产物 SN38 在尿中易形成结晶，引起肾脏损害。故用药期间应多饮水，并碱化尿液。
(6) 老年患者生理功能减退，使用本品时应谨慎。
(7) 本品对光不稳定，滴注时应避光。

【不良反应】 迟发性腹泻和中性粒细胞减少为剂量限制性毒性，迟发性腹泻多发生在给药后 5 天，平均持续 4 天，严重者致死。假膜性肠炎；恶心、呕吐，肠梗阻、肠系膜血管供血不足、胃肠道出血，大肠炎，肠穿孔，畏食，腹痛及黏膜炎；中性粒细胞减少、血小板下降及贫血，乙酰胆碱综合征，用药后 24 小时出现腹痛、黏膜炎、鼻炎、低血压、血管舒张、出汗、寒战、全身不适、头晕、视力障碍、瞳孔缩小、流泪及流涎、乏力、发热、气短、呼吸困难、脱发、皮肤反应、过敏反应、肌肉收缩、痉挛、感觉异常、短暂性语言障碍。

【禁忌证】 对盐酸伊立替康三水合物或其辅料过敏者；慢性肠炎和（或）肠梗阻；胆红素超过正常值上限 1.5 倍；严重骨髓功能衰竭者；WHO 行为状态评分>2；妊娠及哺乳期妇女。

【药物的相互作用】 CPT_11 具有抗胆碱酯酶活性，有抗胆碱酯酶活性的药物可延长琥珀胆碱的神经肌肉阻滞作用，非去极化神经肌肉阻滞剂可能被拮抗。合并用药时应注意。

十四、拓扑替康

【英文名称】 topotecan,TPT

【制剂】 注射用盐酸拓扑替康:1mg;2mg。

【药理作用】 本品为 CPT 半合成衍生物,作用靶点为 Topo Ⅰ,为 S 期抗肿瘤药。临床前研究表明,TPT 抗肿瘤谱较广,对 L_{1210} 和 P_{338} 白血病小鼠的活性及在体内抗 Lewis 肺癌和 B_{16} 黑色素瘤的作用均优于 CPT。在人结肠癌异体移植物,TPT 可以诱导肿瘤消退及延缓其生长。

【适应证】 小细胞肺癌,一线化疗失败的晚期转移性卵巢癌。

【用法用量】 静脉滴注:一次 $1.2mg/m^2$,一日 1 次,滴注 30 分钟,连续 5 日,21 日为一疗程。

【注意事项】

(1)须在有经验的医师观察下使用,对可能出现的并发症须有明确的诊断和适当处理的设施与条件。,(2)治疗期间须监测外周血常规,观察患者有无感染、出血倾向,如有异常应减量或停药。

(3)本品在避光包装内 20~25℃时保持稳定,开瓶后应立即使用。

【不良反应】

(1)骨髓抑制:中性粒细胞下降、血小板减少、贫血等,为主要限制性毒性。其中白细胞 3~4 度减少为 39%~86%;中性粒细胞 3~4 度减少为 43%~88%;血红蛋白 3~4 度减少为 11%~42%;血小板 3~4 度减少为 13%~57%。

(2)胃肠道反应:恶心、呕吐、腹泻、便秘、肠梗阻、腹痛、口腔炎、畏食等。

(3)皮肤及附件:脱发,偶见严重的皮炎及瘙痒。

(4)神经肌肉:头痛、关节痛、肌肉痛、全身痛、感觉异常。

(5)呼吸系统:可致呼吸困难,虽然尚不能肯定是否会因此而造成死亡,但应引走重视。

(6)肝脏:有时出现肝功能异常,转氨酶升高。

(7)全身反应:乏力、不适、发热等。

(8)局部刺激:静脉注射时,若漏出血管外可产生局部刺激、红肿。

(9)罕见过敏反应及血管神经性水肿。另外,尚有致血尿、心电图异常的报道。

【禁忌证】 对喜树碱类药物或其任何成分过敏者,重度骨髓抑制、中性粒细胞 $<0.15\times 10^9/L$ 者,妊娠及哺乳期妇女。

【药物的相互作用】 实验发现,本品与烷化剂尤其是 DDP 联合应用产生协同的细胞毒作用。

十五、秋水仙碱

【英文名称】 colchicine

【制剂】 片剂:0.5mg;1mg。注射剂:1mg。

【药理作用】 本品是从百合科植物秋水仙(colchicine autumnale)的球茎和种子中提出的一种生物碱。本品为有丝分裂毒素,能使细胞停止于分裂中期,为作用于 M 期的周期特异性药。本品通过与中性粒细胞微管蛋白的亚单位结合而改变细胞膜功能,包括抑制中性粒细胞趋化、黏附和吞噬作用；抑制磷脂酶 A_2，减少单核细胞和中性粒细胞释放前列腺素和白三烯；抑制局部细胞产生 IL-6 等，从而达到控制关节局部红肿热痛等炎症反应。本品不影响尿酸盐的生成、溶解及排泄，因而无降血尿酸作用。

【适应证】 主要用于急性痛风性关节炎的治疗，其他还可用于假痛风、家族性地中海热、血清病、结节红斑、羟磷灰石钙化性腱炎、白血病和肿瘤等疾病的治疗。也可用于硬皮病、白塞综合征、淀粉样变、特发性血小板减少性紫癜和皮肤坏死性血管炎的治疗。

【用法用量】 口服首次剂量为 0.5~1mg，以后每 1~2 小时 0.5~1mg，直至关节症状缓解或出现消化系统症状时（呕吐、腹痛、腹泻）应停药。当日全剂量不得超过 5mg。以后每日 2~3 次，每次 0.5~1mg，疗程 10~14 天。有肾功能不全者应减量为每次 0.5~0.6mg，每日 1~2 次。预防痛风急性发作的剂量为口服每次 0.5~0.6mg，每日 1~2 次。

【注意事项】
(1) 孕妇和哺乳期妇女、骨髓增生低下及肝、肾功能不全者禁用。
(2) 用药期间定期查白细胞及其分类、血小板计数、肝肾功能。
(3) 消化性疾病如溃疡病，炎症性肠炎，心功能不全，年老体弱等慎用。

【不良反应】 口服给药，50% 以上有胃肠道反应，主要表现为腹痛或痉挛性腹痛、腹泻、恶心、呕吐、食欲不振等，这些反应常是本品中毒的首先表现，一旦出现即应停药。长期用药可有粒细胞或血小板减少、骨髓抑制或再生障碍性贫血。其他可有肌无力、脱发，女性可有痛经或闭经，男性则精子减少或消失。孕妇可致畸胎。大剂量或误服过量可发生口腔、咽喉、胃部烧灼感，吞咽梗阻感以及恶心、呕吐、肠绞痛、腹泻或血性腹泻、发热、皮疹、电解质紊乱、代谢性酸中毒、脱水、感染、休克、白细胞减少或增多、抽搐、癫痫、上行性麻痹、广泛血管损伤和肝、肾衰竭。死亡主要是由于呼吸抑制、心源性休克或骨髓抑制。有报道服药超过 7mg 可致死。误服大剂量应及时给予洗胃、导泻。严重痉挛性腹痛可用吗啡或阿托品止痛。休克或呼吸衰竭，应抗休克，辅助呼吸。肾衰竭应进行血透或腹透等抢救，并注意水与电解质平衡。

【药物的相互作用】
(1) 秋水仙碱片可导致可逆性的维生素 B_{12} 吸收不良。
(2) 秋水仙碱片可使中枢神经系统抑制药增效，拟交感神经药的反应性加强。

第三节 肿瘤新生血管抑制剂

肿瘤的生长和转移都离不开新生血管的生成，肿瘤新生血管抑制剂，主要通过抑制新生血管的生成，达到抑制肿瘤内皮细胞的生长、诱导肿瘤细胞凋亡、防止肿瘤侵袭和转移的目的。目前研究已经发现数十种抑制肿瘤血管的因子和药物，可分为特异和非特异性两大类。特异性的肿瘤血管生成抑制剂（tumor angiogenesi inhibitor，TAI）根据它们的作用机制可大致分为 4 类：①抑制基底膜降解：代表性药物为基质金属蛋白酶抑制剂（MMPI），如马立马司他（BB-2516）。②抑制血管生长因子活化：如血管内皮生长因子（VEGF）单抗贝伐珠单抗。③直接抑制内皮细胞增殖：如 O-(氯乙酰-氨甲酰基)烟曲霉醇（TNP-470）、An-giostatin、Endostatin

等。④抑制内皮细胞特异性整合素/生存信号：如整合素 $\alpha\nu\beta_3$ 单抗(Vitaxin)和 $\alpha\nu\beta_3$ 小分子拮抗剂(EMDl21974)等。非特异性的 TAI 是指既可以直接抑制肿瘤生长，又可破坏或抑制肿瘤新生血管生成的一类化合物，如多柔比星、紫杉醇、羟喜树碱等。

一、贝伐珠单抗

【英文名称】 bevacizumab

【制剂】 注射剂：100mg；400mg。

【药理作用】 是一种重组的人类单克隆 IgG_1 抗体，通过抑制人类血管内皮生长因子的生物学活性而起作用。贝伐珠单抗可结合 VEGF 并防止其与内皮细胞表面的受体(Flt-1 和 KDR)结合。在体外血管生成模型上，VEGF 与其相应的受体结合可导致内皮细胞增殖和新生血管形成。在接种结肠癌的裸(无胸腺)鼠模型上，使用贝伐珠单抗可减少微血管生成并抑制转移病灶进展。

【适应证】 适用于联合以 5-FU 为基础的化疗方案一线治疗转移性结直肠癌。

【用法用量】 推荐剂量为 5mg/kg，每 2 周静脉注射 1 次直至疾病进展。贝伐珠单抗(阿伐他汀，Avastin)应在术后 28 天使用，且伤口完全愈合。贝伐珠单抗需用 100mL 0.9% 的生理盐水稀释，不能用葡萄糖溶解。不能静脉推注，第一次静脉滴注应在化疗后，滴注时间应超过 90 分钟。第一次滴注耐受性好，第二次静脉滴注时间应超过 60 分钟，仍耐受性好，以后滴注时间超过 30 分钟即可。

【注意事项】

(1)一旦出现胃肠道穿孔应永久停用。

(2)有影响伤口愈合的潜在危险。

(3)治疗期间应监测血压，出现需要治疗的严重高血压时应暂停治疗，如果出现难以控制的高血压、高血压危象或高血压脑病时，应永久停用。

(4)治疗前及治疗中监测尿蛋白，出现 4 级蛋白尿(肾病综合征)时应停用。

(5)出现严重的动脉血栓事件应永久停用。

(6)不用于已有中枢神经转移的患者。

(7)曾有使用本品后出血的患者应永久停用。

(8)发生充血性心力衰竭的风险增加，用药时应予关注。

(9)妊娠期妇女应谨慎使用，哺乳期妇女应停止哺乳。

【不良反应】 胃肠道穿孔，出血，动脉血栓，衰弱，腹泻，恶心，疼痛，高血压，蛋白尿，伤口愈合减慢，可逆性后脑白质病综合征(RPLS)，肿瘤相关出血，黏膜皮肤出血，血栓栓塞，充血性心力衰竭/心肌病，中性粒细胞减少，白细胞减少。

【禁忌证】 对活性物质或辅料成分过敏者，对中国仓鼠卵巢细胞产品或其他重组人类或人源抗体过敏者。

【药物的相互作用】 目前还没进行贝伐珠单抗与抗肿瘤药物相互作用的正式研究。

二、重组人血管内皮抑素(恩度)

【英文名称】 rh-Endostatin，YH-16

【制剂】 注射剂：15mg。

【药理作用】 重组人血管内皮抑素为血管生成抑制类新生物制品,其作用机制是通过抑制形成血管的内皮细胞迁移来达到抑制肿瘤新生血管的生成,阻断了肿瘤细胞的营养供给,从而达到抑制肿瘤增殖或转移的目的。

【适应证】 本品联合长春瑞滨和顺铂化疗方案(NP方案)用于治疗初治或复治的Ⅲ/Ⅳ期非小细胞肺癌患者。

【用法用量】 本品为静脉给药,临用时将本品加入250～500mL生理盐水中,匀速静脉滴注,滴注时间3～4小时。

与NP化疗方案联合给药时,本品在治疗周期的第1～14日,每天给药一次,每次7.5mg/m^2(1.2×10^{5}U/m^2),连续给药14天,休息一周,再继续下一周期治疗。通常可进行2～4个周期的治疗。临床推荐医师在患者能够耐受的情况下可适当延长本品使用时间。

【注意事项】
(1)过敏体质或对蛋白类生物制品有过敏史者慎用。
(2)有严重心脏病或病史者,包括:有记录的充血性心力衰竭病史、高危性不能控制的心律失常、需药物治疗的心绞痛、临床明确诊断心瓣膜疾病、心电图严重心肌梗死病史以及顽固性高血压者慎用。本品临床使用过程中应定期进行心电检测,出现心脏不良反应者应进行心电监护。
(3)本品为无色澄明液体,如遇有浑浊、沉淀等异常现象,则不得使用。

【不良反应】 在Ⅰ～Ⅲ期临床研究中,共有470例晚期非小细胞肺癌(NSCLC)患者使用了本品,常见的药物不良反应(>1/100、<1/10)主要有心脏不良反应,少见的药物不良反应(>1/1000、<1/100)主要有消化系统反应、皮肤及附件的过敏反应。

【禁忌证】 尚不清楚其禁忌证。

【药物的相互作用】 未系统研究过本品与其他药物的相互作用。在临床使用时,应注意勿与可能影响本品酸碱度的其他药物或溶液混合使用。

第四节 激素类抗肿瘤药物

目前的内分泌治疗中除甲状腺激素对甲状腺癌的控制以外,都涉及甾体类激素浓度或活性的改变。甾体类激素,包括雌激素、孕激素、雄激素和肾上腺皮质激素等,这些激素都有共同的基本结构——甾核。激素类药物在乳腺癌、前列腺癌及子宫内膜癌的治疗中发挥了重要作用。在治疗过程中应密切观察肿瘤疗效、药物毒性,并在肿瘤进展或毒性超出获益时,对治疗药物进行替换。

一、雌激素及抗雌激素类

(一)雌激素类

己烯雌酚(diethylstilbestrol、stilboestrol)的作用机制一般认为是利用雌激素对下丘脑-垂体-性腺轴的负反馈作用。常见的与剂量相关的不良反应包括恶心、体液潴留、静脉或动脉血栓栓塞。男性常发生阳痿和男性乳房发育。女性常发生撤退性出血。乳腺癌患者易发生高钙血症和骨痛。由于其不良反应较多,目前已很少用于治疗前列腺癌。有时候用于治疗绝经后乳腺癌。常用药物包括:己烯雌酚、炔雌醇。

1. 炔雌醇

【英文名称】 ethinylestradiol

【制剂】 片剂:5μg;20μg;50μg;500μg。

【药理作用】 炔雌醇对下丘脑和垂体有正、负反馈作用,小剂量可刺激促性腺素分泌;反之则抑制其分泌,从而抑制性激素卵巢的排卵,达到抗生育作用。本品能刺激垂体合成和释放促性腺激素(FSH 和 LH),促性腺激素则刺激性腺释放性激素。下丘脑分泌促性腺激素释放激素受多种因素的调控,其中包括循环中的性激素。单剂使用时能增加循环中的性激素;连续使用可致腺垂体中促性腺激素释放激素受体下调,从而减少性激素的分泌。

【适应证】 ①补充雌激素不足,治疗女性性腺功能不良、闭经、更年期综合征等。②用于晚期乳腺癌(绝经期后妇女)、晚期前列腺癌的治疗。③与孕激素类药合用,能抑制排卵,可作避孕药。

【用法用量】 口服:①性腺发育不全,一次 0.02～0.05mg,每晚一次,连服 3 周,第 3 周配用孕激素进行人工周期治疗,可用 1～3 个周期。②更年期综合征,一日 0.02～0.05mg,连服 21 日,间隔 7 日再用,有子宫的妇女,于周期后期服用孕激素 10～14 天。③乳腺癌,一次 1mg,一日 3 次。④前列腺癌,一次 0.05～0.5mg,一日 3～6 次。

【注意事项】 ①肝、肾、心脏病患者、子宫肌瘤、癫痫、糖尿病患者慎用。②不明原因的阴道出血者不宜使用。

【不良反应】 ①恶心、呕吐、头痛、乳房胀痛、腹胀等。②偶有阴道不规则流血、闭经、尿频、尿痛、头痛、血压升高、皮疹、乳腺小肿块等。

【禁忌证】

(1)妊娠期间不要使用雌激素,全身用药可能导致胎儿畸形,阴道用药也应注意。用药后所生女婴有发生生殖道异常,罕见病例在育龄期有发生阴道癌或宫颈癌。雌激素可经乳腺进入乳汁而排出,并可抑制泌乳,哺乳期妇女禁用。

(2)下列情况应禁用:①已知或怀疑患有乳腺癌,用来作为治疗晚期转移性乳腺癌时例外。②已知或怀疑患有雌激素依赖肿瘤。③急性血栓性静脉炎或血栓栓塞。④既往使用雌激素时,曾伴有血栓性静脉炎或血栓栓塞史,用以治疗晚期乳腺癌及前列腺癌时例外。⑤有胆汁淤积性黄疸史。⑥未明确诊断的阴道不规则流血。

(3)下列疾患雌激素应慎用:①哮喘。②心功能不全。③癫痫。④精神抑郁。⑤偏头痛。⑥肾功能不全,雌激素可使水潴留加剧。⑦糖尿病。⑧良性乳腺疾病。⑨脑血管疾患。⑩冠状动脉疾患。⑪子宫内膜异位症。⑫胆囊疾患或胆囊病史,尤其是胆结石。⑬肝功能异常。⑭血钙过高,伴有肿瘤或代谢性骨质疾患。⑮高血压。⑯妊娠时黄疸或黄疸史,雌激素有促使肝损复发的危险性。⑰急性、间歇性或复杂性肝的紫质症。⑱肾功能异常。⑲甲状腺疾患。⑳子宫肌瘤。

【药物的相互作用】

(1)与抗凝药同用时,雌激素可降低抗凝效应,必须同用时,应调整抗凝药用量。

(2) 与卡马西平、苯巴比妥、苯妥英钠、扑米酮、利福平等同时使用,可减低雌激素的效应,这是由于诱导了肝微粒体酶,增快了雌激素的代谢所致。

(3) 与三环类抗抑郁药同时使用,大量的雌激素可增强抗抑郁药的不良反应,同时降低其应有的效应。

(4) 与抗高血压药同时用,可减低抗高血压的作用。

(5) 降低他莫昔芬的治疗效果。

(6) 增加钙剂的吸收。

(二)抗雌激素类

抗雌激素类药物主要包括他莫昔芬(tamoxifen)和托瑞米芬(toremifene)。其中他莫昔芬是目前临床上最常用的内分泌治疗药物,主要用于治疗乳腺癌(ER 阳性患者,绝经前、后均可使用)、化疗无效的晚期卵巢癌和晚期子宫内膜癌。

乳腺癌细胞的胞质内存在雌激素受体,他莫昔芬和雌激素均可自由地通过细胞膜,并与雌激素竞争性结合胞质内的雌激素受体,形成他莫昔芬—受体蛋白复合物,该复合物进入乳腺癌细胞核内,不能像雌激素与受体结合的复合物一样促使癌细胞的 DNA 与 mRNA 结合,结果抑制了雌激素依赖性蛋白质的结合,并最终抑制了乳腺癌细胞的增殖。

多数患者对他莫昔芬耐受性较好,不良反应较少,主要有:①轻微的胃肠道反应:食欲减退、恶心、呕吐、腹泻等,无需特殊处理。②生殖系统反应:月经失调、闭经、阴道出血、外阴瘙痒、子宫内膜增厚等,这些反应系他莫昔芬的类雌激素样作用所致,一般较轻微,严重者停药后可逐渐恢复。值得注意的是,他莫昔芬可致子宫内膜癌,发生率约 0.3%。③皮肤反应:面部潮红、皮疹、脱发。严重过敏性皮疹患者可停药。④神经精神症状:头痛、眩晕、抑郁。⑤其他:个别患者长期服用会出现肝功能异常,视力障碍等。对症治疗如不能很好缓解,可暂停他莫昔芬治疗。

托瑞米芬的化学结构与他莫昔芬相似,该药的类雌激素样作用比他莫昔芬弱,因此该药抗肿瘤活性与他莫昔芬相当或略高,但不良反应较少。

芳香化酶抑制药(AI)通过抑制芳香化酶的活性,阻断卵巢以外的组织雄烯二酮及睾酮经芳香化作用转化成雌激素,达到抑制乳癌细胞生长,治疗肿瘤的目的。由于其不能抑制卵巢功能,故不能用于绝经前乳腺癌患者。

1.他莫昔芬

【英文名称】 tamoxifen,TAM

【制剂】 枸橼酸他莫昔芬片(按他莫昔芬计算):10mg;20mg。

【药理作用】 该药为雌二醇竞争性拮抗剂,能与乳腺细胞的雌激素受体结合,不刺激转录或作用微弱。他莫昔芬能上调转化生长因子 13 生成,此因子减少与恶性肿瘤的发展有关。还对蛋白激酶 C 有特异性抑制作用。这些作用都对依赖雌激素才能继续生长的肿瘤细胞有抑制作用。多用于绝经期后呈进行性发展的乳癌的治疗。他莫昔芬对血浆脂代谢、子宫内膜和骨的作用则仍是雌激素性质,不呈拮抗作用。他莫昔芬的抗骨质疏松作用也可能与上调转化生长因子 β 有关,因为此因子能够控制成骨细胞和破骨细胞间的平衡。

【适应证】 复发转移乳腺癌,乳腺癌术后转移的辅助治疗。

【用法用量】 口服：一次10～20mg，一日2次。

【注意事项】 ①肝、肾功能异常者慎用。②有骨转移患者在治疗初期需定期查血钙。③运动员慎用。

【不良反应】 食欲减退，恶心，呕吐，腹泻，月经失调，闭经，阴道出血，外阴瘙痒，子宫内膜增生，内膜息肉和内膜癌，面部潮红，皮疹，脱发，偶见白细胞和血小板减少，肝功能异常；罕见精神错乱，肺栓塞（表现为气短），血栓形成，无力，嗜睡。

【禁忌证】 妊娠及哺乳期妇女，有眼底疾病者。

【药物的相互作用】 不宜与雌激素药物合用。可以增加华法林或其他香豆素衍生物的抗凝作用。抗酸药西咪替丁、雷尼替丁等在胃内改变pH值，使本品肠衣提前分解，对胃有刺激作用。

2.托瑞米芬

【英文名称】 toremifene

【制剂】 枸橼酸托瑞米芬片：60mg。

【药理作用】 本品为他莫昔芬氯乙基衍生物，可竞争地与乳腺癌细胞质内的雌激素受体相结合，进入细胞核内调节mRNA和蛋白质的合成，阻止癌细胞的增殖分化。口服吸收安全，4小时内达血浆浓度峰值，药物血浆浓度一时间曲线下面积与用药量成正比。主要在肝内代谢，只有小部分代谢物从肾脏排出，大部分通过大便排出体外，因此可出现肝肠循环。有抗雌激素、抗肿瘤作用。本品结合在雌激素受体，阻止由雌激素引起的染色体基因合成及肿瘤细胞生长。适用于绝经后乳腺癌与治疗术后复发的乳腺癌。无论长期用药还是短期用药都没有明显毒性。

【适应证】 绝经后妇女雌激素受体阳性或不详的转移性乳腺癌。

【用法用量】 推荐剂量为每日一次，每次1片（60mg）。肾功能不全患者：不需调整剂量。肝功能损害者：应谨慎服用托瑞米芬。

【注意事项】 治疗前应检查是否子宫内膜异常，高血压，糖尿病患者，肥胖、高体重指数（>30）患者或有雌激素替代治疗的患者。对非代偿性心功能不全及严重心绞痛患者应密切观察。骨转移患者用本品可能出现高钙血症，应严密监测。运动员慎用，肝功能损害患者慎用。

【不良反应】 面部潮红，多汗，子宫出血，白带，疲劳，恶心、呕吐，皮疹、瘙痒，头晕，抑郁，阴道出血，子宫肥大、子宫息肉、子宫内膜增生、子宫内膜癌，水肿，体重增加，头痛，便秘，失眠，眩晕，呼吸困难，一过性角膜不透明，血栓，AST及ALT升高，黄疸，高钙血症。

【禁忌证】 有子宫内膜增生症或严重肝衰竭者禁止长期服用。对本品及辅料过敏者禁用。有血栓性疾病史患者禁用。妊娠及哺乳期妇女禁用。

【药物的相互作用】 未进行特别的相互作用研究。减少肾排泄钙的药物，例如噻嗪类利尿剂可增加高钙血症。酶诱导剂例如苯妥英钠、苯巴比妥和卡马西平可加速托瑞米芬的排泄，使稳态血清浓度下降。出现这种情况时可能要将每日剂量加倍。已明确抗雌激素药物与华法林类抗凝血药物有协同作用引起出血时间严重增长。所以应避免与此类药物同时服用。理论上托瑞米芬的主要代谢途径为CYP 3A酶系统，对该酶系统有抑制作用的药物例如酮康唑及类似的抗真菌药，红霉素和三乙酰夹竹桃霉素均可抑制托瑞米芬的代谢。故与此类药物同时应用要小心考虑。

3.氨鲁米特

【英文名称】 aminoglutetllimide,AG

【制剂】 氨鲁米特片:0.125g;0.25g。

【药理作用】 本品为肾上腺皮质激素抑制药和抗肿瘤药。对胆固醇转变为孕烯醇酮的裂解酶具有抑制作用,从而阻断肾上腺皮质激素的合成。对皮质激素合成和代谢的其他转变过程也有一定抑制作用。在外周组织中。它能通过阻断芳香化酶而抑制雌激素的生成,从而减少雌激素对乳腺癌的促进作用,起到抑制肿瘤生长的效果。本品在胃肠道吸收良好,1.5 小时后血药浓度达高峰。$t_{1/2}$ 为 12.5 小时,治疗 2~32 周后,降为 7 小时左右。本品与血浆蛋白结合率低(20%~25%)。主要经肝脏代谢,主要代谢产物为 N-乙酰鲁米特,本品具有肝酶诱导作用,可加速其本身代谢,本品 50%以原形随尿排泄。服药 3~5 日后,肾上腺皮质功能开始受抑制。停药 36~72 小时后,肾上腺皮质恢复正常分泌功能。

【适应证】 皮质醇增多症(库欣综合征),绝经后或卵巢切除后的晚期乳腺癌,雌激素受体或孕激素受体阳性患者。

【用法用量】 口服:一次 250mg,一日 2~3 次,2~3 周后剂量逐增至一日 4 次。维持剂量相同。同时口服氢化可的松 40mg(早晨及下午 5 时各 10mg,临睡前 20mg),以防止因肾上腺皮质产生氢化可的松减少而引起的脑垂体对肾上腺皮质激素反馈性增加。用于皮质醇增多症时,应根据病情增减剂量。

【注意事项】 ①妊娠及哺乳期妇女慎用。②老年人肾功能减退,可使药物在体内蓄积引起神经系统毒性,应慎用。③休克期不宜使用。④若出现严重药疹或药疹持续 1 周以上,应停药并对症治疗。⑤对诊断的干扰:服用本品后,血浆皮质激素、尿醛固醇值可减少,血清碱性磷酸酶、胆红素、AST 及 ALT、TSH 可增加。⑥定期复查血常规、血电解质、血清碱性磷酸酶、AST 及 ALT。

【不良反应】 发热,皮疹,眩晕,共济失调,眼球震颤,恶心,呕吐,腹泻,嗜睡,困卷,头晕、运动失调,骨髓抑制,甲状腺功能减退,肾上腺皮质功能不足,直立性低血压,皮肤发黑,女性性征男性化。

【禁忌证】 合并感染、带状疱疹、肝肾功能损害、未控制的糖尿病、甲状腺功能严重减退、对本品严重过敏者,儿童。

【药物的相互作用】 同时应用香豆类抗凝药、口服降糖药及地塞米松时可增加本品的代谢速度,应注意观察。

4.阿那曲唑

【英文名称】 anastrozole

【制剂】 阿那曲唑片:1mg。

【药理作用】 本品为一强效的选择性的三唑类芳香酶抑制剂,它能抑制细胞色素 P_{450} 所依赖的芳香酶从而阻断雌激素的生物合成,而雌激素为刺激乳腺癌细胞生长的主要因素。口服给药后吸收迅速而完全。原形化合物的肾脏排泄不到给药剂量的 10%。N-脱烷基化为主要代谢途径,代谢物主要随尿排泄,极少部分通过胆汁排泄。

【适应证】 绝经后妇女的晚期乳腺癌,雌激素受体阴性并对他莫昔芬呈阳性反应的患者,绝经后妇女激素受体阳性的早期乳腺癌的辅助治疗。

【用法用量】 口服:一次 1mg,一日 1 次,对早期乳腺癌推荐疗程为 5 年。

【注意事项】 ①不推荐用于儿童。②运动员慎用。③伴有骨质疏松或潜在骨质疏松风险的妇女应在治疗开始及其后定期检查骨密度,并适时给予预防与治疗,尚无二膦酸盐类药物预防本品引起骨质疏松的报道。④注意本品引起的乏力和嗜睡症状对驾驶和机械操作能力的影响。

【不良反应】 潮热,疲倦,乏力,嗜睡,衰弱,阴道干燥,阴道出血,阴道溢液,毛发稀疏,重型多形红斑,血管性水肿,荨麻疹,过敏,肝功能改变,恶心,呕吐,腹泻,畏食,消化不良,胃肠道不适,贫血,淋巴水肿,外周水肿,体重增加,高胆固醇血症,关节炎,关节痛,骨质疏松症,骨折,骨痛,关节病,关节异常,肌痛,抑郁,失眠,头晕,头痛,白内障,心绞痛,心肌梗死,冠状动脉异常,心肌缺血,深静脉血栓栓塞事件,缺血性脑血管事件,子宫内膜癌。

【禁忌证】 绝经前,妊娠及哺乳期妇女,严重肾功能损害,中重度肝功能损害,对本品及辅料过敏者,与其他含雌激素疗法配伍,合并使用他莫昔芬。

【药物的相互作用】 安替比林和西咪替丁药物临床相互作用的研究表明:阿那曲唑(瑞宁得)同其他药物合用时不易引起由细胞色素 P_{450} 所介导的药物反应。临床试验尚未发现阿那曲唑同其他临床常用药物之间有显著的相互影响。尚无证据表明阿那曲唑是否应同其他抗肿瘤药物合用。含有雌激素的疗法可降低阿那曲唑的疗效,故不宜同阿那曲唑合用。

5.来曲唑

【英文名称】 letrozole

【制剂】 来曲唑片:2.5mg。

【药理作用】 来曲唑是新一代芳香化酶抑制剂,为人工合成的苄三唑类衍生物,来曲唑通过抑制芳香化酶,使雌激素水平下降,从而消除雌激素对肿瘤生长的刺激作用。体内、外研究显示,来曲唑能有效抑制雄激素向雌激素转化,而绝经后妇女的雌激素主要来源于雄激素前体物质在外周组织的芳香化,故它特别适用于绝经后的乳腺癌患者。来曲唑的体内活性比第一代芳香化酶抑制剂氨鲁米特强 150~250 倍。由于其选择性较高,不影响糖皮质激素、盐皮质激素和甲状腺功能,大剂量使用对肾上腺皮质激素类物质分泌无抑制作用,因此具有较高的治疗指数。各项临床前研究表明,来曲唑对全身各系统及靶器官没有潜在的毒性,具有耐受性好、药理作用强的特点。与其他芳香化酶抑制剂和抗雌激素药物相比,来曲唑的抗肿瘤作用更强。

【适应证】 自然绝经或人工诱导绝经后、雌激素受体阳性、孕激素受体阳性或受体状况不明的晚期乳腺癌患者。

【用法用量】 口服:一次 2.5mg,一日 1 次,治疗持续到肿瘤出现进展为止。性别、年龄及肝、肾功能与来曲唑无临床相关关系,故老年患者和肝、肾功能受损的患者不必调整剂量。

【注意事项】 ①严重肝功能不全的患者,其全身药物浓度和药物的终末半衰期接近健康志愿者的 2 倍,应严密观察。②没有在肌酐清除率<10mL/min 的女性中使用过本品。③运动员慎用。

【不良反应】 常见潮热,食欲增加,体重增加,头痛,头晕,高血压,恶心,呕吐,消化不良,便秘,腹泻,脱发,多汗,红斑,斑丘疹,银屑病,皮肤疱疹,肌痛,骨痛,关节痛,关节炎,疲劳,虚弱,不适,水肿;少见尿道感染,白细胞减少;高胆固醇,抑郁,焦虑,紧张,易怒,精神不振,嗜睡,失眠,记忆力损伤,感觉障碍,感觉异常,感觉减退,味觉障碍,白内障,眼刺激,视力模糊,心悸,心动过速,血栓性静脉炎,肺栓塞,动脉血栓,脑血管梗塞,低血压,呼吸困难,腹痛,口腔炎,口干,黏膜干燥,肝酶升高,瘙痒症,皮肤干燥,风疹,尿频,阴道流血,阴道异常分泌,阴道干燥,乳腺疼痛,发热,口渴;长期应用可致骨质疏松、骨折。

【禁忌证】 对本品及其辅料过敏者,儿童,妊娠、哺乳期及绝经前妇女,严重肝功能不全者。

【药物的相互作用】 该药与他莫昔芬或其他芳香化酶抑制剂联合用药,疗效并无提高。

6.依西美坦

【英文名称】 exemestane

【制剂】 依西美坦片:25mg。

【药理作用】 乳腺癌细胞的生长可依赖于雌激素的存在,女性绝经期后循环中的雌激素(雌酮和雌二醇)主要由外周组织中的芳香酶将肾上腺和卵巢中的雄激素(雄烯二酮和睾酮)转化而来。通过抑制芳香酶来阻止雌激素生成是一种有效的选择性治疗绝经后激素依赖性乳腺癌的方法。依西美坦为一种不可逆性甾体芳香酶灭活剂,结构上与该酶的自然底物雄烯二酮相似,为芳香酶的伪底物,可通过不可逆地与该酶的活性位点结合而使其失活(该作用也称"自毁性抑制"),从而明显降低绝经妇女血液循环中的雌激素水平,但对肾上腺中皮质激素和醛固酮的生物合成无明显影响。在高于抑制芳香酶作用浓度的600倍时,对激素生成途径中的其他酶不产生明显影响。

【适应证】 经他莫昔芬治疗后病情进展的绝经后晚期乳腺癌。

【用法用量】 一口服:一次25mg,一日1次,宜餐后服用。治疗持续到肿瘤进展为止。

【注意事项】 ①用药前评估LH、FSH和雌二醇水平确认妇女是否处于绝经后状态。②中重度肝、肾功能不全者慎用。③超量服用可使非致命性不良反应增加。

【不良反应】 面部潮红,恶心,呕吐,畏食,口干,疲劳,发热,出汗,头晕,头痛,失眠,疼痛,皮疹,腹痛,抑郁,脱发,全身或下肢水肿,便秘,消化不良,食欲增加,体重增加,高血压,焦虑,嗜睡,精神不振,衰弱,血小板减少,淋巴细胞减少,肝酶和碱性磷酸酶升高。

【禁忌证】 对本品或其辅料过敏者,绝经前、妊娠及哺乳期妇女,儿童。

【药物的相互作用】 本品不可与雌激素类药物合用,以免拮抗本品的药效作用;依西美坦主要经细胞色素 P_{450} 3A4(CYP 3A4)代谢,但与强效的 CYP 3A4 抑制剂(酮康唑)合用时,本品的药动学未发生改变,因此似乎 CYP 同工酶抑制剂对本品的药动学无显著影响。但不排除已知的 CYP 3A4 诱导剂降低血浆中依西美坦水平的可能性。

二、孕激素类

孕激素类药物主要包括甲羟孕酮及甲地孕酮。主要适应证为乳腺癌、子宫内膜癌、前列腺癌、肾癌,也可用于改善晚期肿瘤患者的恶病质。

孕激素的主要不良反应:可引起乳房痛、溢乳、阴道出血、闭经、月经失调、宫颈糜烂、宫颈分泌异常等。也有肾上腺皮质作用:满月脸、类库欣综合征、体重增加和雄激素样作用、手颤、出汗、夜间小腿疼痛,偶有黄疸。血栓性静脉炎、血栓栓塞性疾病、严重的肝功能不全和因骨转移产生的高钙血症患者禁用。月经过多、妊娠和已知对甲羟孕酮过敏者忌用。另外,因孕激素能明显的增加体重及食欲,正在接受治疗的糖尿病及高血压患者不宜长期使用。

三、雄激素及抗雄激素类

(一)雄激素类

雄激素主要被用于晚期乳腺癌的治疗,但目前已基本上被其他药物所替代。这类药物用于乳腺癌的作用机制还不明确,可能是通过抑制垂体分泌促卵泡生成素,使卵巢分泌雌激素减少,并可对抗雌激素的作用。不良反应包括:长期大量应用可引起性功能紊乱,在男性可引起性欲亢进、粉刺,药物可能抑制促性腺激素的分泌而引起睾丸萎缩和抑制精子生成,又由于抑制内源性睾酮的产生,可导致阳痿;女性患者应用后引起男性化;胆汁淤积性肝细胞损害;长期应用雄激素,可能出现肝癌、前列腺癌和肾细胞癌。有水钠潴留作用,可引起水肿,肾病和心力衰竭患者慎用。妊娠期妇女、前列腺癌者禁用。常用药物包括:丙酸睾酮等。

1.丙酸睾酮

【英文名称】 testosterone propionate

【制剂】 注射液:每支 10mg(1mL)、25mg(1mL)、50mg(1mL)。

【药理作用】 通过刺激肾脏分泌红细胞生成素的作用,或对骨髓有直接刺激作用。

【适应证】 用于无睾症、隐睾症、男性性腺功能减退症;妇科疾病如月经过多、子宫肌瘤;老年性骨质疏松以及再生障碍性贫血等。

【用法用量】 肌内注射:通常为 1 次 25mg,每周 2~3 次。①雄激素缺乏症:肌内注射 1 次 10~50mg,每周 2~3 次。②月经过多或子宫肌瘤:每次肌内注射 25~50mg,每周 2 次。③功能性子宫出血,配合黄体酮使用:每次肌内注射 25~50mg,隔日 1 次,共 3~4 次。④再生障碍性贫血:每日或隔日肌内注射 1 次 100mg,连用 6 个月以上。⑤老年性骨质疏松症:每次肌内注射 25mg,每周 2~3 次,连用 3~6 个月。⑥女性乳腺癌及乳癌骨转移:每次肌内注射 50~100mg,隔日 1 次,用药 2~3 个月。

【注意事项】 ①大剂量可引起女性男性化、水肿、肝损害、黄疸、头晕等。②有过敏反应者应立即停药。肝、肾功能不全、前列腺癌患者及孕妇忌用。③注射液如有结晶析出,可加温溶解后注射。④妊娠及哺乳妇女、前列腺癌患者禁用;用药过程中应定期查肝功能,如有肝损害则应减药或停用;青春期前儿童应用时应减量,且每隔 6 个月测 1 次骨龄。

【不良反应】 ①注射部位可出现疼痛、硬结、感染及荨麻疹。②大剂量可致女性男性化,男性睾丸萎缩,精子减少。③水肿、黄疸、肝功能异常。④皮疹。

【禁忌证】 有过敏反应者应立即停药。肝、肾功能不全、孕妇及前列腺癌患者禁用。

【药物的相互作用】 与口服抗凝药合用,可增强口服抗凝药的作用,甚至可引起出血;与胰岛素合用,与蛋白同化作用协同。

(二)抗雄激素类

抗雄激素类药的代表药为氟他胺。该药是一种非甾体类的雄激素拮抗剂,适用于晚期前列腺癌患者。其作用机制为:此药与雄激素竞争肿瘤部位的雄激素受体,组织细胞对雄激素的摄取,抑制雄激素与靶器官的结合。该药的主要不良反应系因治疗过程中雄激素作用减少所致:男性乳房女性化,乳房触痛、溢乳等,减少剂量或停药后症状消失。少数患者会出现腹泻、恶心、呕吐、食欲增加、失眠或疲倦等症状,一般不影响用药。性欲减退,暂时性肝功能异常和精子计数减少罕见。此药对心血管的潜在性影响较小。因此药可能增加睾酮和雌二醇的血浆浓度,可能发生体液潴留。对氟他胺过敏者禁用此药。长期服用此药,应定期检查肝功能和精子计数,当肝功能异常和黄疸时,应减量或停药,通常肝功能可以恢复。

2. 氟他胺

【英文名称】 flutamide

【制剂】 氟他胺片:250mg。

【药理作用】 本品为非甾体类的雄激素拮抗剂,与雄激素竞争肿瘤部位的雄激素受体,阻滞细胞对雄激素的摄取,抑制雄激素与靶器官的结合。本品与雄激素受体结合后形成受体复合物,进入细胞核内,与核蛋白结合,从而抑制肿瘤细胞生长。

【适应证】 本品适用于以前未经治疗,或对激素控制疗法无效或失效的晚期前列腺癌患者,它可被单独使用(睾丸切除或不切除)或与促黄体素释放素(LHRH)激动剂合用。作为治疗局限性 $B_2 \sim C_2$ ($T_{2b} \sim T_4$)型前列腺癌症的一部分,本品也可缩小肿瘤体积和加强对肿瘤的控制以及延长无病生存期。

【用法用量】 口服:单一用药或与 LHRH 激动剂联合用药的推荐剂量为一日 3 次,间隔 8 小时,一次 250mg。与 LHRH 激动剂联合用药时,二者可同时开始使用,或者在开始使用 LHRH 激动剂前 24 小时使用本品。

治疗局限性前列腺癌症的推荐剂量为一日 3 次,间隔 8 小时,一次 250mg。如果还使用 LHRH 激动剂,本品应与 LHRH 激动剂同时用药或提前 24 小时用药。本品必须在放疗前 8 周开始使用,且在放疗期间持续使用。

【注意事项】

(1)本品有可能造成肝功能损害,氨基转移酶高于正常值 2~3 倍的患者不能服用本品。须定期监测肝功能。如患者黄疸加重或氨基转移酶高于正常值 2~3 倍,即使无临床症状,亦应停用本品。

(2)本品与 LHRH 激动剂联合用药治疗时,应了解每个药可能出现的不良反应,没有医师的指导,患者不可以随意停药或改变剂量方案。

(3)本品可引起液体潴留,故心脏病患者慎用。

(4)未接受药物或手术去势的患者,长期使用本品应定期进行精子计数检查。如发生异常应减量或停药,一般可恢复正常。

(5)与华法林同服时,应调整华法林的剂量。

(6)本品可增加睾酮和雌二醇的血浆浓度,可能发生体液潴留。

(7)本品可单独应用,也可与 LHRH 激动剂、化疗药联合应用。对良性前列腺增生也有一定的疗效。

【不良反应】

(1)单用:男子乳房发育和(或)乳房触痛,有时伴溢乳;对心血管的潜在性影响比己烯雌酚小;恶心、呕吐、食欲增强、失眠和疲劳,暂时眭肝功能异常和肝炎,性欲减退,胃不适、畏食、溃疡痛、胃灼热、便秘、水肿、瘀斑、带状疱疹、瘙痒、狼疮样综合征、头痛、头晕、乏力、不适、视物模糊、口渴、胸痛、忧虑、压抑、淋巴水肿、精子数减少。

(2)合用：本品与LHRH激动剂合用出现热潮红、性欲减低、阳痿、腹泻、恶心、呕吐；联合用药较单一使用氟他胺时男子乳房女性化减少；贫血、白细胞减少、非特异性胃肠功能紊乱、注射部位刺痒和皮疹、水肿、神经肌肉症状、黄疸、泌尿系症状、高血压、中枢神经系统不良反应（嗜睡、抑郁、昏迷、忧虑、神经质）、血小板减少、肺间质病、肝炎和光敏感性。

(3)其他：溶血性贫血、巨细胞性贫血、高铁血红蛋白症、光过敏反应（红斑、溃疡、大疱疹和表皮坏死）、琥珀色或黄绿色尿、黄疸、肝性脑病、肝坏死、高血糖、糖尿病恶化、恶性男性乳房瘤、肝功能紊乱、血尿素氮升高、血肌酐升高、血清睾酮反馈性升高、心悸。

【禁忌证】 对本品成分过敏者、妊娠及哺乳期妇女。

【药物的相互作用】 与亮丙瑞林（leuprolide）合用治疗转移性前列腺癌，可明显增加疗效。因本药会增加血浆中睾酮及雌二醇的浓度，可能会发生水潴留现象。

四、黄体生成素释放激素类

促黄体素释放素类似物（LHRHa）包括戈舍瑞林、曲普瑞林和亮丙瑞林。该类药主要作用于垂体—性腺轴，通过负反馈机制抑制垂体促性腺激素释放激素（GnRH），又称促黄体素释放素（LHRH）的生成和释放，导致垂体分泌促黄体素（LH）和促卵泡激素（FSH）的水平下降，进而抑制睾丸和卵巢生成睾酮和雌二醇。通过长期应用LHRHa而使男性血清中睾酮和女性血清中雌二醇水平维持在手术去势后的水平，这种药物作用是可逆的。可暂时增加男性血清睾酮和女性血清雌二醇的浓度，而使性激素依赖性的癌症出现"暂时恶化"，继而通过负反馈抑制脑垂体LH和FSH的合成，血清LH和FSH水平降低，从而降低睾酮和雌二醇的生成，该类药可用于绝经前及围绝经期晚期乳腺癌的治疗，以及前列腺癌的治疗。

药物名称　亮丙瑞林

【英文名称】 leuprorelin acetate

【制剂】 注射液：5mg/1mL；14mg/2.8mL（为长效制剂，每月注射1次）。

【药理作用】 重复给予大剂量的促黄体素释放素（LHRH）或其高活性衍生物醋酸亮丙瑞林，在首次给药后能立即产生一过性的垂体—陛腺系统兴奋作用（急性作用），然后抑制垂体生成和释放促性腺激素。它还进一步抑制卵巢和睾丸对促性腺激素的反应，从而降低雌二醇和睾酮的生成（慢性作用）。醋酸亮丙瑞林的促黄体素（LH）释放活性约为LHRH的100倍，它的抑制垂体—性腺系统功能的作用也强于LHRH。醋酸亮丙瑞林是高活性的LHRH衍生物，由于它对蛋白分解酶的抵抗力和对LHRH受体的亲和力都比LHRH强，所以能有效地抑制垂体—性腺系统的功能。此外，醋酸亮丙瑞林又是一种缓释制剂，它恒定地向血液中释放醋酸亮丙瑞林，故能有效地降低卵巢和睾丸的反应，产生高度有利的垂体—性腺系统的抑制作用。对子宫内膜异位症、子宫肌瘤或绝经前乳腺癌患者，每4周1次皮下注射醋酸亮丙瑞林，使血清中雌二醇下降到接近绝经期的水平。因此本品有卵巢功能抑制作用，可抑制正常排卵和使月经停止。对前列腺癌患者皮下注射醋酸亮丙瑞林，每4周1次，使血清睾酮浓度降至去势水平之下，表明本品有药理学的去势作用。对患有中枢性性早熟的男孩和女孩每4周1次，皮下注射醋酸亮丙瑞林后，血清中促性腺激素的水平降至青春期前的水平，表明对第二性征有进行性抑制作用。给大鼠皮下注射醋酸亮丙瑞林后发现有下垂体良性腺肿。

【适应证】 子宫内膜异位症;伴有月经过多、下腹痛、腰痛及贫血等的子宫肌瘤;绝经前乳腺癌,且雌激素受体阳性患者;前列腺癌;中枢性性早熟症。

【用法用量】

(1)子宫内膜异位症:通常,成人每4周1次,皮下注射醋酸亮丙瑞林3.75mg。当患者体重低于50kg时,可以使用1.88mg的制剂。

(2)初次给药应从月经周期的1～5日开始。

(3)子宫肌瘤:通常,成人每4周1次,皮下注射醋酸亮丙瑞林1.88mg。但对于体重过重或子宫明显肿大的患者,应注射3.75mg。初次给药应从月经周期的1～5日开始。

(4)前列腺癌、闭经前乳腺癌:通常,成人每4周1次,皮下注射醋酸亮丙瑞林3.75mg。

【注意事项】

(1)首次用药初期,由于高活性LHRH衍生物对垂体-性腺系统的刺激作用,使血清睾丸素浓度上升,可见骨性疼痛暂时加重,尿潴留或脊髓压迫症状,应对症处理。已存在由脊髓压迫或尿潴留引起的肾功能障碍者或者是有重新发作可能性的患者及高龄者慎用。治疗时一定要确认患者未妊娠,且于月经周期的1～5天开始给药,在治疗期内应采用非激素性方法避孕。给药时应注意与类似疾患(恶性肿瘤等)鉴别,如给药过程中肿瘤增大,临床症状未见改善时应中止给药。由于雌激素降低可引起骨质的损失,需长期给药或再次给药时,应尽可能检查骨密度,慎重用药。对含有明胶的药物或含有明胶的食物有过敏史者,例如休克、过敏性症状(荨麻疹、呼吸困难、口唇水肿、喉头水肿等)应慎重用药。

(2)已有因使用本品引起血栓形成及肺栓塞症的报道。

(3)醋酸亮丙瑞林对早产儿、新生儿和乳儿的安全性尚未确定。

(4)孕妇以及可能怀孕的妇女或哺乳妇女不应给予醋酸亮丙瑞林。

【不良反应】

(1)内分泌系统:发热,颜面潮红,发汗,性欲减退,阳痿,男子女性化乳房,睾丸萎缩,会阴不适等现象。

(2)肌肉骨骼系统:可见骨疼痛,肩腰四肢疼痛。

(3)泌尿系统:可见排尿障碍,血尿等。

(4)循环系统:可见心电图异常,心胸比例增大等。

(5)消化系统:恶心、呕吐、食欲缺乏等。

(6)过敏反应:可见皮疹瘙痒等。注射局部疼痛,硬结,发红。其他可见水肿,胸部压迫感,发冷、疲倦,体重增加,知觉异常,听力衰退,耳鸣,头部多毛,尿酸,BUN、LDH、AST、ALT上升等。

(7)由于雌激素降低作用而出现的更年期综合征样的精神抑郁状态。

【禁忌证】

(1)对本制剂成分、合成的LHRH或LHRH衍生物有过敏史者。

(2)孕妇或有可能怀孕的妇女,或哺乳期妇女;有性质不明的、异常的阴道出血者(有可能为恶性疾病)。

第十二章 头颈部肿瘤

第一节 中耳外耳道癌

中耳外耳道癌是一种少见的恶性肿瘤。原发于中耳外耳道的肿瘤统称为颞骨肿瘤。外耳道癌好发于50~60岁,女性多于男性。中耳癌好发于50~60岁,男性发病比例和女性基本相同。

【病因】

尚不明确。可能与长期阳光照射、从事放射专业的人员或与慢性炎症的长期刺激有关。

【病理】

鳞状细胞癌占90%以上,腺样囊性癌、耵聍腺腺癌及基底细胞癌少见。

【诊断】

(一)临床表现

1.症状

①耳漏:流出的分泌物稀薄如水或有臭味。②出血:早期耳道分泌物带血,晚期破坏大血管,可发生大出血。③耳痛:早期疼痛多不明显,病情发展则出现持续性耳道深部刺痛和跳痛。④早期有耳鸣,听力下降,晚期为神经性耳聋。

2.体征

①外耳道及中耳腔肿物,呈结节样或菜花状,或溃疡状,易出血。②耳道内有脓血性分泌物。③耳前或颈上淋巴结转移。晚期为双侧颈淋巴结转移,血行转移可至肺、肝、骨等部位。

(二)特殊检查

1.影像学检查:①X线检查。可见外耳道、乳突及颞颌关节有骨质破坏。目前已被CT或MRI取代。②CT检查。可精确估计肿瘤的大小、位置及侵犯范围。③MRI检查。可行血管成像,对术前评估有肯定效用。

2.组织学病理检查是确诊的最终方法。

(三)诊断与分期

1.诊断要点

本病的早期易被忽视,待至症状明显,肿瘤已累及范围较广泛。因此,凡遇下列情况者必须严密观察:①中耳或外耳道内的肉芽、息肉样组织,经切除后迅速复发者,有血性分泌物者。②影像检查有骨质破坏。③慢性化脓性中耳炎突然出现多组脑神经麻痹者。

2.分期(Stell等于1985年提出)

T_1 肿瘤局限在鼓室腔,并无面神经麻痹或骨破坏。

T_2 肿瘤向外扩展伴有面神经麻痹或X线片上骨破坏,但局限于中耳乳突。

T_3　临床或X线片上示扩展到周围组织,如硬脑膜、颅底骨、腮腺、颞颌关节。

Tx　患者缺乏分期资料,包括患者在其他单位诊疗。

(四)鉴别诊断

需与中耳或外耳道肉芽、乳头状瘤、慢性化脓性中耳炎等鉴别。

【治疗】

(一)治疗原则

中耳外耳道癌的治疗,主要为外科手术和放射治疗。

(二)治疗方法

1.手术治疗

2.放射治疗

乳突根治术并非肿瘤根治术,单纯手术难以切除彻底。放疗一般用外照射,可采用钴-60(^{60}Co)和高能X线、电子束照射。主要用于配合手术行术前或术后放疗及不宜手术或术后复发病例的姑息放疗。二维照射常规每周5次。①中耳癌:采用耳前、耳后两野交叉照射,同时加楔形板,照射剂量单纯放疗和术后放疗为6000～7000cGy/6～7周,术前放疗为5000～6000cGy/5～6周。②外耳道癌:可用垂直单野照射或耳前、耳后两野交叉照射。照射剂量同中耳癌。

3.化学药物治疗

用于晚期无手术指征或术后放疗后复发病例。药物以顺铂、氟尿嘧啶为主(PF方案)。

【预后】

与治疗模式、肿瘤部位、有无转移、病理类型有关,局部复发多发生于治疗后2年左右。

第二节　鼻腔癌

鼻腔癌是头颈部较为少见的癌,占整个头颈部恶性肿瘤的9～11％,占全身恶性肿瘤的1％。好发于50～60岁年龄,男性发病明显多于女性,比例2∶1。

【病因】

发病原因尚不清楚。调查发现从事木器加工者处于木尘环境中,发病机会增加。

【病理】

病理类型以鳞状细胞癌最多见,占50％以上,其他为腺样囊性癌、肉瘤、恶性黑色素瘤等。

【诊断】

(一)临床表现

1.症状

①血涕,伴有感染者为脓血涕。②鼻塞,一般为单侧,常为进行性堵塞伴嗅觉障碍。③疼痛,包括偏头痛、鼻内痛、眼或面颌部痛。④溢泪,因鼻泪管堵塞引起。⑤眼球移位、复视、视力下降、面部麻木、耳鸣等。

2.体征

①鼻腔肿物,多发生于鼻腔外侧壁,呈菜花状,常有坏死、易出血。②鼻外形改变及眼球移位。由于肿瘤挤压,可使鼻外形改变;肿瘤经纸样板侵入眼眶,可挤压患侧眼球向外移位、外突。③同侧颈、颌下淋巴结转移。

(二)特殊检查

1.影像学检查

CT 和 MRI 增强扫描已取代了常规 X 线片,可显示肿瘤部位,明确肿瘤范围与周围结构关系以及骨质破坏情况。

2.细胞学检查

包括脱落细胞学检查,鼻腔黏膜下肿瘤穿刺细胞学检查。

3.组织病理学检查

肿物活检是确诊方式。

(三)诊断与分期

1.诊断要点

凡原因不明的鼻塞,合并血涕或脓性分泌物,年龄在 40 岁以上,均需仔细检查以排除本病,如有鼻腔肿瘤,应取活检确诊。

2.分期(2002 年 UICCTNM 分类)

TNM 分类

T_1　肿瘤局限于鼻腔任一部位,伴或不伴骨质破坏。

T_2　肿瘤侵犯鼻腔一个区域的两个部位或侵及相邻区域,但局限于筛窦复合体,伴或不伴骨质破坏。

T_3　肿瘤超出鼻腔内侧壁或侵犯眶底、上颌窦、翼板、筛板或腭。

T_{4a}　肿瘤侵犯以下任何部位:眶内容物、鼻部或面颊皮肤,少数扩展到颅前窝、翼板、蝶窦或额窦。

T_{4b}　肿瘤侵犯以下任何部位:眶顶、硬脑膜、脑实质、颅中窝、脑神经(不包括 V_2)、鼻咽或斜坡。

N　区域淋巴结。

N_1　同侧单个淋巴结转移,最大直径≤3cm。

N_{2a}　同侧单个淋巴结转移,最大直径>3cm,≤6cm。

N_{2b}　同侧多个淋巴结转移,但其中最大直径≤6cm。

N_{2c}　双侧或对侧淋巴结转移,但其中最大直径≤6cm。

N_3　转移淋巴结>6cm。

M　远处转移。

M_0　无远处转移。

分期

0 期　Tis, N_0, M_0

Ⅰ期　T_1, N_0, M_0

Ⅱ期　T_2, N_0, M_0

Ⅲ期　$T_3, N_0, M_0; T_1, N_1, M_0; T_2, N_1, M_0; T_3, N_1, M_0$

$Ⅳ_a$期　$T_{4a}, N_0, M_0; T_{4a}, N_1, M_0; T_1, N_2, M_0; T_2, N_2, M_0; T_3, N_2, M_0; T_{4a}, N_2, M_0$

$Ⅳ_b$期　任何$T, N_{2\sim3}, M_0$

$Ⅳ_c$期　任何T,任何N, M_1

(四)鉴别诊断

1.恶性肉芽肿

是好发于鼻腔或口腔中线部位的进行性坏死性病症。男性较多,多伴有全身症状,如发热、全身不适等。

2.内翻乳头状瘤

为良性肿瘤,但其生物学行为有恶性表现。好发鼻腔外侧壁、中鼻甲或鼻窦,常为多发、弥散。最常见症状为鼻塞,术后复发率极高,常有手术史。常需病理活检以助鉴别。

【治疗】

(一)治疗原则

对早期癌单纯放射治疗可获得较好效果,已累及鼻窦的晚期癌宜采用术前放疗加手术的综合治疗。

(二)治疗方法

1.手术治疗

适用于分化较好的鳞状细胞癌、腺癌以及分化较差、经放疗后的残余肿瘤。

2.放射治疗

①单纯放疗适应鼻腔肿瘤浅表、放疗敏感的未分化癌和低分化癌。选用Co-60或6～10MVX线为主要放射源,并用深部X线、高能电子束补充照射增加局部剂量。照射野通常选用鼻前单野照射,包括鼻前"矩"形野、"凸"字形野及方形野,亦可用正侧矩形野。先大野照射4000cGy/4周,然后缩野照至总量6000～7000cGy/6～7周。②术前放疗:适用于病变已累及鼻窦晚期癌。放射源及照射野同单纯放疗,照射总量4000～6000cGy/4～6周,放疗结束后2～4周手术。需注意的是,腺样囊性癌侵袭强,手术不易切净,宜术后放疗。

3.化疗

鼻腔癌的化疗敏感性较差,化疗常作为辅助治疗和姑息治疗手段。有效药物包括氟尿嘧啶、顺铂等。

【预后】

国内报道5年生存率大约在42.1%。

第三节　上颌窦癌

上颌窦癌来源于上颌窦腔黏膜组织,是较常见的头颈恶性肿瘤,占耳鼻喉科恶性肿瘤的第二位。好发年龄为50~60岁,男性多见。

【病因】

病因不明,可能与空气污染及上颌窦的长期慢性炎症刺激有关。长期接触镍及铬被认为是致癌因素。

【病理】

以鳞状细胞癌为多,其他类型有腺癌、囊性腺样癌、血管肉瘤等。

【诊断】

(一)临床表现

1.症状

早期因肿瘤限于窦腔内,症状多不明显,待症状明显时多已属中、晚期。常见症状如下:①血涕:侵及内侧壁或鼻腔。②鼻堵:多由鼻侧壁受压所致。③疼痛:包括面颊部疼痛、牙痛以及偏头痛,侵及底壁或前壁。④眼球移位、突出或有复视:侵及顶壁。⑤颞部疼痛或张口困难:侵及后壁。⑥头痛,听力下降:侵及颅底。

2.体征

①上颌肿块,为边界不清的隆起,呈橡皮样硬度、固定。亦可出现于牙槽突或硬腭。②鼻腔肿物,触之易出血,并见有脓血性分泌物。③眼球移位或突出,眶下壁隆起,饱满。④齿槽或硬腭肿胀、牙齿松动或脱落。⑤颈淋巴结肿大。

(二)特殊检查

1.影像学检查

常用CT或MRI增强扫描。①CT检查,能显示组织密度的细微差别,尤其是可显示一般X线片难以发现的上颌窦后壁骨质破坏和累及范围,能确定病变与周围关系。②MRI检查,有良好的软组织分辨效果,有助于鉴别病变性质,准确了解病变范围。

2.细胞学检查

包括鼻腔脱落细胞学、上颌窦穿刺冲洗液细胞学检查。

3.病理学检查

上颌窦开窗术活检及肿瘤穿破表面破溃处的直接活检。

(三)诊断与分期

1.诊断要点

上颌窦癌早期诊断困难。注意临床早期症状,如血涕或鼻腔异常分泌物、牙痛或局部知觉减退等具有早期诊断意义。因此,凡遇40岁以上原因不明的上牙痛、鼻塞、血涕或鼻腔分泌物增多等症,经对症处理无效时,均应详细检查。

2.分期(UICC,2002)

TNM 分类

T 原发肿瘤。

T_1 肿瘤限于窦黏膜,骨质无侵蚀或破坏。

T_2 肿瘤破坏骨质,包括侵犯至硬腭和(或)中鼻道,不包括侵犯上颌窦后壁和翼板。

T_3 肿瘤侵及下列任何部位:颊部皮下组织、上颌窦后壁、眶底或眶内壁、筛窦。

T_{4a} 肿瘤侵及下列任何部位:前部眶内物,颊部皮肤,翼板,颞下窝,筛窦或额窦。

T_{4b} 肿瘤侵及下列任何部位:眶尖,脑膜,脑,中颅窝,颅神经(三叉神经上颌支除外),鼻咽,斜坡。

N 区域淋巴结。

N_1 同侧单个淋巴结转移,最大直径≤3cm。

N_{2a} 同侧单个淋巴结转移,最大直径>3cm,≤6cm。

N_{2b} 同侧多个淋巴结转移,但其中最大直径≤6cm。

N_{2c} 双侧或对侧淋巴结转移,但其中最大直径≤6cm。

N_3 转移淋巴结>6cm。

M 远处转移。

M_0 无远处转移。

M_1 有远处转移。

分期

0 期　Tis,N_0,M_0

Ⅰ期　T_1,N_0,M_0

Ⅱ期　T_2,N_0,M_0

Ⅲ期　T_3,N_0,M_0;T_1,N_1,M_0;T_2,N_1,M_0;T_3,N_1,M_0

Ⅳ$_a$期　T_{4a},N_0,M_0;T_{4a},N_1,M_0;T_1,N_2,M_0;T_2,N_2,M_0;T_3,N_2,M_0;T_{4a},N_2,M_0

Ⅳ$_b$期　T_{4b},任何 N,M_0;任何 T,N_3,M_0

Ⅳ$_c$期　任何 T,任何 N,M_1

(四)鉴别诊断

应与慢性化脓性上颌窦炎、鼻内翻乳头状瘤及上龈癌、筛窦癌等相鉴别。

【治疗】

(一)治疗原则

上颌窦癌的治疗方法有外科、放射、化疗等,但任何一种方法单独使用均难对此病变发挥满意效果。因此,先外照射然后手术,综合治疗是目前采用的最好方法。

(二)治疗方法

1.手术治疗

2.放射治疗

放疗前需行上颌窦开窗术以减少乏氧细胞,提高敏感性。

(1)单纯放射治疗:多采用上颌窦正、侧野照射,照射野范围主要根据肿瘤侵犯范围设立。为了使照射剂量均匀分布,需采用楔形滤过板照射方法。照射野开始时要大,当肿瘤量达4000cGy后,缩小照射野,增加总量至7000cGy。每周 5 次,200cGy/次。

(2)术前放疗:按上述方法设野,照射总量 4000～6000cGy/4～6 周,放疗结束后 2～4 周手术。

(3)术后放疗:一是术前已行放疗,但术中切除不彻底,有肿瘤残存,剂量 6000～7000cGy。需注意的是,腺样囊性癌侵袭强,手术不易切净,宜术后放疗。

【预后】

上颌窦癌的预后,取决于肿瘤的性质、范围大小和治疗方式。5年生存率为32.5%～43.6%。

【随诊】

上颌窦癌治疗后应长时间的定期随诊,以观察有否局部复发或远处转移。随诊内容包括局部以及颌、淋巴结的检查、增强CT和MRI检查等。

第四节 鼻咽癌

鼻咽癌(NPC)是我国最常见的恶性肿瘤之一,其发病有种族易感性、地域聚集性和家族高发倾向的特点。中国人发病在世界上最多,鼻咽癌发病占头颈肿瘤的首位。发病年龄3～86岁,以40～50岁为发病高峰;男性发病多于女性,发病率之比为2.8∶1。

【病因】

鼻咽癌的病因尚不确定,目前认为是一种多基因遗传病。目前较为肯定的致病因素有EB病毒感染、化学致癌因素或环境因素、遗传因素等。其中食用咸鱼已被证实是鼻咽癌的另一个危险因素。

【病理】

主要分为非角化型癌(分为分化型和未分化型)、角化型鳞状细胞癌、基底细胞样鳞状细胞癌。

【诊断】

(一)临床表现

1.症状

①血涕:确诊时超过70%有此症状。尤以回吸血涕更有诊断意义。②头痛:常见初发症状,确诊时有50%的患者有头痛。表现为单侧持续性疼痛,多在颞顶部。③脑神经症状:如面部麻木,常为三叉神经受侵表现。④眼部症状:如视力障碍、眼球突出、复视、眼球活动受限等。⑤耳鸣,听力下降。⑥鼻塞,常见于发生于顶壁的肿瘤。⑦张口困难。为晚期症状。⑧颈部肿块:多位于上颈部,初诊以颈部肿块为主诉达40%～50%,检查发现颈淋巴结转移达70%以上。

2.体征

①鼻咽部肿物:分为结节型、菜花型、黏膜下浸润型和溃疡型。②颈淋巴结肿大:多位于颈深上,为单侧或双侧。③颅神经损害:常见于三叉、外展、舌下、舌咽、动眼神经受损。④软腭麻痹,软腭上提不能,为肿瘤浸润所致。

(二)特殊检查

1.影像学检查

(1)X线检查:包括鼻咽侧位、颅底片及鼻咽腔钡胶浆造影是过去常规影像检查,目前已被CT和MRI取代。

(2)CT 检查:可了解鼻咽腔内肿瘤部位、管腔是否变形或不对称、咽隐窝是否变浅或闭塞。此外,还可显示鼻咽腔外侵犯、颅底骨破坏情况和颈淋巴结是否转移。增强扫描显示相关病变效果更佳。

(3)MRI 检查:因是三维图像,可比 CT 更清楚显示咽旁侵犯的病灶、淋巴结肿大、颅底各通道肿瘤侵犯情况,此外脑实质病变和放射后咽旁间隙改变的定性更优于CT。

(4)B 超检查:检查颈淋巴结情况比较经济,无损伤性,可重复检查,便于随诊动态观察。还可用于肝、肾、腹膜后淋巴结的复查。

(5)放射性核素骨扫描:用于较晚期或复发的患者,以了解有无骨转移。

2.内镜检查

间接喉镜是必不可少的最基本的检查,简单易行。鼻咽光导纤维镜检查可发现鼻咽肿物、溃疡、坏死和出血等异常病变。

3.细胞学检查

鼻咽部脱落细胞学检查可找到肿瘤细胞。针吸细胞学检查,可做鼻咽部原发灶或颈部肿瘤穿刺找到癌细胞。

4.组织病理学检查

是鼻咽癌确诊的唯一定性手段,包括鼻咽部活检和颈部淋巴结活检。

(三)实验室检查

EB 病毒血清学检查,如血清抗 EB 病毒抗体 VCA-IgA 和 EA-IgA 抗体滴度在鼻咽癌患者多有增高,对确诊有重要参考价值。

(四)诊断与分期

1.诊断要点

凡有鼻堵、血涕或鼻出血、耳鸣、听力减退、头痛、眼球突出、复视、面部麻木等症状伴鼻咽肿物、颈淋巴结肿大和脑神经损害、组织病理学检查证实为癌者,即可确诊为鼻咽癌。

2.临床分期(福州分期)

TNM 分类

T_1 局限于鼻咽腔内。

T_2 局部浸润:鼻腔、口咽、茎突前间隙、软腭、颈椎前软组织、颈动脉鞘区部分侵犯。

T_3 颈动脉鞘区肿瘤占据,单一前组或后组脑神经损害、颅底、翼突区、翼腭窝受侵。

T_4 前后组脑神经同时受损、鼻窦、海绵窦、眼眶、颞下窝、直接浸润第1、2颈椎。

N_0 未扪及肿大淋巴结。

N_1 上颈淋巴结直径<4cm,活动。

N_2 下颈淋巴结直径 4~7cm。

N_3 锁骨上区有淋巴结肿大,或直径>7cm,或固定及皮肤浸润。

M_0 无远处转移。

M_1 有远处转移。

分期

Ⅰ期 T_1,N_0,M_0

Ⅱ期　$T_2, N_{0\sim1}, M_0; T_{0\sim2}, N_1, M_0$

Ⅲ期　$T_3, N_{0\sim2}, M_0; T_{0\sim3}, N_2, M_0$

Ⅳ$_a$期　$T_4, N_{0\sim3}, M_0; T_{0\sim4}, N_3, M_0$

Ⅳ$_b$期　任何 T，任何 N，M_1

（五）鉴别诊断

1.腺样体增生

多见于青少年，腺样体增生时体积增大，表面隆起桔瓣状深纵行沟，一般无颈淋巴结肿大。

2.鼻咽结核

鼻咽活检可最后鉴别。

3.鼻咽纤维血管瘤

青少年多见，有反复鼻出血史。血管造影、CT 等可助鉴别。

4.恶性淋巴瘤

最终鉴别要靠病理免疫组化。

5.颅底脊索瘤

生长慢，低度恶性，有溶骨性破坏。

【治疗】

（一）治疗原则

目前鼻咽癌公认和有效的根治性手段为放射治疗，或以放疗为主的综合治疗。早期采用单纯性放疗，晚期采用同步放化疗。残存或复发患者符合手术条件时，行手术挽救可取得较好临床结果。

（二）治疗方法

1.放射治疗

（1）照射野：设野必须将靶区全部包括在照射野内，并保护重要器官，特别是大脑、脊髓和眼球。鼻咽癌常用的放射野有面颈联合野和颈部锁骨上野。面颈联合野：除局限鼻咽腔的 T_1N_0 早期病例外，其他各期病变均属首选。采用两侧水平野等中心照射。设野方法，上缘野上缘在眉弓结节与外耳孔上缘上 0.5～1cm 连线，下缘按颈淋巴结转移情况不同可定在舌骨水平、喉结或环甲膜水平不等；后缘在耳后沿发际及斜方肌前缘下行。颈部锁骨上野采用源皮照射技术，其上界与面颈野下界共线。

（2）放射源选择：原发灶选用 ^{60}Co 射线、直线加速器高能 X 线。

（3）放射剂量：鼻咽常规照射每周 5 次，每次 200cGy，根治量 6000～7000cGy/6～7 周，姑息量 5000～6000cGy，预防量 4000cGy。无论有无颈部转移均应照射全颈，有淋巴结转移给予治疗量，无转移给予预防性照射。

（4）后装腔内放疗：适用于：①鼻咽部局限性较小病灶。②外照射后鼻咽残存病灶。③放疗后鼻咽局部复发。治疗方法目前多使用高剂量率放疗，常以外照射加腔内照射相结合，外照射量 5000～6000cGy，外照射 1～2 周后再腔内照射 1～2 次，每次间隔 1 周。

（5）立体定向放疗：其特点是能精确地将高能量射线集中于靶区，而由于剂量曲线迅速递减使周围正常组织不受照射或少受照射。目前多采用分次立体定向放射治疗，用于鼻咽癌根治剂量照射后残存病灶或局部复发肿瘤。根据病灶的形态是否规则,设定单个或 2~3 个靶中心,用三维立体计划设计手段将剂量曲线分布成形。

(6)调强适形放疗:将调强适形放疗(IMRT)应用于鼻咽癌的治疗有望在解决或减少对邻近器官的放射性损伤的同时,能最大限度地使剂量集中于靶区内,得以有效地杀灭肿瘤细胞,提高肿瘤的局控率,从而提高生存率。

2.化学药物治疗

目前多应用于辅助性或姑息性治疗。

全身化疗以联合用药及大剂量化疗效果好,常用方案如下。①DF 方案:DDP 100mg/m² 静脉滴注,第 1 天(同时水化);5-FU 1000mg/m² 静脉滴注,第 1~5 天;每 21 天重复。②CBF 方案:CTX 0.6~1.0g 静脉注射,第 1、4 天;BLM 10mg 静脉注射,第 1~5 天;5-FU 500mg 静脉滴注,第 2、第 5 天;每 21 天重复。③PFB 方案:DDP 20mg/m² 静脉滴注,第 1~5 天;5-FU 500mg/m² 静脉滴注,第 1~5 天;BLM 10mg/m² 静脉注射,第 1、第 5 天;每 21 天重复。

3.Ⅲ、Ⅳ期鼻咽癌化学治疗的现状和新进展

放射治疗是鼻咽癌的主要治疗手段。对早期患者单纯放射治疗的 5 年总生存率高达 80% 以上。然而,鼻咽癌的临床与生物学行为特点导致其不易被早期发现,患者就诊时多为中、晚期,为进一步提高鼻咽癌的局部控制率和降低远处转移率,人们已将化疗作为综合治疗的主要组成部分进行了大量随机研究。治疗方式有同期放化疗、辅助化疗、新辅助化疗、姑息性化疗等,其中同期放化疗效果最明确,可望成为中、晚期鼻咽癌的标准治疗手段。含铂方案是目前最有效的组合方案,但含铂方案的药物组合、剂量及周期没有形成标准。DDP 是目前最常应用的药物,在体内外均证明其具有独特的放射增敏作用,而且其常规剂量对骨髓抑制较轻,与放疗毒性不相重叠。

分子靶向药物与放疗组合可带来增益,目前研制成功的靶向药物 C-225 和尼妥珠单抗(泰欣生)已应用于临床,但需观察远期效果。

【预后】

影响预后的因素有年龄、性别(女性好于男性)、KPS 评分、人种、疗前有无贫血、肿瘤分期、病理、治疗方式等。5 年生存率为 40%~70%。

【随诊】

鼻咽癌放疗后需定期随诊。随诊时间为治疗后第 1 年每 2~3 个月 1 次,第 2 年 3~4 个月 1 次。随诊内容包括了解治疗后有肿瘤残存者的病灶消退情况,以及有无局部复发及远处转移。

第五节　扁桃体癌

扁桃体癌起源于扁桃体区,包括扁桃体、扁桃体窝、咽前后柱及舌扁桃体沟。本病是头颈部常见的恶性肿瘤之一,占全身恶性肿瘤的 1.3%~5%,占头颈部恶性肿瘤的 3%~10%。男性多见,男女之比为 2~3∶1。发病年龄以 50~70 岁为高峰,占各年龄组的 60%~69%。

【病因】

确切病因不明。可能与烟酒嗜好、慢性刺激与损伤有关。

【病理】

病理类型以鳞状细胞癌和恶性淋巴瘤为多见,占95%以上,其他类型少见。

【诊断】

(一)临床表现

1.症状

首发症状常是咽喉部一侧疼痛,并可放射至耳部,进食时加重。少数可有吞咽困难、呼吸困难、咽部出血等症状。

2.体征

①扁桃体肿物。为外生性肿物,表面常有溃疡或呈菜花状。②颈淋巴结肿大。扁桃体癌易早期出现上颈淋巴结转移。

(二)特殊检查

1.影像学检查:包括常规 X 线、CT、MRI、骨放射性核素扫描检查。可观察肿物范围、有无下颌骨破坏等。

2.病理组织学检查是扁桃体癌的确诊依据。

(三)诊断与分期

1.诊断要点

凡患者主诉上述症状,检查发现扁桃体区内有外生性肿物,局部变硬、增大或发生溃疡时应即时取活体组织送病检,以明确诊断。

2.分期(UICC)

TNM 分类

T　原发肿瘤。

T_1　肿瘤最大直径在 2cm 以内。

T_2　肿瘤>2cm,<4cm。

T_3　肿瘤已超过 4cm。

T_{4a}　肿瘤侵犯喉、深层非固有舌肌、翼内肌、翼板、下颌骨,肿瘤可切除。

T_{4b}　肿瘤侵犯翼外肌、翼板、鼻咽侧壁或颅底骨或包饶颈内动脉,肿瘤不可切除。

N　颈部淋巴结。

N_0　临床检查颈部无转移淋巴结。

N_1　同侧单个转移的淋巴结,直径 3cm 以下。

N_{2a}　同侧单个转移的淋巴结,直径,3~6cm。

N_{2b}　同侧多个转移的淋巴结,直径 6cm 以下。

N_{2c}　双侧或对侧转移的淋巴结,直径 6cm 以下。

N_3　颈转移的淋巴结,最大直径 6cm 以上。

M　全身转移。

M_0 无全身转移。

M_1 有全身转移。

分期

0期　Tis, N_0, M_0

Ⅰ期　T_1, N_0, M_0

Ⅱ期　T_2, N_0, M_0

Ⅲ期　$T_3, N_0, M_0; T_1, N_1, M_0; T_2, N_1, M_0; T_3, N_1, M_0$

Ⅳ$_a$期　$T_{4a}, N_0, M_0; T_{4a}, N_1, M_0; T_1, N_2, M_0; T_2, N_2, M_0; T_3, N_2, M_0; T_{4a}, N_2, M_0$

Ⅳ$_b$期　$T_{4b},$任何$N, M_0;$任何T, N_3, M_0

Ⅳ$_c$　任何$T,$任何N, M_1

(四)鉴别诊断

1.扁桃体炎

为双侧性，有反复感染史，常见于青少年。

2.咽后脓肿

急性化脓性咽区脓肿只发生于幼儿。成年人为结核性冷脓肿。宜拍摄颈椎片帮助确诊。

【治疗】

(一)治疗原则

由于扁桃体癌的生物学行为和特征，根治性放疗无论对原发病灶或颈部转移淋巴结，均能获得良好结果，并可避免手术治疗的技术困难和手术后的并发症，因此，应首选放疗。1～2期病变单纯手术切除或根治性放疗均可。3～4期病变放疗＋手术的综合治疗是目前标准手段。晚期病变则采用同步放化疗＋手术挽救治疗。

(二)治疗方法

1.手术治疗

2.放射治疗

(1)射线选择：应选用高能射线，如^{60}Co、直线加速X线等，辅以深部X线或电子束。

(2)照射野及剂量：照射野的设计，需根据扁桃体肿瘤的大小、邻近结构受侵范围、肿瘤的病理类型，颈淋巴结转移等情况决定。照射野采用两侧面与颈平行相对野，射野包括原发灶、咽淋巴环及上颈淋巴结。照射总量至36～40Gy时，应避开脊髓，照射肿瘤总量达66～76Gy。

颈部照射：扁桃体肿瘤分化差，有较高的颈部淋巴结转移率，下颈和锁骨上常规预防照射。预防性照射组织量为50Gy，治疗剂量应给予65Gy。

(4)组织间插植近距离治疗：可有计划的与外照射结合进行，从技术上讲难度大，临床少用。

【预后】

扁桃体癌经放射治疗后的5年生存率在32.4%～83%。临床Ⅰ、Ⅱ期患者放疗后的5年生存率可分别达100%或80%。影响预后的因素主要有原发灶期别、病理类型、治疗剂量以及治疗后有无原发灶及颈部转移灶残存等。治疗失败原因是局部未控或复发，常见肺转移。

【随诊】

扁桃体癌治疗后需长期随诊,治疗后第 1 年每年随诊 5~6 次,第 2 年 3~4 次,以后则每半年 1 次。

第六节　唇癌

【临床概述】

唇部鳞状细胞癌的指南一般遵循已建立了几十年之久的临床实践模式。尚无可用于指导治疗的随机临床试验结果。一般根据预期的功能和美容效果制订治疗策略。淋巴结转移的发生率,特别在早期下唇癌是很低的,平均少于 10%。淋巴结转移的风险和原发肿瘤的部位、大小及病理分级有关。对于早期肿瘤和临床检查颈部阴性的患者可不行选择性颈淋巴结清扫术或颈部放疗。根据临床分期、患者的一般状况及患者的意愿为基础给予治疗建议。

【检查/分期】

唇部鳞状细胞癌患者应行体格检查、活检和胸部影像学检查。如果怀疑有骨侵犯,应拍摄口腔全景 X 线片、CT 扫描或 MRI。AJCC 的 TNM 分期系统(2010 年第 7 版)反映了肿瘤大小、范围和淋巴结转移的情况。该分期系统可预测局部复发。原发肿瘤的部位也是一项预测因素。上唇和口角区的肿瘤诊断时淋巴结转移率常较高。大约有 10%~15% 的患者会发生全身扩散,而且主要见于局部疾病无法控制的病例。

原发肿瘤(T)

Tx　原发肿瘤不能评估

T_0　无原发肿瘤证据

Tis　原位癌

T_1　肿瘤最大径≤2cm

T_2　肿瘤最大径>2cm 且≤4cm

T_3　肿瘤最大径>4cm

T_{4a}　中等晚期局部疾病 *

(唇)肿瘤侵犯骨皮质、下牙槽神经、口底或面部皮肤(如颏或鼻)(口腔)肿瘤侵犯邻近结构[如穿透骨皮质(下颌骨或上颌骨)至舌的深部(外部)肌肉(颏舌肌、舌骨舌肌、舌腭肌和茎突舌肌),上颌窦,面部皮肤]

T_{4b}:非常晚期局部疾病

肿瘤侵犯咀嚼肌间隙、翼板或颅底和(或)包绕颈内动脉

注:*:原发齿龈的肿瘤仅侵犯浅表的骨/牙槽窝不足以分为 T_4

区域淋巴结(N)

Nx　区域淋巴结不能评估

N_0　无区域淋巴结转移

N_1 同侧单个淋巴结转移,最大径≤3cm

N_2 同侧单个淋巴结转移,最大径>3cm 且≤6cm;或同侧多个淋巴结转移,最大径≤6cm;或双侧或对侧淋巴结转移,最大径≤6cm

N_{2a} 同侧单个淋巴结转移,最大径>3cm 且≤6cm

N_{2b} 同侧多个淋巴结转移,最大径≤6cm

N_{2c} 双侧或对侧淋巴结转移,最大径≤6cm

N_3 转移淋巴结最大径>6cm

远处转移(M)

M_0 无远处转移

M_1 有远处转移

解剖分期/预后分组

0 期　$TisN_0M_0$

Ⅰ期　$T_1N_0M_0$

Ⅱ期　$T_2N_0M_0$

Ⅲ期　$T_3N_0M_0$

　　　$T_1N_1M_0$

　　　$T_2N_1M_0$

　　　$T_3N_1M_0$

ⅣA 期:$T_{4a}N_0M_0$

　　　$T_{4a}N_1M_0$

　　　$T_1N_2M_0$

　　　$T_2N_2M_0$

　　　$T_3N_2M_0$

　　　$T_{4a}N_2M_0$

ⅣB 期:任何 TN_3M_0

　　　T_{4b}任何 NM_0

ⅣC 期:任何 T 任何 NM_1

组织学分级(G)

Gx:级别无法评估

G_1 高分化

G_2 中分化

G_3 低分化

G_4 未分化

【治疗原则】

1.原发灶的治疗

疾病的分期决定了唇癌的治疗。局部治疗方式的选择基于预期的功能和美容效果。对于早期肿瘤的局部控制,手术和放疗效果相当。一方面某些非常小或者表浅的肿瘤通过手术切除治疗更加快速,避免功能性畸形和外貌损害。另一方面占大部分下唇的浅表肿瘤最好是进行放射治疗。一些晚期唇癌会导致大范围组织破坏,并继发畸形。从临床角度考虑,手术治疗更可行,也是侵犯到骨骼的晚期肿瘤的局部治疗方式。可切除的 T_3,N_0;T_{4a},N_0 或任何 T 分期,$N_{1\sim3}$ 的患者,手术风险较大,可以行根治性放疗(有或无近距离放疗)或化疗/放疗。

2. 颈部的处理

颈部治疗也由分期情况决定,但也要考虑肿瘤的部位。如上唇淋巴分布非常广泛,这一部位的肿瘤更易扩散到颈深上淋巴结。肿瘤位于唇周位置也能帮助推测淋巴结转移的方式。位于中线的肿瘤对侧发病的风险高。对于晚期患者(T_3,T_{4a})和颈部 N_0 患者,应考虑单侧或双侧选择性颈淋巴结清扫。能够扪及转移淋巴结时,应确保切除所有对应区域的淋巴结群。

3. 放疗

行根治性放疗时,应根据肿瘤的大小决定单独或联合使用外照射和近距离放疗。放疗剂量也要考虑肿瘤大小,但是 ^{66}Gy 或更高的剂量能够很好地控制病情。对于 $T_{1\sim2}$,N_0 的病灶,当同时进行近距离放疗时,外照射放疗的总剂量应减少至 ^{50}Gy 或略多。辅助治疗时应根据病理特征给予 ^{60}Gy 或更大的剂量。颈部的根治性治疗和辅助治疗时,都应根据不良预后因素,如切缘阳性或肿瘤累及范围[神经周围、血管和(或)淋巴系统]来决定照射剂量。

【随访/监测】

对经过治疗的唇癌患者进行随访仅需行定期体格检查,时间安排如下:第 1 年中每 1~3 个月 1 次;第 2 年中每 2~4 个月 1 次;第 3~5 年中每 4~6 个月 1 次;以后每 6~12 个月 1 次。

第七节 口腔癌

【临床概述】

口腔由以下部分组成:颊黏膜、上下牙龈、磨牙后区、口底、硬腭和舌的前 2/3。此处淋巴循环丰富,淋巴引流首先至Ⅰ区、Ⅱ区和Ⅲ区淋巴结。

约 30% 的患者就诊时存在区域淋巴结明显侵犯,但不同部位的风险有差异。例如,原发于牙龈和硬腭的肿瘤较少侵犯颈部,但在舌前肿瘤患者的隐匿性颈部转移却很常见(50%~60%)。总体来说,所有患者都要行单侧或双侧的选择性颈淋巴结清扫术;对于 $T_{1\sim2}$,N_0 的患者,如果首选放射治疗,颈部高危淋巴引流区至少给予 50Gy。

【检查/分期】

影像学检查可评估上颌骨受侵犯的情况,除了体格检查、活检和胸部影像,仔细的口腔科评估(如有指征,包括拍摄口腔全景 X 线片)对于口腔肿瘤的分期和治疗方案的制订也很重要。采用 AJCC 唇癌和口腔癌 TNM 分期系统(2010 年第 7 版),未包括非上皮性肿瘤,如淋巴组织、软组织、骨和软骨的肿瘤。

原发肿瘤(T)

Tx 原发肿瘤不能评估

T_0 无原发肿瘤证据

Tis 原位癌

T_1 肿瘤最大径≤2cm

T_2 肿瘤最大径>2cm 且≤4cm

T_3 肿瘤最大径>4cm

T_{4a} 中等晚期局部疾病 *

(唇)肿瘤侵犯骨皮质、下牙槽神经、口底或面部皮肤（如颏或鼻），（口腔）肿瘤侵犯邻近结构[如穿透骨皮质（下颌骨或上颌骨）至舌的深部（外部）肌肉（颏舌肌、舌骨舌肌、舌腭肌和茎突舌肌），上颌窦，面部皮肤]

T_{4b} 非常晚期局部疾病

肿瘤侵犯咀嚼肌间隙、翼板或颅底和（或）包绕颈内动脉

注：*：原发齿龈的肿瘤仅侵犯浅表的骨/牙槽窝不足以分为 T_4

区域淋巴结（N）

Nx：区域淋巴结不能评估

N_0 无区域淋巴结转移

N_1 同侧单个淋巴结转移，最大径≤3cm

N_2 同侧单个淋巴结转移，最大径>3cm 且≤6cm；或同侧多个淋巴结转移，最大径≤6cm；或双侧或对侧淋巴结转移，最大径≤6cm

N_{2a} 同侧单个淋巴结转移，最大径>3cm 且≤6cm

N_{2b} 同侧多个淋巴结转移，最大径≤6cm

N_{2c} 双侧或对侧淋巴结转移，最大径≤6cm

N_3：转移淋巴结最大径>6cm

远处转移（M）

M_0 无远处转移

M_1 有远处转移

解剖分期/预后分组

0 期　　$TisN_0M_0$

Ⅰ期　　$T_1N_0M_0$

Ⅱ期　　$T_2N_0M_0$

Ⅲ期　　$T_3N_0M_0$

　　　　$T_1N_1M_0$

　　　　$T_2N_1M_0$

　　　　$T_3N_1M_0$

ⅣA 期　$T_{4a}N_0M_0$

　　　　$T_{4a}N_1M_0$

　　　　$T_1N_2M_0$

　　　　$T_2N_2M_0$

$T_3N_2M_0$

$T_{4a}N_2M_0$

ⅣB期 任何 TN_3M_0

T_{4b}任何 NM_0

ⅣC期 任何 T 任何 NM_1

组织学分级(G)

Gx 级别无法评估

G_1 高分化

G_2 中分化

G_3 低分化

G_4 未分化

【治疗原则】

手术治疗和放疗是早期和局部晚期可切除口腔病变的标准治疗。详细的治疗方案根据 TN 分期以及淋巴结受侵的危险性来制订。多学科联合治疗对于口腔肿瘤特别重要,因为咀嚼、吞咽和构音等重要的生理功能都可能受到影响。大多数专家组成员选择手术治疗可切除的口腔肿瘤。微血管技术在术后重建中的应用使得局部晚期肿瘤患者较好地保留了功能。

对于所有手术可切除的口腔肿瘤,存在淋巴结包膜外受侵和(或)切缘阳性的病理不良预后因素,推荐行术后化疗/放疗。对于其他不良预后因素:如原发肿瘤 pT_3 或 pT_4、淋巴结 N_2 或 N_3 转移、Ⅳ区或Ⅴ区肿大淋巴结、神经周围侵犯、血管内瘤栓,应根据临床评判考虑是否单独行放疗或在放疗基础上增加化疗。目前尚无针对将化疗应用于局部晚期可切除性肿瘤的最初治疗以保存器官的概念而进行的临床试验。

【随访/监测】

对经过治疗的口腔肿瘤患者进行随访包括定期体格检查,如有指征行胸部影像检查,有过颈部照射的患者每 6~12 个月查促甲状腺素(TSH)。言语、听力、吞咽功能评估和康复治疗对患者可能有帮助。建议戒烟、口腔科随访。

第八节 口咽癌

【临床概述】

口咽部包括舌根部、扁桃体、软腭和咽后壁。口咽部的淋巴组织非常丰富。根据发病部位的不同,有 15%~75% 的患者淋巴结受侵。

【检查/分期】

建议多学科会诊。准确的分期有赖于完整的体检以及恰当的影像学评估。可以用增强 CT 或者 MR 对原发灶和颈部行影像学检查;也建议行胸部影像学检查。头颈部检查应包括麻醉后的内镜检查。同时也推荐用支气管镜和食管内镜检查,因为有可能同时出现第 2 个原发肿瘤。推荐行口腔检查；如有指征行口腔全景X线片。如有指征，言语和吞咽功能评估或许有帮助。同时，由于HPV病毒和口咽部鳞状细胞癌有很大的关联性，且舌癌及腭扁桃体癌患病率不断增加，推荐对高危致瘤HPV种属（包括HPV-16、HPV-18、HPV-31、HPV-33、HPV-35）进行检测（可采用PCR或者ISH）。最近研究表明HPV引起的口咽部肿瘤的疗效和生存情况均比非HPV的肿瘤要好。分期采用AJCC咽部肿瘤TNM分期系统（2010年第7版），未包括非上皮性肿瘤，如淋巴组织、软组织、骨和软骨的肿瘤。

原发肿瘤（T）

T_x 原发肿瘤不能评估

T_0 无原发肿瘤证据

Tis 原位癌

T_1 肿瘤最大径≤2cm

T_2 肿瘤最大径＞2cm且≤4cm

T_3 肿瘤最大径＞4cm，或侵犯会厌的舌面

T_{4a} 中等晚期局部疾病

肿瘤侵犯喉、舌的外部肌肉、翼内肌、硬腭或下颌骨＊

T_{4b} 非常晚期局部疾病

肿瘤侵犯翼外肌、翼板、鼻咽侧壁或颅底或包绕颈动脉

注：＊：舌根或会厌谷的原发肿瘤侵犯至会厌舌面黏膜并不意味着侵犯喉

区域淋巴结（N）[+]

N_x 区域淋巴结不能评估

N_0 无区域淋巴结转移

N_1 同侧单个淋巴结转移，最大径≤3cm

N_2 同侧单个淋巴结转移，最大径＞3cm且≤6cm；或同侧多个淋巴结转移，最大径≤6cm；或双侧或对侧淋巴结转移，最大径≤6cm

N_{2a} 同侧单个淋巴结转移，最大径＞3cm且≤6cm

N_{2b} 同侧多个淋巴结转移，最大径≤6cm

N_{2c} 双侧或对侧淋巴结转移，最大径≤6cm

N_3 转移淋巴结最大径＞6cm

注：+：Ⅶ区转移也被认为是区域淋巴结转移

远处转移（M）

M_0 无远处转移

M_1 有远处转移

解剖分期/预后分组

0期　TisN_0M_0

Ⅰ期　$T_1N_0M_0$

Ⅱ期　$T_2N_0M_0$

Ⅲ期　$T_3N_0M_0$

$T_1N_1M_0$

$T_2N_1M_0$

$T_3N_1M_0$

ⅣA期　$T_{4a}N_0M_0$

$T_{4a}N_1M_0$

$T_1N_2M_0$

$T_2N_2M_0$

$T_3N_2M_0$

$T_{4a}N_2M_0$

ⅣB期　T_{4b}任何NM_0

任何TN_3M_0

ⅣC期　任何T任何NM_1

组织学分级(G)

Gx　级别无法评估

G_1　高分化

G_2　中分化

G_3　低分化

C_4　未分化

【治疗原则】

根据不同分期,治疗方案分为3大类:①$T_{1\sim2}$,$N_{0\sim1}$;②$T_{3\sim4a}$,N_0;③$T_{3\sim4a}$,N+或任何T,$N_{2\sim3}$。早期($T_{1\sim2}$,$N_{0\sim1}$)口咽部肿瘤如有指征可采取切除原发灶加颈部淋巴结清扫或者根治性放疗。第3种选择尚存在争议——放疗联合全身治疗。根治性放疗后残留或者复发的肿瘤也可采取挽救性手术治疗。单独放疗适用于原发灶T_1或T_2加上N_1的情况。术后病理结果显示有不良预后因素的病例应予术后放疗,两者间的最佳间隔时间不应超过6周。存在淋巴结包膜外受侵和(或)黏膜切缘阳性的不良预后因素的恶性肿瘤应给予辅助化疗/放疗。对于其他的不良预后因素,如原发肿瘤pT_3或pT_4、淋巴结N_2或N_3、Ⅳ区或Ⅴ区肿大淋巴结或神经周围受侵和血管内瘤栓,需要根据临床情况判断在放疗基础上加用化疗或单用放疗。

对于晚期可切除的肿瘤($T_{3\sim4a}$,任何N;或任何T,$N_{2\sim3}$),有3种治疗方法可供选择,分别为:①同步全身治疗/放疗,例如首选顺铂挽救性手术用于处理残留或者复发的肿瘤;②颈部淋巴结清扫和重建手术后,根据是否有病理不良预后因素决定采用放疗+化疗或单独放疗;③诱导化疗加化疗/放疗,但这一点尚存在争议。

对于同步全身治疗/放疗的方法,所有患者需在治疗结束后接受原发灶及颈部疗效的评估。如果患者开始治疗前有淋巴结受侵,治疗后原发灶及颈部获得CR,那么接下来的治疗需要根据最初的N分期决定。N_1的患者可继续观察,N_2或N_3的患者可选择继续观察或者按计划行颈部淋巴结清扫术。如果颈部有肿瘤残留(原发灶已经得到控制),需要实行颈淋巴结清扫术。原发灶有残留肿瘤的患者应该施行挽救性肿瘤切除术加颈部淋巴结清扫术。

同步全身治疗/放疗+顺铂可应用于局部晚期($T_{3\sim4a}$或$N_{2\sim3}$)的口咽部肿瘤。放化疗加诱导化疗(称作序贯治疗)仍存在争议。在20世纪80~90年代发表的大部分随机研究中,诱导化疗序贯放疗或手术治疗并没有提高生存率。诱导化疗对于局部控制也没有作用;然而,在许多试验中它确实减少了远处转移的发生率。重新评估在同步放化疗基础上增加诱导化疗的作用的依据是,同步放化疗提高局部控制的情况下,诱导化疗减少远处转移。有3个Ⅲ期试验比较了顺铂加上5-Fu输注加或不加紫杉类(多西他赛或紫杉醇)治疗,结果显示同时使用3种药物诱导的患者比使用2种药物(顺铂+5-Fu)的患者疗效好(包括不同试验中的缓解率、无病生存率或总体生存率等)。综合来说,这些结果表明三联用药比20世纪80~90年代推荐的顺铂+5-Fu标准诱导疗法更有效。然而,这种疗法是否能比同步化放疗获得更高的生存率尚缺乏证据,因此应该开展临床试验以研究是否全身治疗/放疗加上诱导化疗可改善口咽部或其他特定部位的局部晚期肿瘤患者的生存率。这类试验仍在进行中,对于这些治疗是否应当做标准治疗手段,意见不一。

对部分T_1、N_1或者T_2、$N_{0~1}$患者如选用根治性放疗,推荐行非常规分割放疗。对于未接受同步放化疗的患者,非常规分割放疗是很好的选择。推荐的方案如下:①同期加量放疗每6周72Gy,大野每次1.8Gy;在治疗的最后12次,每天再加小野补充照射1.5Gy,作为1天中的第2次照射(两次照射间隔不小于6小时);②超分割放疗:7周81.6Gy,1.2Gy Bid,两次间隔6小时。这个在针对大病灶标准放疗基础上的改变是根据RTOG 9003研究方案的结果做出的,该研究结果显示用以上改良的超分割和同期加量照射疗法的患者能比用标准分割或分段加速分割放疗的患者获得更好的局部控制效果。两种非常规分割放疗比标准疗法有更多的急性毒不良反应。同期加量放疗引起的急性症状可持续存在开始治疗后的6~24个月里,但迟发性症状出现的频率和传统疗法相比无明显差异。

挽救性手术

接受非手术治疗(如同步放化疗)的晚期口咽部肿瘤患者,需要密切随访来评估有无局部复发以及同侧或对侧的颈部复发。放化疗治疗不理想的患者需要挽救性手术来清除原发灶和颈部转移病灶。然而,很难检出局部或区域性的复发,因为放疗会导致组织损伤改变,并且这可能延误对持续存在或者复发疾病的诊断。挽救性手术产生并发症的风险更大。另外,如为了获得阴性的切缘或避免晚期肿瘤患者术后的误吸,偶尔会需要喉切除术。部分此类患者需要微血管游离皮瓣重建来覆盖原发灶的缺损。行颈部淋巴结清扫术的患者可能会出现并发症,如切口愈合延迟、皮肤坏死或者颈动脉暴露。需要行挽救性喉切除术的患者很可能出现咽瘘,从而需要在咽喉缺损处用游离皮瓣重建喉咽部,如果咽部可以直接闭合的话,用肌皮瓣加固缝合区。

【随访/监测】

口咽部肿瘤患者的随访仍依靠体格检查。如有临床指征,推荐胸部影像学检查作为监测有无第二原发肿瘤的手段。难以随访的疾病(即用放化疗而没用手术治疗的患者),建议在原发灶和颈部术后3~6个月行影像学检查了解基线水平;如体检中发现可疑的症状或体征则需重复影像学检查。如果随访使用PET检查,第1次应在术后不少于12周的时间完成,以减少假阳性率。如果放疗范围包括甲状腺的患者应每6~12个月行一次TSH检查。如有指征,言语、听力及吞咽功能的评估和康复、口腔科评估也应施行。同时建议患者戒烟。

第九节 下咽癌

下咽部从舌骨上界至环状软骨下界,是一个肌性的连接口咽部和颈部食管的结构。为了分期,下咽部分为3个区域:①梨状窝(下咽部肿瘤最常见的部位);②外侧壁和咽后壁;③环后区。

【检查和分期】

提倡多学科会诊。精确的分期有赖于完整的体格检查和适当的影像学检查,如原发灶及颈部的增强CT或MR以及胸部影像检查。头颈部检查应该包括麻醉下内镜检查。同样可采用支气管镜以及食管镜检查以排除另外一处可能的原发肿瘤。口腔科评估也值得推荐。言语及吞咽功能评估在大多数患者中都应施行。

在诊断时,大约60%的下咽部肿瘤患者已属局部晚期伴区域淋巴结转移。另外,尸检报告发现远处转移率高(60%),可累及全身几乎所有器官。因此,下咽部肿瘤患者的预后通常都很差。尽管有标准根治性手术和放疗,此类患者因为残留或复发的局部肿瘤和远处转移病灶而预后较差。

分期采用AJCC咽部肿瘤TNM分期系统(2010年第7版),未包括非上皮性肿瘤,如淋巴组织、软组织、骨和软骨的肿瘤。

原发肿瘤(T)

Tx 原发肿瘤不能评估

T_0 无原发肿瘤证据

Tis 原位癌

T_1 肿瘤最大径≤2cm

T_2 肿瘤最大径>2cm且≤4cm

T_3 肿瘤最大径>4cm,或侵犯会厌的舌面

T_{4a} 中等晚期局部疾病

肿瘤侵犯喉、舌的外部肌肉、翼内肌、硬腭或下颌骨*

T_{4b} 非常晚期局部疾病

肿瘤侵犯翼外肌、翼板、鼻咽侧壁或颅底或包绕颈动脉

注:*:舌根或会厌谷的原发肿瘤侵犯至会厌舌面黏膜并不意味着侵犯喉

区域淋巴结(N)+

Nx 区域淋巴结不能评估

N_0 无区域淋巴结转移

N_1 同侧单个淋巴结转移,最大径≤3cm

N_2 同侧单个淋巴结转移,最大径>3cm且≤6cm;或同侧多个淋巴结转移,最大径≤6cm;或双侧或对侧淋巴结转移,最大径≤6cm

N_{2a} 同侧单个淋巴结转移,最大径>3cm且≤6cm

N_{2b} 同侧多个淋巴结转移,最大径≤6cm

N_{2c} 双侧或对侧淋巴结转移,最大径≤6cm

N_3 转移淋巴结最大径＞6cm

注:+:Ⅶ区转移也被认为是区域淋巴结转移

远处转移(M)

M_0 无远处转移

M_1 有远处转移

解剖分期/预后分组

0 期　$TisN_0M_0$

Ⅰ期　$T_1N_0M_0$

Ⅱ期　$T_2N_0M_0$

Ⅲ期　$T_3N_0M_0$

　　　$T_1N_1M_0$

　　　$T_2N_1M_0$

　　　$T_3N_1M_0$

ⅣA 期　$T_{4a}N_0M_0$

　　　　$T_{4a}N_1M_0$

　　　　$T_1N_2M_0$

　　　　$T_2N_2M_0$

　　　　$T_3N_2M_0$

　　　　$T_{4a}N_2M_0$

ⅣB 期　T_{4b}任何NM_0

　　　　任何TN_3M_0

ⅣC 期:任何 T 任何 NM_1

组织学分级(G)

Gx　级别无法评估

G_1　高分化

G_2　中分化

G_3　低分化

G_4　未分化

【治疗原则】

手术可切除的肿瘤分成两类:早期肿瘤(T_1,N_0;小 T_2,N_0)、不需要全喉切除术的患者以及晚期可切除肿瘤($T_1,N+;T_{2\sim4a}$,任何 N),需要全喉切除术的患者。早期患者可选手术或放疗。对于原先只行根治性放疗(无化疗)的患者,手术可用于清除颈部残留的病灶。对于颈部 CR 的患者,接下来需要进一步观察。

较晚期肿瘤($T_1,N+;T_{2\sim3}$,任何 N)的患者需要全喉切除术加部分或者全部咽切除,除了参与包括功能评估在内的多学科临床研究外,有 3 种治疗方法:①诱导化疗,如果 CR 可加用根治性放疗;如原发灶 PR 可加同步放化疗;如果诱导化疗后疗效未达 PR 时选用手术治疗。

②手术切除病灶及颈部清扫,如术后病理有不良预后因素时加用放疗或化放疗。③同步化疗/放疗,推荐使用顺铂。推荐选用诱导化疗,并根据其对 T_1,N+或 $T_{2~3}$,任何 N 患者的原发灶的效果决定加用根治性放疗或放化疗。标准的诱导化疗方案为多西他赛、顺铂和 5-Fu 联合方案(TPF)。考虑到手术导致的功能性损失和不良预后,应强调参与临床试验。

推荐使用诱导化疗(顺铂+5-Fu)/根治性放疗是根据 EORTC 随机试验的结果。该试验选择了 194 例 Ⅱ~Ⅳ 期可切除的鳞状细胞癌患者,其中 152 例发生在梨状窝,42 例在杓会厌襞,并排除了 T_1 或 N_{2c} 的患者。患者被随机分配到以下两组中:一组喉咽切除术+术后放疗,另一组最长持续 3 个疗程的顺铂+5-Fu 化疗序贯根治性放疗。与治疗喉部肿瘤的计划不同,诱导化疗必须达到 CR 后才能行进一步根治性放疗。结果显示手术组中位生存时间和 3 年生存率分别为 25 个月和 43%,而诱导化疗组则为 44 个月和 57%。42% 的未行手术的患者保留了喉功能。局部或区域治疗无效的患者数在手术组与化疗组间并无明显差异,但化疗组患者的远处转移作为首发治疗无效的发生率明显减少($P=0.041$)。必须诱导化疗取得 CR 后才进行下一步治疗,并且只有特定 TN 分期的患者才能入选。当 3 个周期的诱导化疗未取得 PR 时可采用手术治疗。在这情况下或手术组,如果病理结果显示淋巴结包膜外受侵和(或)黏膜切缘阳性,推荐使用术后化放疗。对于其他不良预后因素,如原发肿瘤 pT_3 或 pT_4,淋巴结 N_2 或 N_3 转移,Ⅳ 区或 Ⅴ 区淋巴结肿大,或神经周围侵犯或血管内瘤栓,可根据临床情况判断是否行放疗加化疗或单纯放疗。

对于 T_{4a} 任何 N 的患者的治疗选择包括:①手术+广泛性颈部淋巴结清扫(首选)加辅助化放疗(1 类);②包括功能评估的多学科临床试验;③同步全身治疗放疗(3 类)或者诱导化疗+放化疗或单纯放疗(3 类)。

【随访/监测】

下咽部肿瘤患者的推荐随访方案和口咽部肿瘤相同。

第十节 喉癌

喉部分为 3 个区域,声门上区、声门区和声门下区。肿瘤在这些区域的分布如下:30%~35% 在声门上区,60%~65% 在声门区,5% 在声门下区。AJCC 对喉部原发肿瘤的分期取决于累及亚区的数目、声带活动情况以及是否有转移。

肿瘤转移到区域淋巴结的概率和方式因原发区域而异。过半数原发于声门上区的患者出现局部淋巴结转移,因为该处有很丰富的跨越中线的淋巴系统。双侧的淋巴结累及在早期肿瘤中并不少见。因此,声门上区肿瘤在确诊时通常已经为局部晚期。不同的是,声门区的淋巴引流并不丰富,该部位的早期原发肿瘤很少扩散到局部淋巴结。因为声嘶是该区肿瘤的一个早期症状,大部分声门肿瘤确诊时仍处于早期。因此,声门区肿瘤的治愈率非常高(为 80%~90%),和其他头颈部肿瘤一样,如果有淋巴结转移的话,生存率会约减少 50%。

【检查和分期】

声门区和声门上区原发肿瘤分期的检查评估方式类似。两者目前都推荐喉部使用薄层增强 CT 检查或原发灶及头颈部的 MR；也推荐行胸部影像检查。以上影像学检查对准确分期尤为重要。也可采用麻醉下内镜检查，声门下区肿瘤患者推荐使用食管钡餐检查。如有必要可行言语、吞咽和口腔科检查。多学科会诊对声门和声门上区肿瘤很重要，因为这类肿瘤有可能使患者失去言语功能和发生吞咽障碍。分期采用 AJCC 喉部肿瘤 TNM 分期系统（2010 年第 7 版），未包括非上皮性肿瘤，如淋巴组织、软组织、骨和软骨的肿瘤。

原发肿瘤（T）

T_x　原发肿瘤不能评估

T_0　无原发肿瘤证据

Tis　原位癌

声门上区

T_1　肿瘤局限在声门上的 1 个亚区，声带活动正常

T_2　肿瘤侵犯声门上 1 个以上相邻亚区，侵犯声门区或声门上区以外（如舌根、会厌谷、梨状窝内侧壁的黏膜），无喉固定

T_3　肿瘤局限在喉内，有声带固定和（或）侵犯任何下述部位：环后区、会厌前间隙、声门旁间隙和（或）甲状软骨内板

T_{4a}　中等晚期局部疾病

肿瘤侵犯穿过甲状软骨和（或）侵犯喉外组织（如气管、包括深部舌外肌在内的颈部软组织、带状肌、甲状腺或食管）

T_{4b}　非常晚期局部疾病

肿瘤侵犯椎前筋膜，包绕颈动脉或侵犯纵隔结构

声门区

T_1　肿瘤局限于声带（可侵犯前联合或后联合），声带活动正常

T_{1a}　肿瘤局限在一侧声带

T_{1b}　肿瘤侵犯双侧声带

T_2　肿瘤侵犯至声门上和（或）声门下区，和（或）声带活动受限

T_3　肿瘤局限在喉内，伴有声带固定和（或）侵犯声门旁间隙，和（或）甲状软骨内板

T_{4a}　中等晚期局部疾病

肿瘤侵犯穿过甲状软骨外板和（或）侵犯喉外组织（如气管、包括深部舌外肌在内的颈部软组织、带状肌、甲状腺或食管）

T_{4b}　非常晚期局部疾病

肿瘤侵犯椎前间隙，包绕颈动脉或侵犯纵隔结构

声门下区

T_1　肿瘤局限在声门下区

T_2　肿瘤侵犯至声带，声带活动正常或活动受限

T_3　肿瘤局限在喉内，伴有声带固定

T_{4a}　中等晚期局部疾病

肿瘤侵犯环状软骨或甲状软骨和（或）侵犯喉外组织（如气管、包括深部舌外肌在内的颈部

软组织、带状肌、甲状腺或食管）

T_{4b} 非常晚期局部疾病

肿瘤侵犯椎前间隙，包绕颈动脉或侵犯纵隔结构

区域淋巴结（N）*

N_x 区域淋巴结不能评估

N_0 无区域淋巴结转移

N_1 同侧单个淋巴结转移，最大径≤3cm

N_2 同侧单个淋巴结转移，最大径＞3cm且≤6cm；或同侧多个淋巴结转移，最大径≤6cm；或双侧或对侧淋巴结转移，无最大径＞6cm

N_{2a} 同侧单个淋巴结转移，最大径＞3cm且≤6cm

N_{2b} 同侧多个淋巴结转移，最大径≤6cm

N_{2c} 双侧或对侧淋巴结转移，最大径≤6cm

N_3 转移淋巴结最大径＞6cm

注：*：Ⅶ区转移也被认为是区域淋巴结转移

远处转移（M）

M_0 无远处转移

M_1 有远处转移

解剖分期/预后分组

0 期　　$TisN_0M_0$

Ⅰ 期　　$T_1N_0M_0$

Ⅱ 期　　$T_2N_0M_0$

Ⅲ 期　　$T_3N_0M_0$

　　　　$T_1N_1M_0$

　　　　$T_2N_1M_0$

　　　　$T_3N_1M_0$

ⅣA 期　$T_{4a}N_0M_0$

　　　　$T_{4a}N_1M_0$

　　　　$T_1N_2M_0$

　　　　$T_2N_2M_0$

　　　　$T_3N_2M_0$

　　　　$T_{4a}N_2M_0$

ⅣB 期　T_{4b}任何NM_0

　　　　任何TN_3M_0

ⅣC 期　任何 T 任何NM_1

组织学分级（G）

G_x 级别无法评估

G_1 高分化

G_2　中分化

G_3　低分化

G_4　未分化

【治疗原则】

喉癌患者的治疗分为以下3类：①声门型喉癌；②无淋巴结转移（N_0）的声门上喉癌；③有淋巴结转移（N+）的声门上喉癌。

喉部原位癌的治疗推荐内镜下切除（剥除、激光）或者放疗。鼓励患者参与临床试验。对于浸润性的肿瘤，手术（内镜下或开放式部分喉切除）和放疗对早期声门和声门上肿瘤有同样的效果。治疗方式的选择取决于是否能保存功能、患者的意愿、可靠的随访以及患者的一般情况。

对颈部的处理根据肿瘤出现隐匿的淋巴结转移的危险程度而定。鼓励肿瘤有局部进展且需要全喉切除术的患者参与临床试验。可切除的晚期声门上和声门型原发性肿瘤可行手术治疗，同时综合多种方式包括：①全喉切除术；②推荐同步全身治疗/放疗+顺铂。喉癌患者采用放疗+同步顺铂化疗比诱导化疗序贯放疗或者单用放疗对保留喉功能和局部病灶的控制有更好的效果。有些病例可以行保存声带功能的保守手术。

局部晚期肿瘤患者如希望保留喉功能可行同步化疗+放疗，化疗包括在第1天、22天和43天应用顺铂100mg/m²；另外一个选择就是单独的根治性放疗（无化疗），适合于身体状况不理想或者拒绝使用化疗的患者。如放疗后肿瘤仍继续存在或者有局部复发者可行手术切除病灶。

局部晚期可切除的声门和声门上肿瘤推荐的处理方法是依据R91-11试验的结果。R91-11试验比较了3种非手术治疗方案：①顺铂/5-Fu诱导化疗序贯放疗（与VA试验使用同一个对照组）；②同步放疗和第1、22、43天使用顺铂100mg/m²化疗；③单独放疗。放疗的用法在3组中相同：每7周70Gy，每次2Gy。喉切除作为所有组别里治疗失败患者的挽救性治疗措施。Ⅲ期和Ⅳ期（M_0）患者可以入组，排除原发灶T_1和巨大的原发灶T_4期肿瘤（肿瘤侵犯超过舌根1cm或者穿透软骨）。本试验的一个重要发现是同步放疗和顺铂化疗组的2年喉保留（局部控制）率可达88%，相比起诱导化疗组的74%和单独放疗组的69%有明显的提高；诱导化疗组和单独放疗组间的喉保留率差别无统计学意义；3组的生存率接近。R91-11试验结果改变了传统的治疗标准，对于T_3、N_0和T_{4a}，N_0的声门上型喉癌和大多数T_3任何N的声门型喉癌，同步放疗和顺铂化疗更受推崇，因为对保留喉有更好的效果。

对于T_{4a}的声门型肿瘤患者，标准的治疗方法是喉切除+同侧甲状腺切除，如有指征行颈淋巴结清扫。对于某些T_{4a}声门型肿瘤患者，推荐使用：①考虑同步放化疗；②参与研究保留功能的手术或非手术治疗的临床试验。

对于T_{4a}，N_0的声门上型原发性肿瘤，专家们区分了以下2种：①体积大，侵犯舌根（>1cm）或者肿瘤穿透软骨；②肿瘤体积小，影像检查示未穿透软骨或者侵犯舌根<1cm者。后者中的T_{4a}声门上型患者可入组R91-11试验。对于肿瘤体积小且未穿透软骨的患者，推荐使用非手术的可保留喉的治疗，即同步放疗+顺铂全身治疗。与之相反的是，对于大体积的T_{4a}，N+肿瘤（如软骨破坏、皮肤受累、大范围侵犯舌根）的患者，推荐的治疗方案是：①喉切除

＋同侧甲状腺切除＋同侧或双侧颈淋巴结清扫术序贯化疗/放疗；②临床试验。单独根治性放疗（无化疗）可用于高危但身体情况不佳的患者。

【随访/监测】

对于非手术治疗患者，仔细和定期的随访检查是十分重要的，可以早期发现局部或区域的肿瘤复发，有机会行挽救性手术（如有指征还可以行颈淋巴结清扫术）。术后对原发灶和颈部的进行影像学检查（3～6个月）了解基线情况推荐用于难以随访的患者；如体检发现可疑体征或者症状时应重复影像学检查。如果用PET随访，第1次检查应在治疗12周之后。许多患者需要进一步行一系列内镜或高分辨率影像学检查，因为大剂量放疗后喉组织和颈部容易出现瘢痕、水肿和纤维化。如有指征，言语、听力和吞咽检查和康复可能对患者有帮助。同样建议戒烟。

第十一节 甲状腺肿瘤

一、概述

1.发病率

甲状腺肿瘤是常见颈部肿瘤，多见于女性。一般在地方性甲状腺肿瘤流行区，其发病率相对较高。甲状腺良性肿瘤的发生率远高于恶性肿瘤的发生率。

美国约有4％的成年人在临床上可扪及甲状腺结节，上海市供电局普查甲状腺肿块的发生率男性为0.6％，女性为2.5％，男女比为4∶1。上海市中山、华山医院统计，于1975～1985年两院共收治甲状腺疾病6 432例，其中甲状腺瘤4 363例，甲状腺癌435例，占甲状腺肿瘤10％。

第二军医大学附属长海医院外科，1980～1995年来共收治甲状腺结节1 444例，均经手术后病理证实，其中甲状腺瘤占42.4％，甲状腺囊肿占9.3％，结节性甲状腺肿占35.6％，甲状腺癌占12.8％。185例甲状腺癌中，乳头状腺癌占82.28％，滤泡状癌占10.27％，髓样癌占1.62％，未分化癌占3.78％，其他癌占2.16％。在甲状腺结节中，单发结节癌发生率为15.6％～28.7％。多发结节的癌肿发率约为10％，单发结节癌的发生率成倍高于多发结节，应引起重视。儿童期的甲状腺结节，其癌发生率为50％以上，有大部分儿童有早年放射线接触史，应特别重视。

2.病因

甲状腺肿瘤的发生至今尚不完全清楚。有关内分泌系统新生组织发生与发展中所提出的接触因子学说较适合于解释甲状腺肿瘤的生长与发展过程。一个或多个致癌因子如：放射线损害、缺碘、遗传基因等作用于甲状腺细胞，造成细胞内的DNA发生变化，然后在具有生长刺激作用的促甲状腺素（正常或过量）长期的刺激下，使病变不断的发展最终发展为恶性肿瘤。分化良好的恶性肿瘤可进一步转变分化差的恶性肿瘤，这种转变过程是漫长的，渐进的。

(1)放射性物质：大量事实证明，X线的照射和发生甲状腺肿瘤的关系十分密切，尤其对儿童影响超过成年人。据报告70％～80％的儿童甲状腺癌，均有早年因颈部淋巴结炎、扁桃体炎或胸腺疾病而接受过放射性线治疗史。日本广岛、长崎的幸存者的研究表明,由于遭受到原子弹爆炸后离子化的照射,甲状腺癌发生率大大增高。

动物实验证明,小剂量放射照射已足以使甲状腺细胞代谢发生变化,甲状腺滤泡细胞变得大小不均匀,部分滤泡细胞变大且呈嗜酸染色,泡内胶质明显减少。如大剂量的放射线照射,则甲状腺细胞立即发生损伤,1～2周内即释放出甲状腺蛋白,致使甲状腺激素锐减,甲状腺激素减少,从而使促甲状腺素分泌增多,促进甲状腺细胞增生发生癌变。

(2)碘缺乏与碘过多:缺碘引起甲状腺癌已被人们公认,如瑞士地方性甲状腺肿流行区,甲状腺癌的发病率为2％,较德国柏林非流行区高出20倍,由于碘缺乏,可促使垂体分泌过量的促甲状腺激素(TSH),长期刺激甲状腺细胞,使甲状腺发生普遍的增生和部分发生癌变。

实验鼠长期缺碘,结果可导致鼠的甲状腺癌。在单纯性地方性甲状腺肿流行区,甲状腺癌的发生率高于其他地区几倍。高碘区的甲状腺癌发生率亦有增高现象,因高碘可能抑制甲状腺素的合成和释放,导致TSH的分泌增高,也引起甲状腺癌的发生,前者多见于滤泡状癌,而后者则以乳头状癌多见。

(3)致甲状腺肿的刺激:动物实验证实,长期应用致甲状腺肿的药物(硫氧嘧啶类)可导致实验动物发生甲状腺癌,其致癌机制大致与缺碘的相似,由于甲状腺激素减少,TSH增高,造成甲状腺组织增生,继而发生甲状腺癌。临床上虽用抗甲状腺肿药物,但尚未见有致癌的报告。

(4)遗传因素:甲状腺癌和遗传因素有关,尤其以甲状腺髓样癌(MTC)较为突出。甲状腺癌的遗传方式通常为染色体显性遗传,男女两性均可罹患,男性发病率略高,一般认为单纯MTC占所有甲状腺癌6％～15％,且非家庭性MTC呈多发者,发病率各家报道并不一致,从0.5％到15％不等。中国医学科学院肿瘤研究所报道15例甲状腺髓样癌患者中,有1例患者,同一家族母女三人均患有MTC。

3.分类

甲状腺肿瘤的分类是一种极为复杂问题,不仅良性肿瘤与恶性肿瘤的鉴别存在着一定困难,就恶性肿瘤而言,其细胞学改变亦很复杂。

甲状腺肿瘤一般分类:

(1)甲状腺良性肿瘤:

1)甲状腺瘤(系来自甲状腺滤泡上皮的肿瘤):①滤泡状腺瘤:胚胎型、胎儿型、胶质型、嗜酸细胞型,(Hurthle细胞型);②乳头状腺瘤;③混合型腺瘤。

2)甲状腺血管瘤,纤维瘤,畸胎瘤(起源于甲状腺间质的良性肿瘤)。

3)甲状腺囊肿。

(2)甲状腺恶性肿瘤:

1)已分化癌:①乳头状腺癌;②滤泡状腺瘤;③髓样癌;④混合型癌。

2)未分化癌:①小细胞型癌,巨细胞型癌;②梭形细胞癌(肉瘤),鳞状细胞癌(上皮癌);③癌肉瘤。

3)其他:恶性淋巴瘤,血管肉瘤,纤维肉瘤(均来源于甲状腺间质)。

甲状腺肿瘤中,乳头状腺癌、滤状腺癌、混合型腺癌和未分化癌均起源于甲状腺滤泡上皮细胞。髓样癌来源于滤泡旁细胞,鳞状细胞癌来源于化生的甲状腺滤泡上皮细胞及甲状舌管。

二、甲状腺良性肿瘤

甲状腺瘤是甲状腺疾病中最常见疾病,上海中山和华山医院1975～1985年收治甲状腺疾病6 432例,其中甲状腺瘤占4 363例(占62%)多属于单结节,占97%,多见于20～40岁青壮年,女性多于男性,男与女之比为1:(2.3～4)。

(一)甲状腺腺瘤

在甲状腺肿瘤中发病率最高,它与甲状腺结节有时在临床上不易区别,少数与甲状腺癌也不易鉴别。给临床上治疗带来一定困难,应引起重视。

1.病理

甲状腺腺瘤多为单发圆形或椭圆形肿块,可部分囊性变。镜下根据其组织学的形态结构,可将甲状腺腺瘤分为滤泡型、乳头型和混合型三种类型,乳头状腺瘤有的病理学认为都是低恶性的甲状腺癌,但另一些病理学家则认为确实有甲状腺乳头状瘤,可存在数十年无转移和其他恶性肿瘤的表现。

(1)滤泡状腺瘤:是最常见的甲状腺瘤,瘤组织有大小不等的滤泡构成,细胞呈单层立方形或扁平状,腔内含有粉红色的胶状体,间质常有充血、出血或水肿。胶原纤维常伴透明变,钙化和骨化等。根据滤泡多少和含胶质多少分为胎儿型腺瘤、胚胎型腺瘤、胶质型腺瘤、嗜酸型细胞腺瘤(Hurthle病)四种类型。

(2)乳头状腺瘤:少见,常有囊性变,故称乳状囊腺瘤,乳头由单层立方上皮或低柱状细胞被覆血管和结缔组织束构成,形态与正常静止的甲状腺上皮类似。乳头短,分支较少,有时乳头间可见胶质细胞。甲状腺腺瘤中具有乳头状结构者恶变倾向较大。凡有包膜浸润或血管受侵犯现象,均应列为乳头状腺癌,如具有1～2级乳头分支,瘤细胞排列整齐,异形核很小,分裂相偶见,且包膜完整,可暂时按乳头状瘤处理,但术后定期随访。

(3)混合型腺瘤:肿瘤包膜完整,质地坚实,细胞丰富密集,常呈片块状或巢状排列,结构不规则,多不形成滤泡,间质较少,细胞形态大小不一致,可见长方形、梭形、核不规则、染色较深、亦可见有丝分裂相,故疑为癌变,但无包膜、血管和淋巴管浸润。

2.症状

甲状腺腺瘤一般无明显的自觉症状,往往无意中发现颈肿物或他人发现颈部肿块。有时在体格检查时被医生发现。

肿瘤常为单发、圆形或椭圆形,表面光滑,质地较硬,边界清楚,随吞咽上下活动,无压痛,与皮肤无粘连,肿块长时期不发生变化。有时甲状腺腺瘤内可突然出血,以致肿瘤迅速增大,局部伴有疼痛和压痛,但几天后疼痛可逐渐好转,肿瘤可缩小或囊性变。少数病例在一定时候可出现甲状腺机能亢进症状,是功能性腺瘤。

甲状腺瘤的直径一般在2～6cm,当肿瘤大于5cm以上时,可引起气管压迫和移位。恶变率占10%～20%,质地硬,表面不平整,出现声音嘶哑、呼吸困难、颈部淋巴结肿大,应考虑有恶变可能。

3.诊断

20～39岁青壮年出现颈前区肿块,表面光滑,边界清楚,质地较硬,随吞咽上下移动,颈淋巴结不肿大，多考虑甲状腺瘤。

^{131}碘同位素扫描提示凉结节或冷结节，也有少数是温结节。

B超检查提示实质性肿瘤或是囊性或囊性变。

病理活检是确诊的手段，由于甲状腺瘤有恶变倾向，特别是乳头状腺瘤，诊断确立后应尽快治疗。

过去一般认为甲状腺瘤是良性肿瘤，且无明显症状，可不必手术切除，或采取单纯腺瘤摘除术。近年来多数学者认为由于甲状腺瘤易恶变，多主张甲状腺腺瘤一般应作甲状腺次全切除或一侧叶全切除，应常规术中冰冻切片检查，如证实为恶性病变，应进一步扩大手术范围。

单纯结节摘除手术目前多不采用，若术后病理证实是甲状腺癌，则需再次手术，增加手术的并发症，增加肿瘤扩散和术后复发危险。

采用坏死疗法治疗甲状腺瘤效果也很满意，笔者采用坏死疗法治疗甲状腺腺瘤330例一组病例观察表明，经肿瘤灵Ⅱ号1疗程治疗后治愈312例，经第2疗程治愈12例，仅6例未愈，总治愈率达98%以上。220例随访3～5年有4例复发，经再次治疗治愈。有7例在治疗结束后第16～32天，肿瘤坏死发生感染，经抗生素控制感染或小切引流后治愈，未发生其他并发症。基本上达到手术治疗效果，颈部无瘢痕，安全无不良反应。

适应证：①肿瘤直径在6cm以下。②年龄大，伴心、肺等器官疾病不能耐受手术者。③患者年轻怕手术后颈部瘢痕影响美观，不愿或拒绝手术者。④双侧多发甲状腺瘤。⑤怀疑甲状腺瘤恶变而不愿手术者。⑥有凝血机制障碍或有手术禁忌证者。

治疗方法：患者取坐位，略低头向下使颈前肌肉松弛，术者站患者身后，颈前常规消毒，戴消毒手套，左手扪及包块后用示指、中指夹持固定包块，右手持注射器，用7号针在示指中指间穿刺，经皮肤、颈前肌穿刺到肿瘤内，注射肿瘤灵Ⅱ号药液，在注射药液时手指可感到肿瘤增大变硬，有时肿瘤较小时，可感到肿瘤包膜被药液胀破后肿瘤缩小的感觉。注射药物量要超过甲状腺腺瘤组织0.5cm使肿瘤完全坏死及肿瘤周围部分甲状腺组织发生坏死以达到彻底治愈目的。注射药液量按肿瘤体积的1/6～1/5计算，3～5天第2次注射治疗，一般3～4次为1疗程。

观察标准：

治愈：治疗后3个月复查，颈部肿块消失，或有1cm直径以下瘢痕硬结（随时间延长瘢痕软化，硬结消失）。

显效：3个月复查。颈部肿块缩小50%以上，无临床症状。

有效：3个月复查，颈部肿块缩小不足50%，临床症状好转。

无效：3个月复查，颈部肿块未缩小，临床症状未好转。

作者认为坏死疗法治疗甲状腺腺瘤，适合肿瘤直径在5cm左右，可1疗程完成治疗。如果肿瘤直径超过6cm以上，可在1疗程治疗后3个月等肿瘤缩小，再进行第2疗程治疗以达到彻底治愈目的。

（二）甲状腺囊肿

临床上所见的甲状腺囊肿，大多数是假性囊肿，多数囊肿系由单纯性甲状腺肿、结节性甲状腺肿、甲状腺腺瘤退变而来。笔者在临床上也发现少数囊肿是由颈部外伤甲状腺内血管损伤出血而引起囊肿,只有少数囊壁为鳞状上皮的囊肿为真性甲状腺囊肿,系来源于甲状腺滤泡上皮的化生或甲状舌管残余或第四腮裂残余,临床上少见。

1. 病理

按病理来看,甲状腺囊肿可分为胶性囊肿、浆液性囊肿、出血性囊肿等。胶性囊肿主要来源于胶性甲状腺肿,巨大的含胶滤泡发生变性,若干个滤泡逐渐融合成一个囊肿,囊内胶质成分均系来自碘化的甲状腺球蛋白,黏稠、褐色液体,囊壁系扁平滤泡上皮细胞。浆液性甲状腺囊肿,常发生于结节性甲状腺肿和甲状腺瘤,长期生长过程中,结节长大,压迫静脉血管,造成供血不良,组织缺血发生坏死变性,间质内瘀血水肿,液体积聚而成囊肿。出血性囊肿是由于瘤组织坏死,周围血管失去支撑而破裂出血,形成出血性囊肿。囊肿壁均系纤维结缔组织,上皮细胞较少,当然在疾病的演变过程中,结节发生部分囊性变,故而临床上可见囊腺瘤的病例。甲状腺癌亦可发生坏死、出血,液化而形成囊腺癌。

2. 症状

甲状腺囊肿通常无明显的自觉症状,当囊肿内出血迅速增大时,可有疼痛感,吞咽活动时疼痛尤为明显。颈部钝器外伤引起甲状腺出血性囊肿,有明显的疼痛感,颈部肿块迅速增大,疼痛加重。数日后颈部肿块停止增大或增大速度减慢,则疼痛好转,以后囊肿内血液吸收,肿块缩小,逐渐消失。

囊肿一般都较坚实,质地较硬、尤其是囊肿内容物较多时,囊腔内压力较高,质地会变硬,而无囊性感,肿块表面光滑,边界清楚,无压痛,随吞咽上下移动。若囊肿内容物不多,囊腔内压力不高,则肿块较柔软,伴囊性感。

小的囊肿很少发生癌变,直径小于 3cm 仅 2% 发生癌变,直径超过 4～5cm 时,有 4%～5% 恶变率。

3. 诊断

根据症状和体征诊断甲状腺囊肿有一定困难,囊肿穿刺对诊断有价值。

B 超检查对诊断甲状腺囊肿有可靠价值,显示的清楚圆形液性暗区,[131]碘扫描表现为"冷结节"。

4. 治疗

小的囊肿可以用硬化剂治疗,如无水乙醇 1～2ml 囊腔内注射,使囊肿萎缩。较大的囊肿以手术治疗为主。尤其直径在 4cm 以上的甲状腺囊肿,恶变率增高,手术方式以单纯甲状腺次全切除为妥。

坏死疗法治甲状腺囊肿效果满意,完全可以达到手术疗效,方法简单,安全无不良反应,患者均可在门诊治疗,治愈后颈部无瘢痕,不影响美观。笔者治疗甲状腺囊肿,甲状舌骨囊肿 110 例观察结果表明,全部治愈,随访 3～5 年病例中仅 2 例甲状舌骨囊肿复发,经再次治疗后治愈。

治疗方法:患者坐位,头略低向下使颈前肌肉松弛,术者站患者身后,颈部常规消毒,戴消毒手套,左手扪包块后,并用示指、中指固定肿块,右手持注射器用 8 号针头,从左示指、中指间穿刺,经皮肤颈前肌穿刺至囊肿内,抽尽囊液(留送病检)再注肿瘤灵Ⅱ号药液于囊腔内,拔出针头,针孔用消毒棉球压迫数分钟。注射药剂量是囊肿体积的 1/6～1/5。3～5 天做第 2 次治疗。一般 3~4 次为 1 疗程。

注意：在第 2 次治疗时因囊肿壁发生坏死、囊壁坏死组织碎片脱落于囊腔中，可阻塞针孔，因此在穿刺时用 9 号或 9 号以上粗针穿刺抽吸囊液后注药，以避免细针孔被坏死囊壁组织碎片阻塞，而抽不出囊液或抽不尽囊液影响治疗效果。

三、甲状腺癌

甲状腺癌是内分泌腺中发现最多且较易诊断的恶性肿瘤，占全身癌肿的 1‰~1.5‰。我国国内不同地区发病率有明显差别，为 (1.01~1.21)/10 万，美国为 (1~3)/10 万，日本约为 3/10 万，世界上以夏威夷地区发病率最高。近年来一些国家流行病学统计有惊人的发现，美国 1977 年发现甲状腺癌病例数为 8 200 人次，而 1997 年新发现甲状腺癌病例数为 16 100 人次，几乎是前者的 1 倍。女性发病率上升为 5.4/10 万。菲律宾女性发病率为 18.2/10 万。我国普查资料发现，甲状腺癌发病率平均为 11.44/10 万，女性达 14.56/10 万。上海 40 家工厂普查 187 178 人次中甲状腺癌发生率为 26.91‰。这些统计数字表明，甲状腺癌的发病率在明显上升。由于人们习惯上认为恶性肿瘤多发生在中老年人，因此临床上青少年和儿童的甲状腺癌常被忽略而延误诊断，故值得警惕。

（一）演变过程

1.基本病因

甲状腺癌的病因至今尚不十分清楚，但从肿瘤的实验研究和流行病学调查发现与下列因素有密切关系。

（1）致甲状腺肿物质：碘是一种特殊的致甲状腺肿物质。碘缺乏或过量时，都会使甲状腺的形态结构和功能发生改变。碘缺乏引起地方性甲状腺肿，已是世界公认的事实，有人在地方性甲状腺肿流行区的尼泊尔进行的 7 461 例尸体解剖中，发现甲状腺癌占 2‰，而非流行区的柏林只占 0.1‰。高碘亦可促发甲状腺癌。临床上一些长期口服大量含碘祛痰药或含碘造影药物的患者会出现甲状腺肿大，孕妇服用大量含碘祛痰药后，其胎儿可因肿大的甲状腺压迫气管，在分娩时发生窒息。人群中摄碘最多的冰岛和夏威夷，妇女甲状腺病的发病率为 6/10 万人口。

许多植物中均含有致甲状腺肿物质，现在已从 300 多种芸苔属植物中提取了约 50 多种致甲状腺肿物质。这些物质通过抑制碘离子的浓集或抑制碘离子的有机化过程这两条途径导致甲状腺形态和功能改变，从而诱发癌肿。

（2）放射线损害：1945 年日本广岛、长崎原子弹爆炸后幸存者中各种癌症发病率明显增高。1986 年原苏联的切尔诺贝利核事故后在白俄罗斯甲状腺癌呈上升趋势。据白俄罗斯政府 1993 年 8 月统计数字表明，上半年新发现 43 人，几乎同 1992 年全年发现的一样多，而在核事故发生前每年只发现 7 例甲状腺癌。现已肯定，具有电离辐射的射线，如 γ 射线、X 线等，对所有高等动物在不同程度上都具有致癌作用。临床统计资料已证实颈部外放射是甲状腺癌的重要致病因素。有人报道 602 例 15 岁以下的儿童甲状腺癌，其中有放射史 286 例，占 47.68%，80% 是在婴儿时期曾接受头颈部放射治疗。孕妇使用放射性药物 [131]I 后，药物可通过胎盘被胎儿摄取从而产生内照射，造成胎儿严重的辐射损伤，成为婴儿甲状腺癌或永久性甲状腺功能减退的根源。Exss Graone 曾报道 1 例患甲状腺癌的妇女，在妊娠早期接受 [131]I 150mCi

治疗,该患者所生婴儿经扫描方法证明为先天性甲状腺缺如。对放射线引起癌变的原理目前有以下几种看法:①电离辐射引起了体细胞的DNA结构的改变和毛细血管系统影响血循环和碘供应;②致癌病毒的激活或释放某些化学物质;③激活了被抑制的肿瘤基因;④引起局部的自身免疫反应及全身内分泌系统功能紊乱,内环境稳定控制系统失调等。

(3)免疫与内分泌紊乱:自身免疫性甲状腺疾病包括Graves病和桥本甲状腺炎,这种患者体内产生了针对TSH受体的甲状腺特异性抗体,这种抗体分为两类:兴奋性抗体和阻断性抗体。它们分别在Graves病和桥本病的发病机制中扮演重要角色。以产生甲状腺兴奋抗体(LATS、LATS-P)为主者,甲状腺滤泡增生,表现为甲状腺功能亢进(甲亢)。甲亢患者的LATS与LATS-P可刺激甲状腺滤泡增生引起癌变,认为甲亢与甲状腺癌之间有共同的免疫病理基础。据Socal估计,毒性弥散性甲状腺肿与甲状腺癌的并存率比正常甲状腺的并发率多20倍。而以产生阻断性抗体(TGA、MCA)为主者,其甲状腺滤泡不增生而有毁损,表现为慢性甲状腺炎。而慢性甲状腺炎发生癌变,国内外文献屡有报道,恶变率为8.7%～12%,Dailemg统计慢性甲状腺炎发生甲状腺癌者高达17.7%,认为甲状腺癌是从慢性甲状腺炎演变而来。由此可见,甲状腺的兴奋性抗体和阻断性抗体二者之间的平衡在自身免疫性甲状腺疾病的发病中占重要地位。多数学者认为桥本病是癌前状态,但也有持与此相反的观点者。甲状腺术后和放疗后的患者血中TSH升高,可促进甲状腺分化癌特别是乳头状癌的生长或使残留的癌组织及转移灶复发。动物实验表明,当鼠血中TSH升高时,甲状腺肿瘤的发生率增高,而加用甲状腺激素者能使发病率降低,这些事实表明,TSH长期刺激能促使甲状腺细胞增生,形成结节,然后恶变成癌。

甲状腺癌好发于中青年女性,据统计年轻女性中甲状腺结节发病率为1%～2%,不少是在妊娠期间首次发现,其中有15%～20%为恶性肿瘤。提示甲状腺癌可能与女性内分泌激素紊乱有关。近年来一些学者报道妇女妊娠期间甲状腺癌迅速恶化或原有的良性结节恶变现象,其原因就是妊娠期间孕妇内分泌改变。动物实验已证实,雌激素在甲状腺癌发生中有重要作用。如Koichi Fukuda报道1例29岁妊娠妇女,孕10周时原存在2年之久的甲状腺结节突然增大,于孕10周、28周时分别行甲状腺细针穿刺细胞学检查(FNAC),未发现癌细胞,至孕38周时再次行FNAC发现为典型乳头状细胞癌。产后1个月行手术治疗,证实为甲状腺乳头状腺癌伴右颈深部淋巴结转移,左侧甲状腺亦被肿瘤细胞侵犯。国内采用SABC免疫组化方法,检测了100例甲状腺癌中雌激素受体(ER)和孕酮受体(PR),发现甲状腺癌中ER、PR阳性表达分别为67.0%和62.0%,提示雌激素可能是诱发甲状腺癌的重要因素之一。

(4)遗传:甲状腺癌与遗传因素有关,在甲状腺髓样癌(MTC)中较为突出。甲状腺癌的遗传方式通常为常染色体显性遗传,男女均可罹患,男性发病率略高,一般认为单纯MTC占所有甲状腺癌的6%～15%,且非家族性MTC呈多发者,发病率各家报告并不一致,从0.5%至15%不等。中国医学科学院肿瘤研究所报告15例甲状腺髓样癌患者中,有1例患者,同一家族母女三人均患有MTC。1968年Steinev对累及7代的186个家庭发病病例进行了调查,根据累及腺体的不同,把多发性内分泌腺瘤(MEA)分为Ⅰ和Ⅱ型(Iouinger Euison综合征);主要累及胰腺、垂体前叶和甲状旁腺。Ⅱ型(Sipple综合征)主要累及甲状腺C细胞、肾上腺髓质和甲状旁腺。调查发现该家庭成员中患嗜铬细胞瘤10例,MTC5例,甲状旁腺增生2例,库欣病2例和甲状旁腺瘤等多发性内分泌腺瘤,因此认为甲状腺癌的发生有遗传倾向。

(5)其他因素:目前已在甲状腺癌组织中发现了多种血管生成因子,如转移生长因子、上皮生长因子、肿瘤坏死因子等。近年来人们对血管内皮生长因子(VEGF)非常关注,它是一种很强的直接促进血管形成的血管形成因子,能提高血管内皮的渗透性。VEGF可以通过两种方式促进甲状腺癌的生成和发展:一是促进血管内皮细胞的有丝分裂,减少凋亡,使血管内皮细胞的数量增加,微血管增多,而肿瘤内微血管数量的多少与其转移、复发及预后有密切关系,是恶性肿瘤预后的重要指标;二是提高血管内皮和内皮细胞的渗透性,引起血浆蛋白的外渗,在血管周围形成纤维基质凝胶,支持新生的内皮细胞形成血管,有利于肿瘤基质的发展和毛细血管长入。VEGF在甲状腺癌的生长和转移中占重要地位。

2.自然发展过程

甲状腺癌的自然发展过程,依据致癌因素,年龄性别及肿瘤组织学类型发展过程有所不同。甲状腺癌变一般可分为3个时期。

(1)增生期:是甲状腺癌的早期表现。甲状腺滤泡上皮由于受TSH的刺激或其他不良因素的影响而呈现增生活跃,此时多引起甲状腺对称性弥散性肿大,重量增加,表面光滑而无结节形成,此期病史一般较长,往往在不知不觉中渐渐长大,甲状腺肿大较轻,多无压迫症状,亦无甲状腺功能改变,常由患者自己发现或体检时发现。

(2)弥散性甲状腺肿期:是由于弥散性增生性甲状腺肿进一步发展而成,甲状腺滤泡增生,复原而趋向衰竭,致滤泡腔内胶质大量堆积而高度扩张,甲状腺呈弥散性肿大,重量可达200~300g,临床上可有局部压迫症状。

(3)结节期:此期甲状腺肿大,重量可达500g以上,表面凹凸不平。形状大小不一、数目不等的结节,综合国内文献报道,在发现结节的患者中,有1%~8%发生癌变。单个性甲状腺肿远比多个甲状腺肿癌的病发数为高。头颈部受到放射线照射后甲状腺可相继发生功能和形态改变以及炎症变化以致形成良性或恶性肿瘤,而良性中多为腺瘤,腺瘤中可能约有10%的恶变率。甲状腺组织对放射线的耐受性很强,故小剂量不足以引起功能改变。文献报道甲状腺功能低下通常发生在高剂量(40~70Gy)放疗后的1~21年,常伴有TSH升高,进而出现甲状腺形态改变,表现为弥散性甲状腺肿,结节形成,其中良性8%~12%,恶性6%~8%,平均潜伏期分别为40年和41年。甲状腺滤泡癌往往在初次检查时已很大,并可能发生转移,最初症状可能是骨疼痛或骨折,局部淋巴结转移不多见,部分患者可带病长期生存,但预后不如乳头状癌好。小细胞癌高度恶性,发展迅速,常压迫气管、食管。远距离转移不多见,常在几个月内死亡。

3.临床表现

甲状腺癌除未分化癌外,临床发展缓慢,病程长,其主要临床表现如下。

(1)颈前区肿块:发病初期多无明显症状,仅在甲状腺组织内出现一质硬而高低不平的肿块,或多年存在的甲状腺肿块逐渐增大,质硬,甲状腺随吞咽上下移动度减小,这3种表现如果在短期内迅速出现,则多见于未分化癌。晚期常压迫喉返神经、气管、食管,产生声嘶、呼吸困难或吞咽困难。当压迫交感神经节时,可出现Hornner综合征,颈丛浅支受侵时,患者可有耳、枕、肩等部位疼痛。

(2)转移癌:甲状腺癌出现颈淋巴结转移较早,范围均较广泛,出现硬而固定的淋巴结。远处转移主要至扁骨(如颅骨、椎骨、盆骨、胸骨等)和肺。可出现咯血、疼痛等相应症状,晚期出现恶病质,部分患者以转移灶为突出症状而就诊,而此时甲状腺肿块并不明显,故对这类患者应仔细检查甲状腺。甲状腺髓样癌可产生5-羟色胺和降钙素,临床上可出现心悸、面部潮红、腹泻、血钙低等症状。

由其他部位的恶性肿瘤转移至甲状腺的甲状腺转移癌较少见,原发瘤以肺癌、乳腺癌、胃癌常见,皮肤癌、恶性黑色素瘤、肾癌亦转移至甲状腺。迟昆萍等报告1974~2000年天津市肿瘤医院收治的10例甲状腺转移癌,原发瘤来自食管癌者5例、肺癌者2例。转移至甲状腺的恶性肿瘤大多通过血行转移。如食管、气管、咽、喉部位的癌可直接蔓延至甲状腺。转移癌一般以原发病灶的症状表现突出,如胃癌可表现为上腹部疼痛、呕吐、食欲缺乏等。肺癌表现为咳嗽、咯血、胸痛等。而甲状腺局部症状不明显,容易误诊。

4.扩散与转移

甲状腺癌的转移主要有以下途径。

(1)甲状腺内扩散:甲状腺瘤大多无包膜,或仅有不完整的包膜。癌细胞从原发部位出发,沿组织间隙、淋巴管、血管侵入邻近正常的甲状腺组织,有的出现退行性改变,甲状腺内的纤维组织明显增生,而且被癌细胞穿插纤维束出现断裂,使病变范围逐渐扩大、变硬、活动度差,与周围组织界限不清。

(2)淋巴道转移:癌细胞侵入淋巴管,被淋巴液带到区域淋巴结,形成多处淋巴结转移,甲状腺癌出现淋巴结转移较早,范围亦较广泛,但以颈淋巴结转移者最为多见,特别是乳头状癌和髓样癌,在初诊时有50%~60%或以上的患者已有转移,癌细胞沿胸锁乳突肌深部在颈内静脉周围及喉前、气管前淋巴结转移,患侧病变也可能转移至对侧颈淋巴结,双侧淋巴结转移约占10%,少数还可能转移至纵隔淋巴结或全身淋巴结。

(3)血行转移:甲状腺癌细胞先侵入血道,但也可先经淋巴管然后进入血液循环。转移至全身,如肺、肝、胸腔、骨骼等处。甲状腺滤泡状腺癌,未分化癌和甲状腺间质的恶性肿瘤大多数为血行转移,约5%的乳头状腺癌患者随血行转移,但乳头状腺癌恶性程度不高,即使发生转移仍可能继续生存多年。而未分化癌分化程度低,转移快,多数常在半年内死亡。

(二)临床分期

1.临床上常把甲状腺癌分为4期。

Ⅰ期:肿瘤位于甲状腺包膜内,无淋巴结转移。

Ⅱ期:肿瘤已侵犯甲状腺包膜,颈淋巴结有或无转移,但尚可活动。

Ⅲ期:肿瘤已侵犯周围组织,颈淋巴结无或有转移且固定。

Ⅳ期:合并远处转移。

2.甲状腺癌的临床分期方法较多,尚无统一标准,1973年国际抗癌协会关于甲状腺癌的TNM分类法标准如下。

T_0:甲状腺内摸不到肿块。

T_1:单个结节局限于腺体内,腺体上下活动未受限制,腺体无变形,同位素扫描腺体有缺陷。

T_2：多个或单个结节,但甲状腺变形,活动不受限制。

T_3：肿块穿透包膜,表现为固定或浸润到周围组织。

N_0：未触及区域淋巴结。

N_1：患侧淋巴结肿大,但活动良好。

N_{1a}：临床上不认为是转移。

N_{1b}：临床上认为是转移。

N_2：双侧或对侧淋巴结肿大。

N_{2a}：临床上不认为是转移。

N_{2b}：临床上认为是转移。

N_3：淋巴结已固定。

M_0：远处无转移。

M_1：远处有转移。

(三)病理类型

1.乳头状腺癌

此型最多见,约占甲状腺癌总数的60%,是起源于甲状腺实质的分化性恶性肿瘤,恶性程度较低,其外形可随肿瘤大小而异,体积较小的隐匿型直径＜1cm,而体积较大的乳头状癌直径可达10cm以上,多无包膜,边界不清,有时伴有囊性变,切面多为实质性灰白色结节,或含有褐色稀薄水样液,肿瘤中心常有纤维化、钙化、甚至骨化。乳头状癌的光镜检查,常可见到乳头状结构充满水肿液或者非玻璃样物质。一根中心性的纤维血管蒂,周围覆盖成排的癌细胞,这是甲状腺乳头状癌乳头状结构的明显特征。该型特点是容易侵犯淋巴管并向淋巴结转移,阳性率为50%～76%,双侧淋巴结受累者约在10%以上,血行转移发生率为5%～8.6%,远处转移者少见。

2.滤泡状腺癌

约占20%,此型的特点是发展较迅速,属中度恶性。分化高的滤泡性癌细胞与滤泡性瘤细胞在光镜下很难区分,应用分辨力高于光镜数千倍的电镜能清楚观察滤胞上皮的超微结构,电镜下细胞核、细胞器等幼稚性特征,能将二者鉴别出来。滤胞癌在镜下见有典型的滤泡状结构,多数瘤细胞异形明显,可见到核沟和重叠核,细胞异型性和核分裂少见者为分化好组,以实体结构为主,细胞异型明显,核分裂象较多见者为分化差组。在滤胞癌的诊断中一直非常重视包膜血管的侵犯,包膜的全层都穿透,包膜内外的血管都侵犯,而不是肿瘤内的血管。这是区分腺瘤和滤泡癌的分界岭。癌瘤一般具有完整的包膜,较大的肿瘤往往超出包膜,侵犯到周围甲状腺实质,并可沿淋巴道血行转移至肺、骨骼、肝、脑等处,小的瘤体侵犯不明显。

3.未分化癌约

占15%。其恶性程度高,近年研究表明,不同病理类型的甲状腺癌相比较,未分化型甲状腺癌产生的VEGF最多,而VEGF的水平越高,其进展和复发的危险性就越大,这与未分化癌恶性程度高、侵袭性强相一致。因而甲状腺未分化癌在临床上发展迅速,多数病例都因出现颈淋巴结肿块或颈部淋巴肿而被发现,肿块一般质地坚硬,无包膜,界线不清,固定,常有压迫症状,常侵犯甲状腺组织和甲状腺周围组织,并可经淋巴道及血行转移至肺、骨骼等处。镜下见癌组织由分化不良的上皮细胞构成，细胞具有多形性，核分裂常见。主要是含有许多核分裂的不典型细胞和多核的巨细胞，有时以小细胞为主，故常不易与淋巴肉瘤区别，常有坏死灶伴多核细胞浸润。根据其主要成分可分为几个亚型，其中以小细胞和巨细胞癌最重要，癌细胞聚集成堆，呈片状或弥散分布。

4.甲状腺髓样癌

又称滤泡旁细胞癌，占甲状腺癌的3.42%～10%。髓样癌的病理特点为一般无包膜，病理所见形态和排列不一。细胞可为未分化，有核分裂，但无坏死或多核细胞浸润，腺体的其他部位也可见到癌灶，有血管浸润。按组织类型国内可分为6个类型：①巢状型；②带状型；③束状型；④腺腔型；⑤弥散型；⑥类癌型。甲状腺髓样癌可分泌降钙素、前列腺素、5-羟色胺、组胺，故临床常伴有腹泻、脸面潮红等神经内分泌功能紊乱症状。10%～15%为家族性，遗传方式为常染色体显性遗传，常合并有APUD系统其他肿瘤残留细胞增生，出现相应的症状和体征。髓样癌恶性程度中等，但通常比滤胞细胞起源的恶性肿瘤（乳头状和滤胞状癌）更具侵袭性。癌肿极易侵犯腺内淋巴管扩散至腺体的其他部分及局部淋巴结，血行及远处转移也较常见。实验发现甲状腺髓样癌产生的VEGF相对较少，其生长和转移能力可能与其他血管生成因子关系更密切。

5.混合型癌

所谓混合型癌，是指在其组织学上具有乳头状结构和滤泡性结构并存的特征，目前对是否单独分型尚有争议，美国甲状腺肿协会的标准认为滤泡癌不应出现乳头结构，有人认为乳头状癌也可有局限性滤泡性癌的区域，混合癌应包括在乳头状癌中，近年来不少文献报道：甲状腺癌中的乳头状结构和滤泡状结构生物学特征不同，应将混合型癌从乳头状癌中单独列出一个类型。况春景等报道：混合型癌的预后较乳头状癌差，且影响预后的主要原因是其中的滤泡性结构发生血道转移，而不是较常见的淋巴结转移的乳头状结构，故认为混合型癌从乳头状癌中单独列出混合型是必要的。

6.甲状腺微癌（PMC）

又称隐性甲状腺癌。是指肿瘤长径≤1.0cm的甲状腺癌。最近WHO确定，将直径≤1.0cm的甲状腺肿瘤称之为微癌，>1.0cm以上而<1.5cm以下的肿瘤称之为小癌。PMC是甲状腺乳头状腺癌的一种亚型，其组织学类型仍以乳头状癌的结构为多。马毅等报道的22例PMC中，有16例是乳头状腺癌，占72.7%。单保信等报道的12例PMC中有9例呈明显的乳头状癌的特点，占75%。PMC主要依靠病理学检查最后确诊。根据国内外科病理学提出的PMC病理检查应有如下特点：①乳头状结构；②沙粒体存在；③细胞核特点；④间质纤维化及淋巴细胞浸润明显；⑤淋巴管浸润。国内马毅等提出PMC的诊断应符合以下条件，即瘤体直径≤1.0cm，镜下主要依靠真性乳头的形成和核的形态。所谓真性乳头，是指复杂的分支状乳头，分支没有一定的方向，有纤维血管作为它的轴心，被覆着单层或复层的立方形上皮；核的形态特征包括毛玻璃样核、核内假包涵体和核沟，这3种核的特征可以灶性存在，也可缺如。部分病例在间质中可出现沙粒体。PMC的分型目前意见不统一，Yamashita等根据有关包膜及瘤内间质纤维量的多少将其分为有包膜和无包膜，硬化型和及非硬化型。国内多数学者都引用张志达提出的分型方法，即无包膜硬化型、有包膜无硬化型和无包膜无硬化型3种类型。大

多数硬化型癌可能维持原状,终身不变。而后两者具有侵袭性,可能发展为显性癌。国内外报道 PMC 发病率有很大差异,占甲状腺癌的 6%~35%。由于 PMC 病灶小,发病率低,生存率高,被认为是一种预后良好的疾病。但 PMC 颈淋巴结转移率较高,几乎所有死于 PMC 的患者,均发生颈淋巴结转移。腺外转移和治疗是影响本病预后的重要因素。

(四)治疗决策

目前主要治疗方法有以下几种。

1.手术治疗

手术为治疗甲状腺癌的首选,把彻底扫除原发灶放在首位,但是具体手术方式根据其病理类型而有不同,其手术原则如下。

(1)乳头状癌:关于手术切除范围,目前存在两种意见。一种意见认为应全部甲状腺切除,其理由是:①一叶甲状腺癌弥散至对侧甲状腺的比例可高达 19%~88%,并且甲状腺乳头状癌有 20%~80% 有多中心灶。且绝大多数乳头状癌中存在不少甲状腺微小癌,而这些微小癌的生物学行为较差,表现为颈淋巴结转移,甚至远处转移。全甲状腺切除后,可避免病灶的遗留和复发对预后有益。②残留的分化好的乳头状腺癌约有 21% 能转化为恶性程度高的未分化癌。做全甲状腺切除,可预防这种转化。③全甲状腺切除后有利于用 ^{131}I 的检测与治疗。④有利于检测血中甲状腺球蛋白的含量,借以发现癌肿的复发与转移。⑤有经验的外科医生做全甲状腺切除,其喉返神经损伤率低于 2%,永久性甲状腺功能不足低于 3%。主张不做全甲状腺切除术者认为:①双侧甲状腺癌患者只占 18%~26%。对侧腺叶内 19%~88% 的弥散癌,很少有临床意义。②文献中,尸体解剖甲状腺癌的发病率为 0.5%~36%,其中两叶癌灶为 22%~30%,而临床甲状腺癌的发病率只有(1~3)/10 万,其中两叶癌灶只占 4.2%~6.3%,不必要行全甲状腺切除。③乳头状腺癌属低度恶性腺瘤,无论有无颈淋巴结转移,全甲状腺切除是不必要的。术后行内分泌治疗可长期控制症状。④没有必要为了血清甲状腺球蛋白能被用作检测甲状腺癌的复发而做全甲状腺切除。以上两种意见似乎均有一定道理,但也与各自的经验和认识有关。笔者认为,正确的态度是根据每个患者的实际情况,采取不同的治疗方案,不能一概而论。在选择手术方案时,既不过于保守,使肿瘤组织残存过多,导致复发,也不能过于扩大,盲目地采取全甲状腺切除术和不管分期,见癌就切,一律行经典式颈清除术,造成不必要的伤残率。如果癌肿局限在腺体内,颈淋巴结无转移,可将患侧腺叶连同峡部全部切除,对侧腺体大部切除,不必加行颈淋巴结清除术,疗效均较满意。有人报道,术后 5~10 年生存率为 100%。钟震等报道,甲状腺乳头状癌行患侧叶切除的 416 例患者中,5~10 年生存率分别为 96.88% 和 91.72%,且永久性甲状旁腺功能低下的发生,仅占 0.24%。肿瘤累及峡部或对侧叶,则做近全甲状腺切除术,肿瘤累及双叶时则做全甲状腺切除。甲状腺癌发生腺外侵犯时,治疗的关键是如何彻底的切除腺外受侵部分,而不在于对侧正常的甲状腺。这是提高甲状腺癌患者生存率的关键。

1)气管受侵:如癌瘤累及气管外膜,气管支架尚未被侵犯,可紧贴软骨钝性剥离切除肿瘤即可。包括气管外膜、软骨或腔内受侵时,要求切除受侵气管支架。在切除气管后病理检查,若基底及边缘在镜下见有癌细胞,则宜辅以术后放疗。据报道两者 10 年生存相近,前者为 94%,后者为 91%。若肿瘤有肉眼残留,即使术后辅以放射治疗,其 10 年生存率下降至 54%。

2) 累及食管:视受累食管范围而选择手术方式和范围,若范围大宜切除重建食管。一般食管受累及多有其他邻近器官的转移,故应同时切除受侵病灶。

3) 喉返神经受侵:若声带尚存在功能者应尽可能将喉返神经从肿瘤中分离出来,然后切除肿瘤或保留部分神经,若已有声带麻痹尽可能切除神经不予保留。

4) 甲状旁腺受侵:甲状旁腺受侵的数目和范围,临床难以辨认。上海医科大学附属肿瘤医院头颈外科认为,当原发癌不在甲状腺上极或无外侵时,宜保留其上面一对甲状旁腺,以减少术后永久性甲状旁腺功能低下的发生率。

5) 颈淋巴结清扫术:关于是否常规做颈淋巴结清扫目前也存在意见分歧,一种意见认为,乳头状腺癌,系低度恶性肿瘤,其淋巴结转移的生物学行为不同于其他恶性程度高的恶性肿瘤,即使出现区域性颈淋巴结转移,多数病例并不显著影响预后。有资料报道,个别乳头状癌即使发生双颈或双肺转移,仍可带癌生存10~15年或以上。认为清除颈淋巴结反而降低了对肿瘤的防御能力,是有害的。故对乳头状癌不主张做预防性颈清扫术。甲状腺癌治疗做全甲状腺切除弊大于利、致残率高,甲状旁腺损伤率高达15%~24%,且需终身服甲状腺素治疗。在疑有转移时应用改良法清扫术,一般不影响10年生存率。多数作者认为,对于任何癌瘤来说,一旦出现转移,多数将影响预后。国外一组202例分化型甲状腺癌治疗结果,有或无淋巴结转移,10年以上无瘤生存率,分别为79%和98%。另一组227例分化型甲状腺癌,术后平均随访8年,发现有或无淋巴结转移病例的术后复发率分别为19%及2%,淋巴结转移15例中有13例出现淋巴结转移。国内一组外科治疗的551例甲状腺乳头状癌资料提示,全组治疗失败共102例,其中由于原发癌未控制而失败者60例,占58.8%,因颈淋巴结转移未控制而失败者52例,占41.2%。在已知颈淋巴结转移癌存在的情况下,选择性颈清除与治疗性颈清除,其远期疗效亦不同,两组的10年以上无瘤生存率分别为94.7%和67.9%。因此,颈淋巴结的转移对预后的影响不应低估。现在的观点认为,对颈淋巴结要摒弃一律清扫的旧观点,对分化癌只有低危者(N_0)不做预防性颈淋巴结清除术,对高危者(N_1)应做治疗性改良颈淋巴结清扫术,对较多淋巴结仅做淋巴结摘除疗效是不可靠的,若有多颗淋巴结转移并浸润肌肉、血管,则不能强调功能,应行经典的根治术。对局部侵犯严重的癌,如患者全身情况允许,应争取行扩大清除手术。颈淋巴结的清除术式:体检时发现的甲状腺癌转移淋巴结多数在Ⅱ、Ⅲ及Ⅵ区,Ⅵ区的转移只有在术中才发现。颈淋巴结分区方法:颏下与颌下三角(Ⅰ),颈内静脉上群(Ⅱ)、中群(Ⅲ)与下群(Ⅳ)以及颈后三角(Ⅴ),气管及气管旁(Ⅵ)。若发现上述各区有转移淋巴结,不论是1个或多个都应做Ⅱ~Ⅵ区淋巴结清除。淋巴结活动无外侵的,主张行功能性颈清除。即保留颈内静脉、副神经(SN)与胸锁乳突肌(SM),这3个组织中任何1~3个。我国自20世纪60年代开展此术式用以治疗甲状腺癌以来,经数百例术后10年以上对比观察,功能性颈清除术远期疗效与传统性颈清除术并无明显差异,并且能取得外貌完善而不影响容貌的效果。

6) 儿童甲状腺癌中有90%以上为乳头状癌,其临床表现和生物学特征与成人甲状腺乳头状癌有所不同。大多数为多中心型癌灶和单发结节癌,外科手术是儿童甲状腺乳头状癌的主要治疗方式,但在手术切除范围上目前观点不统一。一部分学者认为,一经确诊即行甲状腺全切除和颈部淋巴结清除术,其10年生存率可达100%。另一部分学者认为儿童甲状腺乳头状癌分化良好,预后佳,甲状腺全切除术并发症多,不利于儿童生长发育,主张摒弃甲状腺全切除术的使用。国内王峰等人提出儿童甲状腺乳头状癌的术式具有代表性和可行性,可作参考。①对于单侧病变者,行患侧腺叶及峡部切除术。如病变靠近峡部,可同时切除对侧部分甲状腺。②病变位于峡部,可行双侧甲状腺大部切除术。③如果对侧腺体受侵犯,可行患侧腺体、峡部切除,对侧腺体次全切除,术中尽可能保留距肿瘤远端的少许正常甲状腺组织。④在切除原发灶的同时,仔细探查气管旁、颈静脉周围、上纵隔淋巴结,如发现有肿大的淋巴结,应予以摘除并送病理检查,对术前未开展 FNAC 和未确诊的甲状腺结节,常规进行术中快速冷冻切片检查,以免遗留二次手术。⑤如术前或术中已明确有颈淋巴结广泛转移者,可考虑行颈淋巴结清除术。

(2)滤泡状腺癌:滤泡状腺癌主要是随血行转移,很少经淋巴道转移。对滤泡状甲状腺癌患者,最佳的治疗方案,是甲状腺的近全切和对甲状腺残留组织的 ^{131}I 治疗。如果颈部淋巴结已有转移,往往也已有远处转移。因此,即使清除了颈淋巴结,也不能获得满意效果。有报道,残留甲状腺组织的复发率高达 20%,甲状腺次全切除后肺转移的发生率高于全切者。凡无肿大的淋巴结,不做颈清除,行患叶加峡部切除术,如有肿大的淋巴结,则行全甲状腺切除+颈部根治性清除术,在此基础上行 ^{131}I 放射治疗。

(3)未分化癌:由于未分化癌高度恶性,具有发展迅速、存活期短的特点,通常在发病后的 1~2 个月即出现远处转移或局部压迫症状,因此对此型患者手术切除甲状腺不但难以达到治疗目的,还可促进癌瘤扩散,故一般不选择手术治疗,或只做姑息性峡部切断,解除局部压迫症状,若诊断发现较早,癌瘤未发生转移,肿块尚未固定者,仍主张行甲状腺切除术。

(4)髓样癌:其生物学特性不同于未分化癌,彻底的外科手术是治疗本病的最有效方法,不少患者可获根治。据报道 91% MTC 为家族性,20% MTC 为散发性、多发性和双侧性。因此,采取甲状腺全切除术是必要的。也有学者认为,对散发性 MTC 患者原则上行一侧甲状腺叶加峡部切除术,术中常规探查对侧甲状腺,若发现肿瘤时才行全甲状腺切除术,如累及甲状旁腺一并切除。MTC 的颈淋巴结转移较早,转移率可达 62%,因此,多主张行颈淋巴结清除术,对转移淋巴结未侵犯颈内静脉及胸锁乳突肌者,行改良或颈淋巴结清除术。

2.放射治疗

自 1942 年 Hertz 和 Hamilton 等报道用 ^{131}I 治疗甲状腺功能亢进以后,国外迅速发展了此种疗法并扩大用于甲状腺癌,这是治疗甲状腺癌的重大突破,历史上曾被称之为"不出血的手术"。美国使用放射性碘治疗甲状腺病已有 50 年历史。欧洲、日本、美国目前采用放射性碘治疗甲状腺病已日益普遍。自 1960 年我国开始用 ^{131}I 治疗甲状腺癌,目前各大中型医院采用放射治疗甲状腺癌,取得了显著效果,被认为是一种安全可靠的方法。

(1)X 线治疗:X 线对细胞的生物作用主要通过在组织中产生的次级电子。因此就生物作用来说,X 线、γ 线的治疗可以认为是电子治疗,它具有以下特点:①在组织中有一定的射程,射程深度与电子能量成正比,利用加速器调节电子能量,可根据病变的不同程度选择合适的电子能量进行治疗;②从表面到一定深度,剂量分布均匀,超过一定深度后,剂量迅速下降,可保护比病变深的正常组织;③不同组织对电子束的吸收差别不显著;④用单野并适当采用组织等效物做成的吸收板,可满意的治疗浅表及偏心部位肿瘤。有的甲状腺癌能表现显著的放射敏感性,曾有无可置疑的肿瘤被灭绝的病例报告。一般来说,凡迅速生长的发生退行性变的甲状腺恶性肿瘤,对放射线是极度敏感的,如还未发生转移,给予根治性放射剂量,可控制其发展和复发,有些明显无望的病例也曾被治愈,常规手术后 X 线治疗所用剂量往往不能控制癌肿,足量的 X 线治疗可灭绝有些恶性甲状腺肿瘤,对于残余的、复发的和不宜手术的甲状腺癌,利用 X 线治疗还是很适宜的,剂量为 4 000Gy/6 周。近年来有用计算机来决定理想剂量的尝试,但均应按照照射野的大小、深度、个体化原则,而且应尽量避免过度照射纵隔和骨髓。

(2)放射性碘治疗:大多数原发性甲状腺癌吸^{131}I 率不高,故^{131}I 治疗效果不明显。用^{131}I 治疗主要用于滤泡状腺癌,手术切除完全者不考虑^{131}I 治疗,若手术切除原发病灶后尚有转移病灶存在者,滤泡性或乳头状甲状腺癌手术未能完全切除者及转移病灶有吸^{131}I 功能或定位检查明显有异常的聚^{131}I 组织存在者,均可行^{131}I 治疗。一般甲状腺癌次全切除后,需 1.1～1.85GBq(30～50MCj)^{131}I 即可,对一叶甲状腺组织,需 4.63～5.77GBq(125～156MCi)方可达到目的。转移灶的分化程度并不都相同,这能影响放射碘的吸收,转移灶的摄碘能力比较低,有人发现转移灶与正常甲状腺组织吸碘的比例为 1:(3～60)。有人认为对颈部淋巴结转移用 6.48GBq(175MCi)^{131}I,对颈部外转移灶,所有剂量为 7.4GBq(200MCl)以求根治病灶。放射性碘的吸收,可借助甲状腺切除术,使用大剂量碘破坏正常甲状腺组织或注射促甲状腺激素(TSH)而使之增加。一般在手术后 6 周进行,转移灶需经过 1～32 个月才能收集到放射性碘。在吸^{131}I 治疗前每天肌内注射 TSH10U 或者 20U,连续 5～7 天。若原来服用甲状腺制剂,至少要停用 1 周后再进行吸^{131}I 治疗,为消灭转移和种植,可给大剂量放射性碘,目前估计的安全治疗量在 0.129C/kg 以下,每 3～6 个月服药 1 次。^{131}I 放射治疗对广泛肺部小转移灶常有惊人的效果。有人报道,肺部广泛转移的甲状腺癌患者用^{131}I 治疗后未再复发,Tubiana 报道 $5N_{10}$ 年生存率分别为 53% 和 23%。对于高危险性的患者(40 岁以上)估计预后较差者,复发或切除不彻底者,以及未分化癌和甲状腺淋巴肉瘤等分化不良的肿瘤,采用完整的外放射治疗要比内服好得多。也有人主张,外放射和^{131}I 内放射联合治疗效果优于单纯外放射治疗。Simpson 主张,对所有侵出甲状腺床的癌肿患者,均于术后以中等量外放射治疗(4 000Gy/3 周)可获满意的局部控制。甲状腺髓样癌对^{131}I 治疗一般无效,因为 C 细胞并无浓聚碘的功能,然而 Heuman 等报告应用放射性碘作为该肿瘤患者甲状腺切除术的辅助治疗是有用的。目前对髓样癌多主张用外放射治疗,可取得姑息性效果。甲状腺恶性淋巴瘤通常采用次全甲状腺切除术后放疗或化疗,放疗采用大野并给予足量。文献报道,本瘤对放疗高度敏感,一般多主张为ⅠE 及ⅡE 期采用手术、放疗和化疗综合治疗,ⅢE 期则以化疗为主。

放射性碘治疗也有它的限制因素。在照射的同时造血器官、肾和生殖腺也能受到放射线作用,在女子中甚至所服剂量是在安全范围内,仍能发生停经现象,而这种肿瘤在生育年龄的妇女中发病较高。因此应避免服用放射性碘治疗。通过对^{131}I 治疗的儿童和青年甲状腺癌经长期观察,他们的生长和妊娠与一般人群无显著差异。如患者和放射剂量选择得当,一般不会引起甲状腺功能低下症状。然而国内张广超等认为儿童甲状腺乳头状癌对放、化疗效果均不敏感,因此术后不必要行常规放、化疗。对于有远处转移者,可以给予^{131}I 内照射治疗,但^{131}I 治疗可能致癌或诱发白血病,而且影响机体的生长发育,因此对小儿甲状腺癌患者不宜广泛使用。1991 年 Haysmans 等报道^{131}I 治疗的一组甲状腺癌和功能自主性甲状腺结节,随访 10±4

年的结果,甲状腺功能低下的发生率为6%左右,甲状腺功能低下常发生在放疗后1~21年,但在超常剂量的^{131}I治疗,在25年后甲状腺功能低下的发生率高达40%,而放射剂量较少,则可引起复发,有人报道39例^{131}I治疗甲状腺癌中复发率为19.4%,与放射剂量小有关。

3.内分泌治疗

手术和放射治疗甲状腺癌,部分患者出现甲状腺功能低下,导致下丘脑垂体甲状腺轴系统平衡失调常有TSH升高,刺激甲状腺组织增生或使原发灶和转移灶发展、复发。药物治疗的目的在于辅助手术和放射治疗,抑制原发灶和转移灶的发展,防止其复发,还可使部分患者的转移灶缩小或完全消退,常用的药物是甲状腺素(T_4)和甲状腺片,其中以前者为最好,因T_4的半衰期比T_3长,可以更持久地抑制TSH,其剂量又比后者准确、稳定。Cooper认为,对甲状腺癌的治疗应使TSH浓度低到不能被测出,而又不产生临床甲状腺功能亢进症状为适度,但临床工作很难做到。药物的最适合剂量是能抑制TSH达正常最低值,平均约为T_4 220mg为宜,但需根据性别年龄、个体差异灵活掌握。一般首先给予大剂量,每天T_4 300~400mg,分3次服,甲状腺片60mg,每日3次口服,直至出现甲状腺功能亢进症状,再适当减量,维持治疗。

4.基因治疗

基因治疗最初是指遗传病的基因替代治疗。即将正常或野生型基因校正或置换致病基因,表达患者所缺陷的蛋白产物以达到治疗该遗传病的目的。1989年在美国国立卫生研究院提出人类基因治疗计划的推动下,基因治疗已成为治疗多种疑难疾病的一种全新治疗策略。目前这种疗法在心血管疾病、血液、呼吸系统疾病的研究进展较快,而在甲状腺疾病、糖尿病等内分泌代谢系统疾病基因治疗方面尚处在动物实验阶段。目前,在甲状腺恶性肿瘤和自身免疫性甲状腺炎的基因治疗研究已取得了一些成果。

(1)抑癌基因疗法:甲状腺未分化癌常存在抑癌基因P53的突变,利用转基因技术将野生型P53导入P53表达缺陷的甲状腺未分化癌细胞,可抑制肿瘤细胞的生长和血管形成,并可增加放疗和化疗的敏感性。

(2)免疫基因疗法:将细胞因子如白介素2、γ-干扰素等基因导入或转导至多种肿瘤细胞制备瘤苗,注入肿瘤患者体内,抑制肿瘤生长并增强免疫调节作用。Zhang等先后构建了表达鼠IL-2和IL-12的复制缺陷型腺病毒载体,并将其注入甲状腺髓样癌鼠组织中,发现它们分别可治愈42.9%和86%的患鼠。

(3)自杀基因疗法:向肿瘤细胞先导入药物敏感基因,然后再应用相应的抗肿瘤药物,从而达到有效治疗肿瘤的目的。目前主要用单纯疱疹病毒腺苷激酶基因(HSVtk),约2周后再输入丙氧鸟苷(GCV),后者即变为细胞毒性药物,它可选择性地杀死已致敏的肿瘤细胞。有人发现GCV可显著抑制HSVtk转基因处理的鼠甲状腺髓样癌细胞。若再转入IL-2基因即可明显增加GCV的抑癌作用,并增强巨噬细胞、淋巴细胞的活性,从而发挥抗癌作用。

5.化学治疗

化学治疗仅用于一些局部晚期无法手术或有远处转移的患者,对分化好的甲状腺癌,化学药物治疗效果差。阿霉素被认为是治疗甲状腺癌最有效的药物。有效率在30%~45%,也有治愈的报道。Kim和Leeper以阿霉素和放射治疗局部进展期分化癌,22例中17例完全消失。也有人用 Verapamil 的钙阻滞药用以增强阿霉素的细胞毒作用，对未分化癌效果甚好。对未分化癌多采用联合化疗，常用药物有阿霉素、长春新碱等。阿霉素可单独使用 60～70mg/m^2，或者 90～105mg/m^2，特别对肺转移者有一定疗效，约 1/3 患者可获部分缓解。联合用药：阿霉素 30～40mg/m^2，顺铂 60～80mg/m^2，静脉滴注，每 3～4 周 1 次，或阿霉素 30～40mg/m^2，长春新碱 2mg/m^2，博来霉素 10mg/m^2，每周肌内注射 2 次，疗程视化疗结果和个体差异而灵活掌握。

参 考 文 献

1. 叶任高,陆再英主编.内科学(第六版).人民卫生出版社,2004.
2. 陈灏珠.实用内科学(第11版).北京:人民卫生出版社,2001.
3. 朱玉珏主编.呼吸病学.(第1版).人民卫生出版社,2003.
4. 孙明主编.内科治疗学(第2版).人民卫生出版社,2001.
5. 王吉耀,刘文忠(摘编).现代内科学英语精要.人民卫生出版社,2008.
6. 罗慰慈主编.现代呼吸病学.(第1版).人民军医出版社,2006.
7. 崔祥滨主编.实用肺脏病学.上海科技出版社,2002.
8. 刘清蒙主编.现代结核病学(第1版).人民军医出版社,2000.
9. 张敦华主编.实用胸膜疾病学.上海医科大学出版社,2010.
10. 廖美玲主编.肺癌现代治疗.上海医科大学出版社,2008.
11. 蔡柏蔷主编.呼吸内科学(第1版).中国协和医科大学出版社,2000.
12. 陈素明,荣石泉主编.丁翠芬审校 实用心电图手册.人民卫生出版社,2010.
13. 杨东、张刚主编.实用心电图学图谱.山东科学技术出版社,2012.
14. 毛焕元.心脏病学(第2版).人民卫生出版社,2001.
15. 马文珠,张寄南.心肌疾病.江苏科学出版社,2000.
16. 马文珠,张寄南.心肌疾病.江苏科学出版社,2000.
17. Diane L. Elliot,MD.The History And Physical Examination Casebook(英文影印版),中国协和医科大学出版社,2002.
18. 潘国宗著译.现代胃肠病学(第5版).科学出版社,2001.
19. 胡伏莲主编.幽门螺杆菌感染的基础与临床(第1版).中国科学技术出版社,2002.
20. 黄象谦主编.胃肠道疾病治疗学.天津科学技术出版社,2011.
21. 邓长生,夏冰主编.炎症性肠病.人民卫生出版社,2009.
22. 郑芝田主编.胃肠病学.人民卫生出版社,2013.
23. 徐克成,江石湖主编.消化病现代治疗(第1版).上海科技教育出版社,2001.
24. 张莉,林三仁.上消化道出血的药物治疗.中国实用内科杂志,2010.
25. 王海燕主编.肾脏病学(第2版).人民卫生出版社,2013.
26. 林善锬主编.现代肾脏病学.上海科技出版社,2012.
27. 林善锬主编.临床肾脏病学.人民卫生出版社,2010.